제3판

의대생을 위한

# 흉부외과학

Thoracic & Cardiovascular Surgery

제3판

의대생을 위한

# 흉부외과학

Thoracic & Cardiovascular Surgery

김원곤 · 김기봉 · 이정렬 · 박승일 · 강창현

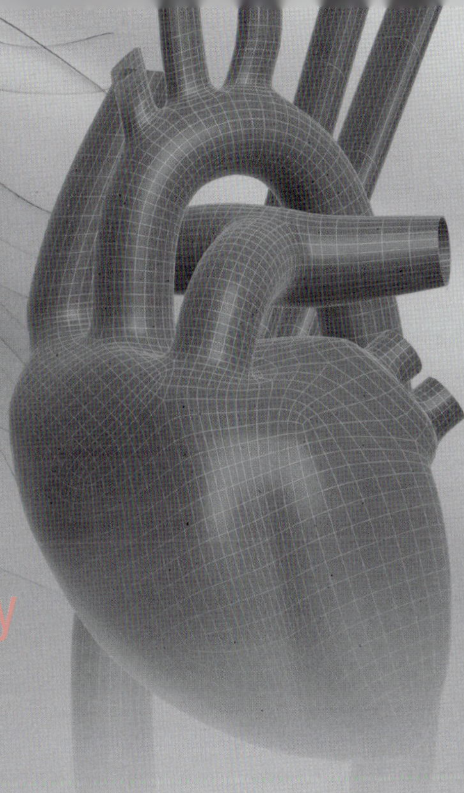

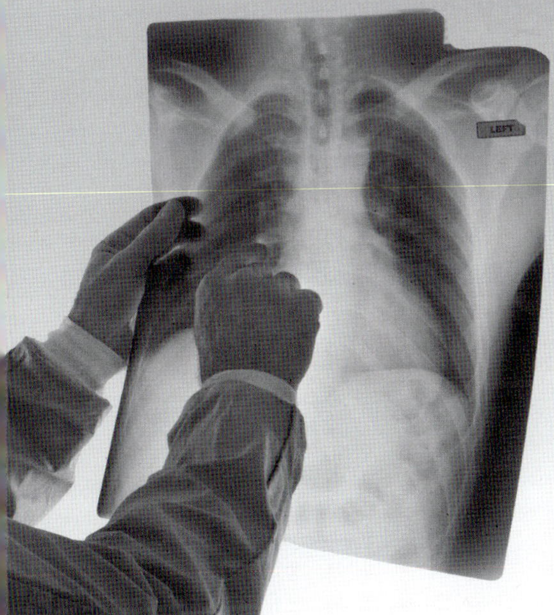

고려의학
KOMB Korea Medical Book Publishing Company

# 3판 머리말

1994년도 초판에 이어 2000년도의 개정판에도 변함없이 기울여 주신 독자 여러분들의 지속적인 성원에 먼저 깊은 감사를 드립니다.

시간의 흐름은, 언제나 변함없이 덧없이 빨라 또 다시 7년이란 세월이 흘렀습니다.

그 동안의 학문의 발전과 변화에 따른 또 한 번의 수정 보완 작업이 필요한 것으로 판단되어 새로운 개정판을 발간하게 되었습니다.

제 2판과 마찬가지로 서울대학교의 김기봉 교수(후천성 심장외과학), 이정렬 교수(선천성 심장외과학), 울산대학교의 박승일 교수(일반 흉부외과학) 께서 각 분야의 개정을 맡아 주셨고, 서울대학교의 강창현 교수(일반 흉부외과학) 께서 새로운 집필자로 참여해 주셨습니다.

가능한 한 최신 지식과 정보를 담으려고 노력하였고, 그림들도 보시기에 보다 편하도록 만들었습니다.

아무쪼록 이번 제 3판에도 역시 독자 여러분들의 지속적인 애정과 관심을 부탁드립니다.

2007년

대표저자 **김 원 곤**

# 개정판에 붙여

〈의대생을 위한 흉부외과학〉이라는 제목의 책이 발간된지도 벌써 7년이 가까운 세월이 흘렀습니다.

그간 과분할 정도로 관심을 기울여준 독자 여러분께 큰 감사를 드립니다.

무릇 모든 학문의 세계가 그러하듯이 새로운 지식의 축적에 따른 책의 개정작업은 불가피한 것으로 생각됩니다.

이번 개정 작업에는 흉부외과학을 크게 일반흉부외과학, 선천성심장외과학, 후천성심장외과학으로 나누어 각 분야마다 초판을 토대로 서울대학의 김기봉 교수(후천성심장외과학), 이정렬 교수(선천성심장외과학), 그리고 울산대학의 박승일(일반흉부외과학) 교수께서 책임 집필해 주셨습니다.

기본적인 책의 형식은 초판과 동일하나 내용면에서 많은 부분이 전면 또는 부분적으로 개편되었습니다.

아무쪼록 이번 개정판 역시 초판과 마찬가지로 독자 여러분들의 많은 관심과 성원을 부탁드립니다.

2000년

대표저자 **김 원 곤**

# 머 리 말

"어떻게 하면 학생들에게 흉부외과학을 효율적으로 가르칠 수 있을까?", "바쁜 시간에 쫓기면서 많은 과목을 공부해야 하는 의대생들을 보다 구체적으로 도와 줄 수 있는 방법은 없을까?"라는 스스로의 질문들을 학생을 가르치는 입장에 선 이후로 계속 던져왔습니다. 나름대로 내린 결론은 학생들이 편리하게 이용할 수 있는 학생용 교과서를 만들어 보자는 것이었습니다. 그 이후 2년 남짓의 기간 동안 개인적으로 꾸준히 준비하여 감히 『의대생을 위한 흉부외과학』이란 제목으로 책을 내게 되었습니다. 책을 내고 나니 이제는 "과연 이 책이 학생들에게 큰 도움이 될 수 있을까?", "내가 너무 외람된 짓을 하지는 않았나?" 하는 걱정들이 앞섭니다. 다만 격려의 채찍을 바랄 뿐입니다. 이 책을 만들면서 지킨 몇가지 지침들은 아래와 같습니다. 아무쪼록 이 책을 통해 학생들이 흉부외과학을 공부하는데에 있어 조그마한 도움이라도 받을 수 있다면 더 이상 바람은 없을 것입니다.

### 1. 내 용

이 책의 내용은 대한흉부외과학회와 대한의학회가 공동주관한 『의과대학 임상의학 학습목표』중 『흉부외과학, 개정판 (1994)』에 기초를 두어 그 깊이와 넓이를 설정하였습니다.

### 2. 도 해

이 책에 사용된 그림은 이해를 돕기 위한 목적으로 의도적으로 실제 사진을 사용하지 않고 모두 모식도를 통일하였습니다.

### 3. 의학용어

이 책에 사용된 의학용어는 가능한한 대한의학협회에서 발간한 『의학용어집 (1992)』

의 용어기준을 충실히 따랐습니다. 일부 용어의 경우에는 이우주 편저 『의학대사전(1990)』을 참고하였습니다.

### 4. 참고문헌 및 서적

먼저 대한흉부외과학회에서 편찬한 『최신흉부외과학』과 김근호저의 『흉부 및 심장혈관외과학』을 참조하였습니다. 그 외에 이책의 기본내용의 구성에는 『Surgery of the Chest(1990)』와 『Glenn's Theoracic and Cardiovascular Surgery(1991)』를 주된 참고서적으로 하였습니다. 그리고 심장외과학의 최신지견은 『Cardiac Surgery(1993)』에 많이 의존하였습니다. 그 밖에 각 질병군별로 부분적으로 참고한 참고서적들은 책의 말미에 수록하였습니다. 참고서적과는 별도로 개별 참고 문헌들은 편의상 각장의 끝에 따로 표시하였습니다.

### 감사의말

이 책을 만드는 과정에서 많은 분들의 도움을 받았습니다. 먼저 이 책의 출간을 가능하게 해준 고려의학의 최병진 사장님과 신경원 차장님께 감사를 드립니다. 그리고 자료수집에 도움을 준 경희의료원 흉부외과 전공의 안성국 선생, 김수철 선생, 홍치욱 선생에게 감사드립니다. 자료정리에는 연구보조원 곽경임 양에게 많은 도움을 받았습니다. 지루한 색인작업을 맡아준 군의관 이형교대위에 대한 고마움도 빼놓을 수 없습니다. 그리고 바쁘신 중에서도 졸저를 세밀히 감수해 주신 서울대학교 의과대학의 노준량 교수님, 김주현 교수님, 채헌 교수님, 성숙환 교수님에게 큰 감사를 드립니다. 특히 노준량 교수님의 방향설정과 큰 격려에 감사드립니다. 마지막으로 끊임없이 도움을 준 아내(장숙경)에게 숨김없이 따뜻한 고마움을 전하고 싶습니다.

1994. 3.

서울대학교 의과대학 흉부외과학교실

**김 원 곤**

# 목 차

# 01 기본 호흡생리 및 수술전 폐기능평가

## Ⅰ. 환기와 관류

### 1. 서 론

호흡이란 환기(ventilation)에 의해 대기로부터 폐안으로 들어온 공기와 순환작용에 의해 우심실로부터 폐로 관류(perfusion)된 혈액이 접촉하여 가스교환을 일으키는 상태를 말한다. 따라서 폐의 환기, 관류 및 그 상관관계에 대해 정확히 이해하는 것은 호흡생리를 이해하는 가장 기본적인 요건 중의 하나이다.

### 2. 환 기

#### 1) 환기의 지역분포

폐환기란 한마디로 폐내의 가스이동을 말한다. 이때 가스이동에 따른 폐용적(lung volume)의 변화는 폐 전체에서 균일하게 일어나는 것이 아니고 지역에 따라 차이를 보이게 되는데 이를 환기의 지역분포(regional distribution)라고 부른다.

#### 2) 지역분포의 양상(그림 1-1)

서있는 자세의 정상인에서는 중력 작용에 의해

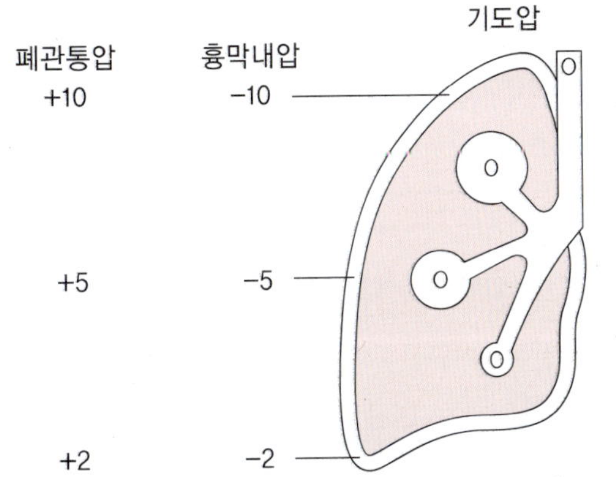


그림 1-1. 서 있는 자세에서의 폐와 흉막강의 모식도. 기도압 및 그와 연결된 폐포압은 모두 대기압과 동일하게 영이다. 흉막내압은 중력의 영향으로 폐첨부에서보다 폐기저부에서 더 작은 음압으로 유지된다. 따라서 기도압에서 흉막내압을 뺀 압력인 폐관통압은 폐첨부에서 가장 높다. 이 때문에 폐포는 폐첨부로 갈수록 커진다(여기서 제시된 수치들은 이해를 돕기 위한 것으로 실제 생리학적 측정치들은 아니다).

폐첨부에서보다 기저부의 흉막내압(intrapleural pressure)이 더 작은 음압으로 유지된다. 따라서 기도압(대기압)에서 흉막내압을 뺀 압력인 폐관통압(transpulmonary pressure)은 첨부에서 가장 높게 형성된다. 폐관통압이 폐첨부에서 가장 높다는 것은 안정시의 폐포용적(폐용적)이 크다는 것을 뜻하고, 따라서 상대적으로 팽창에 대한 탄성(compliance)이 떨어진다는 것을 의미한다. 이에 따라 흡기(inspiration) 가스는 상대적으로 팽창하기 어려운 폐첨부보다는 폐기저부로 더 많이 가게 된다. 또 흡기시에는 흉막내 음압이 더욱 커짐으로서 폐관통압의 변화가 더 현저해지고 따라서 상대적으로 더 많은 환기량이 기저부로 분포되는 것을 조장하게 된다. 이러한 환기의 지역분포 현상은 서 있는 자세에서 뿐만 아니라 어떤 체위에서도 중력으로 가장 아래쪽에 위치하는 부위, 즉 의존성 폐(dependent lung)에서는 공통적으로 나타나는 현상이다.

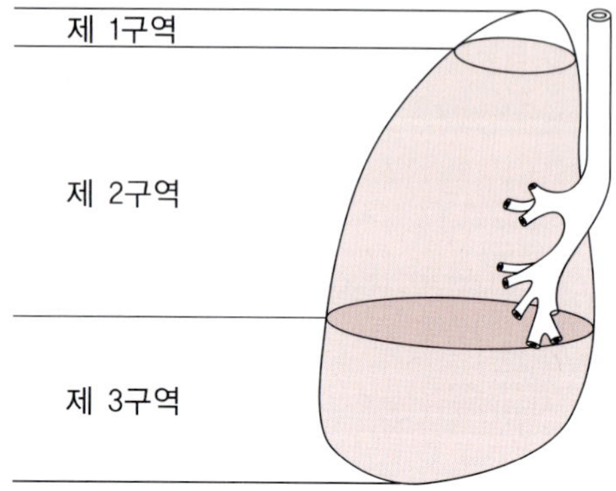


그림 1-2. 폐관류에 대한 중력의 효과를 나타내는 3구역 모델(본문 참조).

## 3. 관 류

### 1) 폐관류의 지역분포

폐관류란 우심실의 심박출이 폐포의 모세혈관으로 이동되는 현상을 말한다. 폐관류 역시 폐전체를 통해 균일하게 일어나는 것이 아니고 지역별로 차이를 보인다.

### 2) 지역분포의 결정요인

정상적인 상태에서 폐관류의 지역분포는 중력과 심박출량이라는 두 가지 주된 요인에 의해 결정된다.

#### (1) 중 력

① 중력의 영향

서 있는 자세의 정상성인에서는 폐첨부와 기저부 사이에 약 30 cm 정도의 거리가 있다. 만일 폐동맥이 폐첨부와 기저부의 중간쯤에서 폐로 들어간다고 가정하면, 15 cm 상방에 위치한 폐첨부에 혈액을 공급하기 위해서는 15 cm 정도의 물기둥에 해당하는 중력(약 11 mmHg)을 극복할 수 있어야 할 것이다. 반면 기저부에서는 관류 측면에서 볼 때 오히려 15 cm 거리만큼 중력의 도움을 받을 수 있을 것이다. 따라서 이러한 중력의 영향은 결국 중력 의존부위(dependent area)에 보다 많은 관류가 이루어지게 하는 원인이 된다.

② 3구역 모델

폐 관류분포의 양상은 흔히 3구역 모델(three zone model)에 의해 설명되고 있다(그림 1-2).

㉠ 제 1구역(Zone 1)

폐동맥압은 앞서 말한바와 같이 중력의 영향으로 폐첨부에서 기저부로 갈수록 높아지는 반면, 폐포압은 폐 전체에 걸쳐 균일하게 유지된다. 따라서 중력 의존성이 가장 약한 제 1구역에서는 상대적으로 폐포압이 폐동맥압보다 높기 때문에 이론적으로는 관류가 제대로 되지 않는다. 그러나 실제적으로는 임상적으로 유의할 정도의 문제는 생기지 않는다.

㉡ 제 2구역(Zone 2)

제 1구역과 제 3구역의 중간구역으로, 이 구역 내에서 다양한 관류양상이 나타난다. 제 2구역 내에서 관류의 정도는 폐동맥압과 폐포압의 상관

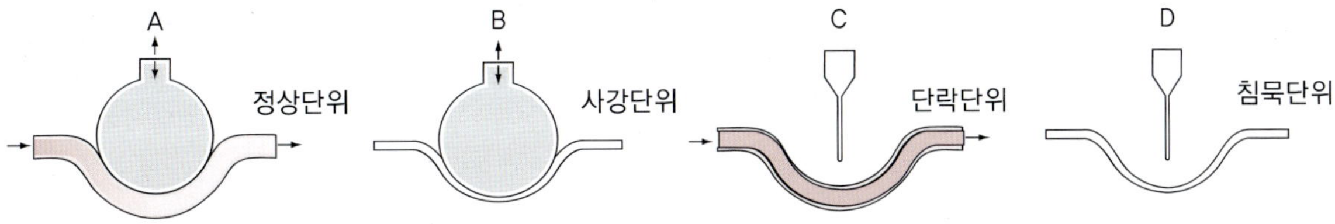


그림 1-3. 이론적인 호흡단위의 모식도. A. 정상 환기 및 관류, B. 정상 환기와 관류부재, C. 환기부재와 정상관류, D. 환기 및 관류부재

변화에 좌우된다.

ⓒ 제 3구역(Zone 3)

중력의존성 지역이다. 제 1구역과는 반대로 폐동맥압이 폐포의 압력보다 높기 때문에 지속적인 관류가 이루어지는 지역이다.

**(2) 심박출량**

우심실의 심박출은 폐동맥혈류의 중요한 결정 요인이다. 일반적으로는 심박출량이 클수록 폐동맥압도 크다. 따라서 정상적인 폐에서는 심박출량이 증가하면 앞서 말한 제 3구역의 범위가 위로 확대되고, 반대로 심박출량이 감소하면 제 3구역의 범위가 아래로 내려가게 된다.

## 4. 환기와 관류의 상호관계

### 1) 환기-관류 관계의 종류

사람의 호흡생리를 정확히 이해하기 위해서는 환기와 관류를 동시에 분석하여 하나의 밀접한 단위로 이해하는 것이 필수적이다. 실제 흉부수술 환자들에서 발생하는 대부분의 폐합병증들도 결국 환기와 관류의 조화가 제대로 이루어지지 못한데서 연유되는 것이다. 편의상, 폐내 가스교환의 기본단위는 하나의 폐포와 그에 따른 모세혈관으로 구성된 것으로 생각할 수 있다. 이 이론적인 호흡단위(respiratory unit)속의 폐포와 모세혈관 사이에는 여러 가지 가능한 관계가 있을 수 있으나 기본적으로는 다음과 같은 4가지 관계로 요약된다(그림 1-3).

**(1) 정상단위 (normal unit)**

환기 및 관류의 정도가 일치하는 경우를 말한다. 환기나 관류 어느 쪽도 소모가 없는 이상적인 관계이다.

**(2) 사강단위 (dead space unit)**

① 폐포는 정상적으로 환기되나 관류가 되지 않는 상태로, 소모환기(wasted ventilation)가 생기게 된다.

② 소모환기량, 즉 전체 환기량 중 모세혈관과의 가스교환에 참여하지 못하는 부분을 총칭하여 생리학적 사강(physiologic dead space)이라고 부른다. 생리학적 사강은 다시 해부학적 사강과 폐포사강으로 나누어진다. 해부학적 사강(anatomic dead space)이란 전체 환기량 중에서 기관-기관지계(tracheobronchial tree)를 채우는데 사용되는 환기량으로, 이 부분의 환기량은 폐포에 도달하지 못하기 때문에 가스교환에 참여하지 못한다. 반면 폐포사강(alveolar dead space)은 폐포에는 도달하나 그 부위에 관류가 되지 못해 가스교환이 일

어나지 못하는 환기량을 말한다. 이런 경우는 폐색전증(pulmonary embolism)에서 볼 수 있다.

#### (3) 단락단위 (shunt unit)

① 폐포에 환기가 되지 않는 상태에서 관류만 되고 있는 상태를 말한다. 수술환자의 호흡관리에서 가장 문제가 되는 병변이다.

② 단락은 크게 진성단락(true shunt)과 단락효과(shunt effect)로 나뉘어 진다. 진성단락에는 기관지동맥이나 테베지우스정맥(thebesian vein) 등과 같은 정상 순환구조 또는 병적인 우-좌단락(right-to-left shunt)에 의해 생기는 해부학적 단락(anatomic shunt)과, 전혀 환기가 되지 않는 폐포와 모세혈관이 접촉할 때 생기는 모세혈관단락(capillary shunt)의 두 가지가 있다. 단락효과란 환기에 비해 상대적으로 관류가 과도할 때 생기는 현상으로 흔히 환기-관류 부조화(ventilation-perfusion inequity, V/Q inequity)라고도 불린다. 단락효과는 산소치료에 반응을 한다는 점에서 진성단락과 특징적으로 구별된다.

#### (4) 침묵단위 (silent unit)

환기도 관류도 일어나지 않는 상태를 말한다.

### 2) 환기-관류 부조화의 결과

환기-관류 부조화로 생기는 주증상은 저산소혈증(hypoxemia)이다. 이산화탄소의 경우에는 환기-관류 부조화가 심하게 진행되지 않는 한 고탄산증(hypercapnia)은 생기지 않는다. 따라서 $PaCO_2$가 정상범주에 있을 때는 $PaO_2$가 어느 정도 낮으냐에 따라 환기-관류 부조화의 정도를 아는 지표로 삼을 수 있다. 반면 폐포환기가 적정한지를 알기 위해서는 $PaO_2$로는 단락이나 $FiO_2$에 영향을 받기 때문에 알 수 없고 $PaCO_2$만이 정확한 지표가 될 수 있다.

### 3) 환기-관류 부조화와 폐쇄용적

#### (1) 폐쇄용적의 의미

폐쇄용적(closing volume)이란 소기도(small airways)들의 폐쇄가 일어나는 폐용적을 말한다. 만일 폐쇄용적이 보통의 환기 후에 폐내에 남아있는 가스량을 가르키는 기능적 잔기량(functional residual capacity, FRC)보다 커지게 되면, 보통 호흡시에도 소기도들의 폐쇄가 쉽게 일어나 환기-관류 부조화를 야기 시킨다. 이는 수술 후에 발생하는 환기-관류 부조화의 중요한 원인이다.

#### (2) 폐쇄용적과 환기-관류 부조화와의 관계

① 연 령(그림 1-4)

폐쇄용적은 나이와 함께 증가한다. 보통 40대 이상에서는 정상적인 환기상태에서도 기능적잔기량을 초과하여 소기도들의 폐쇄를 일으킴으로서 환기-관류 부조화를 쉽게 일으킨다.

② 수 술

환자가 수술대에 누운 상태(supine position)에서는 복부장기에 의해 횡격막이 상승하는 데다, 서있는 자세에 비해 많은 지역의 폐가 중력의존성이 되어 기능적 잔기량(FRC)의 감소를 초래하게 된다. 결과적으로 기능적 잔기량이 폐쇄용적 이하로 감소하게 되어 수술 후에 환기-관류 부조화가 생길 가능성을 높이게 된다.

③ 만성 폐쇄성폐질환

기능적 잔기량의 감소로 상대적으로 더 많은 기도들을 폐쇄용적 이하로 감소시킴으로서 환기-

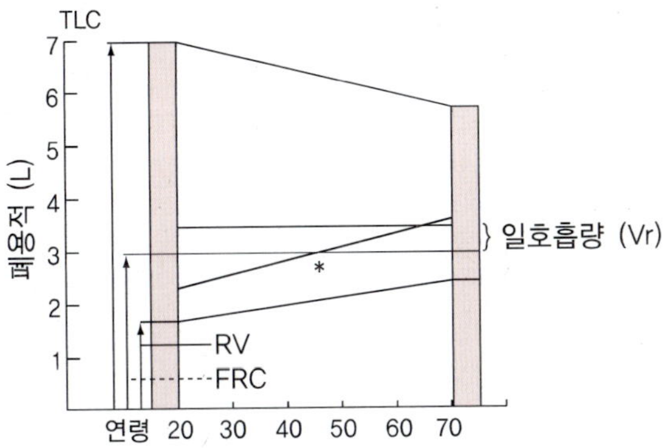


그림 1-4. 전폐용량(TLC), 기능적 잔기량(FRC), 잔기량(RV) 및 폐쇄용적(closing volume)에 대한 연령의 영향을 설명하는 도표. 측정치들은 누워있는 정상성인의 것이다. 도표에서 보는 바와 같이 40대 중반경에 폐쇄용적은 정상적인 일호흡량 동안에도 기능적 잔기량(FRC)을 초과하게 된다. 이는 다시 말해서 호기말 이전에 소기도들이 폐쇄된다는 것을 뜻한다. 이에 따라 연령의 증가와 함께 환기-관류 부조화가 더욱 조장되게 되어 고령의 환자에서는 정상에서도 동맥 저산소혈증이 나타나게 된다. 이러한 현상은 고령의 환자에서 수술후 급성호흡부전이 오는 빈도가 높은 이유를 설명하는 요인이 될 수도 있다(*폐쇄용적).

관류 부조화를 조장하게 된다.

## II. 수술 전 폐기능 평가

### 1. 폐기능 평가대상

일반적으로 수술 전에 폐기능 평가가 반드시 필요한 것으로 생각되는 대상 환자들은 다음과 같다.

1) 흉부수술 환자
2) 심한 흡연력이 있거나 평소 기침이 심한 환자
3) 비만한 환자
4) 고령환자(70세 이상)
5) 폐 또는 흉막질환이 있는 환자
6) 상복부수술 환자

### 2. 폐기능 평가방법

흉부수술 환자에서의 수술전 폐기능 평가는 임상적으로 중요한 의미를 지닌다. 그러나 현재 시행되고 있는 평가방법들은 전반적인 폐기능 상태나 수술위험성 등을 파악하는데 있어서 어느 정도 도움을 주고는 있지만, 어떤 절대적인 기준치를 제시하는데는 한계가 있다. 따라서 수술 전 환자의 폐기능 상태를 정확히 평가하기 위해서는 이러한 점을 충분히 감안하여 여러 가지 검사소견들을 종합적으로 취합 분석하는 것이 중요하다.

#### 1) 병력, 이학적소견 및 흉부 X선 사진

운동시 호흡곤란이나 흡연 등의 병력, 흉곽의 움직임 등의 이학적소견, 그리고 흉부 X-선 사진 소견 등은 간단하면서도 필수적인 폐기능 평가 방법들이다. 그러나 이들은 보다 구체적인 판단 기준을 제시해주지 못하는 단점이 있다.

#### 2) 전통적인 폐기능검사 (conventional pulmonary function test)

폐활량계(spirometer)를 이용하는 방법으로 비교적 간단하면서도 가장 보편적으로 사용된다. 여기에는 폐용적(lung volume) 및 폐용량(lung capacity)을 측정하는 방법과 호기유량(expiratory flow volume)을 측정하는 두 가지 방법이 있다.

**(1) 폐용적 및 폐용량 측정**

폐의 가스량은 여러 가지 폐용적(lung volume)

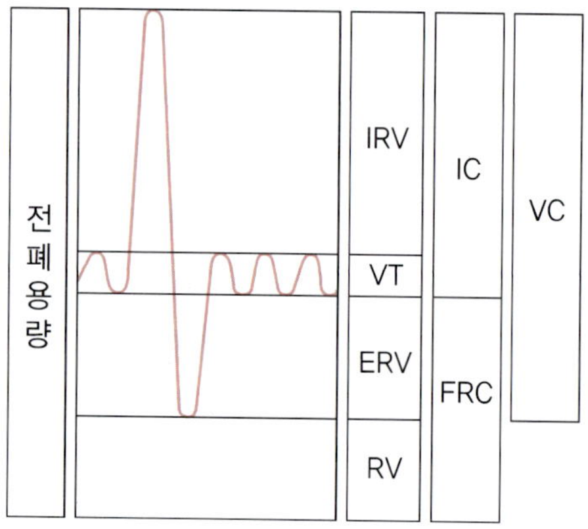


그림 1-5. 폐용적과 폐용량을 설명하는 모식도. 전폐용량(TLC)은 폐가 보유할 수 있는 최대한의 공기량을 말한다. 전폐용량은 4개의 폐용적으로 나뉘어지는데, 예비흡기량(IRV), 일호흡량(VT), 예비호기량(ERV), 잔기량(RV) 등이다. 두 개 이상의 폐용적이 합쳐진 것을 폐용량이라고 부르는데, 흡기량(IC), 기능적 잔기량(FRC), 폐활량(VC) 전폐용량 등이 있다.

으로 나눌 수 있다. 그리고 이 폐용적을 둘 이상 합친 것을 정의상 폐용량(lung capacity)이라고 부른다. 전체적으로는 모두 4개의 폐용적과 4개의 폐용량이 존재한다(그림 1-5).

① 일호흡량 (tidal volume)

정상적인 호흡시 호기가스의 양을 말한다.

② 예비호기량 (expiratory reserve volume)

잔기량과 일호흡량 사이의 폐용적을 말한다. 필요시 일환기량으로 사용될 수 있는 호기량을 말한다.

③ 예비흡기량 (inspiratory reserve volume)

전폐용량의 상한에서 일호흡량 사이의 폐용적을 말한다. 필요시 일환기량으로 사용될 수 있는 흡기량이다.

④ 잔기량 (residual volume)

최대한의 호기 노력 후에 폐에 남아있는 가스량을 말한다. 잔기량과 잔기량을 포함하는 전폐용량 및 기능적 잔기량은 단순한 폐활량계로는 직접 측정이 되지 않는다.

⑤ 전폐용량 (total lung capacity)

폐가 함유할 수 있는 최대한의 가스량을 말한다. 임상적으로는 최대한의 흡기(inspiration) 후에 폐에 함유된 가스량이 된다. 전폐용량은 일호흡량, 예비호기량, 예비흡기량, 잔기량 등 4개의 폐용적으로 구성되어 있다.

⑥ 기능적 잔기량 (functional residual capacity)

잔기량과 예비호기량을 합한 것을 말한다. 정상적인 호기 후에 폐에 남아있는 가스량이다.

⑦ 폐활량 (vital capacity)

예비흡기량, 일호흡량, 그리고 예비호기량을 합한 것을 말한다. 다르게 표현하면 전폐용량에서 잔기량을 뺀 양이다. 환자의 최대호흡능력을 나타낸다.

⑧ 흡기량 (inspiratory capacity)

일호흡량과 예비흡기량을 합한 것을 말한다.

### (2) 호기유량 측정

호기유량의 측정은 단순 폐활량계 검사만으로는 알 수 없는 여러 가지 정보, 즉 폐의 실질적 기능상태나 또는 폐기능장애의 양상 및 그 정도에 관해 가치있는 정보를 제공해준다. 호기유량의 측정방법은 비교적 간단하다. 환자로 하여금 힘을 주게하여 폐활량을 측정하면 되는데, 이를 기록한 것을 강제호기폐용량곡선(forced expiratory spirogram)이라고 부른다. 강제호기 폐용량곡선으로 검사할 수 있는 측정치로는 강제 폐활량, 첫 1초 동안의 강제호기량($FEV_1$), 강제 호기유속 25~75%($FEF_{25\sim75}$) 등이 중요하다(그림 1- 6). 이들과 함께 최대수의환기량도 여기에서 언급하도록 한다.

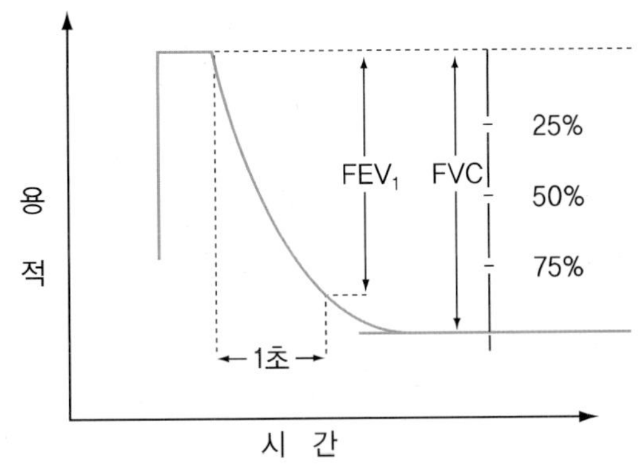


그림 1-6. 강제호기폐용량곡선의 모식도. 먼저 환자의 최대흡기가 도표의 좌측에서 빠른 용적의 증가로 나타나고 있다(이는 흡기량(IC)을 나타낸다). 환자가 최대흡기 상태에서 잠깐 호흡을 멈추다가 가능한한 빠른 속도로 공기를 내뿜는다. 이때 배출된 전체 공기용적이 강제 폐활량(FVC)이고 첫 1초 동안에 배출된 양이 첫 1초 동안의 강제호기량이다($FEV_1$). 강제호기유속 25~75%($FEV_{25-75}$)는 강제폐혈량 중간 50% 동안의 평균 호기유속을 측정한 수치를 말한다.

① 강제폐활량 (forced vital capacity, FVC)

환자가 최대한 강하고 빠르게 내쉴 수 있는 가스량을 말한다.

② 첫 1초 동안 강제호기량 (forced expiratory volume in 1 second, $FEV_1$)

강제폐활량 측정시 첫 1초 동안에 환자가 내쉴 수 있는 최대한의 가스량을 말한다. 이는 호흡운동에 대한 기도저항을 나타내는 중요한 측정치로 만성폐쇄성 폐질환환자의 수술 전 평가에 많이 사용된다. 만일 첫 1초 동안의 강제호기량이 전체 폐활량의 35% 미만이면 폐수술의 위험도가 큰 것으로 간주된다.

③ 강제호기유속 25~75% (forced expiratory flow 25~75%, $FEF_{25-75}$)

강제폐활량중 중간 50% 동안의 평균호기유속(expiratory flow rate)을 측정한 수치이다.

이 측정치는 환자가 힘을 주고 안주는데에 영향을 별로 받지 않기 때문에 소기도(small airway)의 저항을 파악하는데 도움이 된다. 만일 1초에 1리터 미만의 측정치가 나오면 심한 만성폐쇄성 폐질환이 있는 것으로 간주한다.

④ 최대수의 환기량 (maximal voluntary ventilation, MVV)

일분당 환자가 호흡할 수 있는 최대공기량을 말하는데, 이전에는 최대호흡용량(maximal breathing capacity, MBC)으로도 불리었다. 여러 가지 인자에 의해 측정치가 영향을 받을 수 있기 때문에 근래에 와서는 환기능력에 대한 일차적인 검사소견으로서의 가치에 대해 논란이 많다.

⑤ 일산화탄소 확산능 (diffusing capacity, $D_LCO$)

일회의 흡기 후 10초간 숨을 멈춘 상태에서 희석된 일산화탄소의 폐내 확산정도를 측정하는 방법이다. 이 검사법은 폐포모세혈관막의 상태와 폐모세혈관 혈류량을 평가하는데 사용된다. 일산화탄소 확산능은 폐절제술 후 합병증의 발생과 연관이 있다.

### (3) 폐기능검사상의 이상소견

폐기능검사상의 이상소견은 보통 폐쇄성병변과 제한성병변의 두 가지로 나뉜다.

① 폐쇄성병변 (obstructive abnormality)

최대 호기능력이 감소되어 있는 것이 특징이다. 중요한 요인은 기도저항(airway resistance)의 증가로, 이는 기관지경련, 폐분비물, 소기도 지지구조의 파괴 등에 의해 초래된다. 제한성병변 보다 흔하고 만성폐쇄성 폐질환이 여기에 속한다.

② 제한성병변 (restrictive abnormality)

폐용적의 감소가 특징이다. 폐를 팽창시키는

능력의 감소가 주 요인이고, 폐로부터의 가스배출 능력에는 문제가 없다. 원인병변으로는 폐염증, 섬유성 폐질환, 급성호흡부전증후군, 흉막질환, 척추후측만증(kyphoscoliosis), 신경근육성병변 등이 있다. 폐기능검사상으로는 전폐용량의 유의한 감소가 유일한 진단소견이다.

### 3) 동맥혈가스분석 (arterial blood gas analysis, ABGA)

동맥혈가스분석은 일반적으로는 수술 전 환자의 폐기능 평가에 있어서 큰 역할을 하지 못하지만, 일부 환자들에서는 전통적인 폐기능검사 소견을 보완하는 정보를 제공해줄 수 있다.

#### (1) 동맥혈탄산가스분압($PaCO_2$)

동맥혈탄산가스분압은 폐포환기(alveolar ventilation)의 적정여부를 파악하는데 이용된다. 만일 $PaCO_2$가 운동시에 45 mmHg 이상으로 올라가거나 또는 안정시에도 이 이상이면 폐포환기가 위험선상에 있다는 것을 뜻한다. 따라서 이런 환자들에서 금연과 함께 물리요법, 약물치료 등을 시행한 후에도 검사소견이 호전되지 않으면 폐절제수술에 큰 위험이 있는 것으로 간주한다.

#### (2) 동맥혈산소분압($PaO_2$)

동맥혈산소분압은 일반적으로 수술위험성을 나타내는 지표로는 큰 의의는 없다. 즉 저산소혈증이 있다고 해서 수술 위험성이 반드시 크다고 할 수 없는 것이다. 예를 들어 기관지내 폐쇄성병변으로 인한 무기폐(atelectasis)가 생긴 상태에서는 상대적인 과도한 혈류의 공급으로 환기-관류 부조화가 생겨 저산소혈증이 나타난다. 이때 만일 해당 병변부위를 절제해주면 환기가 되지 않는 무기폐에 공급되던 혈류의 감소로 부적절한 관류가 개선됨으로서 오히려 수술 후 폐기능이 좋아질 수 있는 것이다.

### 4) 환기 및 관류스캔 (ventilation and perfusion scan)

폐내의 가스분포와 혈류를 측정하기위해 여러가지 환기 및 관류스캔이 사용되기도 한다.

특히 환기스캔과 관류스캔을 함께 시행하면 폐내의 환기와 관류간의 조화여부를 정확히 파악할 수 있다. 또한 폐 관류스캔은 폐절제술시 절제될 부분의 관류량을 측정함으로써 폐절제후 환자의 폐기능상태를 간접적으로 평가하는데 유용하게 사용되고 있다.

### 5) 최대운동산소요구량 (maximal oxygen consumption, $V_{o2max}$)

운동시 최대로 폐에서 취할 수 있는 산소량을 측정한 것이다. 이는 폐-심장-혈관-근육을 통한 총체적 산소이동 고리를 평가하는 검사법으로 폐기능만을 검사하는 다른 검사법보다 생리적 상태를 전체적으로 보여줄 수 있다. 폐기능이 정상일지라도 전달과정중의 이상, 즉 심장이나 혈관의 이상이 있는 경우에는 그 검사치가 비정상적으로 나올 수 있다.

$V_{o2max}$가 15 ml/kg/min 이하이면 폐절제술 후 합병증이 발생할 가능성이 높다.

### 6) 폐동맥 풍선폐쇄검사법

폐동맥고혈압이 있는 환자에서 폐절제술을 계획할 때 시행될 수 있는 검사법이다. 절제가 계획된 쪽의 폐동맥을 풍선으로 폐쇄시켰을 때 폐동맥압이 일정 수치 이상 상승하면 수술위험성이 큰 것으로 간주한다.

## 3. 폐기능 평가기준

앞서 말한 폐기능 평가방법들에 의해 나타난 측정치를 이용하여 폐절제 수술후 위험도를 예측할 수 있다. 통상적으로 전통적 폐기능검사와 폐관류스캔을 이용하여 폐절제술 후 남아있는 폐의 기능을 예측하게 되는데, 환자의 첫 1초 동안 강제호기량($FEV_1$)이나 일산화탄소 확산능과 폐관류스캔에서 절제후 남아 있게되는 폐의 관류량을 곱한 값을 사용한다. 이 계산치를 예측 수술후 첫 1초 동안 강제호기량(predicted postoperative $FEV_1$, ppo-$FEV_1$)), 예측 수술후 일산화탄소 확산능(predicted postoperative $D_LCO$, ppo-$D_LCO$)라고 부른다. 예측 수술후 첫 1초 동안 강제호기량이나 예측 수술후 일산화탄소 확산능 모두가 정상치의 40% 이상이면 폐절제술은 가능하다. 그러나 이 둘 중 하나라도 40% 이하이면 최대운동산소요구량(maximal oxygen consumption, $V_{o2max}$)을 측정하여 보고 이 값이 20 ml/kg/min 이상이면 폐절제술이 가능하지만 10 ml/kg/min 이하이면 폐절제술은 불가능하다.

## 4. 폐기능을 기준으로 폐절제술의 대상이 되는 환자의 선정(그림 1-7)

1) 수술 전 시행한 폐기능 검사상 $FEV_1$과 $D_LCO$ 값이 정상치의 60%를 초과하면 전폐절제술을 포함한 수술을 시행할 수 있다.
2) $FEV_1$과 $D_LCO$ 값이 정상치의 60%가 안되는 경우는 정량적 폐관류스캔을 시행하여 폐절제술 후의 $FEV_1$과 $D_LCO$값을 계산에 의해 예측한다. 이 값이 정상치의 40% 이상이면 수술이 가능하다.
3) 계산에 의해 예측한 수술 후 $FEV_1$과 $D_LCO$ 값이 정상치의 40%가 안되면 $V_{o2max}$를 측정하여 이 값이 20 ml/kg/min가 넘으면 수술이 가능하다.
4) $V_{o2max}$를 측정하여 이 값이 10 ml/kg/min가 안되면 폐절제술은 불가능하다. 따라서 다른 치료법을 찾아야 한다. 이 값이 10~20 ml/kg/min 사이이면 고위험군으로 재평가가 필요하다.

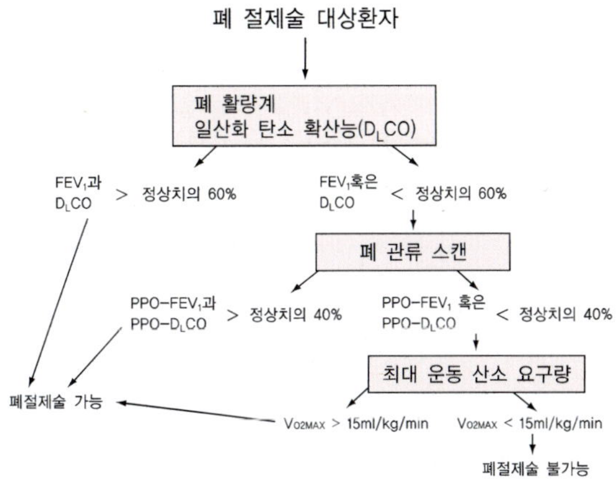


그림 1-7. 폐 절제술 대상의 선정 단계도($FEV_1$ ; 첫 1초 동안 강제 호기량, $D_LCO$ ; 일산화탄소 확산능, PPO-$FEV_1$ ; 계산에 의해 예측한 수술 후 $FEV_1$, PPO-$D_LCO$ ; 계산에 의해 예측한 수술 후 $D_LCO$, $V_{o2max}$ ; 최대 운동 산소 요구량)

# 02 기관삽관 및 기계적 환기지원

## 1. 기관삽관

### 1) 목 적

기관삽관(氣管插管 ; tracheal intubation)의 목적은 기도의 개방성을 확보하는 것이다.

### 2) 종 류

#### (1) 경후두 기관삽관 (translaryngeal tracheal intubation)

현재 가장 보편적으로 사용되는 방법이다(그림 2-1).

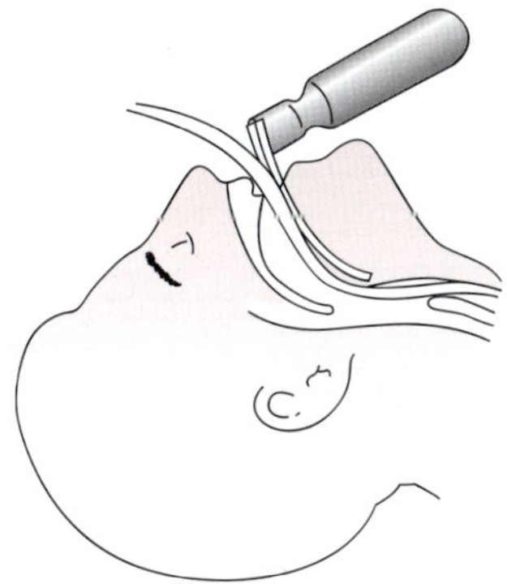

그림 2-1. 경후두 기관삽관의 모식도.

#### (2) 기관절개술 (tracheostomy)

① 경부기관에 직접 절개를 가한 뒤 기관삽관을 하는 방법이다.

② 시술방법

㉠ 제 2기관연골윤 높이에서 피부 횡절개를 가한다. 근육들은 정중선에서 분리하고 갑상선협부(thyroid isthmus)는 절단한 뒤 결찰한다.

㉡ 제 2연골윤과 제 3연골윤을 정중선에서 수직으로 절개한다. 필요에 따라 더 큰 공간이 필요할 때는 제 4연골윤을 절개하기도 한다. 이때 제 1연골윤에 손상이 가지 않도록 주의한다(그림 2-2).

㉢ 튜브는 기관손상을 예방하기 위해 비교적 작은 튜브(평균 성인에서 6번 또는 7번)를 적당한 깊이로 밀어 넣는다. 튜브를 너무 깊이 밀어 넣으면, 특히 소아나 젊은 성인 환자에서는 무명동맥이 상당히 높이 위치하고 있기 때문에 위험할 수 있다.

#### (3) 윤상갑상막절개술 (cricothyroidotomy)

① 윤상연골과 갑상연골 사이의 윤상갑상막(cricothyroid membrane)을 통해 기도를 확보하는 방법이다(그림 2-3). 시술이 용이하기 때문에

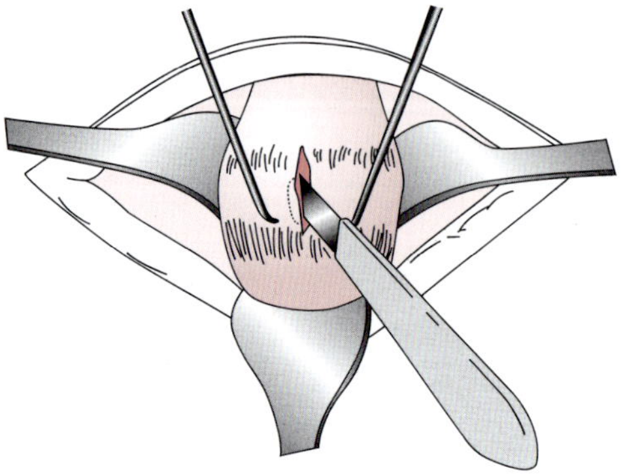

그림 2-2. 기관절개술(tracheostomy)의 모식도.

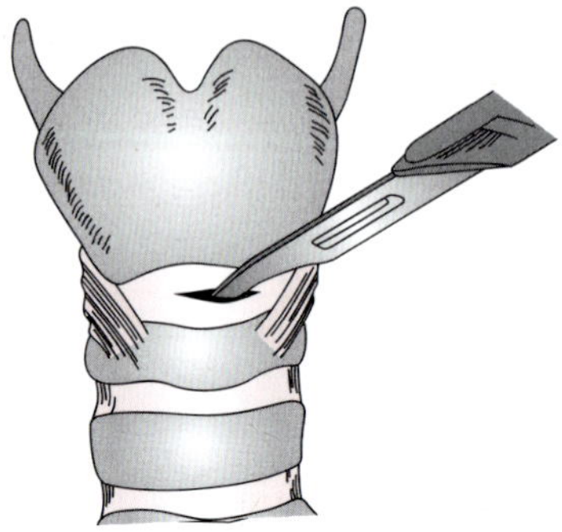

그림 2-3. 윤상갑상막절개술(cricothyroidotomy)의 모식도.

특별한 장비가 없는 응급 상황에서 유용하다. 또 정중흉골절개술(median sternotomy) 직후에는 앞서 말한 기관절개술을 시행하면 종격염이 발생할 가능성이 있기 때문에 이를 예방할 목적으로 종격동에서 거리가 먼 윤상갑상막절개술을 시행할 수도 있다.

② 금 기

그러나 7일 이상 경후두 기관삽관이 되어 있던 환자에서나 후두염증 또는 후두손상이 있는 환자에서는 시술 후 성문하협착증(subglottic stenosis)이 발생할 가능성이 높기 때문에 시술 금기사항이 된다.

### 3) 적응증

**(1) 상기도 폐쇄 (upper airway obstruction)**

선천성, 외상, 화상, 염증, 종양 등의 원인으로 상기도폐쇄가 온 경우 이를 해소시킬 목적으로 시행한다.

**(2) 분비물 조절 (control of secretions)**

환자가 기관기관지내 분비물이나 흡인물질 등을 스스로 제거할 수 없는 상태에서 이를 제거해줄 목적으로 시행한다.

**(3) 환기지원 (ventilatory support)**

인공호흡기에 의한 환기지원이 필요한 상태에서 경로를 마련하기 위하여 시행한다. 장기간의 인공호흡관리가 필요한 경우에는 기관절개술을 시행한다.

**(4) 흡인예방 (prevention of aspiration)**

의식혼수 환자나 구인두반사(oropharyngeal reflex) 기전이 소실된 환자 등에서 역류된 위내용물의 흡인을 예방하기 위해 시행한다.

## 2. 기계적 환기지원

### 1) 정 의

기계적 환기지원(mechanical ventilatory support) 이란 기관삽관 후에 인공호흡기에 의해 환자의 환기를 일부 또는 전부 도와주는 것을 말한다.

### 2) 적응증

(1) 무호흡(apnea)

(2) 환기부전(ventilatory failure)

(3) 임박한 환기부전
(impending ventilatory failure)

(4) 저산소혈증(hypoxemia)

### 3) 인공호흡기의 분류

인공호흡기는 일반적으로 흡기에서 호기로 이행하는 방법에 따라 시간제한형(time-limited type), 압력제한형(pressure-limited type), 용량제한형(volume-limited type), 유량제한형(flow-limited type) 등으로 나눈다. 이중 압력제한형과 용량제한형이 보편적으로 사용된다.

① 압력제한형

미리 정해진 흡기압에 도달하면 호기로 전환되는 방식이다. 일반적으로 작고 값이 싼데다, 약간의 기도누출이 있어도 이를 어느 정도 보완해 주는 장점이 있다. 그러나 폐의 탄성(compliance)이 감소되어 있거나 기도저항이 증가된 상태에서는 환기가 감소되는 단점이 있다.

② 용량제한형

미리 정해진 환기량에 도달하면 흡기가 종료되고 호기가 시작하는 방식이다. 용량제한형은 기도누출이 있는 경우 환기량이 감소할 수 있으나, 폐탄성이 저하된 경우나 기도저항이 증가되어 있을 때는 이를 보완해주는 장점이 있다.

### 4) 인공호흡기의 환기양식

중요한 환기양식들은 다음과 같다(그림 2-4).

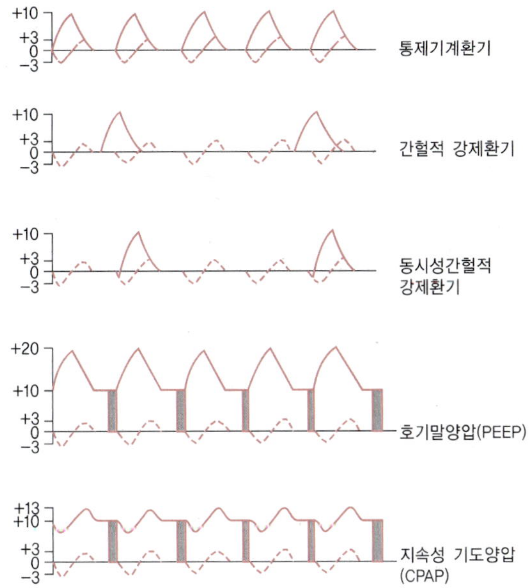


그림 2-4. 여러 가지 환기양식의 모식도. 점선으로 된 곡선은 환자의 자발 호흡시의 기도압(spontaneous airway pressure)을 나타내고 실선으로 된 곡선은 인공호흡기에 의한 환기시의 기도압을 나타낸다. 또 검은 막대는 호기말양압호흡(PEEP)의 정도를 나타낸다. 본 예에서는 10 $cmH_2O$의 호기말 양압호흡이 적용되어 있다.

#### (1) 통제기계환기

**(controlled mechanical ventilation, CMV)**

환자의 호흡에 관계없이 인공호흡기에 의해 일정한 간격으로 양압호흡이 전달되는 양식을 말한다. 일반적으로 인공호흡기에서 최초 호흡기조정시에는 통제기계환기로 시작하는 경우가 보편적이다.

#### (2) 보조기계환기

**(assisted mechanical ventilation, AMV)**

인공호흡기에 의해 환자의 흡기 노력이 감지될 때마다 미리 정해진 환기량이 전달되는 양식을 말한다. 따라서 인공호흡기의 호흡수를 결정하는 것은 환자 자신이지만 모든 기스전달은 인공호흡기의 양압에 의한다. 현재 사용되고 있는 인공호흡기들에서는 환자의 흡기노력이 불충분한 경우를 대비하여 최소한의 호흡수를 통제기계환기의 형태로 예비해 놓은 방식을 채택하고 있다. 이를 보조-통제양식(assist-control mode)이라 부르고 현재 가장 보편적으로 사용되는 표준 환기 양식이다.

**(3) 간헐적 강제환기**
**(intermittent mandatory ventilation, IMV)**

① 환자의 자발호흡 사이에 인공호흡기에 의한 조절호흡을 삽입하는 양식이다. 이 양식은 점차 인공호흡기의 보조를 줄여가면서 환자 자신의 호흡기능의 점진적인 회복을 가능하게 해준다. 최근 환자로부터 인공호흡기를 이탈(weaning) 시키기 위해 가장 흔히 사용하는 방법이다.

② 동조성 간헐적 강제환기
(synchronous IMV, SIMV)

환자의 자발호흡 양식과는 관계없이 간헐적 환기를 시도하는 간헐적 강제환기법의 단점을 보완하기 위하여 기계양압을 환자의 자발호흡 양식에 일치하여 전달하는 양식이다. 이론적으로는 단순한 간헐적 강제환기법에 비해 우수하나 실제 가스교환이나 혈역학적으로 뚜렷한 장점이 증명되지는 않고 있다.

**(4) 기도 압력치료법(airway pressure therapy; 호기말 양압과 지속성 기도양압)**

① 정 의

기계적 환기지원을 받고 있는 환자에서 호기말 기도에 일정한 압력을 가하여 폐를 팽창시키는 양식을 호기말양압(positive end expiratory pressure, PEEP)이라 부른다. 반면 지속성기도양압(continuous positive airway pressure, CPAP)이란 자발호흡하에 있는 환자의 기도에 호기말양압이 가해지는 것을 뜻한다. 간단히 말해서 PEEP와 CPAP의 차이는 환자가 인공호흡기의 보조를 받고 있느냐, 자발적으로 호흡하고 있느냐에 달려 있다.

② 목 적

폐쇄된 말초기포를 열어 기능적잔기량(FRC)을 증대시키는데 목적이 있다. 기능적잔기량이 증대되면 환기-관류 부조화가 개선되어 폐내의 단락(shunt)이 줄고 동맥산소분압이 상승한다. 호기말양압은 동맥산소분압을 올리는데 가장 효과적이고 널리 사용되는 방법이다.

**(5) 강제 분당환기**
**(mandatory minute ventilation)**

최소한의 분당환기량을 보장해 주는 것이 목적이다. 환자의 분당 호기량이 미리 정해진 양보다 적을 때에 인공호흡기에 의해 호흡보조가 시작된다.

**(6) 고빈도 환기(high frequency ventilation)**

정상 환기빈도 보다 빠른 속도로 정상 일호흡량 보다 낮은 환기량을 전달하는 양식이다. 환기빈도는 분당 60~3,000 cycles로 다양하다. 이론적으로 ① 낮은 평균 흉곽내압, ② 최소한의 심혈관 장애, ③ 우수한 가스교환, ④ 분비물 제거에 대한 우수한 진동효과, ⑤ 개흉술시나 심장탐폰에서의 이점 등의 장점들이 있다.

### 5) 인공호흡기 이탈 및 발관 (weaning and extubation)

**(1) 인공호흡기 중단기준**

① 기계적 능력의 검사

㉠ 최고흡기압(peak inspiratory pressure)이 $-120\ cmH_2O$ 이상의 음압을 보일 때

㉡ 폐활량(vital capacity)이 10~15 ml/kg 보다 클 때
㉢ 첫 1초 동안의 강제호기량($FEV_1$)이 10 ml/kg 보다 클 때
㉣ 안정시 분당 환기량(minute ventilation)이 10 L/min 미만일 때

② 산소화 능력의 검사
㉠ 100% 산소투여시 $PaO_2$가 300 torr 보다 클 때
㉡ 100% 산소투여시 $P(A\text{-}a)O_2$가 300~350 torr 보다 작을 때
㉢ 40% 이하의 산소투여시 $PaO_2$가 60 torr 이상일 때
㉣ 단락분율(shunt fraction)이 15% 미만일 때
㉤ 환기량에 대한 사강량비($V_D/V_T$)가 0.55~0.6 미만일 때

### (2) 이탈방법

환자를 인공 호흡기에서 이탈시키는 방법에는 크게 ① 인공호흡기를 제거한 후 기관내 튜브에 T-관을 연결하여 자발호흡을 시키면서 산소를 공급하는 방법과 ② 간헐적 강제환기법(IMV)을 이용하는 방법의 두 가지가 있다. 후자가 최근 보편적으로 사용되고 있다.

### (3) 발관방법

발관직전 기관내 또는 구강내의 분비물이나 이물 등을 흡인하여 제거하고 비-위장관을 통해 위장도 비운다. 앰부백(Ambu bag)으로 충분히 산소를 투여한 후 튜브커프의 공기를 빼고 최대한 폐를 팽창시킨 상태에서 발관을 한다. 만일 발관 후의 환자상태가 불안정하면 즉시 재삽관을 실시한다.

# 03 흉부절개술

## 1. 흉부절개술(thoracic incision)의 원칙

1) 적절한 수술시야를 확보해 줄 수 있어야 한다.
2) 수술 후의 기능상애가 최소화될 수 있어야 한다. 특히 근육절개나 통증에 따른 수술 후 호흡기능의 저하가 최소화될 수 있어야 한다.
3) 미용학적으로 우수하여야 한다.
4) 절개에 따른 합병증이 적어야 한다.

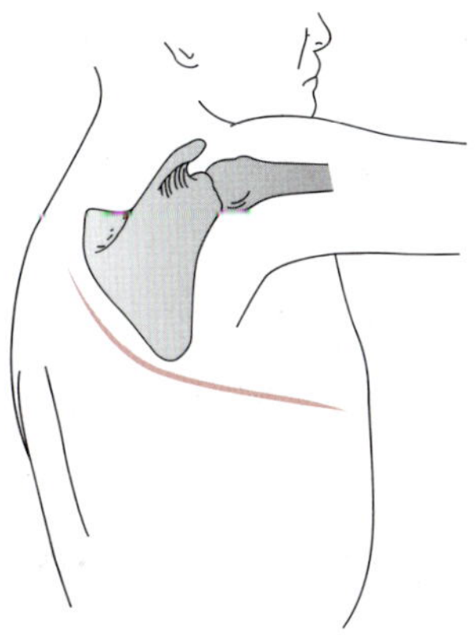

그림 3-1. 후측방절개술의 모식도.

## 2. 흉부절개술의 종류

### 1) 개흉술(thoracotomy)

#### (1) 후측방 절개술(posterolateral incision)

① 가장 흔히 사용되는 절개술로 대부분의 폐수술이 이 절개술로 용이하게 이루어질 수 있다(그림 3-1). 종격종양과 식도수술에서도 좋은 시야를 제공해준다. 그밖에 하행대동맥류, 동맥관개존(PDA), 대동맥축착(COA) 등과 같은 일부 심혈관계 수술에서도 이용될 수 있다.

② 광배근(latissimus dorsi muscle), 전거근(serratus anterior muscle), 외측 및 내측 늑간근(intercostal muscle)이 절단된다. 큰 수술시야가 필요할 때는 뒤쪽으로 등세모근(승모근; trapezius muscle)과 마름모근(능형근; rhomboid muscle)을 절단할 수도 있다. 최근에는 전거근을 절단하지 않고 전방으로 견인하면서 수술시야를 확보하는 전거근 보존(serratus-sparing) 후측방 개흉술이 더 널리 사용되고 있다.

#### (2) 측방 절개술(lateral incision)

① 후방으로의 절개 연장 없이 측방 절개만 시행하는 방법으로 근육보존성을 병합하여 최근 후측방 절개술 대신 많이 사용하고 있다. 대부분의 폐수술에서 적절한 시아를 마련해 줄 수 있다.

② 근육보존성 개흉술
(muscle-sparing thoracotomy)

개흉술시 가급적 큰 근육의 절단을 피함으로

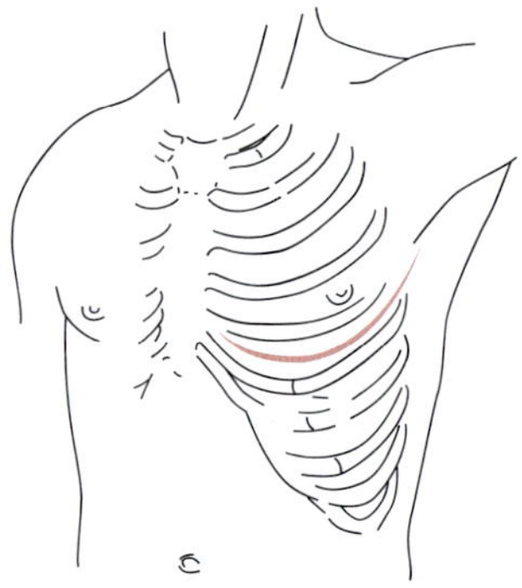

그림 3-2. 전측방절개술의 모식도.

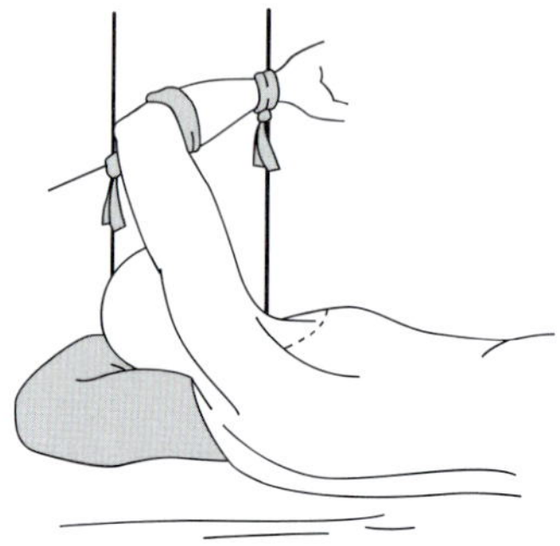

그림 3-3. 액와절개술의 모식도. 겨드랑이 밑에서 횡절개 또는 종절개를 가한다.

서, 수술 후 근육기능을 보다 낳게 유지해주고 또 근육손상으로 인한 수술 후 통증을 감소시키려는 절개방법이다. 이 절개법에서는 보통의 후측방 개흉술시에 절단되는 광배근을 절단하지 않고 앞쪽 또는 뒤쪽으로 제치면서 개흉술을 시행한다. 전거근은 분열시키거나(splitting) 또는 상호감입교합(interdigitation) 사이를 통해 늑간근을 절개한다. 이 절개법은 시간이 조금 더 걸리는 단점이 있다.

### (3) 전측방 절개술(anterolateral incision)

일부 심혈관수술이나 폐수술시에 사용될 수는 있으나 후측방 절개술이나 측방절개술에 비해 사용빈도는 훨씬 적다(그림 3-2). 개흉생검(open lung biopsy)이나 일부의 전종격동 종양의 제거술 등에서 사용될 수 있고, 폐암의 병기결정(staging)을 위한 전종격의 림프절생검에도 사용될 수 있다. 심혈관수술에는 드물게 사용된다.

### (4) 후방 절개술(posterior incision)

엎드린 자세에서 환자의 후방으로 개흉술을 시행하는 방법이다. 장점보다 단점이 훨씬 많아 요즘 거의 시행되지 않는다.

### (5) 액와 절개술(axillary thoracotomy)

주로 일차성 자연기흉에서 폐첨부에 위치한 소기포(bleb)를 절제할 때나 또는 흉부교감신경절제술(thoracic sympathectomy)에서 과거에 사용되었으나 요즈음은 흉강경을 이용하여 이러한 수술이 거의 가능하므로 사용되는 경우가 거의 없다. 드물게 흉곽출구증후군(thoracic outlet syndrome)에서 제 1늑골을 절제하기 위하여 사용된다. 겨드랑이 밑에서 횡절개 또는 종절개를 가하여 접근한다. 절개창이 보통의 자세에서는 외관상 잘 보이지 않기 때문에 미용상 이점이 있다(그림 3-3).

### (6) 경흉골 양측성 개흉술 (trans-sternal bilateral thoracotomy, clamshell thoracotomy)

이 절개법은 양측 전방 또는 전측방 절개술을 하면서 양측 개흉술을 연결하기 위해 흉골을 가로로 같이 절단하는 개흉술이다. 이 절개법은 긴 소요시간, 수술 후 통증, 높은 빈도의 폐합병증 등으로 정중흉골절개술로 대치되었으나, 최근에

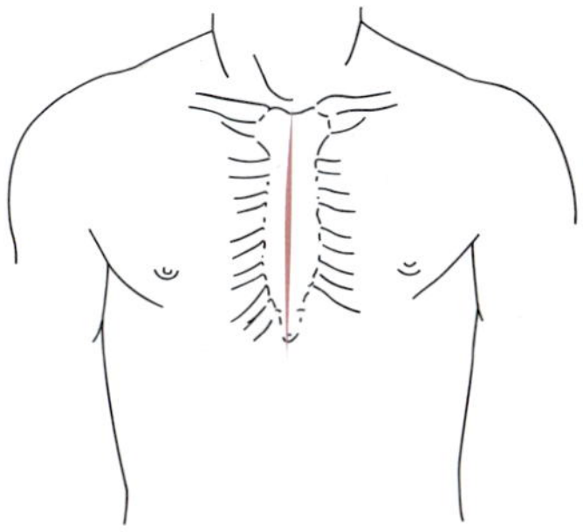

그림 3-4. 정중흉골절개술의 모식도.

는 양측 폐이식술, 양측성 전이폐암의 수술 등에서 사용되고 있다. 최근에는 흉골을 절단하지 않는 변형된 방법을 사용하기도 한다.

### 2) 정중흉골절개술(median sternotomy)

개심술(open heart surgery)의 표준절개법으로 대부분의 심장수술이 이 절개법으로 이루어진다(그림 3-4). 또 흉선절개술이나 일부 전종격종양의 수술에도 많이 사용된다. 이 절개술은 간단하면서 시행이 용이하고 수술 후 통증이 덜한 장점 등이 있어 최근에 와서는 양측성 기흉, 양측성 전이폐암 등의 양측성 폐질환에서도 널리 사용되고 있다. 정중흉골절개를 위한 피부절개에는 정중피부절개(mid-line skin incision)와 유방하피부절개(submammary skin incision)가 있다.

### 3) 최소침투적 심장수술(minimally invasive cardiac surgery)을 위한 흉부절개술

#### (1) 부분 흉골절개술

전통적으로 개심술을 하기 위해서는 정중전흉골절개술(median-full-sternotomy)을 사용하였으나 1990년대 후반부터 우심방이나 폐동맥을 통해 하는 심장수술에 대하여 흉골을 부분적으로 절개하고도 수술이 가능하다는 사실이 증명되었다. 심장질환의 종류에 따라서 앞가슴에 하흉부정중소절개(lower midline mini-skin incision), 상흉부정중소절개(upper midline mini-skin incision), 방정중소절개(paramedian mini-skin incision) 등의 작은 피부절개를 가한 후, 흉골을 “T”, “J”, “I”, “inverted C”, “inverted T” 형태로 절개하여 비교적 안전하게 심장에 접근하여 수술을 진행할 수 있다(그림 3-5).

이러한 최소절개로 환자의 수술적 외상을 최소화함으로써 미용적인 장점은 물론 회복기간의 단축 및 입원기간의 단축 등을 기대할 수 있게 되었다.

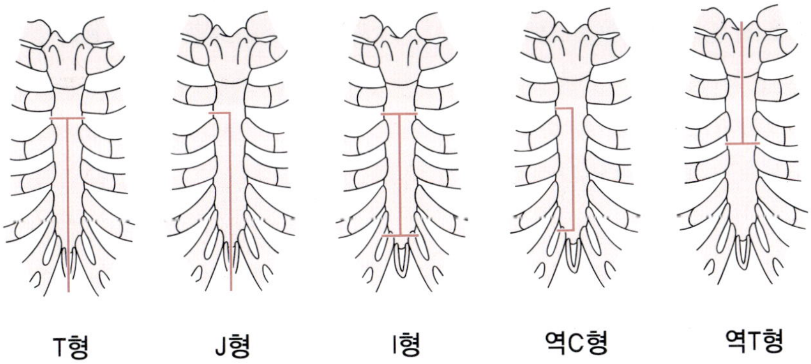


그림 3-5. 흉골소절개의 모식도.

그러나 시야가 좁으므로 수술이 기술적으로는 어려워진다는 단점이 있다.

(2) **제한적 전방소개흉술**
(limited anterior small thoracotomy, LAST)

관상동맥 우회술은 심장내 질환 교정이 아니므로 경우에 따라서는 작은 시야에서도 수술이 가능하다. 이런 경우 전흉부에 여러 가지 방법으로 소절개를 가하고 내유동맥의 박리와 혈관문합 등을 시도할 수 있다. 제한적 전방소개흉술 이란 전흉부에 피부절개를 가하고 두 번째 또는 세 번째 늑골의 연골부분을 제거하여 구멍을 내고 그 구멍을 통해 내유동맥을 박리하고 내유동맥과 관상동맥 문합을 시행하는 것을 의미한다. 이때 심폐바이페스는 대퇴동정맥을 이용하여 시행한다. 이러한 접근방법은 초창기의 보고자들에 따라서 최소침투적 직접관상동맥우회술(minimally invasive direct coronary artery bypass ; MIDCAB), 최소침투적 관상동맥우회술(minimally invasive coronary bypass grafting MICABG), 열쇠구멍 수술(key hole surgery) 등 각기 다른 명칭으로 불리면서 정의도 약간씩은 달랐으나 최소상흔과 최소조작이라는 원칙은 동일하였다. 좁은 시야에서 수술이 진행되어야 함으로 우회관상동맥의 개존율 등에 차이가 있을 수 있다는 논란이 있었으나 현재까지 알려진 중기성적은 기존 심장수술과 대등하다. 그러나 향후 장기성적에 의한 비교평가는 필요하다.

(3) **포트접근수술** (port access surgery)

흉강경 및 기타 조작기구를 넣을 수 있는 수개의 구멍만을 흉부에 뚫고서 비디오 흉강경을 통해 만들어진 영상을 감시장치(minitor)를 보면서 수술하는 방법을 포트접근수술이라 한다. 현재 동맥관결찰, 관상동맥우회술, 판막수술 등의 일부 심장수술과 다한증, 폐엽절제술, 흉부 양성종양의 제거 등 대부분의 흉부질환의 치료에 시도되고 있으며, 그 적용 범위가 점점 넓어지고 있다. 최근에는 이러한 접근법에 로봇을 이용한 로봇 수술법(robotic surgery)이 개발되고 있다.

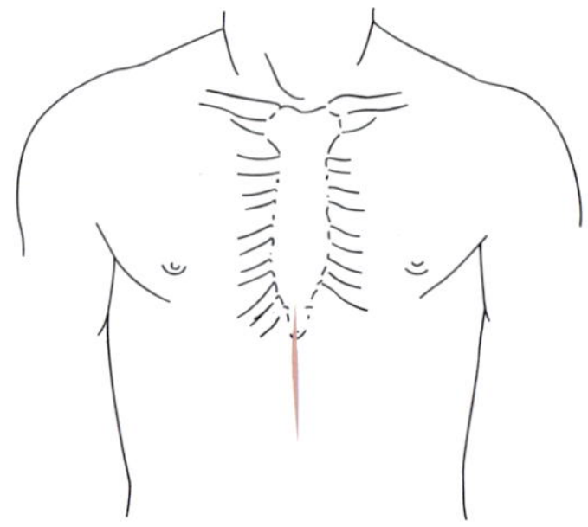
그림 3-6. 검상하절개술의 모식도.

### 4) 기타 절개술

(1) **흉복부절개술** (thoracoabdominal incision)

주로 상복부질환에서 보다 큰 수술시야를 필요로 할 때 이용되나 과거에 비해 요즘은 많이 사용되지 않는다. 흉부외과 영역으로는 흉복부대동맥류(thoracoabdominal aortic aneurysm)나 식도위결합부의 악성종양과 같이 상복부와 흉곽하부의 노출이 동시에 필요한 경우에 사용될 수 있다.

(2) **검상하절개술** (subxiphoid incision)

흉골의 검상돌기(xiphoid process) 밑에서 흉골 뒤쪽을 따라 종격동에 접근하는 방법이다(그림 3-6). 주로 심낭삼출액(pericardial effusion)의 배액이나 심낭막 생검에 사용되고, 그밖에 심박조율기의 심외막전극(epicardial electrode)을 삽입할 때 이용하기도 한다. 이 절개법은 절개에 따른 합병증이 별로 없고 필요한 경우 정중흉골절개술로 바로 연장할 수 있는 장점이 있다. 국소마취와 전신마취 모두에서 가능하다.

# 04 흉부질환의 외과진단법 및 폐절제술

## Ⅰ. 흉부질환의 외과진단법

### 1. 종격림프절의 외과적 평가법

종격림프절(mediastinal lymph node)은 폐로부터의 림프드레인의 중요한 경로로서 폐암의 TNM 병기결정(staging)상 $N_2$ 또는 $N_3$ 림프절에 속한다. 종격림프절에 전이가 있느냐 없느냐 하는 문제는 환자의 예후와 수술가능성 여부를 결정하는데 큰 의미를 가진다. 종격림프절을 명명하는 방법에 관해서는 다소 혼란이 있어 왔지만 근래에 와서는 그림에서와 같은 통합된 명명법이 보편적으로 사용되고 있다(그림 4-1).

#### 1) 사각근림프절 생검 (scalene lymph node biopsy)

**(1) 적응증**

사각근지방패드(scalene fat pad)내의 림프절은 쇄골상부 림프절로 분류되며, 이 림프절에 폐암의 전이가 있는 경우는 폐암 병기 Ⅲb로 수술적 절제의 대상이 되지 않는다. 따라서 폐암의 경우, 목 앞쪽에서 사각근림프절이 촉진될 때나 컴퓨터단층촬영 소견상 이 부위의 림프절 전이가 의심되는 경우에 시행하고 있다. 이 부위의 림프절이 커져 있을 경우, 먼저 침흡인생검술을 시행하는 것이 일반적이며, 침흡인생검술이 실패하는 경우나 불가능한 경우에 수술적 생검을 하게 된다.

**(2) 수술방법**

보통 림프절의 비대가 의심되는 쪽의 쇄골(clavicle) 상방 약 2cm 부위에 절개를 가하여 시행한다.

#### 2) 종격내시경 생검 (mediastinoscopic biopsy)

**(1) 적응증**

종격내시경 생검은 종격동경을 이용하여 종격동에 있는 림프절을 채취, 검사하는 것으로, 주로 폐암의 병기결정을 위하여 시행되는 경우가 가장 많다. 그 외에도 종격동의 림프절 비대는 관찰되나 다른 방법으로 진단이 불가능한 경우에 진단 목적으로도 이용되기도 한다. 종격내시경을 이용하여 생검이 가능한 종격림프절은 상부기관주위(#2), 전혈관(#3a), 하부기관주위(#4), 기관분기부하림프절(#7) 등이며, 대동맥하림프절(#5), 대동맥주위림프절(#6), 식도주위림프절(#8), 폐인대림프절(#9)은 생검이 불가능하다(그림 4-1).

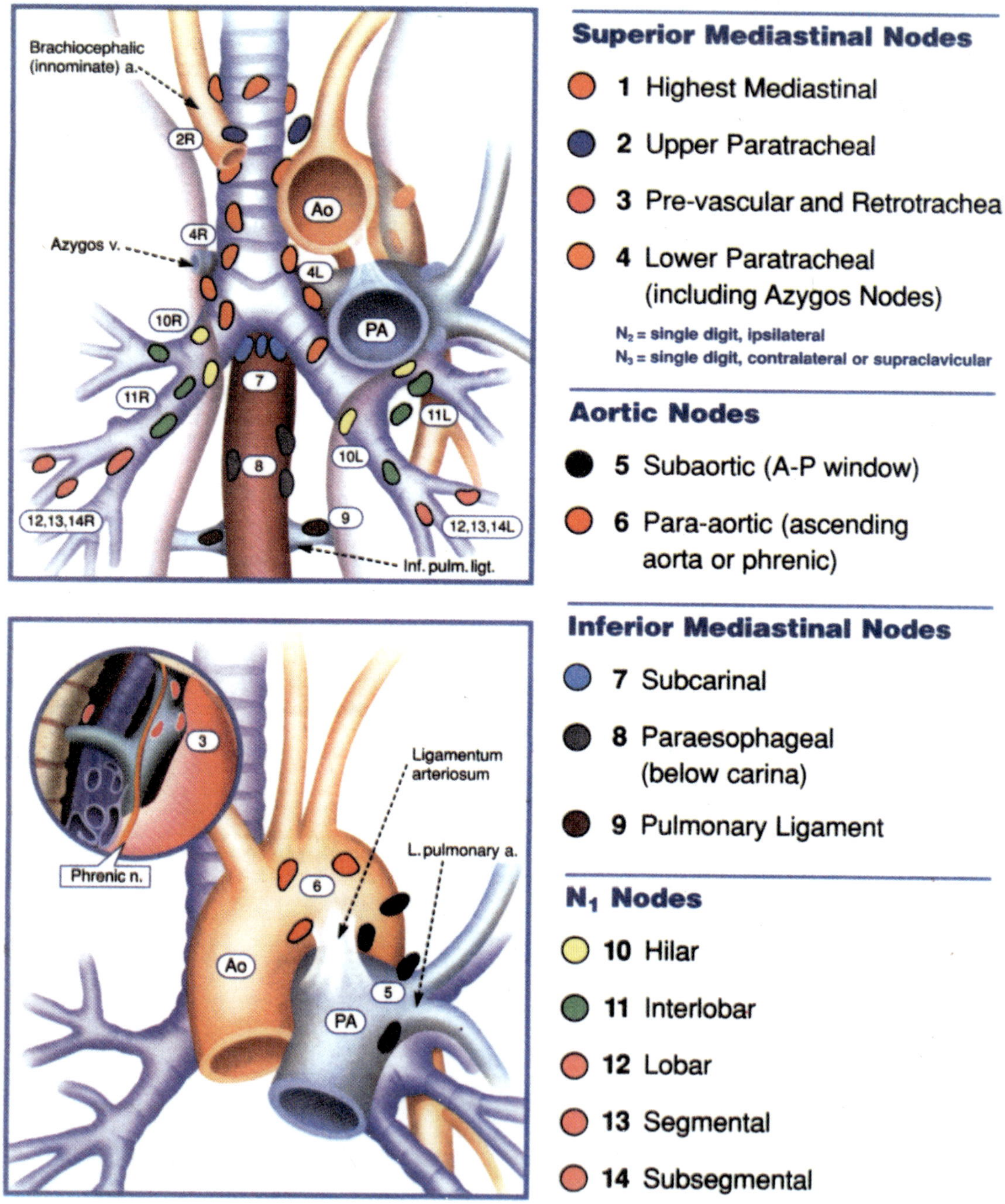


그림 4-1. 종격림프절 명명법. $N_2$ 림프절에는 상종격림프절(superior mediastinal nodes), 대동맥림프절(aortic nodes), 하종격림프절(inferior mediastinal nodes)의 3가지가 있다. 이중 상종격림프절에는 1. 최고위(highest) 종격림프절, 2. 상부 기관주위(upper paratracheal) 림프절, 3. 전혈관 및 후기관(pre-vascular and retrotracheal) 림프절, 4. 하부 기관주위(lower paratracheal) 림프절이 있고, 대동맥림프절에는 5. 대동맥하(subaortic) 림프절(대동맥폐동맥창(AP window) 림프절), 6. 대동맥주위 (paraaortic) 림프절이 있다. 또 하종격림프절에는 7. 기관분기부하(subcarinal) 림프절, 8. 식도주위(paraesophageal) 림프절, 9. 폐인대(pulmonary ligament) 림프절이 있다. 그리고 $N_1$ 림프절에는 10. 폐문(hilar) 림프절, 11. 엽간(interlobar) 림프절, 12. 엽(lobar) 림프절, 13. 구역(segmental) 림프절, 14. 구역하(subsegmental) 림프절이 있다.

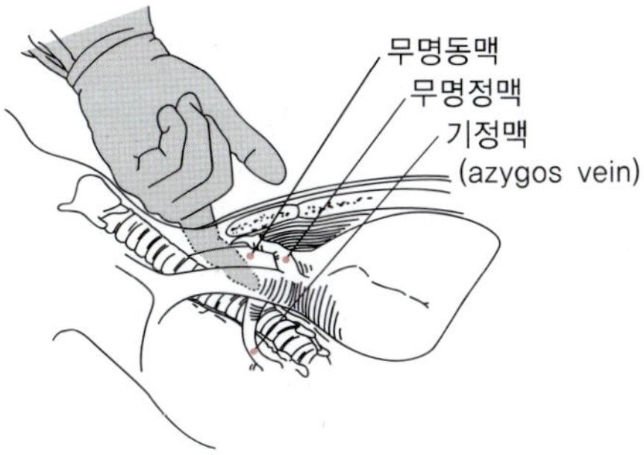


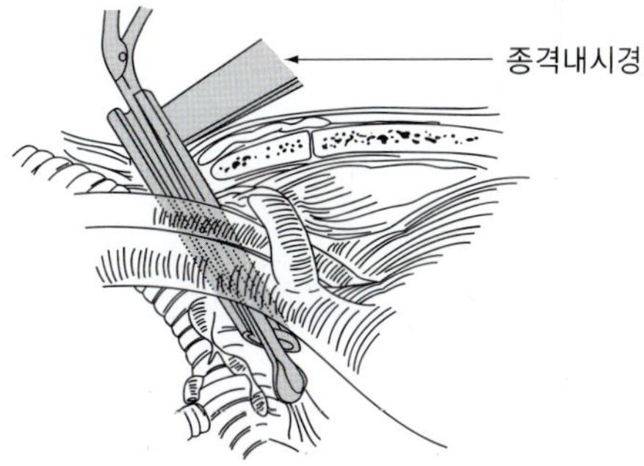


그림 4-2. 종격내시경술의 모식도(본문 참조).

(2) **수술방법**

전신마취하에 경부 횡절개를 가한다. 기관과 전기관근막(pretracheal fascia) 사이에 손가락으로 턴넬을 만들어 준 다음 이를 통해 종격내시경을 삽입하여 종격림프절에 접근한다(그림 4-2).

### 3) 종격절개술(mediastinotomy)

(1) **적응증**

대동맥 림프절(#5, #6)은 해부학적 위치상, 보통의 종격내시경 검사로는 림프절의 생검이 불가능하다. 따라서 이 림프절에 폐암의 전이여부를 파악하기 위해서는 종격내시경술 대신 종격절개술을 시행해야 한다. 그밖에 전산화단층촬영 소견상 폐문(hilum) 근처의 진단이 불명확한 종양이나 폐암의 침윤 등이 의심될 때에도 종격절개술을 시행하기도 한다.

(2) **수술방법**

전산마취하에 좌측 제 2늑간을 통해 종격동에 접근한다. 때로는 제 2늑연골을 절제한 후 그쪽으로 종격동에 접근할 수도 있다(그림 4-3).

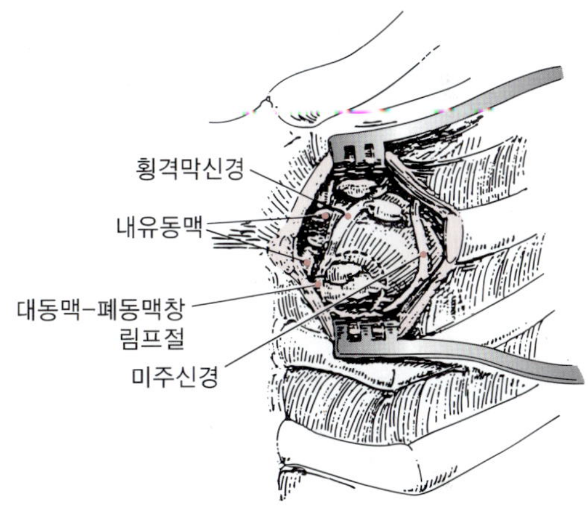


그림 4-3. 종격절개술의 모식도. 대동맥폐동맥창(aorto-pulmonary window)의 림프절들을 노출시킨 장면이다(본문 참조).

## 2. 폐생검 및 비디오 흉강경검사

### 1) 폐생검(肺生檢 ; lung biopsy)

현재 사용되고 있는 폐생검 방법에는 경기관지생검, 침흡인생검, 개흉생검의 세 가지 방법이 있다. 이중 개흉생검만이 외과적 진단방법이다.

(1) **경기관지 생검**(transbronchial biopsy)

기관지내 암종이 의심되면 침흡인생검보다 경기관지 생검을 시행한다. 또 만성 미만성폐질환

중에서도 ① 감염, ② 사르코이드증(sarcoidosis), ③ 림프관성 암종증(lymphangitic carcinomatosis)이 의심될 때는, 이들 병변들이 비교적 진단율이 높은데다 적은 조직으로도 진단이 잘 되는 점을 고려하여 개흉생검에 앞서 먼저 경기관지 생검을 시행한다.

#### (2) 침흡인생검(needle aspiration biopsy)

미세한 생검침(fine needle biopsy)을 사용하여 검사하는 방법으로, 진단은 세포진단법(cytology)으로 한다. 주로 폐주변부에 위치한 국소 병변의 진단에 이용된다.

#### (3) 개흉생검(open-lung biopsy)

① 개흉생검은 병변부위를 직접 눈으로 확인한 후 충분한 양의 조직을 얻을 수 있다는 장점 때문에 진단율이 가장 높다. 그러나 전신마취하에 외과적 시술을 해야 하기 때문에 그에 따른 환자부담이 있는 단점이 있다.

② 적응증
원인미상의 미만성 폐질환이 대상이 된다.

③ 수술방법
작은 전개흉술(anterior thoracotomy)을 통해 병변부위에 접근한 다음 생검에 충분한 양의 폐조직을 쐐기절제술(wedge resection)의 형태로 절제한다.

### 2) 비디오 흉강경수술 (video-assisted thoracic surgery ; VATS)

#### (1) 정 의

비디오 흉강경수술이란 흉벽에 소절개를 가한 후, 흉막강에 흉강경(thoracoscope)을 삽입하여 진단 및 치료술식을 시행하는 방법이다. 얼마 전까지는 주로 진단 목적으로만 사용되어 왔으나, 근래에 와서 흉강경 수술에 필요한 내시경용 봉합기 등 수술기구의 개발과 비디오카메라의 기술발달로 인한 수술시야의 영상화로 각종 흉강내 병변의 치료에 폭넓게 적용되고 있어 앞으로 그 중요성이 더욱 강조될 전망이다. 국내에서도 1992년 비디오 흉강경수술이 최초로 시행된 이후 문헌보고들이 잇따르고 있다.

#### (2) 장점 및 제한점

비디오 흉강경수술은 흉벽을 절제하지 않고 시행되기 때문에 절단되는 근육이 없어 수술 후 통증이 적고 폐기능 저하도 적다. 또 수술 후 입원기간이 단축되어 퇴원 후 사회로의 조기복귀가 가능하며, 미용상으로도 흉터가 작은 장점이 있다. 그러나 비디오 흉강경수술의 시술에는 숙련된 술기가 요구되며 통상 이중내관(double lumen) 기도삽관을 사용하기 때문에 숙달된 마취의가 필요하다. 또 병변주위 조직과의 박리가 용이한 상태여야 하며 주위 폐조직의 유착이 심하지 않아야 한다. 만일 심한 유착이 있거나 출혈이 심한 경우에는 지체 없이 개흉술로 전환을 해야 한다.

#### (3) 적응증

비디오 흉강경수술은 최근에 급속도로 발전하면서, 과거 개흉술로 시행하던 대부분의 수술이 흉강경수술로 가능하게 되었다. 수술 후 폐기능 장애나 수술의 통증이 적고, 미용상으로도 개흉술에 비해 우수하기 때문에 대부분의 흉부양성질환이 흉강경수술의 대상이 될 수 있다. 그러나 심한 늑막유착이 있는 경우와 악성 종양의 경우에는 그 적용이 아직 확립되어 있지는 않으며, 제한적 폐기능을 가지고 있거나, 심장질환을 가지고 있어 개흉술이 위험한 고위험군에서 제한적으로 적용되고 있다. 현재 널리 적용되고 있는 경우는 아래와 같다.

① 진단적 목적
- ㉠ 흉막 질환 : 흉막삼출, 흉막결핵, 중피종의 진단
- ㉡ 폐실질의 질환 : 간질성 폐질환, 원인 불명의 말초 폐결절(직경 3 cm 이하)의 진단
- ㉢ 악성 종양의 병기결정 : 폐암, 식도암
- ㉣ 종격종양의 진단 : 악성 림프종의 진단
- ㉤ 심낭질환의 진단

② 치료적 목적
- ㉠ 흉막삼출시 흉막 유착술
- ㉡ 재발된 일차성 자연기흉의 수술
- ㉢ 고위험군 환자에서 폐암의 치료
- ㉣ 심낭삼출시 심낭창 형성술
- ㉤ 종격종양 절제술
- ㉥ 다한증의 수술
- ㉦ 식도 아칼라지아, 식도근종 등 양성식도 질환의 수술
- ㉧ 초기 폐암 및 식도암

## II. 폐절제술

### 1. 폐엽과 기관지폐구역의 해부학

폐엽(pulmonary lobe)은 우폐에서 상엽, 중엽, 하엽의 3엽과 좌폐에서 상엽, 하엽의 2엽으로 이루어져 있다. 각각의 폐엽은 다시 기관지폐구역

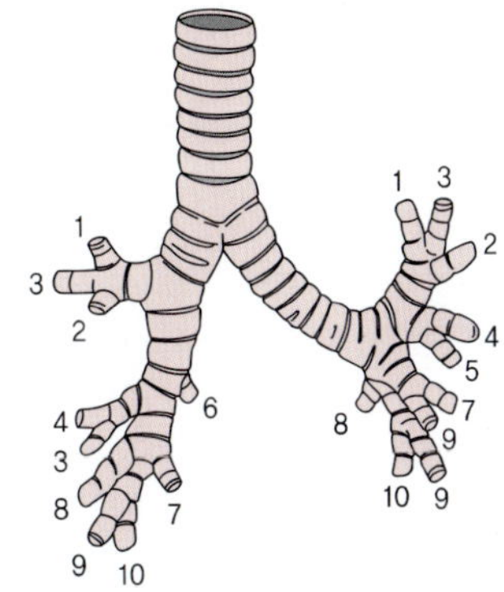


그림 4-4. 기관지의 구역해부학(우상엽) ; 1. 첨부(apical)구역, 2. 전(anterior) 구역, 3. 후(posterior) 구역 ; (우중엽), 4. 외측(lateral) 구역, 5. 내측(medial) 구역 ; (우하엽), ; 6. 상(superior) 구역, 7. 내측기저(medial basal) 구역, 8. 전기저(anterior basal) 구역 ; 9. 외측기저(lateral basal) 구역, 10. 후기저(posterior basal) 구역 ; (좌상엽) 1 및 3. 첨부후(apico-posterior) 구역, 2. 전(anterior) 구역, 4. 상설상(superior lingular) 구역, 5. 하설상(inferior lingular) 구역 ; (좌하엽), 6. 상(superior) 구역, 7 및 8. 전내측기저(anteromedial basal) 구역 9. 외측기저(lateral basal) 구역, 10. 후기저(posterior basal) 구역.

(bronchopulmonary segment)으로 나뉘어져 우측에는 모두 10개의 기관지폐구역이, 그리고 좌측에는 모두 8개의 기관지폐구역이 존재한다(그림 4-4).

### 2. 폐절제술(그림 4-5)

#### 1) 전폐절제술 (pneumonectomy)

(1) 일측 폐 전부를 절제하는 술식을 말한다.

(2) 적응증
- ① 폐암이 주된 적응증이다.
- ② 한쪽 폐가 완전히 파괴된 폐결핵도 대상이 된다.

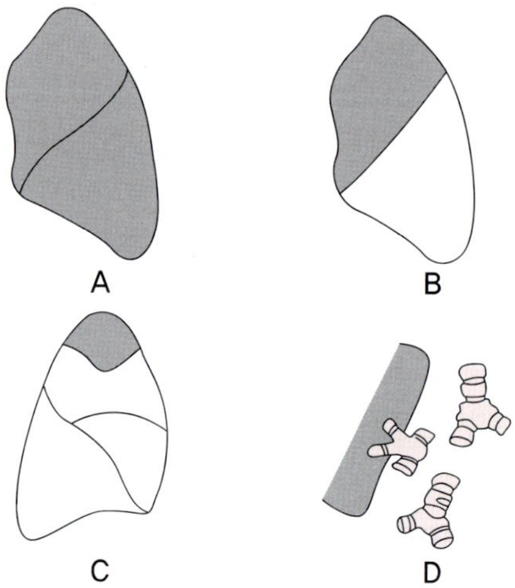


그림 4-5. 폐절제술의 종류를 나타내는 모식도. A. 전폐절제술, B. 엽절제술, C. 구역절제술, D. 기관지성형술(빗금친 부분은 절제부위를 나타낸다).

### 2) 엽절제술(lobectomy)

(1) 좌상엽, 좌하엽, 우상엽, 우중엽, 우하엽 등 폐엽 단위로 폐를 절제하는 술식을 말한다.

(2) 적응증

① 폐암이 주된 적응증이다. 폐암의 폐엽절제술에는 단일폐엽절제술과 우중엽 및 하엽, 우중엽 및 상엽의 이엽절제술(bilobectomy) 등이 있다.

② 기관지확장증

③ 기타 원인들

폐결핵, 폐농양, 거대한 폐기종성 대기포, 크거나 중앙에 위치한 양성종양, 그밖에 일부 염증 및 선천성 폐질환

### 3) 구역절제술(segmentectomy)

(1) 기관지폐구역 단위로 폐를 절제하는 술식을 말한다. 양측 하엽의 기저구역(basal segments)들은 보통 함께 절제한다.

(2) 적응증

① 기관지확장증

가장 흔한 적응증이다. 질병의 분포특성상 설상구역절제술(lingular segmentectomy)이 이용된다.

② 기타 원인들

과오종, 폐농양, 폐낭(lung cyst), 폐전이암, 국한된 결핵병소

### 4) 쐐기절제술(wedge resetion)

(1) 기관지폐구역 보다 적은 범위의 폐조직을 절제하는 술식으로 해부학적 기관지폐구역의 경계를 따르지 않고 병변부위만을 절제하는 술식을 포괄적으로 쐐기절제술이라고 부른다.

(2) 적응증

개흉생검, 폐전이암, 염증성 소결절, 자연기흉시 소기포절제 등에 이용된다.

## 3. 기관지성형술

### 1) 정 의

기관지성형술(bronchoplasty)이란, 기관지내 병변을 수술할 때, 치료목적을 달성하면서도 정상폐의 불필요한 절제를 피하여 가능한한 최대한의 폐조직을 보존하려는 수술법을 말한다. 수상절제(袖狀切除 ; sleeve resection)라고도 불린다.

### 2) 적응증

① 악성도가 낮은 기관지종양

기관지선 종양(bronchial gland tumor) 등이 여기에 속한다.

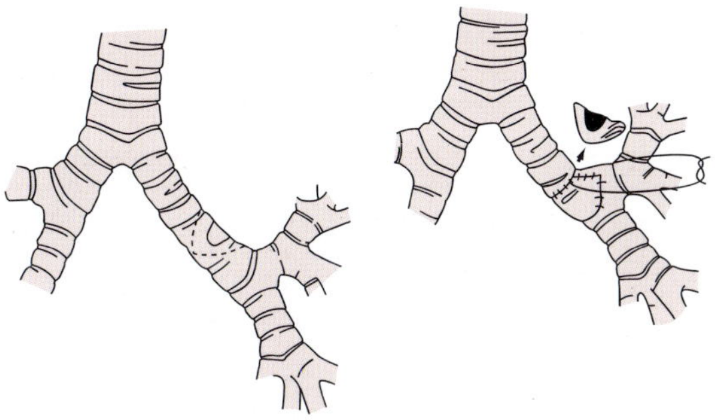

그림 4-6. 양성종양에 대해 좌측 주기관지에서 시행된 부분 수상절제술(sleeve resection)의 모식도.

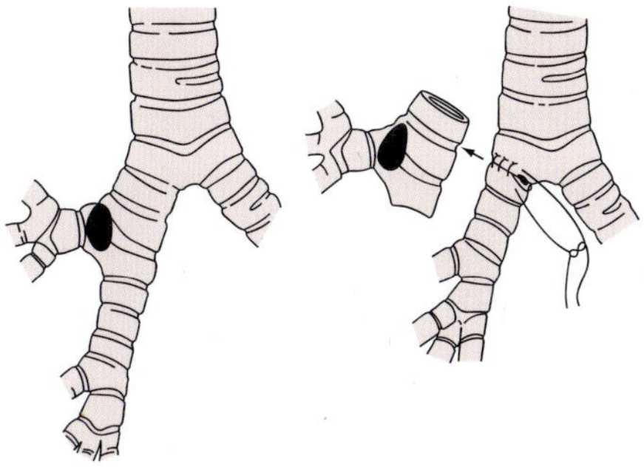

그림 4-7. 우상엽의 수상엽절제술(sleeve lobectomy)의 모식도. 이 술식은 우측 주기관지를 침범한 우상엽의 폐암에서 가장 흔히 시행된다.

② 근위부 주기도(proximal major airway)에 위치한 양성 기관지내 종양

③ 기관지협착증이나 외상성 기관지열상

④ 일부 폐암환자

폐암이 중앙부에 위치하고 있는 경우에는 보통 전폐절제술이 불가피하다. 그러나 만일 전폐절제술을 시행하면 나머지 폐의 상태가 좋지 않아 위험성이 있다고 판단되는 환자에서는 가능한한 많은 폐조직을 보존할 목적으로 기관지성형술로 수상엽절제술(sleeve lobectomy)을 시행할 수 있다. 최근 적절히 시행된 수상엽절제술의 경우 전폐절제술과 유사한 장기성적을 보인다는 보고도 나오고 있다.

### 3) 기관지성형술의 종류

기관지성형술에는 크게 기관지만 절제하는 수상절제술(sleeve resection)과 폐엽의 절제를 동반하는 수상엽절제술(sleeve lobectomy)의 2가지가 있다. 이중 어느 방법을 택하느냐는 병변의 위치와 함께 그 병변이 악성이냐 또는 양성이냐에 따라 좌우된다.

#### (1) 수상절제술

기관지를 단순하게 절제한 후 다시 연결해주는 방법이다(그림 4-6). 폐암의 경우에는 충분한 절제연(resection margin)을 확보하는 것이 중요하기 때문에 해부학적 구조상 주기관지(main stem bronchus)의 길이가 긴 좌측 폐에서 주로 시행된다.

#### (2) 수상엽절제술

원칙적으로 좌, 우폐 모두에서 상하엽에 다 적용될 수 있으나, 폐암수술인 경우 우상엽의 입구에 국한된 편평세포암에서 가장 흔히 시행된다(그림 4-7).

# 05 흉부외상

## Ⅰ. 서 론

### 1. 흉부외상의 원인

흉부외상(흉부손상 : chest trauma)도 일반적인 외상과 같이 둔상(blunt trauma)과 관통상(penetrating trauma)의 두 가지 종류로 크게 나눌 수 있다. 둔상의 원인으로는 교통사고가 가장 많고, 그 외 낙상이나 압궤상(crush injury) 등의 원인이 있다. 둔상에서는 장기손상이 다발성으로 오는 경우가 많다. 관통상의 주된 원인으로는 자상(stab injury)과 총상이 있다. 우리나라에서는 자상으로 인한 관통상이 대부분을 차지한다.

### 2. 흉부외상 환자의 관리

경미한 흉부외상 환자와는 달리 중요한 장기의 심한 손상을 받은 흉부외상 환자에서는 저산소증(hypoxia)과 대사성산증(metabolic acidosis)을 동반한 조직관류의 장애가 초래될 수 있다. 따라서 중독한 상태의 흉부외상 환자에서는 신속한 판단하에 이러한 결과가 생기지 않도록 적절한 조치를 취해주어야만 한다(그림 5-1).

#### 1) 기도 및 호흡유지

흉부외상 환자에서뿐만 아니라 모든 응급환자에서 가장 급하고 중요한 사항이다.

#### 2) 출혈의 치료

외상으로 인한 과도한 출혈이 있는 경우에는 정확한 진단하에 출혈부위를 신속히 외과적으로 막아주어야 한다.

#### 3) 수액공급

수액공급로를 신속히 확보하고 적절한 양의 수액을 보충해준다.

#### 4) 허탈된 폐의 재팽창

기흉이나 혈흉으로 폐의 허탈(collapse)이 있으면 흉관삽입을 통해 신속히 폐를 재팽창시켜 준다. 긴장성 기흉(tension pneumothorax)이 생긴 경우에는 진단과 함께 바로 신속히 감압(decompression)을 시켜주는 것이 중요하다.

#### 5) 추가 치료

환자의 상태가 어느 정도 안정되면 필요한 각종 검사를 시행하여 환자의 상태에 대한 정확한

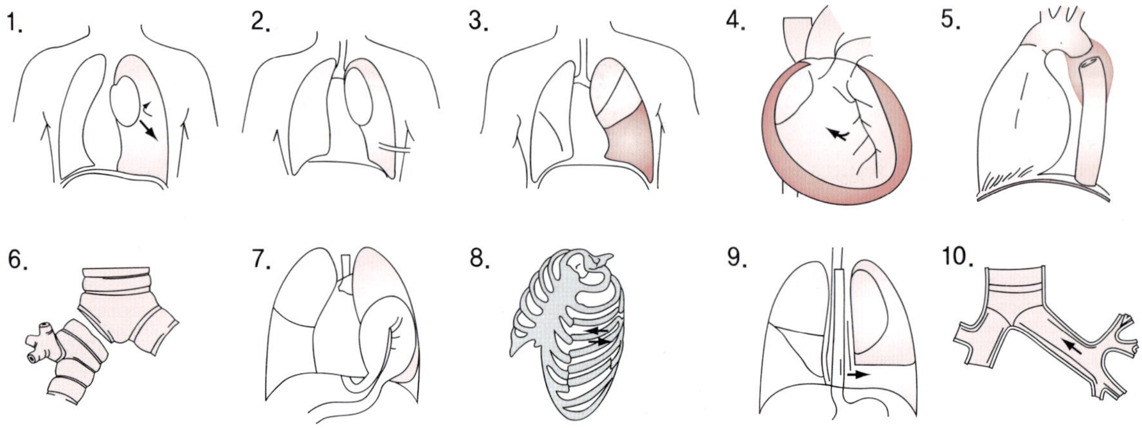


그림 5-1. 치명적일 수 있는 대표적인 흉부외상 10가지 1. 긴장성 기흉, 2. 개방성 기흉, 3. 대규모 혈흉, 4. 심장탐폰, 5. 대동맥파열, 6. 기관 및 기관지 파열, 7. 횡격막탈장, 8. 동요흉, 9. 식도파열, 10. 기관지폐쇄(각각의 질병에 관한 설명은 본문 참조).

판단을 내리고 그에 따른 적절한 치료법을 수립하여야 한다.

## II. 늑골 및 흉골골절

### 1. 늑골골절(rib fracture)

#### 1) 발생빈도

흉부 둔상에 의한 손상 중 가장 흔한 소견이나, 연령에 따라 큰 차이를 보인다. 소아에서는 전체 흉벽의 탄성도가 뛰어나 웬만한 충격에도 늑골골절이 잘 일어나지 않는다. 반면 노인들에서는 가벼운 충격에도 늑골이 쉽게 골절된다.

#### 2) 골절부위

**(1) 상부늑골**

상부늑골, 특히 첫 번째와 두 번째 늑골들은 쇄골, 견갑골, 어깨근육 등의 견갑대(shoulder girdle)로 보호되어 있기 때문에 상당한 충격이 가해지지 않는 한 잘 골절되지 않는다. 따라서 상부늑골의 골절이 관찰되면 그만큼 큰 충격이 가해진 것으로 생각하여 주위 장기들의 손상 가능성을 항상 염두에 두어야 한다.

**(2) 중간늑골**

늑골골절의 대부분은 4번에서 9번째 사이의 중간늑골들에서 생긴다.

**(3) 하부늑골**

하부늑골 특히 11번과 12번 늑골들은 앞쪽이 흉골에 부착 되어 있지 않은 부동늑골(浮動肋骨 ; floating rib)로서 유동성이 있기 때문에 쉽게 골절되지 않는다. 만일 골절이 있을 때는 비장 또는 간장의 파열 가능성을 염두에 두어야 한다.

#### 3) 골절형태

**(1) 단순 늑골골절(simple rib fracture)**

대부분 특별한 문제를 일으키지 않는다. 그러나 고령의 병약한 노인에서는 늑골 골절로 인한 통증으로 기도내 분비물을 제대로 배출하지 못하여 폐렴, 무기폐 등의 합병증이 생길 수 있다.

**(2) 다발성 늑골골절(multiple rib fracture)**

보통 3개 이상의 늑골골절이 있는 경우를 말한다. 이런 경우에는 호흡능력의 감소와 함께 통증 때문에 객담배출(expectoration) 능력이 현저히 저하되는 것이 보통이기 때문에, 보다 세심한 환자관리가 요구된다.

**(3) 동요흉(動搖胸 : flail chest)**

① 정 의

연속된 4개 이상의 늑골 또는 늑연골들이 양측으로 골절되어 흉벽의 다른 부위와는 독립된 운동양상을 보일 때를 말한다. 흉골골절은 있을 때도 있고 없을 때도 있다.

② 형태

대부분 전면형(anterior type)과 측면형(lateral type)의 두 가지 형태로 나타난다(그림 5-2).

③ 병태생리

㉠ 동요흉이 생긴 흉벽은 다른 정상 흉벽과는 달리 흡기(inspiration)시에 함몰하고 호기(expiration)시에 오히려 팽창하는 역행성운동(paradoxical movement)을 보인다. 역행성 운동은 저환기(hypoventilation) 상태를 초래할 수 있는데, 일반적으로 동요흉의 범위가 클수록 폐기능장애의 정도도 크다.

㉡ 진자공기(pendelluft) 현상

역행성운동에 의한 저환기의 기전을 설명하기 위해 나온 이론이다. 역행성운동이 있으면 폐내의 공기가 밖으로 배출되지 못하고 시계의 진자처럼 양쪽폐를 왔다 갔다 함으로서 폐의 사강환기(dead space ventilation)를 증가시켜 저환기가 초래된다는 이론이다. 그러나 아직까지 이러한 이론의 타당성을 뒷받침할만한 실험연구 결과는 나오지 않고 있다.

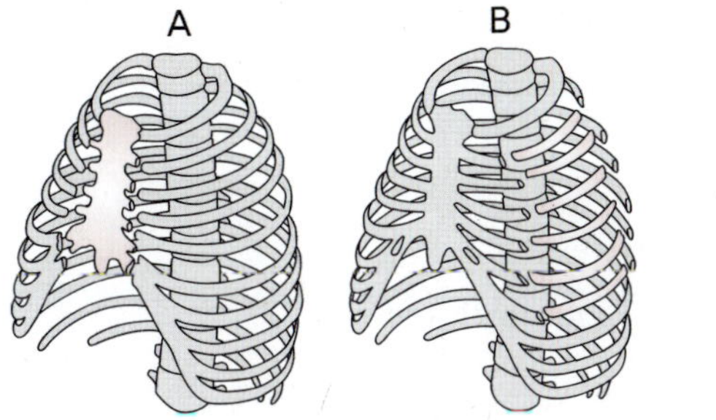


그림 5-2. 동요흉의 두 가지 중요한 형태. A. 전면형, B. 측면형

㉢ 동요흉시 폐기능장애는 흉벽의 기계적인 운동이상에 의한 것이라기 보다는 오히려 동반된 폐좌상(pulmonary contusion)에 주로 기인한다는 것이 최근의 이론이다.

## 4) 진 단

병력 및 임상증상과 함께 흉부 X-선 사진으로 확진한다.

## 5) 치 료

**(1) 통증의 치료**

① 늑골골절 환자에서 통증 치료가 적절히 이루어지지 않으면, 얕은 호흡과 함께 기도분비물이 제대로 제거되지 못해 무기폐(atelectasis)나 폐렴 등의 합병증을 초래할 수 있다. 따라서 늑골골절 환자에서 통증의 적절한 치료는 치료법의 가장 중요한 부분이 된다. 통증의 치료방법으로는 진통제의 사용이 가

장 보편적이다. 경우에 따라 늑간신경차단(intercostal nerve block)이나 경막외진통(epidural analgesia)을 시행할 수 있다.

② 흉곽첩포(chest strapping)의 필요성

흉곽첩포법이란 반창고를 서로 겹치게 발라서 흉곽을 덮어 압박함으로서 흉곽의 운동을 제한하는 방법으로 과거에 사용되었다. 이 방법은 호흡운동을 방해하는 등 오히려 부작용이 많아 현재는 거의 사용하지 않는다.

#### (2) 물리요법 (physiotherapy)

늑골골절의 치료에서 중요한 목표는 손상부위의 폐환기를 원활히 하고 기도내에 분비물이 축적되는 것을 예방하는데 있다. 따라서 특히 고령이나 병약한 환자에서는 늑골손상의 초기부터 적극적인 흉부물리요법을 시행하여 폐렴이나 무기폐 등의 합병증을 줄이도록 하여야 한다.

#### (3) 외과치료법

일반적인 늑골골절에서 수술로 정복(整復 : reduction)을 해야 할 경우는 드물다. 다만 늑골의 전위가 심하게 일어나 인근장기의 손상 가능성이 있는 경우 등에서는 수술의 적응이 되기도 한다.

#### (4) 동요흉의 치료

동요흉의 치료도 일반 늑골골절의 치료와 마찬가지로 적절한 통증의 치료와 물리요법을 통한 객담의 배출이다. 환자가 저산소혈증 등을 보일 경우에는 산소를 공급해주고 이러한 적절한 치료에도 불구하고 환기 장애를 계속 보이는 경우에는 기관내 삽관 후 인공호흡기 보조를 해주는 이른바 내부공기안정법(internal pneumatic stabilization, internal fixation)을 사용할 수 있다. 그러나 기관내 삽관과 인공호흡기 보조는 대개 72시간 정도면 충분하며, 동요흉이 완전히 안정될 때까지 인공호흡기를 보조할 필요는 없다. 인공호흡기를 제거한 후에는 일반적 치료방법을 시행한다. 흉곽 외부에서 견인장치로 흉곽을 안정시키는 외부고정법(mechanical stabilization, external fixation)은 환자관리도 어렵고 치료결과도 좋지 않아 요즘 거의 사용되지 않는다.

## 2. 흉골골절(sernal fracture)

### 1) 발생빈도

늑골골절에 비해 훨씬 드물다.

### 2) 병리해부소견

(1) 골절은 주로 흉골병(흉골자루, manubrium)과 흉골의 결합부위 또는 흉골중간에서 생기고, 횡으로 골절되는 형태를 보인다(그림 5-3A).

(2) 흉골골절이 일어나려면 보통 상당한 충격이 필요하기 때문에 흉골골절이 있는 경우에는 심근좌상(myocardial contusion), 동요흉, 폐손상 등의 동반손상이 있는 경우가 많다.

### 3) 임상양상 및 진단소견

전흉벽의 손상을 받은 환자가 흉골에 국한된 통증을 호소하면 일단 흉골골절의 가능성을 의심한다. 골절부위의 함몰이나 염발음(crepitation)등이 나타날 수 있다. 흉부 X-선 측면사진으로 대부분 확진할 수 있다.

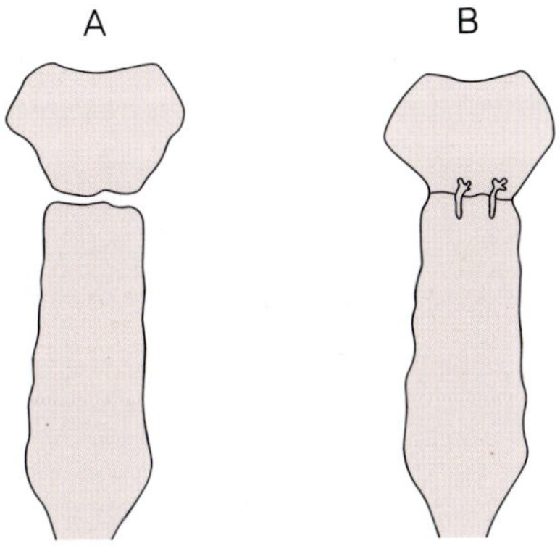


그림 5-3. 흉골골절 및 수술 모식도. A. 흔한 형태인 흉골병과 흉골 결합부위의 골절, B. 흉골전위가 심하거나 골절부위가 불안정할 때는 수술용 철사로 골절부위를 안정시켜준다.

### 4) 치 료

흉골전위가 심하지 않는 경우에는 특별한 치료가 필요없다. 그러나 흉골전위가 심하거나 골절부위가 불안정할 경우에는 수술로 골절부위를 정복(reduction)해 준다(그림 5-3B).

# III. 외상성 기흉 및 혈흉

## 1. 외상성 기흉(traumatic pneumothorax)

### 1) 원 인

늑골골절로 인한 인접 폐의 열상(lung laceration)이 가장 흔한 원인이다. 그밖에 압궤상(crushing injury), 가격, 자상, 총상 등의 원인이 있다. 근래에 와서는 쇄골하동맥 카테타삽입, 흉강천자(thoracentesis), 인공호흡기 사용, 심장마사지, 침술 등의 의인성 원인(iatrogenic etiology)도 많은 부분을 차지하고 있다.

### 2) 종 류

#### (1) 단순기흉(simple pneumothorax)

① 일반적으로 자연기흉(spontaneous pneumothorax)과 유사한 임상양상을 보인다. 부분기흉(partial pneumothorax)이라고도 부른다.

② 외상성 기흉은 흉관삽입으로 치료를 하는 것이 원칙이다. 왜냐하면 외상성 기흉에서는 처음에는 기흉의 정도가 심하지 않더라도 뒤늦게 공기유출이 계속되어 기흉의 정도가 심해지는 경우가 종종 있기 때문이다.

③ 흡인법(aspiration), 고농도산소요법(high $O_2$ therapy)등도 사용될 수 있다.

#### (2) 긴장성 기흉(tension pneumothorax)

① 정 의

긴장성 기흉이란 어떤 병적 원인에 의해 흡기시에는 흉막강내로 공기가 지속적으로 유입되지만 호기시에는 배출되지 못해서 흉막강내에 양압(positive pressure)이 형성되는 상태를 말한다.

② 병태생리 및 임상양상

흉막강내에서는 15~20 cm $H_2O$ 정도의 작은 양압만 생겨도 심장으로 들어오는 정맥환류에 장애를 주어 심박출량을 떨어뜨린다. 이때 환자는 불안한 상태와 함께 심한 호흡곤란, 청색증, 빈맥 등을 보일 수 있다. 병변측 흉곽의 호흡음은 소실되어 있고 타진상 공명과도(hyperresonance)를 보인다. 경부기관(cervical trachea)과 심첨부는 반대측으로 밀려 있다.

③ 치 료

긴장성 기흉은 초응급상황의 하나이다. 치료가 조금만 늦어지면 치명적인 결과가 초래될 수 있기 때문에 임상증상과 이학적 소견으로 진단이 되면 흉부 X-선 사진을 기다리지 말고 즉각 응급조치를 취해야 한다. 응급조치로는 병변측 흉강에 신속히 주사바늘을 삽입하여 흉막내 양압을 해소시킨 뒤 흉관을 삽입한다. 이후 상황에 따라 개흉술의 필요여부를 결정한다.

#### (3) 개방성 기흉(open pneumothorax)

① 정 의

개방성 기흉이란 흉벽 관통상에 의한 창상이 개방된 상태로 남아있어, 외부의 공기가 개방창을 통하여 흡기와 호기시에 흉강으로 들락날락하는 경우를 말한다. 흡입성 기흉(sucking pneumothorax)이라고도 부른다.

② 병태생리

흉벽의 개방창(open wound)을 통해 움직이는 공기의 양은 개방창의 크기에 좌우된다. 만일 개방창의 크기가 성문(glottic opening)의 단면적 보다 크면 외부공기는 기관(trachea)보다 개방창을 통해 더 쉽게 흉곽내로 들어가 폐를 완전히 허탈시키고 종격동을 반대쪽으로 밀어낸다. 이에 따라 결국 저환기(hypoventilation) 및 심박출량 감소가 초래되어 치명적인 상태가 된다.

③ 진 단

개방창에서 외부공기를 빨아들이는 소리(sucking sound)로 쉽게 진단 할 수 있다.

④ 치 료

개방성 기흉의 진단이 내려지면 어떤 방법으로던 즉시 개방창을 막아서, 보다 덜 위험한 폐쇄성 기흉(closed pneumothorax)의 상태로 만들어 주고, 흉관을 삽입하여 허탈된 폐를 재팽창 시켜주어야 한다. 일단 위급한 상황을 넘긴 후에는 바로 수술을 시행하여 개방창을 봉합해준다.

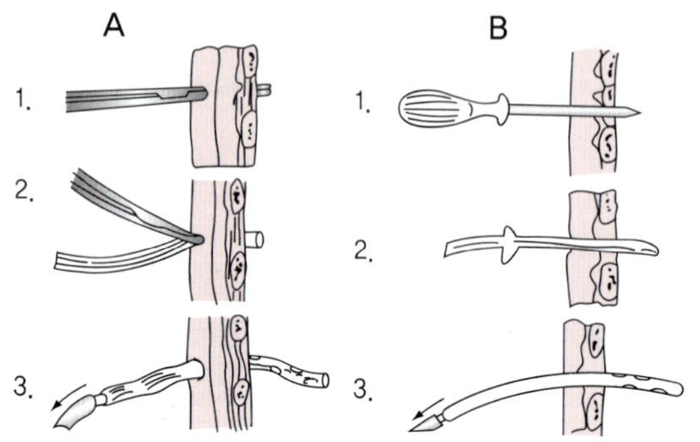


그림 5-4. 흉관삽입술의 방법을 나타내는 모식도. A. 감자(hemostat)를 사용하는 방법 : 1. 피부절개를 한 다음 감자를 이용하여 흉강을 관통한다. 2. 감자로 흉관을 잡고 흉강으로 밀어 넣는다. 3. 흉관을 수봉식 병(underwater seal bottle)에 연결시킨다. B. 투관침(trocar)을 사용하는 방법 : 1. 투관침과 캐뉼라를 흉강으로 밀어 넣는다. 2. 투관침을 제거한 후 캐뉼라를 통해 흉관을 삽입한다. 3. 캐뉼라를 제거하고 흉관을 수봉식 병에 연결시킨다.

### 3) 흉관삽입술

흉관삽입술(chest tube insertion)은 흉부외상으로 인한 기흉이나 혈흉 등으로 폐허탈이 있을 때 이를 재팽창시키기 위해 가장 보편적으로 사용되는 치료법이다. 흉관삽입술은 이 뿐만 아니라 다른 다양한 흉강내 병변에서도 널리 이용되고 있는 대단히 중요한 치료법이다. 폐쇄성 흉강삽관술(closed thoracostomy)이라고도 부른다.

#### (1) 흉관의 삽입

① 삽입방법

감자를 사용하는 방법(hemostat technique)과 투관침을 사용하는 방법(trocar technique)의 두 가지가 있다(그림 5-4). 전자는 별다른 도구 없이도 시술할 수 있는 장점이 있고 후자는 투관침을

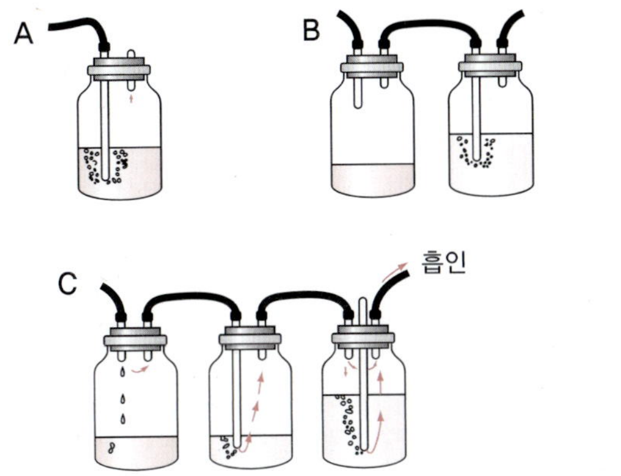


그림 5-5. 수봉식 배액법의 종류. A. 하나의 병을 사용하는 방법 : 병 하나가 수봉(underwater seal) 및 저수조(collection bottle)의 역할을 겸한다. B. 두 개의 병을 사용하는 방법 : 첫 번째 병은 저수조 역할을 하고 두 번째 병은 수봉의 역할을 한다. C. 세 개의 병을 사용하는 방법 : 전술한 두 개의 병에다 물기둥의 높이로 흡인압력을 조절할 수 있는 세 번째 병을 병합한다.

사용하여 보다 간단하고 편리하게 시술할 수 있는 장점이 있다.

② 삽입장소

기흉이 있는 경우에는 전액와선(anterior axillary line)의 제 4늑간을 주로 사용하고, 혈흉이나 흉수가 있는 경우에는 후액와선의 제 5늑간이나 제 6늑간을 주로 사용한다.

(2) **수봉식 배액법(underwater seal drainage)**

흉관을 삽입한 후에는 흉강내 물질의 배출과 폐의 재팽창을 위해서 수봉식 배액법을 시행한다. 수봉식 배액법에는 기본적으로 사용하는 병의 개수에 따라 하나의 병을 사용하는 방법(one-bottle system), 두 개의 병을 사용하는 방법(two-bottle system), 세 개의 병을 사용하는 방법(three-bottle system)의 세 가지 방법이 있다(그림 5-5). 최근에는 미리 완전히 조립된 제품들이 많이 소개되고 있다.

## 2. 외상성 혈흉(traumatic hemothorax)

### 1) 원 인

둔상 또는 관통상 등 다양한 원인으로 올 수 있다. 출혈은 심장과 대동맥을 포함한 어떤 흉부장기에서도 생길 수 있지만 늑간동맥(intercostal artery)에서의 출혈이 가장 흔하다. 관통상의 경우 내유동맥(internal mammary artery)도 종종 출혈의 원인이 된다.

### 2) 병태생리

(1) 외상성 혈흉은 별다른 증상을 나타내지 않는 경미한 출혈에서부터 출혈성 쇽을 보일 정도의 과도한 출혈까지 다양한 양상을 보인다. 심한 혈흉은 흉부손상에서 나타나는 쇽의 가장 흔한 원인이다.

(2) 폐출혈이 있는 경우에는 다음과 같은 이유 때문에 대부분 큰 문제를 일으키지 않고 저절로 멈추는 경우가 많다.

① 폐혈관은 혈압이 낮다.
② 폐조직에는 지혈작용이 있는 트롬보프라스틴(thromboplastin)이란 물질이 풍부하다.
③ 폐가 허탈되면서 출혈부위를 압박하는 효과가 생긴다.

### 3) 임상양상 및 진단소견

(1) 혈흉은 폐압박이나 종격동이동(mediastinal shift) 등 국소적인 문제도 일으키지만, 대개 초기의 급한 문제는 출혈로 인한 혈액량의 감소다.

(2) 외상성 혈흉이 있을 때는 흔히 기흉을 동반하여 혈기흉(hemopneumothorax) 상태를 만든다.

(3) 흉부 X-선 사진

흉부 X-선 사진은 혈흉의 진단에서 가장 중요한 검사법이다. 보통의 서서 찍는 사진에서 혈흉이 보이려면 약 300~500 mL 정도의 피가 흉강에 있어야 한다. 그러나 바로 누워(supine position) 찍은 사진의 경우에는 1,000 mL 정도의 혈흉도 잘 발견되지 않을 수 있다.

#### 4) 치 료

##### (1) 흉관삽입

환자의 전반적인 상태를 평가한 후, 필요하면 손실된 순환혈액량을 보충해주면서 흉관을 즉시 삽입하여 흉강내 혈액을 배액시킴과 동시에 출혈의 정도를 파악한다.

##### (2) 개흉술(thoracotomy)

① 출혈의 정도가 심하면 개흉술로 직접 출혈부위를 지혈해주어야 한다. 개흉술의 적응이 되는 출혈의 양에는 병원마다 다소간 다른 기준들이 있으나 일반적으로 (1) 흉관삽입 직후 배액되는 혈액의 양이 1,000 mL 이상이거나 (2) 시간당 100 mL 이상의 출혈이 4시간 이상 계속될 때는 개흉술을 시행한다.

② 흉관을 삽입하여도 조기에 제대로 배액이 되지 않는 응고된 혈흉(clotted hemothorax)은 가급적 조기에 개흉술을 시행하여 혈액을 제거해주는 것이 좋다. 그렇지 않으면 오래동안 흉관을 삽입한 채 입원기간이 길어지고, 후일 농흉(empyema)이나 섬유흉(fibrothorax) 같은 합병증이 발생할 가능성도 높아진다.

## IV. 폐손상

### 1. 손상원인

1) 관통상과 둔상 모두에서 올 수 있다.

2) 둔상에서 폐실질조직이 손상을 입는 기전에는 다음과 같은 세 가지가 있다.

(1) 늑골골절에 이차적인 열상(laceration), 또는 좌상(contusion)

(2) 흉곽의 압박으로 인한 좌상이나 열상

(3) 충격부위의 반대쪽에 생길 수 있는 좌상(대측충격 ; contrecoup lesion)

### 2. 종 류(그림 5-6)

#### 1) 폐열상, 폐파열 (lung laceration, lung rupture)

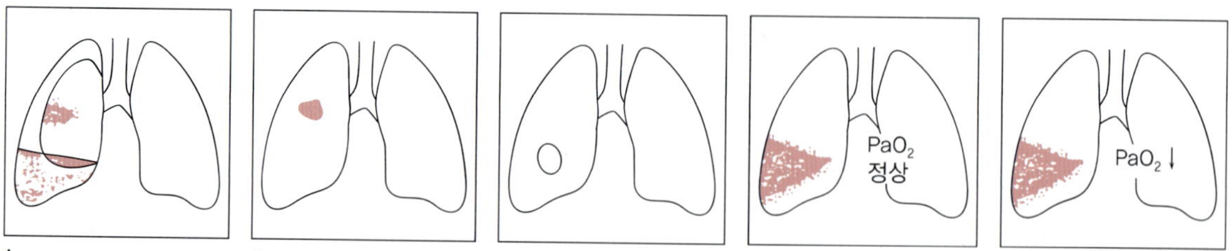


1. 2. 3. 4a. 4b.

그림 5-6. 폐손상의 종류를 나타내는 모식도. 1. 폐열상 / 폐파열, 2. 폐내혈종, 3. 외상성 폐가성낭, 4. 폐좌상 (4a-단순 폐좌상, 4b-호흡부전을 동반한 폐좌상).

(1) **원 인**

주로 흉부관통상에 연관되어 생기나 둔상에서도 생길 수 있다.

(2) **병리해부 소견**

폐열상과 함께 장측흉막(visceral pleura)도 같이 손상을 입는 경우에는 혈액이나 공기가 흉강으로 빠져나가 기흉, 혈흉 또는 혈기흉이 생긴다. 반면에 장측 흉막의 손상이 없거나 또는 손상 즉시 다시 폐쇄된 경우에는 혈액이나 공기가 폐내에 축적되어 혈종(hematoma)이나 낭(cyst)을 만들게 된다.

(3) **치 료**

기흉이나 혈흉이 있는 경우에는 흉관을 삽입한다. 대부분 잘 치유된다.

### 2) 폐내혈종(intrapulmonary hematoma)

둔상 또는 관통상으로 폐내에 국한적인 혈액의 축적이 있는 경우를 말한다. 특별한 처치없이도 대개 수상 후 2~4주 후에 흡수된다.

### 3) 외상성 폐 가성낭 (traumatic lung pseudocyst)

폐열상이 있으면서 흉강과 연결이 없고 혈관손상도 별로 없을 때 생기는 폐내의 공동(cavity)을 말한다. 드물게 발생하며 역시 특별한 처치 없이도 2~4개월 내에 대부분 자연흡수된다.

### 4) 폐좌상(lung contusion)

(1) **원 인**

교통사고시의 감속손상(deceleration injury)이나 압궤상에서 특히 심한 폐좌상이 나타날 수 있다.

(2) **병리소견**

폐출혈과 간질성 부종(interstitial edema)으로 폐포가 폐쇄되고 폐조직의 경화(consolidation)가 일어나며, 심한 경우에는 폐동정맥단락(pulmonary arteriovenous shunt)으로 환기장애가 생기게 된다.

(3) **진 단**

① 폐좌상은 대부분 다른 흉부손상과 동반되기 때문에, 호흡곤란이 있는 경우에 그 원인이 폐좌상 때문인지 다른 원인 때문인지를 정확히 파악하기 어려운 경우가 많다.
② 흉부 X-선 사진상 다양한 정도의 반점상 경화(patch consolidation)가 보인다.

(4) **치 료**

① 과도한 기도분비물의 제거 등 흉부물리요법으로 호흡관리를 잘해주는 것이 중요하다. 필요한 경우 인공호흡기를 사용할 수도 있다.
② 폐부종을 예방하기 위해 수분의 과잉공급은 삼가야 한다. 혈장의 교질삼투압을 유지할 목적으로 알부민을 투여하기도 하는데 그 효과에 대해서는 아직 일치된 의견은 없다.
③ 감염 등 합병증이 생기지 않으면 보통 4~6일 안에 흉부 X-선 사진상 용해(resolution)되는 소견을 보인다.

## V. 기관 및 기관지 손상

### 1. 둔상에 의한 손상

#### 1) 원인 및 병리해부소견

**(1) 흉곽내 기관 및 기관지(intrathoracic trachea and bronchi) 손상**

① 교통사고시 운전대에 갑자기 부딪힐 때 드물게 발생할 수 있다.

② 가장 흔히 손상을 입는 부위는 기관분기부(carina)에서 1 cm 이내의 주기관지(main bronchus)이다. 전형적인 경우 횡으로 손상이 일어나는데 완전히 분리되는 것이 보통이다(그림 5-7).

③ 흉곽내 기관의 손상은 보다 드물다. 주로 막성부(membranous portion)에서 길이로 손상이 생긴다.

**(2) 경부기관(cervical trachea) 손상**

① 표재성으로 위치한 경부기관은 상대적으로 흉곽내 기관에 비해 손상빈도가 높다. 손상원인으로는 목이 갑자기 뒤로 과도하게 젖혀질 때나, 또는 빨랫줄 손상(clothesline injury)으로 불리워지는 형태로 자전거나 오토바이를 타고가거나 달리기를 할 때, 로우프나 철사 줄 같은 데에 목 앞쪽이 갑자기 걸리면서 생길 수 있다. 또 교통 사고시 목이 갑자기 운전대의 윗부분에 부딪히면서도 생길 수 있다.

② 손상을 받은 기관은 분리를 일으키거나 또는 기도폐쇄의 양상을 보이기도 한다.

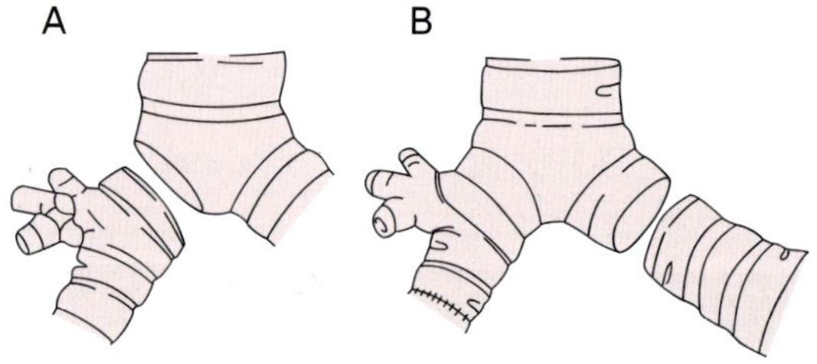

그림 5-7. 둔좌상에 의한 전형적인 흉곽내 기관지 손상의 모식도. 우측기관지(A) 및 좌측기관지(B)의 파열.

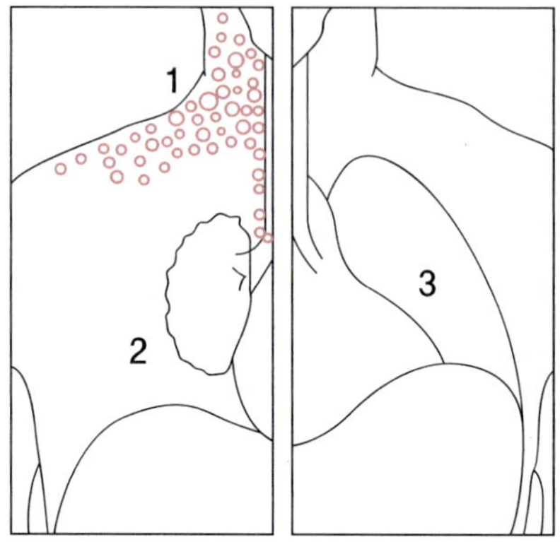

그림 5-8. 흉곽내 기관지 및 기관지 손상을 의심할 수 있는 3가지 소견. 1. 종격기종, 2. 적절한 배액에도 불구하고 계속되는 기흉, 3. 무기폐(atelectasis)의 존재.

#### 2) 임상양상 및 진단소견

**(1) 흉곽내 기관 및 기관지손상**

① 정확한 진단이 어려운 경우가 많다. 일반적으로 흉부외상 후에 공기유출이 심한 기흉이 있거나, 심한 종격기종(mediastinal emphysema)이 있을 때, 그리고 잘 치료되지 않는 무기폐 등이 있을 때는 큰 기도의 손상을 의심하고 확진검사로 기관지경 검사를 시행하는 것이 좋다(그림 5-8).

② 기관지손상이 조기에 발견되지 못한 경우에는 다음과 같은 두 가지 임상과정 중 한 가

지를 밟게 된다.

㉠ 기관지의 부분열상이 있는 경우에는 자연치유 과정에서 협착증이 생긴다. 이에 따라 기관지손상이 일어난 원위부 폐에 무기폐, 감염, 기관지확장증 등의 이차적인 합병증이 생기고 결국 폐실질 조직의 손상이 오게 된다.

㉡ 기관지가 완전히 분리된 경우에는 절단된 기관지의 양끝에 육아조직이 자라면서 막히고, 막힌 아래쪽 기관지는 점액(mucus)으로 찬다. 폐는 완전히 공기가 없는 상태가 되고 감염은 일어나지 않는다. 폐실질조직도 손상을 입지 않은 상태에서 남아있게 된다.

#### (2) 경부기관손상

① 경부기관의 손상은 임상증상으로 비교적 어렵지 않게 진단할 수 있다. 대개 목 앞쪽의 외상 후에 기도폐쇄 증상이 있거나 쉰 목소리가 나면 기관손상을 의심할 수 있다. 이 밖에 심한 경부기종, 종격기종, 기흉, 객혈 등도 나타날 수 있다. 또 기관이 완전히 절단된 경우에는 목에서 기관을 촉지할 수 없게 되는 경우도 있다.

② 환자의 상태가 안정된 상황에서는 손상부위를 후두경이나 기관지경으로 확인할 수 있다.

### 3) 치 료

#### (1) 흉곽내 기관 및 기관지손상

① 진단과 함께 바로 수술을 한다.

② 우측 개흉술을 통해 손상부위를 노출시킨 후 열상부위의 봉합이나 절단부위의 연결을 시행한다. 늦게 발견되어 협착증이 있는 경우에는 기관성형술(bronchoplasty)을 시행하고 폐의 손상이 심한 경우에는 해당 폐를 절제해준다.

#### (2) 경부기관손상

① 경부기관의 손상에서 특히 완전 절단이 있을 때는 적절한 기도 확보가 가장 중요한 선결과제다. 기관내삽관이 가능할 때는 즉시 삽관을 시행한다. 그러나 완전절단으로 아래쪽 기관이 종격동으로 들어가 기관내 삽관이 여의치 않을 때는 지체없이 목에 절개를 가해 아래쪽으로 들어간 기관을 끌어낸다. 대개 기관을 끌어당기는 자체로 환자의 호흡은 호전된다. 이때 기관내 삽관을 경구 또는 절단된 기관을 통해 바로 시행한다.

② 일단 응급상황이 끝나면 즉시 수술을 시행하여 절단된 기관을 단단문합(end-to-end anastomosis) 시켜준다.

## 2. 관통상에 의한 손상

관통상에 의한 손상도 해부학적 위치상 흉곽내의 기관 및 기관지에 비해 경부기관에서 상대적으로 더 잘 생길 수 있다. 관통상으로 인한 기관의 손상이 있을 때는 식도나 주위혈관의 손상이 흔히 동반된다. 객혈, 호흡곤란, 천명(wheezing), 발성곤란 등의 증상이 생기고 심한 피하기종을 보이기도 한다. 진단은 기관지경검사로 한다. 치료는 진단 즉시 일차봉합 또는 손상부위를 절제한 후 단단문합을 해준다.

## VI. 식도의 손상

### 1. 원 인

#### 1) 기구에 의한 천공

식도천공의 가장 흔한 원인으로 내시경검사, 부우지확장술(bougienage), 풍선확장술(balloon dilatation)등의 기구사용(instrumentation)에 따른 합병증으로 오는 손상이다. 식도는 벽이 얇고 장막(serosa)이 없기 때문에 기구에 의해 쉽게 손상이 올 수 있다.

#### 2) 기구사용 외의 원인에 의한 천공

**(1) 외상성 천공**

둔상, 관통상, 수술 후 합병증등으로 올 수 있다.

**(2) 이물섭취**

**(3) 자연천공**

심한 구역질이나 구토시 식도 내압의 증가로 인하여 발생한다. 뵈르하베 증후군(Boerhaave syndrome)이라고도 한다.

### 2. 병리해부소견

기구나 이물에 의한 식도손상은 식도의 정상해부학적 협착부위인 1) 윤상인두괄약근(crico pharyngeal sphincter) 근처, 2) 대동맥궁(aortic arch)이 지나는 부위, 그리고 3) 분문(cardia)에서 주로 생긴다.

### 3. 임상양상 및 진단소견

#### 1) 증 상

**(1) 경부식도의 천공**

증상이 심하지 않은 경우가 많다. 주로 경부통증, 국소종창, 연하곤란, 피하기종 등으로 나타난다.

**(2) 흉부식도의 천공**

위 내용물이 종격동으로 누출되어 심각한 종격염이 생기게 된다. 이로 인해 발열, 빈맥, 쇽, 심한 흉통 등 전신 독성 증상을 보이고 종종 치명적인 결과를 초래한다.

#### 2) 흉부 X-선 사진

경부기종, 종격기종, 종격동 음영확장(widened mediastinum), 반응성 흉수(reactive pleural effusion) 등의 소견이 관찰된다.

#### 3) 식도조영술

조영제의 누출로 천공부위를 확인할 수 있다. 식도천공이 의심될 때에는 가스트로그라핀으로 식도조영술을하는 것이 원칙이며, 작은 천공시는 잘 보이지 않을 수 있으므로 옆으로 뉘워서 하면 잘 관찰될 수 있다.

#### 4) 식도내시경 검사

식도천공이 의심될 때에는 식도내시경 검사는 일반적으로 시행하지 않는 것이 원칙이다.

식도내시경은 작은 천공을 발견하지 못할 수 있고, 내시경을 시행하면서 천공부위에 더욱 손상을 줄 수 있으며, 구강내의 균을 오염시킬 수 있기 때문이다.

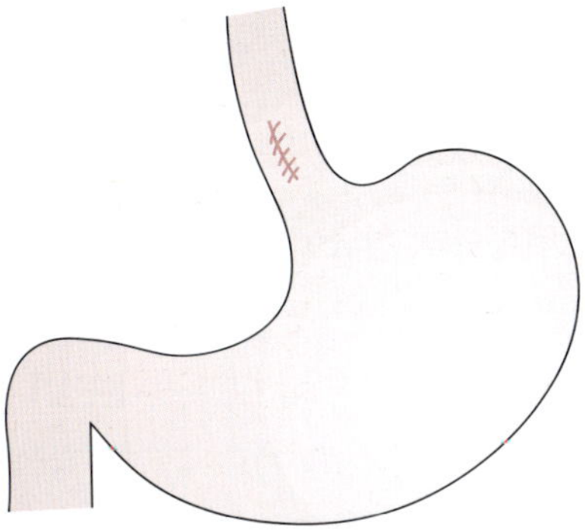

그림 5-9. 식도천공 후 조기에 발견되어 염증이 심하지 않은 경우 일차봉합을 하는 모식도.

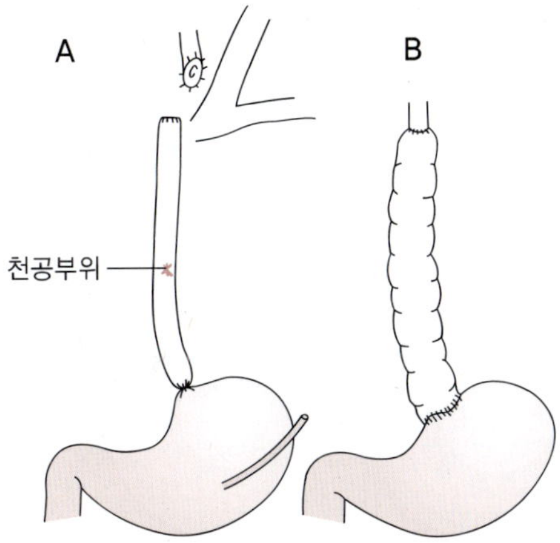


그림 5-10. 식도천공 후 식도재건술의 모식도. A. 먼저 천공부위 전후를 분리시켜준 다음, B. 일정 기간 후에 대장을 이용하여 식도재건술을 시행한다.

## 4. 치 료

### 1) 보존요법(conservative treatment)

식도천공의 정도가 심하지 않고 일찍 발견된 경우, 특히 경부식도의 천공에서는 비수술적 보존요법을 제한적으로 시도해볼 수 있다. 이때는 경구섭취를 제한한 상태에서 강력한 항생제 치료를 시행하고 필요에 따라 천공부위에 드레인을 거치시킨다.

### 2) 수술치료

식도천공의 주된 치료방법이다. 천공 후 시간이 경과할수록 천공부위의 염증과 종격염이 확산되기 때문에 진단 즉시 수술을 시행하여야한다.

(1) 천공부위의 염증이 심하지 않으면 일차봉합(primary closure)을 시행한다. 먼저 천공부위의 염증이나 괴사조직을 완전히 제거하고 손상부위를 두 층으로 봉합한 뒤 흉막, 근육 등 주위 조직으로 봉합부위를 넓어준다(그림 5-9).

(2) 손상이 광범위하거나 또는 심한 경우에는 일차봉합을 할 수가 없다. 이때는 보통 천공부위 상하부를 천공부위와 분리시키는 방법(exclusion method)을 시행한 다음 천공부위의 배액과 함께 강력한 항생제 치료로 염증을 먼저 조절한다. 이후 염증이 조절되고 나서 식도재건술을 시행한다(그림 5-10).

# VII. 심장 및 흉곽내 큰혈관의 손상

## 1. 둔상에 의한 손상

### 1) 심장 손상

#### (1) 원 인

교통사고시 운전대에 심하게 부딪히면서 심장이 흉골과 척추사이에서 압박을 받아 생기는 경우가 가장 전형적인 예다(그림 5-11).

#### (2) 병리해부소견

① 심근좌상(myocardial contusion)이 가장 흔히 발생한다.

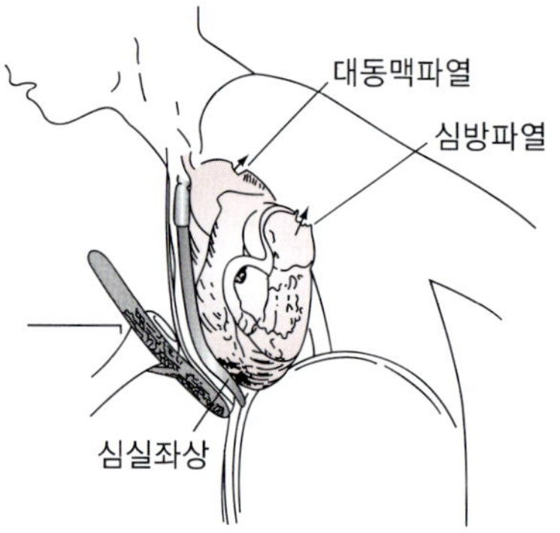


그림 5-11. 심장 및 대동맥이 둔상에 의해 손상받는 전형적인 기전을 나타내는 모식도.

② 그 외 드물게 심방 및 심실의 파열, 심실중격의 파열, 판막의 손상 등이 생길 수 있다.

**(3) 임상양상 및 진단소견**

① 특별한 증상이 없는 경우에서부터 심한 출혈이나 심장탐폰이 생기는 경우까지 다양한 양상을 보일 수 있다. 부정맥이 없던 환자에서 흉부외상 후 심실성 부정맥이 나타나면 심근손상을 강력히 의심할 수 있다.
② 전흉벽의 외상이나 양측성 늑골골절과 동반되는 경우가 많다.
③ 심전도와 혈청효소(CPK-MB)를 반복검사 함으로서 심근손상의 여부를 추정할 수 있다.
④ 흉부 X-선사진상 종격동이나 심장음영의 확장, 혈흉 등의 소견이 보일 수 있다.
⑤ 혈심낭(hemopericardium)이 의심스러울 때는 초음파로 확진할 수 있다.

**(4) 치 료**

① 심근좌상

급성 심근경색증에 준하는 관찰을 한다. 출혈위험성이 사라진 뒤에는 관상동맥혈전이나 벽재성혈전(mural thrombus)의 발생을 예방하기 위해 헤파린을 사용하기도 한다. 그리고 심실성 부정맥이 생긴 경우에는 리도케인 등의 항부정맥약제를, 심부전이나 상심실성 빈맥이 생긴 경우에는 디지탈리스를 사용하기도 한다.

② 심장파열, 심장중격파열, 판막손상

즉시 응급수술을 시행하여 파열부위를 봉합하거나 판막손상을 교정해준다.

## 2) 대동맥 및 대동맥분지 손상

**(1) 원 인**

대부분 교통사고시 급속한 감속손상(deceleration injury)에 의해 온다.

**(2) 병리해부소견**

동맥인대(ligamentum arteriosum) 부근의 하행대동맥 즉 대동맥협부(aortic isthmus)에서 가장 잘 생기고 그 다음이 상행대동맥, 대동맥궁의 순이다(그림 5-12).

**(3) 임상양상 및 진단소견**

① 대동맥파열이 생긴 환자는 대부분 현장에서 대규모 출혈로 사망한다. 특히 상행대동맥이 파열된 경우에는 심장탐폰이 생겨 외과치료에 이르기까지 생존하는 경우가 드물다.
② 일부 환자에서는 대동맥 주위조직과 흉막이 파열된 대동맥압을 감당하여 가성동맥류(false aneurysm)를 만든다. 대부분 대동맥협부에서 생기는 이 가성동맥류는 얼마 후에 다시 치명적인 파열을 일으키기도 하고, 특별한 문제없이 장기간에 걸쳐 서서히 확장되면서 종종 석회화 소견을 보이기도 한다.

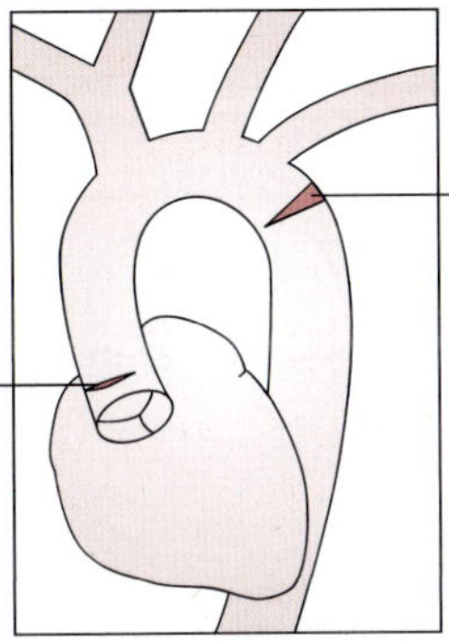


그림 5-12. 대동맥파열의 호발부위를 나타내는 모식도. 90% 이상이 대동맥 협부에서 생기고 그 다음이 상행대동맥이다.

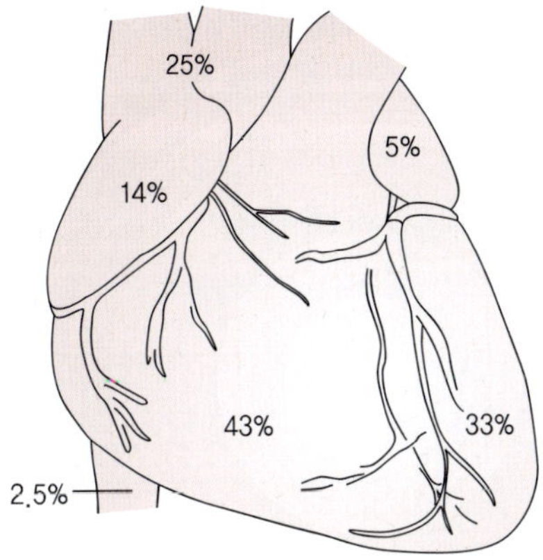


그림 5-13. 심장손상의 호발부위. 전면에 대부분 위치한 우심실이 가장 손상확률이 높다.

③ 대동맥파열 후 당장 심한 출혈이 없는 경우에는 특별한 증상 없이 흉부 X-선사진상에서 보이는 종격동음영의 확대가 유일한 소견일 때가 많다. 따라서 대동맥파열이 의심되는 환자에서 종격동음영의 확장이 나타나면 즉시 대동맥조영술(aortography)을 시행하여 파열 여부를 진단하여야 한다.

**(4) 치 료**

① 진단 즉시 수술을 해주어야한다.
② 파열부위의 절제 후 가능하면 단단문합을 시행하고 이것이 불가능할 때는 인조혈관을 사용한다(제47장 흉부대동맥류 및 급성 대동맥박리 참조).

## 2. 관통상에 의한 손상

### 1) 심장손상

**(1) 원 인**

자상 또는 총상에 의해 발생한다.

**(2) 병리해부소견**

① 심장의 전면에 위치한 우심실이 가장 흔히 손상되고 그 다음이 좌심실이다(그림 5-13).
② 드물게 심실중격결손이나 판막손상 등이 생길 수 있다. 관상동맥이 손상을 받는 경우에는 좌전하행동맥(LAD artery)이나 제 1사선분지(diagonal branch)가 흔히 손상을 입는다.

**(3) 임상양상 및 진단소견**

① 심막에 큰 구멍이 생긴 경우에는 과도한 출혈로 대개 현장에서 사망한다.
② 심막의 구멍이 크지 않은 경우에는 심막강내에 혈액이 차서 심장탐폰이 발생한다. 심장탐폰에서는 저혈압, 정맥압상승, 심음의 약화 등 전통적인 베크삼징후(Beck's triad) 외에 기이맥(paradoxical pulse) 등이 나타날 수 있다.
③ 관통성 심장손상의 진단은 강력한 의심하에서만 가능하다. 흉부 X-선 사진에서 큰 심

장음영이 나타날 수도 있지만 심막의 급성 확장은 힘들기 때문에 정상 심장음영을 보이기도 한다. 보통 혈흉의 소견이 동반된다.

④ 환자 상태가 안정된 경우에는 초음파검사를 시행하면 확진이 가능하다.

⑤ 경우에 따라 심막천자(pericardiocentesis)를 시행하여 확진하기도 한다.

#### (4) 치 료

진단과 함께 즉시 응급수술을 시행한다. 정중흉골절개술(median sternotomy)을 보통 사용한다.

### 2) 대동맥 및 대동맥분지 손상

총상 등에 의해 발생할 수 있다. 유의한 출혈이 있는 경우에는 진단 즉시 수술을 시행하여 출혈부위를 막아 주어야 한다.

## Ⅷ. 횡격막 파열

(제9장. 횡격막의 질환-Ⅲ. 외상성 횡격막탈장 참조)

# 06 흉벽의 질환

## I. 선천성 기형

### 1. 누두흉

#### 1) 정 의

누두흉(漏斗胸; pectus excavatum, funnel chest, funnel breast)이란 전흉벽이 선천적으로 과도하게 함몰된 기형을 말한다. 함몰흉 또는 깔대기 가슴으로도 불린다(그림 6-1).

#### 2) 발생빈도

흉골(sternum)의 선천성 기형 중 가장 흔한 병변이다. 일부 환자에서는 가족력이 증명되기도 하나 대부분에서는 가족력은 없다.

#### 3) 병리해부소견

(1) 누두흉의 일차적인 병변은 늑연골(costal cartilages)의 이상이다. 즉 늑연골이 안으로 오목하게 들어가면서 흉골하부(보통하부 1/2이나 2/3)를 뒤쪽으로 함몰시키는 것이다. 흉골함몰은 흉골과 검상돌기 (xiphoid process)의 연결부 직상부에서 가장 심하다.

(2) 흉골함몰이 비대칭적인 경우도 드물지 않다. 이때는 주로 왼쪽보다 오른쪽이 조금 더 함몰된다.

(3) 누두흉은 보통 출생 직후부터 바로 나타나며 나이가 들면서 점점 진행하는 경우도 있다.

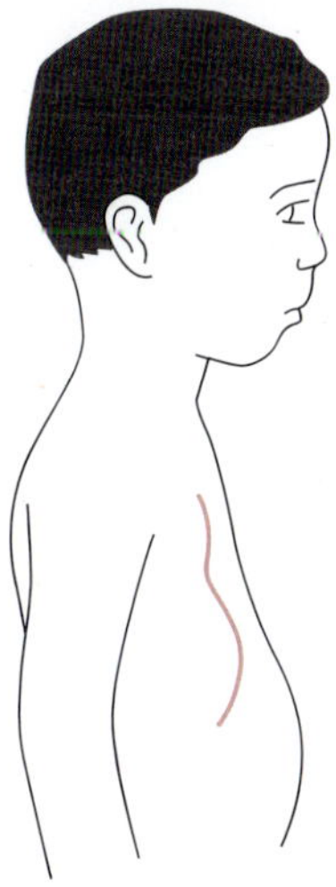

그림 6-1. 누두흉 환자의 전형적인 모습.

#### 4) 임상양상 및 진단소견

**(1) 증 상**

① 정신적 증상

신체기형에 대한 자각으로 부끄럼을 많이 타거나 수영장 등에서 옷을 잘 벗으려 하지 않는 등의 정신적인 문제가 생길 수 있다.

② 신체적 증상

뚜렷한 신체증상은 없는 경우가 대부분이다. 그러나 일부 환자 특히 청소년기의 환자에서는 심한 운동시에 호흡곤란이나 피로감을 쉽게 느끼기도 하고, 또는 만성 기관지염, 천식 등이 생길 수 있다.

#### (2) 이학적 소견

대부분 허약한 체형으로 자세가 좋지 않고 올챙이배(potbelly)를 보인다.

#### (3) 흉부 X-선사진

심장이 좌측으로 밀려있는 소견을 보인다. 측면사진으로는 흉골함몰의 정도를 알 수 있다.

#### (4) 전산화단층촬영

필수적인 검사법은 아니나 흉골함몰 정도를 가장 정확하게 볼수 있으며 흉골함몰에 의한 심장 압박의 정도를 알 수 있다.

#### (5) 폐기능검사

안정시에 측정한 폐기능검사소견은 거의 대부분에서 정상 소견을 보인다.

#### (6) 심초음파검사 및 심도자검사

한 연구팀의 조사에 의하면 누두흉 환자에서 심장계수(cardiac index)를 측정한 결과 안정시에는 정상과 같으나, 서서 심한 운동을 하고 있을 때에는 심장계수의 감소를 볼 수 있었다고 한다.

### 5) 치 료

#### (1) 수술적응증

누두흉 환자는 다음과 같은 이유 때문에 경미한 경우를 제외하고는 대부분 수술의 적응이 된다.

① 미용적인 문제

가장 흔한 수술적응증이 된다. 정신적인 문제와도 밀접한 관련이 있다.

② 정신적인 문제

보통 환자가 유치원이나 초등학교에 들어가 다른 애들과 본격적으로 접촉하기 시작하면서 정신적인 상처가 뚜렷해지기 시작한다.

③ 생리적인 문제

모든 환자에서 다 그런 것은 아니지만 많은 환자에서 누두흉으로 인한 심폐기능의 저하가 증명되고 있다.

#### (2) 수술시기

중등도 이상의 누두흉은 통상 만 2~5세 사이에 수술해 주는 것이 가장 좋다. 이 연령군은 정신적인 상처를 받기 이전일 뿐만 아니라, 이때 수술을 시행하면 수술 자체도 좋은 결과를 기대할 수 있다.

#### (3) 수술방법

① 라비치 수술법(Ravitch operation)

변형된 늑연골들을 모두 절제한 뒤 늑간다발(intercostal bundle)과 검상돌기를 흉골에서 분리한다. 그런 뒤에 흉골에 횡으로 절골술(osteotomy)을 시행하고 함몰흉골을 앞쪽으로 고정시켜 과교정(overcorrection)시키는 방법이다. 과거에 가장 많이 사용되었던 방법으로 여러 가지 변형법들이 소개되고 있다(그림 6-2).

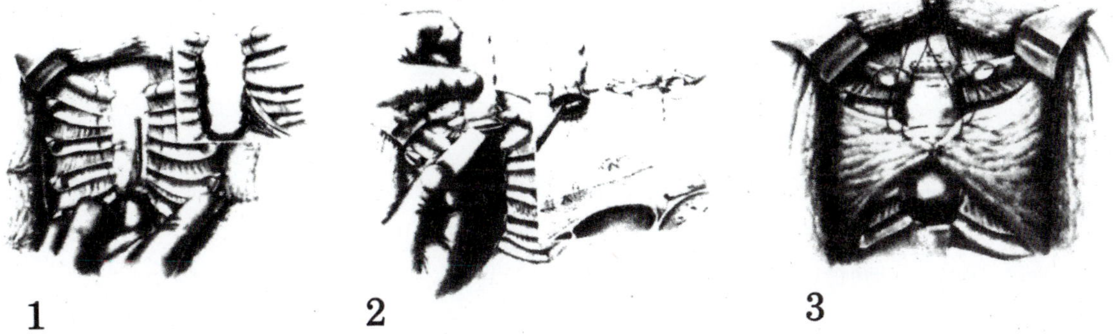


그림 6-2. 라비치 수술법의 한 모식도. 1. 변형된 늑연골들을 모두 절제한 뒤 늑간다발과 검상돌기를 흉골에서 분리한다. 2. 흉골 안쪽 또는 뒤쪽에서 횡으로 절골술을 시행한 뒤 함몰흉골을 전방으로 과교정 시켜준다. 3. 대흉근을 중앙에서 봉합한 뒤 수술절개창을 닫는다.

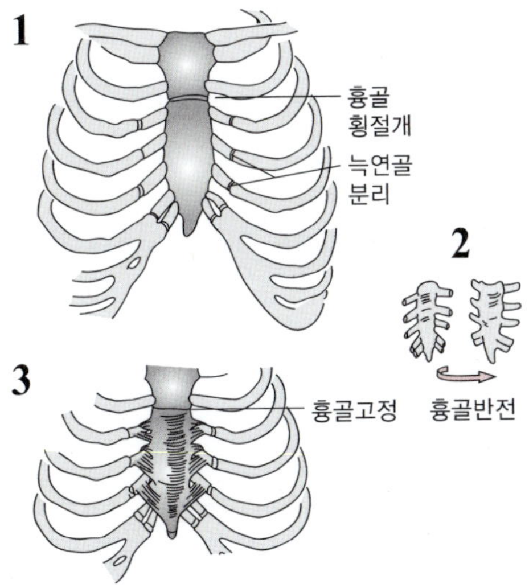


그림 6-3. 흉골반전술의 한 모식도. 1. 상부흉골 및 늑연골의 절개로 함몰흉골을 주위 흉벽으로부터 분리시킨다. 2. 흉골을 뒤집어서 볼록한 면이 앞을 향하게 한다. 3. 볼록한 면이 앞을 향한 상태에서 본래 흉골의 위치에 재 고정시킨다.

② 흉골반전술(sternal turnover method, Wada operation)

전체 흉골함몰 부위를 주위의 연골, 늑골, 늑간근과 함께 절제하여 유리이식편 (遊離移植片 ; free graft)으로 만든다. 그런 뒤에 이 유리이식편을 완전히 뒤집어서 제자리에 위치시키는 방법이다(그림 6-3). 이 큰 유리이식편은 혈류공급차단에 의한 조직괴사의 위험성이 있음에도 불구하고 실제는 대부분 경미한 괴사만을 일으키고 큰 문제점은 없는 것으로 보고되고 있다. 유리이식편의 문제점을 완전히 해결할 목적으로 내유동맥(internal mammary artery)을 통한 혈류공급이 유지된 경상이식편(莖狀移植片 ; pedicle graft)을 사용하기도 한다.

③ 실라스틱주형(silastic mold) 삽입

흉벽 피하조직에 실라스틱주형을 삽입하여 함몰부위를 채워주는 방법이다. 이 방법은 어느 정도의 미용효과를 볼 수는 있으나, 간혹 주형의 이탈이 일어날 수 있고 흉곽 자체의 용적에는 변화가 없기 때문에 심폐기능의 향상에 도움을 줄 수 없는 단점이 있다. 주로 적정 수술시기를 지난 성인에서 사용될 수 있다.

④ 너스씨 수술법(Nuss operation)

최근 들어 많이 사용하는 방법으로 금속막대를 이용하여 흉골 아래쪽에서 지렛대의 원리로 늑골을 지지하여 흉골을 거상시키는 방법이다.

## 2. 새가슴

### 1) 정 의

새가슴(pectus carinatum, chicken breast, pigeon breast)이란 선천적으로 흉골이 과도하게 융기되어 앞으로 돌출된 가슴을 말한다. 구흉(鳩胸) 또는 돌출흉이라고도 부른다.

### 2) 발생빈도

누두흉보다 드물다. 대개 누두흉의 1/10 정도의 발생빈도를 보인다.

### 3) 병리해부소견

하부 늑연골들(보통 4~8번)의 과성장으로 인해 흉골이 앞으로 돌출된 소견을 보인다. 새가슴은 일반적으로 누두흉보다 더 다양한 양상으로 나타날 수 있다.

### 4) 임상양상

구흉을 가진 환자는 대부분 옷을 입고 있을 때도 표시가 나는 수가 많다. 자각적인 신체증상은 없는 경우가 대부분이나 일부 환자에서는 운동시 호흡곤란이나 부정맥 등의 증상이 생길 수 있다. 신체증상이 올 수 있는 이유는 구흉을 가진 환자에서는 앞으로 돌출된 흉골과 늑연골들의 병변으로 흉벽이 유연성을 잃게 되고 이로 인해 흡기시 흉벽의 팽창이 어려워진다는 데에 있다.

### 5) 치 료

누두흉의 수술과 비슷하게 정중흉골절개술(median sternotomy) 또는 유방하횡절개술(transverse submammary incision)을 통해 시행한다. 변형된 연골들을 모두 제거한 후 남은 연골막을 팽팽하게 당겨주어 돌출된 흉골을 교정해준다.

## 3. 흉골열

흉벽의 복측융합이 안되어 생기는 선천성 기형으로 다음과 같은 3가지 형태가 있다.

### 1) 단순 흉골열(simple sternal cleft)

① 흉골열(胸骨裂 ; sternal fissure, sternal cleft, bifid sternum)이란 태생기시 양쪽의 원시흉골간(primitive sternal bars)이 중앙에서 융합되지 못해서 생기는 선천성 기형을 말한다. 단순 흉골열에서 흉골은 완전 또는 부분 분리의 형태로 생길 수 있고 이소심장(ectopia cordis)은 동반되지 않는다.

② 수술은 벌어진 흉골을 직접 봉합해주면 된다.

### 2) 흉부 이소심장(thoracic ectopia cordis)

① 흉골열과 함께 이소심장이 동반되어 심장이 흉벽 밖에 위치하고 있다. 단순 흉골열에 비해 보다 복잡한 발생기전을 보이고, 심실중격결손 등의 선천성 심장기형과 잘 동반된다.

② 수술은 동반 심장기형의 교정과 함께 흉벽재건술을 시행해준다. 단순 흉골열에 비해 예후는 나쁘다.

### 3) 흉복부 이소심장 (thoracoabdominal ectopia cordis)

① 칸트렐 5징증(Cantrell's pentalogy)이라고도 부른다. (1) 하부 흉골열(distal sternal cleft), (2) 복벽제류 (ventral omphalocele),

(3) 횡격막 앞의 초생달모양 결손, (4) 횡격막쪽 심막결손으로 심막강과 복강이 자유롭게 연결됨, (5) 팔로사징, 심실중격결손 등 선천성 심장기형 동반의 5가지 소견이 특징이다.

② 수술은 동반 심장기형의 교정과 함께 흉벽 재건술을 시행해준다.

## 4. 폴란드증후군(Poland syndrome)

### 1) 정의 및 병리해부소견

원인불명의 선천성 흉벽기형이다. 한쪽 흉벽에서 (1) 대흉근 결손, (2) 소흉근 결손 또는 발육부전, (3) 늑연골 결손, (4) 유방 및 피하조직의 발육부전, (5) 단합지증(brachysyndactyly) 같은 소견들이 다 나타나거나, 또는 대흉근의 일부만 결손되는 단순 형태까지 다양한 범주를 보일 수 있다.

### 2) 수술교정

완전한 형태의 병변에서는 어린 소아기에 흉벽을 안정시켜주기 위하여 반대측 흉벽으로부터 늑골이식을 시켜준다. 그런 뒤에 근육편(muscle flap)을 이식시켜주고 사춘기에 가서 유방성형술을 시행해준다.

## 5. 기타 매우 드물 흉벽의 선천성 질환

### 1) 흉곽이영양증(胸廓異榮養症 ; thoracic dystrophy, Jeune's disease)

대단히 드문 유전성 상염색체 열성질환이다. 흉곽수축(constricted thorax)과 사지기형 등의 소견이 나타나고 신생아기에 호흡부전으로 조기 사망하는 경우가 많다. 흉부-요골-지절골이양증(thoracic-pelvic-phalangeal dystrophy)으로도 불린다. 수술은 정중흉골절개술후 흉골 사이에 늑골을 이식하여 흉골 양쪽을 벌린 상태로 유지함으로서 흉곽팽창을 가능하게 하는 방법을 시행하거나 측부의 늑골을 계단식으로 절개한후 하나씩 어긋나게 연결시켜주는 외측 흉벽 확장술을 시행한다(그림 6-4). 그러나 병 자체가 매우 드문데다 환자의 상태가 중독하기 때문에 수술성적에 대한 뚜렷한 결론을 얻기는 어렵다.

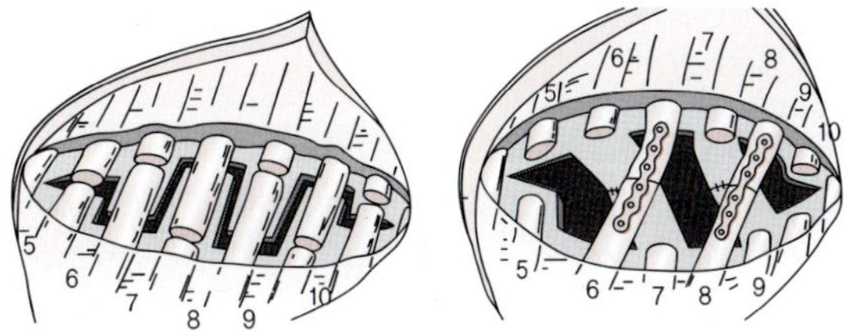

그림 6-4. 외측흉벽확장술의 모식도

### 2) 비대칭성 늑골기형

대단히 드문 질환으로 우측의 늑골들이 깊게 함몰해 있는 기형이다. 주로 미용적인 이유로 수술교정을 시행해 준다.

# II. 염증성 질환

## 1. 피부 및 연조직의 염증성 질환

### 1) 비특이성 염증

흉벽은 우리 몸의 체표면적의 약 1/5을 차지하고 있기 때문에 종기(furuncle) 등 여러 가지 흔한 비특이성 염증이 생길 수 있다.

### 2) 농 양

흉벽심부의 큰 잠재성 공간에서 흉근하농양(subpectoral abscess)이나 견갑하농양(subscapular abscess)이 생길 수 있다. 이 농양들은 일차성으로도 생길 수 있지만 주로 개흉술절개창의 만성염증에 이차적으로 생긴다. 진단 즉시 신속한 배농과 적절한 항생제 치료를 하여야 한다.

### 3) 괴 저(gangrene)

농흉이나 외상의 합병증으로 괴사성 연조직 감염이 생길 수 있다. 발견 즉시 철저한 데브리망과 항생제 치료를 시행한다.

### 4) 흉벽천공성 농흉(empyema necessitatis)

치료가 되지 않은 농흉에서 흉벽천공에 의한 연조직감염으로 생길 수 있다. 요즘은 보기 드물다.

### 5) 몬도르병(Mondor's disease)

유방과 전흉벽의 표재정맥에서 생기는 국소적인 혈전성 정맥염(thrombophlebitis)을 말한다. 임상적으로 겨드랑이, 흉벽, 또는 배에서 끈 같은 구조로 나타난다. 대부분 저절로 치유되기 때문에 특별한 치료는 필요없다.

## 2. 늑골과 흉골의 염증성 질환

### 1) 골수염(osteomyelitis)

혈행성이나 국소적으로 생길 수 있다. 흉막, 폐 등 주위의 염증이 전파될 수도 있다.

결핵성 골수염은 흉골보다 늑골에서 잘 생기는데 요즘은 전체적으로 점점 감소하고 있다. 급성 골수염에서는 염증의 일반적인 국소 및 전신증상들이 생기고, 만성 골수염에서는 전신증상은 심하지 않지만 국소적으로 고름이 반복되어 나온다. 치료는 항생제 투여와 함께 감염된 늑골을 절제해준다.

### 2) 연골염(chondritis)

혈행성 또는 국소적으로 생긴다. 연골은 비교적 혈관공급이 취약하기 때문에 일단 염증이 생기면 치료가 어렵다. 수술이 필요한 경우 상부 5개의 늑연골에서 생긴 연골염의 경우에는 해당 연골을 제거하면 되지만 하방의 늑연골들은 융합이 되어 있기 때문에 보다 광범위한 절제를 요한다.

### 3) 티쩨병(Tietze's disease)

통증이 있고 비화농성인 늑연골의 종창을 말한다. 주로 제 2늑연골 접합부에서 생기는데 정확한 발병원인은 모른다. 염증 또는 정신적 스트레스 등과의 관련도 추정되고 있다. 검사 및 병리 소견상 특별한 이상은 발견되지 않는다. 치료는 환자를 안심시키고 이부프로펜(ibuprofen) 같은 소염제 투여로 충분하다. 증상이 심한 드문 경우에는 스테로이드의 국소주입이나 외과적 늑연골절제술을 시행할 수도 있다. 그러나 수술이 필요한 경우는 거의없다.

## 3. 결핵성 흉벽농양

### 1) 정 의

흉벽에 생기는 결핵성 농양으로서 정확한 원인병소 및 발생기전에 관해서는 아직 다소간 논란이 있다.

다른 명칭으로 결핵성 흉막주위농양(peripleural abscess) 또는 결핵성 늑골주위농양(pericostal abscess)으로도 불린다. 과거에는 늑골카리에스(rib caries)라는 용어도 혼용되어 사용된 적이 있으나, 근래에 와서는 발생기전상의 혼동을 피하기 위해 거의 사용되지 않고 있다.

#### 2) 발생빈도

다른 부위의 결핵과 마찬가지로 전반적으로는 감소 추세에 있으나, 아직도 결핵 환자가 많은 우리나라에서는 종종 경험할 수 있는 질환이다.

20대에서 호발한다.

#### 3) 임상양상 및 진단

##### (1) 증 상

대부분의 예에서 열감 및 동통이 없이 서서히 커지는 종괴를 주소로 한다. 드물게 피부에 누공(fistula)을 형성할 수도 있다.

##### (2) 흡인천자

종괴에서 농을 증명하는 방법으로 간단하게 시행할 수 있다. 원인은 결핵균이나 실제 농에서 결핵균을 증명하기는 매우 어렵다.

##### (3) 흉부 X-선사진

단순 흉부 X-선사진상 폐실질조직의 결핵, 흉막비후, 늑골 및 늑골골막의 파괴 등이 소견이 나타난다. X-선사진으로 아무런 병변이 없는 경우도 있다.

##### (4) 흉부전산화단층촬영

최근 농양의 정확한 범위와 늑골의 침범여부 그리고 폐실질조직의 병변 등을 정확하게 파악하기 위해 수술 전에 많이 시행하고 있다. 경우에 따라 골주사(bone scan)까지 시행하기도 한다.

#### 4) 치 료

항결핵약제 투여와 함께 외과적으로 병소부위의 적절하고 충분한 소파술(radical curettage) 및 배농술을 시행한다. 대부분의 예에서 병소부에 인접한 1~3개 늑골의 부분절제가 필요하다.

## Ⅲ. 흉벽종양

### 1. 발생빈도

원발성 흉벽종양은 드문 병변이다. 악성종양을 예로 들면 가슴 전체에서 발생하는 악성종양의 5%밖에 차지하지 못한다. 원발성 흉벽종양중 악성종양의 빈도는 50~80%의 범주에서 보고되고 있다.

### 2. 병리소견

#### 1) 악성종양

섬유육종(fibrosarcoma), 연골육종(chondrosarcoma), 횡문근육종(rhabdomyosarcoma) 등이 흔하다. 이밖에 골수종(myeloma), 유잉육종(Ewing's sarcoma), 지방육종, 골육종 등이 발생할 수 있다.

#### 2) 양성종양

연골종(chondroma)이나 골연골증(osteochondroma)같은 연골성 종양과 데스모이드 종양

(desmoid tumor)이 가장 흔하다. 이밖에 지방종, 섬유종, 신경섬유초종(neurilemmoma) 등이 발생할 수 있다.

## 3. 임상양상 및 진단소견

### 1) 임상양상

초기에는 대부분 통증이 없이 나타나다가 종양이 커짐에 따라 결국 통증이 생긴다. 특히 악성종양에서는 거의 대부분에서 통증이 생긴다.

### 2) 진단소견

① 대부분 흉부 X-선사진과 전산화단층촬영으로 진단이 된다. 최근에는 자기공명영상법 및 흉부초음파검사로 필요한 경우 추가 정보를 얻을 수 있다.

② 조직진단(tissue diagnosis)

적절한 치료방침을 결정하기 위해서는 조직진단이 필요하다. 원발성 흉벽종양에서는 대부분 절제생검(excisional biopsy)을 통해 조직진단을 얻는다.

## 4. 치 료

### 1) 수술절제 원칙

#### (1) 양성종양

국소절제(local resection)로 충분하다.

#### (2) 악성종양

다음과 같은 기준하에 주변조직과 함께 광범위절제(wide resection)를 시행한다.

① 악성도가 약한 연골육종이나 전이암의 경우에는 2 cm, 악성도가 높은 골육종, 악성 섬유성조직구종(malignant fibrous histiocytoma) 등의 경우에는 적어도 4 cm의 깨끗한 가장자리(clear margin)를 가져야 한다.

② 악성도가 높은 종양의 경우 침범된 늑골 전체를 제거하여야 한다.

③ 늑골종양의 경우 침범된 늑골의 전체와 상하 늑골의 부분절제를 시행하여야 한다. 종양이 늑골의 전방에서 발생하였을 경우에는 늑연골도 제거하여야 한다.

④ 종양이 흉골에서 발생한 경우에는 침범된 흉골과 종양주위의 양측 늑연골을 모두 제거하여야 한다.

### 2) 종양절제후 흉벽재건술

악성종양을 절제할 때 흉벽의 전층(full thickness)을 광범위하게 절제하고 나면 상당히 큰 결손이 남게 된다. 따라서 정상적인 흉벽의 호흡기전을 유지하고 흉벽내 장기를 안전하게 보전하기 위해서는 이러한 결손을 적절히 메꾸어 주는 흉벽재건술(chest wall construction)이 필요하게 된다(그림 6-5).

#### (1) 골격재건술(skeletal reconstruction)

① 일반적으로 결손이 5 cm 이상 되면 인조물질을 이용한 골격재건술을 시행해주는 것이 좋다. 단 후상방의 흉벽결손인 경우에는 견갑골(scapula)이 지지해줄 수 있기 때문에 흉벽재건술을 시행하지 않아도 된다.

② 인조물질로는 고텍스 연조직패취(Gore-tex soft tissue patch), 말렉스망(Marlex mesh), 프롤린망(Prolene mesh) 등이 사용된다.

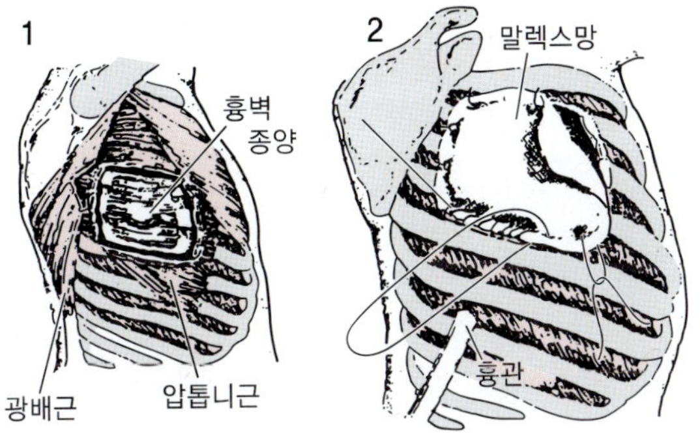


그림 6-5. 흉벽 악성종양의 절제모식도. 1. 악성종양 주위를 충분히 포함하여 광범위절제를 시행한다(본문 참조), 2. 종양절제후 남은 큰 흉벽결손을 말렉스망(Marlex mesh)으로 재건시켜준다.

**(2) 연조직재건술(soft-tissue reconstruction)**

연조직재건술에는 근육과 대망(greater omentum)이 사용된다.

① 근육은 대부분의 전층 연조직결손(full thickness soft-tissue defect)에서 이용되는데, 근육 자체로 또는 근육피부편(musculocutaneous flap)의 형태로 사용된다. 가장 많이 사용되는 근육은 광배근, 대흉근, 복직근 등이다.

② 대망은 부분층재건술(partial thickness reconstruction)에 주로 사용된다. 때로는 전층결손에서 근육사용이 불가능하거나 이전의 재건술이 실패했을 때도 사용할 수 있다.

## IV. 흉곽출구증후군

### 1. 정 의

흉곽출구증후군(胸廓出口症候群 ; thoracic outlet syndrome)이란 흉곽상구(superior aperture of the thorax)에서 쇄골하혈관들(subclavial vessels)과 상완신경총(brachial plexus)이 압박을 받는 상태를 말한다. 흉곽상구는 제 1흉추, 제 1늑골, 흉골병(manubrium)의 상연에 둘러싸인 흉곽의 최상부에 있는 타원형의 구(口)를 가르킨다.

### 2. 발생빈도

서양에서는 인구의 8% 까지 높은 빈도로 보고되고 있고, 그중 약 5%에서는 수술의 대상이 된다고 한다. 그러나 국내에서는 그 빈도가 확실치 않으며, 특히 수술증례의 경우 아주 드물게 보고되고 있다.

### 3. 발병기전 및 발병요인

#### 1) 발병기전

쇄골하 동정맥과 상완신경총은 흉곽상구를 나온 뒤 경부액와관(cervicoaxillary canal)을 통해 상지로 향한다. 경부액와관은 다시 제 1늑골에 의해 두 부분으로 나뉘어지는데, 그중 근위부가 여러 가지 원인에 의해 좁아지게 되면 그 안에 있는 쇄골하혈관 및 상완신경총이 압박을 받아 흉곽출구증후군이 생기게 된다(그림 6-6).

#### 2) 발병요인

다음과 같은 다양한 요인들이 있다.

**(1) 선천성 요인**

경부늑골(cervical rib), 우발성 섬유밴드(adventitious fibrous band), 갈라진 쇄골(bifid clavicle)

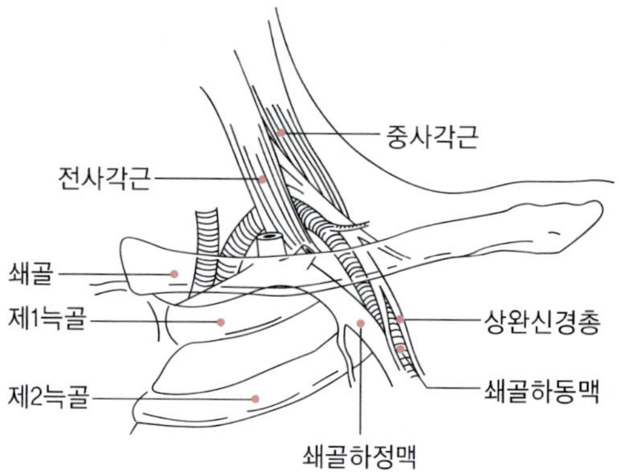


그림 6-6. 쇄골하동정맥 및 상완신경총의 주행을 나타내는 모식도. 사각근(scalenus muscle)과 쇄골, 그리고 제 1늑골 등과의 관계를 잘 보여준다.

또는 갈라진 제 1늑골, 쇄골 및 제 1늑골의 외골증(exostosis), 흔적성 제 1흉부늑골, 사각근(scalene muscles), 제 7경추의 큰 횡돌기, 견갑설골근(omohyoid muscle).

**(2) 외상성 요인**

쇄골 또는 제 1늑골의 골절, 상완골머리(head of humerus)의 탈구, 흉곽상부의 압궤상(crushing injury), 갑작스런 근육견갑대 노력(sudden muscular shoulder girdle efforts), 경부척추증(cervical spondylosis)

## 4. 임상양상

신경압박증상과 혈관압박증상 중 어느 쪽이 주가 되느냐에 따라 좌우된다. 일반적으로 신경 압박증상이 혈관압박증상보다 더 자주 나타난다.

### 1) 신경압박증상

(1) 보통 점진적인 통증 및 감각이상이 가장 흔한 증상이고 운동허약(motor weakness)도 나타난다. 증상은 대부분 척골신경(ulnar nerve) 지배하의 지역 즉 팔, 손, 다섯째 손가락의 내측과 넷째 손가락의 외측에서 나타난다. 통증은 보통 점진적으로 생긴다.

(2) 어떤 환자에서는 통증이 비전형적으로 전흉벽이나 견갑골주위에서 생겨 협심증의 통증과 유사한 양상을 보일 수 도 있는데 이를 가성협심증(pseudoangina)이라고도 부른다.

### 2) 혈관압박증상

객관적인 이학적 소견은 신경압박의 경우보다 혈관압박의 경우에서 더 잘 나타난다.

**(1) 쇄골하동맥의 압박**

팔과 손이 차갑고 약해지면서 피로감이 쉽게 온다. 통증은 보다 광범위하게 나타나고, 때때로 레이노현상(Raynaud's phenomenon)이 나타나기도 한다.

**(2) 쇄골하정맥의 압박**

어깨, 팔, 손 등의 부종이나 정맥확장, 그리고 변색이 나타난다. 드물게 쇄골하정맥의 혈전증(effort thrombosis, Paget-Schroetter syndrome)이 생길 수도 있다.

## 5. 진단소견

병력, 이학적 소견 및 신경학적 검사로 흉곽 출구증후군이 의심되면 보통 다음에 기술하는 세 가지 임상조작(clinical maneuvers)을 시행한다.

이중 하나 이상에서 양성으로 나오면 보다 확

실한 진단이 가능하게 된다. 흉곽출구증후군의 최종 확진은 척골신경전도속도(ulnar nerve conduction velocity)를 측정하여 이루어진다.

### 1) 임상조작

다음 시험법으로 요골동맥박(radial pulse)이 소실되거나 또는 흉곽출구증후군의 임상증상이 나타나면 양성 소견이다.

#### (1) 아드슨 시험법(Adson, scalene test)

심호흡 상태에서 목을 완전히 뒤로 제치고, 증상이 있는 반대측으로 얼굴을 돌리게 한다.

#### (2) 늑골쇄골 시험법 (costoclavicular test, military position)

양어깨를 뒤쪽, 아래쪽으로 당긴다.

#### (3) 과도외전 시험법 (hyperabduction test)

증상이 있는 쪽 팔을 180도 과도외전 시킨다.

### 2) 척골신경전도속도

소정의 장소들에 전기자극을 준 뒤 근전도(electromyograph)로 검사한다. 흉곽출구에서의 속도의 정상치는 72 m/sec 이상이다. 이보다 감소된 경우 흉곽출구증후군의 진단을 내릴 수가 있다.

### 3) 방사선검사

흉부 및 경추의 방사선검사로 경부늑골이나 골변성변화 등의 여부를 파악할 수 있다.

### 4) 혈관조영술

영구적인 협착이나 완전 폐쇄가 의심되는 드문 경우에는 이를 감별하기 위해 혈관조영술을 시행할 수도 있다.

## 6. 치 료

### 1) 물리치료(physiotherapy)

진단과 함께 물리치료를 시행한다. 물리치료에는 열마사지, 목운동, 전사각근(anterior scalenus muscle)의 스트레칭, 상부 승모근(trapezius muscle)의 강화, 자세교정 등의 방법들이 있다.

### 2) 수술치료

#### (1) 수술적응증

① 물리치료로도 증상 호전이나 신경전달속도의 개선이 없으면 수술적응이 된다. 전체 환자의 약 5%가 여기에 해당된다.

② 치료에 반응이 없는 비전형적인 흉통이 있는 경우

③ 액와부 쇄골하동맥의 협착이나 폐쇄가 있는 경우

④ 액와부 쇄골하정맥에 혈전이 있는 경우

⑤ 교감신경 활동성의 증가가 있는 경우

#### (2) 수술

주로 경액와(transaxillary) 절개법으로 제 1늑골을 절제하여 압박증상을 해소시켜준다. 만일 경부늑골이 존재하는 경우에는 이를 제거하여 준다.

# 07 기관의 질환

## I. 기관의 해부학적 특징

### 1. 길이 및 운동성

#### 1) 길 이

기관(氣管 ; trachea)은 윤상연골(cricoid cartilage) 하단에서부터 기관분기부(carina) 까지를 말한다. 성인에서는 10~13 cm의 길이로 평균은 약 11 cm이다. 기관은 18~22개의 연골링(cartilagenous ring)으로 구성되어 있기 때문에 기관 1 cm당 약 2개의 연골링이 있는 셈이다.

#### 2) 운동성

기관은 조직 자체의 팽창성은 없지만 혈관공급과 결합조직(connective tissue)의 부착 양상 때문에 큰 폭의 수직운동은 가능하다. 특히 젊은 사람에서 목을 최대한 뒤로 제쳤을 때 기관의 반 이상이 흉골위패임(suprasternal notch) 위로 올라갈 수 있고, 반면 앞으로 최대한 구부렸을 때는 거의 모든 기관이 종격동내로 들어갈 수 있다. 그러나 고령의 노인에서는 기관의 수직 유동성이 많이 상실되어 목의 신장과 굴절에 따른 큰 위치 변화는 일으키지 않는다.

### 2. 위치 및 구조

#### 1) 위 치

기관을 측면에서 보면 앞에서 뒤로 사선 방향으로 위치해 있다. 즉, 목에서는 앞쪽 피하에 위치하고, 기관분기부는 뒤쪽으로 식도와 척추 전극막(prevertebral fascia)에 밀접해 있다.

#### 2) 구 조

(1) 성인남자에서 기관의 평균내경은 앞뒤로 약 1.8 cm, 옆으로 약 2.3 cm로 대략 타원형의 모양을 하고 있다. 원래 영아에서는 앞뒤가 더 긴데 자랄수록 점점 옆이 길어진다.

(2) 연골링은 앞쪽의 연골부위와 뒤쪽의 막상부위로 이루어져 있고, 막상부위는 기관 바로 뒤에 위치한 식도와 밀접히 붙어있다.

(3) 기관점막은 섬모원주상피(ciliated columnar epithelium)로 되어있다.

### 3. 혈관 공급

1) 기관은 위로부터 하갑상선동맥에 의해 혈관공급을 받고 기관 아래쪽은 기관지동맥 등에 의해 혈관공급을 받는다.

2) 기관의 혈관공급은 주로 말단혈관(end vessel)의 형태로 분절양상으로 공급되기 때문에 수술시 기관 둘레를 일정길이 이상 완전히 박리하는 경우 기관의 허혈성 괴사가 일어날 수 있으므로 절대 금해야 한다. 병변을 절제한 후 남게 되는 기관 중 약 1~2 cm 정도의 기관 둘레 박리가 보통 최대한 허용되는 길이이다. 단 기관의 혈관공급은 측면을 통하여 이루어지기 때문에 기관의 전면과 후면을 따라하는 박리는 길이에 관계없이 가능하다.

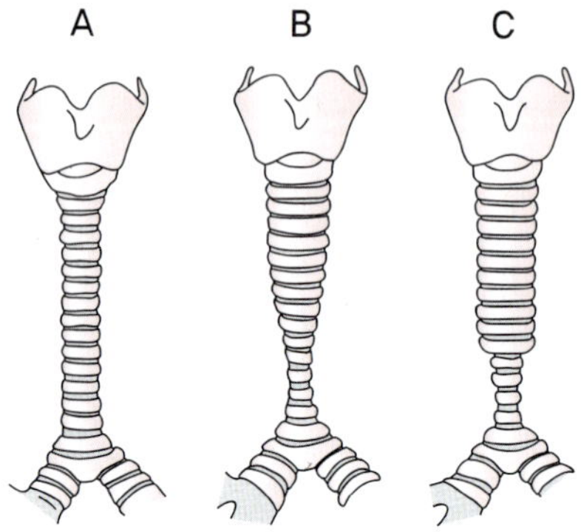

그림 7-1. 선천성 기관협착의 형태 A. 전반적인 발육부전, B. 깔대기 모양 협착, C. 분절협착. 이중 분절협착이 가장 흔한 형태다.

## II. 선천성 질환

### 1. 일반사항

기관의 선천성 질환은 그 자체로도 드물 뿐 아니라 중한 병변에서는 보통 조기 사망하기 때문에 임상적으로 더욱 보기가 어렵다.

### 2. 종 류

#### 1) 기관무발육(tracheal agenesis) 또는 기관폐쇄(tracheal atresia)

거의 대부분 출생 직후 사망한다.

#### 2) 기관식도루(tracheoesophageal fistula)

기관의 선천성 기형 중 가장 흔한 병변이다(제16장 소아의 식도질환 참조).

#### 3) 선천성 기관협착 (congenital tracheal stenosis)

**(1) 병리해부학적 형태**

① 기관망(氣管網 ; tracheal web)

물갈퀴모양 횡격막(web-like diaphragm) 구조로 대부분 윤상하(subcricoid)에서 생긴다. 선천성 기관협착 중 가장 흔한 형태이다.

② 그 외의 세 가지 중요한 협착증 형태 (그림 7-1)

㉠ 전반적인 발육부전(generalized hypoplasia)

㉡ 깔때기모양 협착(funnel-like narrowing)

㉢ 분절협착(segmental stenosis)

**(2) 연관병변**

선천성 기관협착은 폐동맥슬링, 혈관륜, 선천성 연골연화(congenital chondromalacia) 등의 병변과 연관될 수 있다. 연골연화란 기관의 해부학적 내경은 정상이나 기관벽의 허탈로 협착증상이 생기는 상태를 말한다.

(3) **임상양상 및 진단소견**

① 호흡곤란, 반복되는 호흡기감염, 식이곤란 등의 증상이 나타난다.

② 공기 기관조영술(air tracheogram) 및 투시검사(fluoroscopy)로 진단이 가능하다.

③ 경우에 따라 소아용 기관지경검사를 사용하기도 하나 협착부위의 외상 및 분비물 자극으로 기도 폐쇄의 위험성이 있어 주의를 요한다.

(4) **치 료**

① 치료방침

소아환자에서의 기관 수술은 여러 가지 난점이 있다. 일반적으로 소아의 기관은 성인에 비해 문합장력(anastomotic tension)에 상대적으로 취약한데다 작은 크기 때문에 수술 후 약간의 부종이 생겨도 기도폐쇄의 위험성이 있다.

또 수술 후 기도 내 삽관이 필요한 경우에는 이로 인해 기관문합부의 분리가 쉽게 일어날 수 있다. 따라서 소아의 기관질환은 가능하면 비수술적으로 치료하려는 것이 보편적인 경향이다.

② 비외과적 치료

㉠ 기관망은 가능하면 기관지경으로 절제를 시도한다. 이 방법이 여의치 않은 경우에는 기관절개술(tracheostomy)을 시행하여 호흡곤란을 해소시켜 준다. 기관절개술시에는 나중의 교정수술을 위해서 정상 기관에는 손상을 입히지 않도록 주의한다.

㉡ 기관협착에서도 필요에 따라 기관절개술을 시행한다. 증상이 심하지 않은 일부 환자에서는 성장 후 안전하게 교정수술을 할 때까지 추적관찰만을 하기도 한다. 협착부위를 확장시키려는 시도는 부작용만 초래할 가능성이 크다.

③ 수술치료

수술에 의하지 않고는 환자관리가 힘들 때에는 수술을 시행한다. 최근 수술기법의 향상으로 과거에 비해 좋은 성적들이 보고 되고 있다. 일반적으로 작은 소아에서는 기관의 약 반을 절제할 수 있는 젊은 성인에서와는 달리 전체 기관 길이의 1/3 이상을 절제하면 수술 후 협착증이 발생할 가능성이 많다.

## Ⅲ. 기관종양

### 1. 발생빈도

원발성 기관종양은 드문 병변이다.

### 2. 병리소견

#### 1) 원발성 종양

(1) 편평세포암종과 선양낭성암종이 원발성 종양의 약 2/3를 차지한다.

① 편평세포암종(squamous cell carcinoma) 외장성(exophytic) 또는 궤양성으로 생긴다. 지역림프절로 잘 전이하고 선양낭성암종에 비해 진행이 빠르다.

② 선양낭성암종(adenoid cystic carcinoma) 진행이 비교적 느리고 지역림프절로 전이하나 편평세포암종에 비해 덜 특징적이다. 점막하부(submucosa)를 따라 전이를 잘한다.

(2) 기타 카시노이드, 암육종, 섬유종 등 여러 가지 악성, 양성의 종양들이 나머지 1/3을 차지한다.

### 2) 이차성 종양

후두, 갑상선, 폐, 식도 등의 악성 종양이 기관으로 전이될 수가 있다.

## 3. 임상양상 및 진단소견

### 1) 임상양상

여러 가지 양상으로 나타날 수 있다. 가장 흔한 증상으로는 기침과 객혈, 그리고 운동시 호흡곤란이나 천명(wheezing) 등의 기도폐쇄 증상이다. 반복되는 폐렴이 나타날 수도 있다.

### 2) 진단소견

(1) 보통의 흉부 X-선사진에서는 특별한 이상소견을 발견할 수 없기 때문에 진단이 늦어지는 경우가 많다. 특히 천명이 있는 경우에는 천식으로 치료받는 경우도 많다.

(2) 내시경에 의해 보통 진단된다.

(3) 흉부 전신화단층활영은 기관 외부병변의 파악에 도움을 준다. 기관종양에서의 자기공명영상(MRI) 의 역할은 아직 확실하지 않다.

## 4. 치 료

### 1) 수술적응증

원격전이 및 종격동 침범이 없으며, 길이를 따라 기관을 광범위하게 침범하지 않은 경우에는 수술적응이 된다. 편평세포암종과 선양낭성암종은 모두 방사선치료에 반응하지만 이는 근본치료법으로 보다는 고식적 치료(palliative treatment) 또는 수술 후 보조요법으로 주로 사용된다.

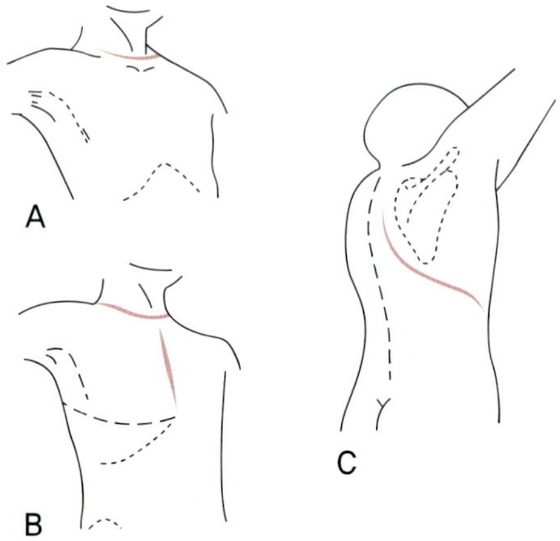

그림 7-2. 기관 수술절개의 종류를 나타내는 모식도. A. 칼라절개술(collar incision), B. 칼라 절개술 후 정중절개술을 병행한 경우, 드물게 기관전체의 노출이 필요한 경우에는 우측개흉술로 절개를 연장할 수 있다. C. 하부기관의 병변에 사용되는 우후측방 개흉술.

### 2) 수술방법

#### (1) 수술절개

① 상부기관의 병변

목의 하부에서 이른바 칼라절개술(collar incision)을 사용한다. 필요시에는 흉골정중절개술을 병행한다. 드물게 기관전체의 노출이 필요한 경우에는 우측개흉술로 절개를 연장할 수 있다(그림 7-2A, B).

② 하부기관의 병변

우후측방 개흉술(right posterolateral thoracotomy)로 가장 좋은 수술시야를 얻을 수 있다(그림 7-2C).

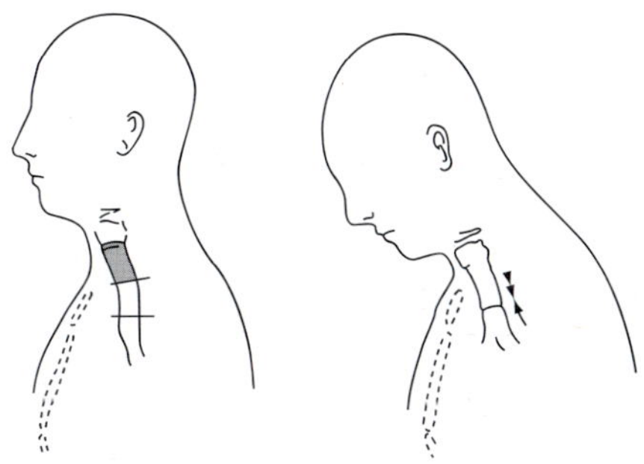

그림 7-3. 기관절제 수술후 기관문합부의 긴장을 감소시키기 위한 경부굴곡의 모식도.

### (2) 기관재건술(tracheal reconstruction)

기관종양 수술에는 기관의 절제 및 일차봉합(resection and primary anastomosis)에 의한 기관재건술이 가장 좋은 치료 방법이다. 기관은 팽창성이 거의 없는 조직이지만 다음과 같은 여러 가지 해부학적 가동화(mobilization) 방법을 사용하면 기관 전체 길이의 약 반을 절제 하고도 일차봉합이 가능하다.

① 경부굴곡(cervical flexion)

가장 간단한 방법이다. 목을 앞으로 구부려 경부기관을 종격동내로 보내는 방법으로 보통은 이것으로 충분하다(그림 7-3). 만일 이 방법만으로 기관의 일차문합이 불가능할 때는 다음과 같은 두 가지 방법들을 사용하다.

② 설골상부 후두유리
(suprahyoid laryngeal release)

갑상설골근(thyrohyoid muscle)등 후두주위 조직들을 절단하여 후두를 아래쪽으로 유리시켜줌으로써 문합에 필요한 기관의 추가 길이를 얻는 방법이다. 특히 상부기관의 절제에서 유용하게 사용할 수 있다.

③ 흉곽내 가동화(intrathoracic mobilization)

우측 제 4늑간을 통한 개흉술로 우측기관지와 기관분기부를 가동화시켜 문합에 필요한 추가길이를 얻는 방법이다. 또 폐혈관들을 심막강내에서 끌어내어(intrapericardial freeing) 폐를 아래쪽으로 당기지 못하게 해주면 추가로 1 cm 가량의 길이를 더 얻을 수 있다. 그러나 이러한 방법들은 너무 적극적인 방법이어서 그렇게 많이 시행되지는 않는다.

### (3) 인조물질의 사용

인조혈관에서와 같이 기관절제 후에도 인조물질을 사용하여 기관을 연결시키려는 시도는 아직 성공하지 못하고 있다. 주된 이유는 무균성인 중간엽조직(mesenchymal tissue)에 삽입되는 심혈관 인조물질에 비해, 기관대체용 인조물질은 세균으로 감염된 상피표면(epithelial-lined surface)에 인접하여 삽입되기 때문이다.

### (4) 수술 후 합병증

육아종(granuloma)이 가장 흔한 합병증이다. 대부분 내시경으로 절제가 가능하다. 이밖에 기관분리, 출혈, 재협착증 등의 합병증들이 생길 수 있다.

## IV. 기관협착

### 1. 원 인

기관협착(tracheal stricture, tracheal stenosis)은 선천성, 외상성, 염증성, 의인성 즉 삽관 후 협착

(postintubation stenosis)등 다양한 원인에 의해 올 수 있다. 이중 삽관 후 협착이 가장 흔한 원인이고 선청성 원인은 드물다. 외상성 기관협착은 특히 외상 후 기관분리가 일어난 경우에 올 수 있다.

## 2. 선천성 협착

(II. 기관의 선천성 질환 참조)

## 3. 외상성 협착

기관외상 후에 진단이 늦어졌거나 또는 일차봉합을 못한 상태에서는 기관협착증이 생길 수 있다. 외상성 협착으로 진단되면 일반적인 기관협착의 수술방침에 준해서 치료한다.

## 4. 염증성 협착

### 1) 디프테리아

과거에는 많았지만 요즘은 드물다.

### 2) 결 핵

보통 기관내 결핵(endobronchial tuberculosis)으로 시작하여 치유과정에서 섬유와 협착증으로 진행한다. 섬유화는 주로 점막하부에서 생긴다. 상부기관보다 하부기관을 더 잘 침범하고 좌우 주기관지의 협착도 동반한다. 만성적으로 국한된 협착에서는 수술절제를 시행할 수도 있다.

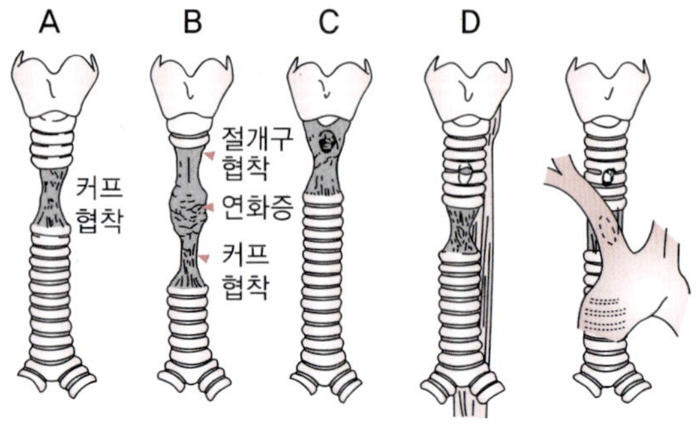


그림 7-4. 삽관 후 기관협착의 종료. A. 기관내튜브(endotracheal tube)커프에 의한 손상, B. 기관절개튜브(tracheostomy tube)에 의한 손상, C. 성문하 후두 손상, D. 기관식 도루, E. 기관무명동맥루(본문참조)

### 3) 기 타

그 외 매독, 장티푸스, 피부경화증(scleroderma), 종격섬유증(mediastinal fibrosis)등에서도 기관협착이 발생할 수 있다.

## 5. 삽관 후 협착

### 1) 원 인

호흡관리의 필요상 삽입하는 기관내튜브(endotracheal tube) 및 기관절개튜브(tracheostomy tube)에 의해 발생한다.

### 2) 병리해부소견

삽관 후 협착의 장소와 중요 형태는 다음과 같다(그림 7-4).

#### (1) 기관내 튜브 커프손상

고압커프를 사용할 때나 저압커프라도 과도하게 팽창하여 사용할 때 발생할 수 있다. 협착은 기관 둘레로 생긴다(circumferential stenosis).

(2) **기관절개튜브 손상**

① 기관절개구(tracheostomy stoma) 에서는 기관절개의 위치에 따라 전측방의 협착(anterolateral stenosis)이 발생할 수 있다. 주로 인공호흡기에 장기간 부착되어 있는 환자에서 무거운 장치에 연결되어 있는 기관절개튜브의 관리 잘못으로 기관절개튜브가 기관절개구에 지레대와 같은 작용을 하기 때문에 발생하는 것으로 생각하고 있다.

② 기관절개튜브커프가 있던 위치에서는 기관 둘레로 협착이 생긴다. 절개구협착과 커프협착 사이의 기관은 종종 염증과 함께 연화증(malacia) 소견을 보인다.

(3) **성문하 후두손상(subglottic larynx injury)**

높은 기관절개(high tracheostomy) 또는 환자의 해부학적 구조 때문에 기관절개튜브가 뒤쪽으로 윤상연골(cricoid cartilage)을 침식한 경우에는 상부기관 손상과 함께 성문하 후두손상을 초래할 수 있다.

(4) **기관식도루(tracheoesophageal fistula)**

보통 커프가 뒤쪽으로 침식해 들어가 누공(fistula)을 만든다. 때로는 튜브 끝이 각이 져(angulation), 기관을 침식하여 누공을 형성하기도 한다.

(5) **기관무명동맥루**
**(tracheoinnominate artery fistula)**

낮은 기관절개(low tracheostomy)로 인해 기관절개튜브가 바로 앞의 무명동맥과 인접하여 침식을 일으키는 경우가 흔한 원인이다. 그 외 드물게 고압커프가 무명동맥 근처에 위치하여 앞쪽으로 침식을 일으킬 때도 누공이 형성될 수 있다.

### 3) 임상양상

(1) 대부분 상부기도의 폐쇄증상으로 나타난다. 처음에는 주로 운동시 호흡곤란을 보이다가 점차 안정시에도 천명(wheezing)과 함께 호흡곤란이 나타난다. 때로는 폐렴으로 처음 증상이 나타나기도 한다. 청색증은 아주 심할 때 늦게 나타나는 증상이다. 특히 최근 삽관 병력이 있는 환자에서 이런 증상이 있을 때에는 반드시 기관협착의 가능성을 염두에 두어야 한다.

(2) 기관식도루 환자에서는 갑자기 기도의 분비물이 많아지거나 음식을 먹을 때 흡인(aspiration) 증상이 생긴다. 기관무명동맥루에서는 처음에는 치명적이지 않을 정도의 기도출혈로 나타나는 경우가 많다.

### 4) 진단소견

(1) 병력과 임상양상으로 대부분 잠정적인 진단이 가능하다.

(2) 단순 기관 X-선 검사와 투시검사를 시행한다. 투시검사는 성문(glottis) 기능과 함께 기관연화증(tracheal malacia)이 있는지를 파악하는데 유용하다.

(3) 내시경검사는 수술 전에 시행하기도 하나 보통 수술장에서 수술과 동시에 시행한다.

(4) 흉부전산화 단층촬영은 수술 전 협착부위와 길이를 측정하는데 도움이 된다.

### 5) 치 료

#### (1) 치료방침

특별한 금기사항이 없는 한 삽관 후 기관협착의 치료는 협착부위의 절제 후 단단문합술(resection and end-to-end anastomosis)이 최선이다. 그러나 대부분의 환자에서는 기관절개술, 확장술, 몽고메리 튜브(Montgomery tube, silicone rubber T-tube) 삽입 등으로 일생동안 관리가 가능하다. 따라서 비외과적 치료법들과 외과적 치료법간의 선택에 관해서는 개별적으로 보다 신중한 판단을 요한다.

#### (2) 수술방법

① 병변의 위치에 따라 수술절개 방법을 결정한다. 거의 대부분의 환자에서는 칼라절개술(collar incision)로 수술이 가능하다. 경우에 따라 부분 정중흉골절개술을 병행하기도 한다(III. 기관종양의 수술방법 참조).

② 성문하 후두협착이 있을 때는 앞쪽 하부 성문하 후두의 일부를 절제한 후 아래쪽 기관과 연결한다.

③ 기관식도루

인공호흡기에 연결되어 있을 때는 역류방지를 위한 위루술(gastrostomy)과 급식을 위한 공장루술(jejunostomy)을 시행한다. 이후 인공호흡기 제거가 가능해지면 식도누공을 폐쇄하고 손상 받은 기관은 절제 후 단단문합을 해준다. 재발을 막기 위해 보통 기관과 식도 사이에 근육편(muscle flap) 등 생체조직을 삽입시켜 준다.

④ 기관무명동맥루

일단 출혈에 대한 응급조치를 먼저 시행한다. 커프 부위에서 생긴 경우에는 커프를 이용하여 출혈부위를 압박시켜 주고, 커프 하방에서 생긴 경우에는 손이나 거즈 뭉치 등으로 지혈한다. 그런 뒤에 즉시 수술을 시행하여 손상부위의 기관은 절제 후 단단문합을 하고, 무명동맥은 절제 후 양쪽 끝을 봉합해준다. 무명동맥을 인조혈관으로 연결시켜 주는 것은 주위의 심한 염증으로 사실상 불가능하다. 무명동맥을 분단하더라도 대부분의 환자에서는 심각한 신경학적 합병증은 생기지 않는다. 분단된 무명동맥의 양쪽 끝은 주위 생체조직으로 덮어 주위 염증으로부터 보호해준다.

# 08 종격동의 질환

## Ⅰ. 종격동의 외과적 해부학

### 1. 종격동의 정의

종격(동)(縱隔(洞); mediastinum)이란 흉곽내에서 양측폐를 분리하고 있는 조직과 기관들을 말한다. 종격동은 (1) 위쪽으로는 흉곽입구(thoracic inlet) (2) 아래쪽으로는 횡격막, (3) 앞쪽으로는 흉골, (4) 뒤쪽으로는 흉추(thoracic vertebra), 그리고 (5) 옆쪽으로는 벽측흉망(parietal pleura)에 의해 경계 지워진다.

### 2. 종격동의 세분(subdivision)

종격동내 병변의 위치를 정확하게 파악하기 위한 목적으로 종격동은 전통적으로 보다 세분되어 기술되어 왔다. 과거에는 앞쪽의 흉골각(sternal angle)과 뒤쪽의 제 4흉추 사이를 연결하는 가상선을 긋고 이 위쪽에 위치하는 부분을 상종격(superior mediastium)으로 부르고, 가상선 아래쪽에 위치하는 종격동은 다시 심막강 앞쪽의 전종격(anterior mediastinum)과 심막강 위치의 중간종격(middle mediastinum), 그리고 심막강 뒤쪽의 후종격(posterior midiastinum)으로 나누어 종격동을 전체적으로는 4개의 구획으로 나누는 방법을 사용하였다. 그러나 실제 대부분의 상종격 병변들은 전종격도 같은 빈도로 침범하기 때문에 상종격을 따로 세분하는 것은 임상적 의미가 없다. 따라서 현재는 종격동을 다음과 같이 3가지 구획으로 세분하는 방법이 보편적으로 사용되고 있다(그림 8-1).

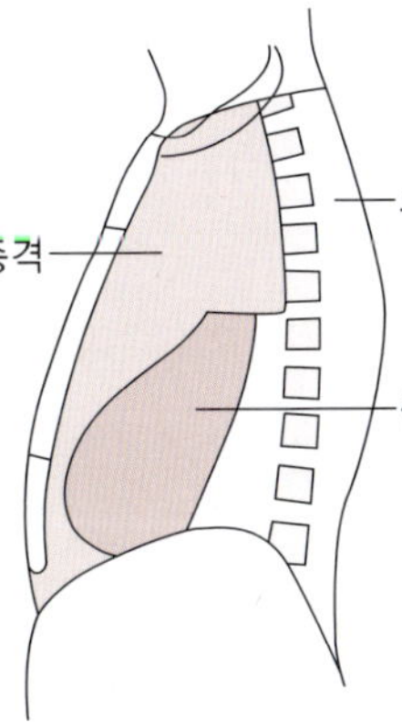


그림 8-1. 종격동의 해부학적 세분

#### 1) 진싱종격(anterosuperior mediastinum)

심막 및 전심막반전부(anterior pericardial reflection)의 앞쪽에 위치한 부위다. 흉선, 대동맥궁과 그 분지들, 대정맥들, 림프관, 지방윤문상조직(fatty areolar tissue)등을 내포하고 있다.

#### 2) 중(간)종격

전상종격과 후종격 사이에 있는 부위다. 심막강이 위치하는 부위로 심장과 심막, 횡격막신경, 주기관지 및 기관분지전 폐문부, 림프절 등이 위치한다.

#### 3) 후종격

심막과 후심막반전부위 뒤쪽에 위치한 부위다. 식도, 미주신경 및 교감신경계, 흉관(thoracic duct), 하행 대동맥, 기정맥 및 반기정맥(azygous and hemiazygous vein), 척추주위 림프절과 지방소성조직 등을 내포한다.

## II. 종격종양 및 종격낭

### 1. 일반사항

#### 1) 발생빈도 및 병리해부소견

종격종양 및 종격낭(mediastinal tumors and cysts)은 임상적으로 비교적 흔히 볼 수 있는 병변이다. 종격동에는 다양한 종류의 종양 및 낭이 발생할 수 있지만, 크게는 원발성인 일차성 병변과 이차성 병변으로 나룰 수 있다. 이 장에서는 일차성 병변에 대해서만 다루기로 한다.

**(1) 조직학별 발생빈도**

① 전체적으로 신경성 종양(neurogenic tumor)의 발생빈도가 가장 높다. 그 다음으로는 흉선종(thymoma), 낭(cyst), 림프종(lymphoma) 등의 순으로 빈발한다.

② 일차성 종양중 악성은 약 25~42%를 차지하며 이중 악성 림프종이 가장 흔하다.

**(2) 종격동세분에 따른 발생빈도**

전체적으로는 전상종격, 후종격, 중종격의 순으로 발생빈도를 보인다.

① 전상종격

흉선종, 림프종 생식세포종양(또는 배세포종양, germ cell tumor)의 순으로 발생한다. 그리고 다른 부위에 비해 악성종양의 발생빈도가 높다.

② 중종격

림프종, 심낭낭(pericardial cyst), 기관지성낭(bronchogenic cyst)의 순으로 발생한다.

③ 후종격

신경성 종양, 기관지성낭, 장관 낭(enteric cyst)의 순으로 발생한다.

**(3) 연령에 따른 발생빈도**

① 성인에서는 흉선종이나 생식세포종양 같은 전상종격종양이 빈발한다. 또 성인 종격종양중 약 25~35%가 악성인데 이중 대부분은 림프종이나 흉선종이다.

② 소아에서는 성인에 비해 악성종양의 비도가 다소 높다. 특히 소아에서는 악성 신경성 종양이나 림프종이 흔히 발생하는데, 림프종은 소아에서 가장 흔한 전종격 종양이 된다. 성인에서 가장 흔한 전상종격종양인 흉선종은 소아에서는 매우 드물다.

### 2) 임상양상

#### (1) 무증상군

성인에서는 대부분 뚜렷한 증상이 없이 흉부 X-선사진에서 우연히 발견되는 경우가 대부분이다. 반면 소아에서는 악성종양의 빈도가 다소간 높기 때문에 증상이 있을 가능성도 상대적으로 높다.

#### (2) 유증상군

증상이 있는 경우에는 통증, 기침, 호흡곤란 등이 흔한 증상을 이룬다. 악성종양의 경우에는 침범부위에 따라 여러 가지 증상을 일으킬 수 있다.

#### (3) 전신 증상

일부 종격종양들은 여러 가지 전신 증상을 일으킬 수 있다. 이중 대표적인 것이 흉선종으로 중증근무력증(myasthenia gravis)을 비롯하여 적혈구재생불량성빈혈(red cell aplastic anemia), 저감마글로불린혈증(hypogammaglobulinemia), 기타 여러 콜라겐 혈관질환 등과 연관될 수 있다. 그 외에도 신경모세포종(neuroblastoma)에서 고혈압, 설사 등을 유발할 수 있고, 카르시노이드(carcinoid) 종양에서 쿠싱증후군(Cushing's syndrome), 신경섬유종에서 카페올레 반점을 보이는 신경섬유종증(neurofibromatosis, von Recklinghausen's disease)등을 동반하기도 한다.

### 3) 진단방법

#### (1) 병력 및 이학적 소견

해당 소견이 있으면 면밀히 조사해야 하나 이 과정에서의 진단은 거의 불가능하다.

#### (2) 방사선검사

① 단순 흉부 X-선사진

가장 기본이 되는 검사법이다. 종양의 위치, 크기, 밀도, 또는 석회화 여부 등을 파악할 수 있다

② 전산화단층촬영
(computed tomography, CT)

현재 종격종양 진단에서 가장 중요한 역할을 한다. 뛰어난 공간해상력과 단층 분석력으로 작은 종양도 파악할 수 있고, 종양과 주위 조직과의 관계도 정확히 알 수 있는 장점이 있다. 또한 종격종양간의 감별진단에도 유용하고, 대조물질(contrast material)을 사용하면 혈관성 병변과의 감별도 용이하게 할 수 있다.

③ 자기공명영상
(magnetic resonance imaging, MRI)

대체적으로 전산화단층촬영과 비슷한 정보를 제공해 준다. 그러나 자기공명영상은 움직이는 혈액과 주위의 연조직(soft tissue)간에 높은 대조를 이룰 수 있어, 대조물질을 사용하지 않고도 대동맥류(aortic aneurysm)등의 혈관성 병변들을 손쉽게 감별할 수 있는 장점이 있다.

④ 혈관조영술(angiography)

대동맥류 등 혈관성 병변을 확진 할 수 있으나 최근 전산화단층촬영이나 자기공명영상법으로 많이 대체되어 가고 있다.

⑤ 기타 검사법

식도 병변이 의심되는 경우에는 바륨조영술을 시행한다. 그리고 신경성종양에서 척추의 침범이 의심되는 경우에는 척추자기공명영상법을 시행한다. 또 드물게 심장탐폰이나 종양에 의한 폐동맥협착증이 있는 경우에는 초음파검사로 도움을 받을 수 있다.

#### (3) 방사선동위원소 주사법 (radioisotope scanning)

여러 가지 방법이 진단에 이용될 수 있다. 대표적인 것은 기능성 이소성 갑상선(functional ectopic thyroid)의 존재를 확인하기위해 시행되는 요드주사(iodine scan)가 있다.

#### (4) 혈청 및 뇨검사

부갑상선 선종(parathyroid adenoma)에서 혈청 칼슘농도가 감소하는 소견 등, 일부 환자에서 진단에 도움을 줄 수가 있으나 보통 큰 의의는 없다. 생식세포종양, 특히 비정상피종성생식세포종양(non-seminomatous germ cell tumor)에서는 베타 사람흉모성 성선자극호르몬(β-human chorionic gonaditrophine, β-HCG)과 알파-태아단백(α-fetoprotain, α-FP) 등이 종양표지자로 진단 및 치료에 대한 반응, 치료 후 추적관찰에 사용된다.

#### (5) 침흡인생검법(needle aspiration biopsy)

종격종양의 경우 침흡인생검이 필수적인 검사는 아니나, 최근 전산화단층촬영이나 초음파 검사의 도움하에서 보다 정확하게 병변에 접근하여 조직 진단을 내릴 수 있게 됨에 따라 수술 전 침흡인생검법이 보다 광범위하게 적용되고 있다. 그러나 종양의 침윤이 없고 종양 표지자의 상승이 없는, 무증상의 국소적 종격종양에서 침생검을 통한 수술 전 진단이 반드시 필요한 것은 아니다. 다만 종양의 침윤에 의한 증상이나 증후가 있는 경우나, 수술적 절제의 대상이 되지 않는 악성 림프종, 소세포 폐암의 종격전이, 완전 절제가 불가능한 정상피종(seminoma), 종양 표지자의 상승을 보이는 생식세포종양 등이 의심되는 경우는 침흡인생검법을 통한 진단이 필수적이라 하겠다.

#### (6) 외과 진단법

앞서 말한 방법들로 진단이 불확실한 경우에는 외과적 방법으로 ① 종격내시경술(mediastinoscopy), ② 종격절개술(mediastinotomy), ③ 개흉술(thoracotomy) 등을 시행하기도 한다. 개흉술을 시행하는 경우에는 진단 및 종양 절제를 병행할 수 있다.

### 4) 치료

종격종양의 조직학적 종류와 위치에 관해 진단이 되면 그에 따라 치료방침을 수립한다. 일반적으로 종격종양에서는 다음과 같은 이유들 때문에 수술절제가 권장되는 것이 보통이다.

(1) 수술로 인한 사망률이 1% 미만으로 매우 낮다.
(2) 양성종양에서도 증상이 생길 수 있다. 또 크기가 점점 커지면 인접 장기에 대한 심각한 압박증상을 일으킬 수도 있다.
(3) 양성종양이라도 종류에 따라 악성변성(malignant degeneration)의 가능성이 있다. 또 악성종양을 양성으로 잘못 진단했을 가능성도 있을 수 있다.
(4) 악성종양의 경우에는 비록 일반적인 예후는 좋지 않지만 조기 진단과 함께 수술절제로 치료 가능성을 높일 수 있다.

## 2. 신경(원)성 종양

### 1) 발생빈도

신경(원)성종양(神經(原)性腫瘍; neurogenic tumor)은 종격동에서 발생하는 가장 흔한 원발성 종양이다. 여러 문헌에 따르면 소아를 포함한 전 연령군에서 전체 종격종양 및 종격낭종 약 20~35%를 차지하는 것으로 보고되고 있다.

### 2) 병리소견

(1) 후종격에서 가장 빈발한다.

(2) 늑간신경(intercostal nerve)과 교감신경사슬(sympathetic chain)에서 가장 흔히 발생한다. 조직학적으로 늑간신경에서는 신경섬유종(neurofibroma), 신경초종(neurilemoma), 신경섬유육종(neurofibrosarcoma), 등이 생기고 교감신경사슬에서는 신경절신경종(ganglioneuroma), 신경절신경모세포종(ganglioneuroblastoma), 신경모세포종(neuroblastoma) 등이 발생한다. 그 밖에 부신경절세포에서는 부신경절종(paraganglioma)이 생길 수 있다.

(3) 아령형 종양(dumbbell tumor)
신경성 종양의 약 10%에서 종양이 척추간공(intervertebral foramen)을 통해 척수를 침범한다. 이런 병변을 종양의 모양을 따서 아령형 종양이라고 부른다.

### 3) 임상양상 및 진단 소견

(1) 대부분 흉부X-선사진에서 우연히 발견된다. 증상이 있는 경우에는 보통 주위 조직에 대한 기계적 압박 때문에 생기는데, 신경이나 흉벽을 침범하여 통증을 일으키거나 호흡계를 압박하여 기침이나 호흡곤란 등을 일으킨다.

(2) 상완신경총(brachial plexus)을 침범하는 경우 팬코스트증후군(Pancoast's syndrome)을 일으킬 수 있다. 또 목의 교감신경사슬을 침범하는 경우에는 호너증후군(Horner's syndrome)을 일으킬 수 있다.

(3) 아령형 종양

① 아령형 종양환자의 약 60%에서는 척수압박 증상이 나타나지만 나머지 환자들에서는 증상이 없을 수 있다. 그러나 증상이 없는 경우에도 종양이 척수간공으로 파고 들어간 경우에는 절제시 심각한 척수손상을 유발할 수 있으므로 모든 신경성 종양환자에서 척수내 병변의 여부를 수술 전에 검사해야 한다. 검사방법으로 전산화단층촬영술 등으로 진단이 의심이 되면 자기공명영상법을 이용하여 척추간공의 침범정도를 확진할 수 있다.

② 치료는 흉부외과의와 신경외과의의 협조하에 동시에 절제를 하는 것이 원칙이다. 보통 척추내 종양을 먼저 절제한 뒤 후종격 부분의 종양을 절제한다.

### 4) 종류별 특징 및 치료

**(1) 신경(섬유)초종(神經(纖維)哨腫; neurilemmoma, Schwannoma)**

① 신경성 종양 중 가장 흔한 종류로, 20~40대 사이에서 빈발한다.

② 신경주위 슈반세포(Schwann's cell)에서 유래하는데 피낭(encapsulation)이 잘 되어있다.

③ 외과절제 후의 예후는 아주 좋다.

**(2) 신경섬유종(神經纖維腫; neurofibroma)**

① 신경세포와 신경초(nerve sheath) 성분 모두를 포함하고 있다. 신경초종과는 달리 피낭

은 잘 형성되어있지 않고 불규칙하게 배열된 방추상 세포로 구성되어 있다.

② 전체 신경성 종양의 10% 미만으로 비교적 드물다. 신경섬유종증(neurofibromatosis, von Recklinghausen's disease과 연관되어 생길 수 있다.

③ 외과절제 후의 예후는 아주 좋다.

### (3) 신경육종(神經肉腫; neurosarcoma)

① 주로 성인에서 발생하는 신경육종은 신경초종이나 신경섬유종의 악성변성으로 생기기도 하고 새롭게 생길 수도 있다.

② 인슐린 같은 물질을 때때로 분비하여 간헐적인 저혈당 증세를 보일 수 있다. 이 증상은 종양절제시 사라진다.

③ 신경육종은 빨리 자라고 주위의 중요한 장기들을 침범하는 경우가 많아 진단시 이미 절제가 어려운 경우가 많다. 수술절제가 불가능한 경우에는 예후가 아주 나쁘다.

### (4) 신경절신경종, 신경모세포종, 신경절신경모세포종

이 종양들은 대부분 교감신경절에서 발생하고, 신경초세포(nerve sheath cell) 보다는 신경세포로부터 유래된다.

① 신경절신경종
(神經節神經腫; ganglioneuroma)

양성종양으로 어떤 연령에서도 생기지만 소아에서 가장 흔한 신경성 종양이다. 보통 피낭이 잘 형성되어있고 외과절제 후 예후는 아주 좋다.

② 신경모세포종(神經母細胞腫; neuroblastoma)

후복막(retroperitoneum)에서 빈발하는 악성도가 높은 종양이나, 약 10~20%에서는 종격동에서 원발성으로 발생한다. 대부분 소아에서 발생하며, 3세 이전에 주로 생긴다. 치료는 침범 범위에 따라 외과절제만을 시행하거나 또는 방사선요법이나 화학요법을 수술적 절제와 병행한다. 신경모세포종은 후복막에 비해 종격동에 생겼을 때와 영아기에 조기 치료를 받는 경우에는 비교적 좋은 예후를 기대할 수 있다.

③ 신경절신경모세포종(神經節神經母細胞腫; ganglioneuroblastoma)

신경절신경종과 신경모세포종의 중간쯤 되는 분화도를 보인다. 신경모세포종과 같이 어린 소아에서 주로 발생한다.

### (5) 부신경절종(副神經節腫; paraganglioma)

① 크롬친화성세포종(pheochromocytoma)으로 불린다.

② 전체 종격종양의 1% 미만을 차지하는 드문 종양이다. 전체 부신경절종 중에서 종격동에 생기는 빈도도 2% 미만이다. 종격동에서는 대부분 척추주위 고랑(paravertebral sulcus)에서 발생하지만 중종격에서 생길 수도 있다.

③ 악성 여부는 조직학적 기준보다는 임상적 경과에 주로 의존한다. 악성 빈도는 부신(adrenal gland) 이외에서 발생할 때 조금 높다

④ 카테콜라민을 분비하여 고혈압을 일으킬 수가 있다. 종격동에서는 부신에서보다 이런 호르몬 분비증상의 빈도가 낮다.

⑤ 치료는 가능한 한 수술절제가 최선이다.

## 3. 흉선종

### 1) 발생빈도

흉선종(胸腺腫 ; thymoma)은 전체 종격종양 중 신경성종양에 이어 두 번째로 흔한 종양이다. 소아에서는 드물고 성인에서는 모든 연령층에 걸쳐 발생하는데 특히 20~40대에서 호발한다. 발생빈도상 성별간의 차이는 없다.

### 2) 병리소견

(1) 전상종격에서 가장 흔히 발생한다.

(2) 조직학적으로 흉선종은 림프구 우세형, 상피세포 우세형, 방추세포 우세형으로 나누어 볼 수 있다. 이중 80% 이상이 림프상피(lymphoepithelial) 세포형이다.

(3) 흉선종의 악성 여부는 조직학적 기준보다 주위조직의 침입성(invasiveness) 여부에 따라 결정되는 것이 특징이다.

(4) 흉선종의 병기결정(staging)

① 제 I 기

피낭(encapsulation)이 잘 유지되어 있을 때를 말한다.

② 제 II기

현미경적으로 피낭에 침윤이 보이거나 종격지방, 흉막, 또는 심막 등 피낭주위조직으로 종양침입이 있을 때를 말한다.

③ 제 III기

흉곽내 전이(intrathoracic metastasis)가 있을 때를 말한다.

④ 제 IV기

흉곽외 전이(extrathoracic metastasis)가 있을 때를 말한다.

### 3) 임상양상 및 진단

#### (1) 무증상군

환자의 약 반에서는 증상이 없다.

#### (2) 유증상군

① 흉통, 호흡곤란, 객혈, 기침 등이 나타날 수 있다. 악성인 경우 주위 장기의 압박이나 침입에 의한 증상이 보다 빈번히 나타날 수 있다. 상대정맥증후군(SVC syndrome)을 일으키기도 한다.

② 흉선종 환자에서는 종종 면역기전과 연관되는 것으로 추정되는 전신증상이 나타날 수 있다

㉠ 중증근무력증(myasthenia gravis)은 이중 대표적인 질환으로 흉선종 환자의 약 10~50%에서 나타날 수 있다.

㉡ 기타 적혈구무형성 (red cell aplasia), 쿠싱 증후군(Cushing's syndrome), 저감마글로불린혈증(hypogammaglobulinemia), 전신성 홍반성루푸스(SLE), 류마티스양관절염(rheumatoid arthritis), 거대식도증(megaesophagus), 육아종성 심근염(granulomatous myocarditis) 등과 연관될 수 있다.

#### (3) 진 단

① 단순 흉부X-선촬영과 전산화단층촬영으로 진단 가능하다.

② 침흡인생검법(needle aspiration biopsy)은 흉선종이 의심될 때는 시행하는 것에 대해서는 이견이 있으나 보편적으로는 시행하지

않는다. 왜냐하면, 림프구 우세형의 경우 작은 조직으로 림프종과의 감별진단이 어렵고, 시술중 흉선종의 피낭(capsule)을 파열시켜 종격동 내로 종양세포의 착상을 조장할 수 있기 때문이다. 다만 전상종격의 종양으로 림프종이나 비정상피종성생식세포종양 등이 의심될 경우에는 침흡인 생검보다 흉강경이나 종격동 절개술 등을 이용한 생검을 시행하는 것이 더 좋다.

#### 4) 치 료

(1) 수술절제가 원칙이다. 수술은 정중흉골절개술(median sternotomy)을 통해 시행한다. 피낭이 잘 되어있는 경우에도 이소성 흉선조직(ectopic thymic tissue)이 존재할 수 있기 때문에, 가능한 한 종격동의 지방윤문상조직(fatty areolar tissue)을 완전히 제거하는 것을 원칙으로 한다.

(2) 제 2기와 제 3기 병변에서는 수술 후 방사선 치료를 시행해 준다. 제 4기 병변에서는 여기에다 화학요법을 병행하기도 한다. 흉선종의 예후는 제 1기에서는 우수하나 진행이 될 수록 예후가 나빠진다.

## 4. 생식세포종양

배세포종양(胚細胞腫瘍) 또는 생식세포종양(生殖細胞腫瘍 ; germ cell tumor) 이란 원시생식세포(primordial germ cell)로 부터 유래되는 양성 또는 악성의 종양군을 말한다. 생식세포종양은 태생기시 원시생식세포가 비뇨생식능선(urogenital ridge)으로 부터 생식선(gonad)으로 이동하는 과정이 완전하지 못해 종격동에 위치하게 되는 것으로 추정하고 있다. 생식세포 종양은 전상종격에서 가장 호발하나 후종격에서 발생할 수도 있다.

### 1) 양성 기형종

#### (1) 정 의

기형종(畸形腫 ; teratoma)이란 발생부위에는 원래 존재하지 않는 조직들로 구성된 종양을 말한다. 이때 종양조직들은 3개의 원시배아층(primitive embryonic layer) 모두에서 발생할 수 있다.

#### (2) 발생빈도

전 연령층에서 발생할 수 있으나 20~40세 사이에서 가장 호발한다. 성별간의 차이는 없다.

#### (3) 병리소견

① 전상종격에서 대부분 발생한다.
② 조직학적으로 주로 외배엽(ectoderm) 성분이 존재한다. 이중 피부가 가장 흔하고 머리카락, 땀샘, 기름샘, 심지어 이빨까지 나타날 수 있다. 이밖에 중배엽(mesoderm)에서 유래된 조직으로 평활근, 연골, 뼈, 지방 등이, 그리고 내배엽(endoderm)에서 유래된 조직으로 호흡상피, 장상피, 췌장조직 등이 나타날 수 있다.
③ 기형종은 육안 소견에 따라 고형성(solid)과 낭성(cystic)으로 나눌 수가 있다. 주로 낭성으로 단발성인 기형종을 더모이드낭(유피낭 ; dermoid cyst)이라 부르기도 한다.
④ 기형종의 일부에서는 미숙세포(immature cell)가 존재하는 경우가 있는데, 이때는 특히 15세 이상의 성인 환자들에서 악성 잠재

성(malignant potential)의 증가를 볼 수 있다.

#### (4) 임상양상 및 진단소견

① 증 상

㉠ 성인 환자의 약 2/3에서는 증상이 없다. 소아나 영아에서는 증상이 있을 가능성이 다소간 높다. 증상이 있는 경우에는 주로 주위 조직에 대한 압박 때문에 흉통, 호흡곤란, 기침 등이 나타난다.

㉡ 기형종이 기관기관지계와 연결되는 경우 기침을 할 때 입에서 머리카락이나 피지물질(sebaceous material)이 나오는 수가 있는데, 근래에 와서는 조기진단 및 수술절제로 보기 어려운 증상이다.

㉢ 드물게 기형종이 심막강이나 흉막강으로 파열되면 심장탐폰 또는 호흡부전 증상 등을 일으킬 수도 있다.

② 이학적 소견

보통 뚜렷한 소견은 없다.

③ 흉부 X-선사진

전상종격의 종양으로 석회화 소견이 보일 수 있다. 간혹 치아나 뼈 등이 보일 수도 있다.

④ 흉부 전산화단층촬영

일반적으로 단순 흉부 X-선사진에 비해 종양의 범위를 보다 정확하게 파악할 수 있게 해준다.

#### (5) 치 료

① 수술절제가 최선이다. 수술은 종양의 위치에 따라, 좌, 우측개흉술 또는 정중흉골절개술을 사용하여 시행한다.

② 수술절제의 예후는 좋다. 주위 중요장기에 너무 유착되어 있어 부분적인 절제만 시행한 경우에도 예후는 좋은 편이다. 수술 후 방사선치료나 화학요법 등은 시행하지 않는다.

### 2) 악성 생식세포종양

원발성 종격종양 및 종격낭의 약 4%를 차지한다. 양성 기형종에 비해 뚜렷하게 남자에서 호발한다. 호발연령은 20~30대이다.

#### (1) 정상피종(精上皮腫; seminoma)

① 악성 생식세포종양의 약 반을 차지한다.

② 증상이 있는 경우가 많다. 가장 흔한 증상은 흉통이고, 그 외 기침, 호흡곤란, 상대정맥 증후군 등이 나타날 수 있다.

③ 다른 악성 생식세포종양과는 달리 원격전이보다는 흉곽내에서 주위장기로 국소침입을 하는 경향이 있다.

④ 치 료

완전 결제가 가능한 경우에는 수술적 절제를 시행할 수 있다. 이 경우에도 국소적 재발이 많기 때문에 주의 깊은 추적관찰이 요구되며, 수술 후 보강치료를 병행시행 하기도 한다. 만일 절제가 불가능한 경우에는 방사선 치료에 잘 반응하기 때문에 방사선 치료를 시행한다. 광범위하게 전파되었거나 방사선 치료에 잘 반응하지 않는 드문 경우에는 화학요법을 병행할 수 있나. 예후는 좋은 편이다.

### (2) 비정상피종성 생식세포종양 (nonseminomatous germ cell tumors)

① 종 류

융모막암종(絨毛膜癌腫 ; choriocarcinoma), 배성암종(胚性癌腫 ; embryonal carcinoma), 내배엽동종양(內胚葉洞腫瘍 ; endodermal sinus tumor), 기형암종 (畸形癌腫 ; teratocarcinoma) 등이 여기에 속한다. 내배엽동종양은 난황낭종양(卵黃囊腫瘍 ; Yolk sac tumor)으로도 불린다. 이 종양들은 정상피종과는 치료방침이나 예후가 다르기 때문에 정상피종과 감별하여야만 한다.

② 특 징

정상피종과 비교하여 다음과 같은 특징들이 있다.

㉠ 악성도가 더 높아 진단시 이미 전신으로 전이된 경우가 종종 있다.

㉡ 방사선치료에 반응하는 경우가 드물다.

㉢ 대부분 알파태아단백(alpha-fetoprotein, α-FP)과 베타사람융모성 성선자극호르몬(beta-human chorionic gonadotropin, β-HCG)을 생산한다. 이 물질들은 종양의 추적검사에서 중요한 역할을 할 수가 있다

③ 치 료

수술이나 방사선 치료와 같은 국소적 치료법은 이 종양에서 효과가 없다. 따라서 시스플라틴을 포함하는 복합화학요법이 일차적 치료이며, 항암약물치료 완료 후 더 이상 작아지지 않는 남아 있는 종양에 대해서 수술적 절제를 시행한다. 절제된 종양 내에 생존해 있는 종양세포가 관찰되는 경우에는 추가적인 항암약물치료가 필요하며, 이 경우에는 예후가 아주 나쁜 편이다. 치료에 대한 반응이나 종양의 재발여부는 종양표지자를 이용한다. 전반적으로 예후는 불량한 편이다.

## 5. 림프종

### 1) 발생빈도

호즈킨림프종을 포함한 종격동의 림프종(lymphoma)은 종격종양의 약 10~20%를 차지하는데, 성인에서는 흉선종 다음의 빈도를 보인다. 종격림프종은 주로 전신병변의 한 부분으로 나타나지만 약 5~10%의 환자에서는 원발성 종격종양으로 나타난다. 성별간의 발생빈도 차이는 없다.

### 2) 병리소견

(1) 주로 전상종격에서 발생한다.

(2) 조직학적으로 비호즈킨림프종 중에는 분화가 잘 안된 림프모세포형(lymphoblastic type)이 가장 많고 호즈킨림프종 중에서는 결절성 경화성형(nodular sclerosing type)이 가장 많다.

### 3) 임상양상 및 진단소견

(1) 환자의 약 70%에서 진단시 증상이 있다. 그러나 증상은 대부분 림프종의 전신증상이고 종양 자체로 인한 증상은 드물다. 종양으로 인한 증상은 주로 기침, 흉통 등으로 나타난다.

(2) 림프종은 비외과적 방법으로 치료하기 때문에 특히 정확한 진단이 중요하다. 보통 흉부 X-선사진, 흉부전산화단층촬영, 자기공명영상법 등을 사용하나, 확진에는 종격내시경술이나 종격절개술 또는 개흉술등의 외과적 진단법이 필요할 때가 많다.

### 4) 치 료

(1) 호즈킨림프종에서는 방사선치료와 화학요법으로 좋은 치료성적을 기대할 수 있다. 비호즈

킨림프종에서도 방사선치료와 화학요법 등을 사용하나 호즈킨림프종에 비해 예후가 좋지 못하다.

(2) 림프종은 진단목적 이외에 완전절제를 시도할 필요가 없다.

## 6. 캣슬만병

### 1) 정 의

캣슬만병(Castleman's disease)이란 림프절에 생기는 드문 병변의 하나로 거대림프절증식증(giant lymph node hyperplasia)이라고도 불린다. 발병원인은 확실하지 않다. 과거에는 과오종(hamartoma)의 일종으로 생각하였으나 근래에 와서는 일종의 드문 염증성 반응이 아닌가 하고 추정되고 있다.

### 2) 발생빈도

드문 병변이다.

### 3) 병리소견

(1) 림프절이 존재하는 신체 어디에서나 생길 수 있지만 종격동에서 70% 정도로 가장 흔히 발생한다. 종격동에서는 전상종격이 호발 장소이다.

(2) 종양의 성장은 관찰되지 않는다.

(3) 조직학적으로는 유리질혈관형(hyaline vassular type)과 형질세포형(plasma cell type)의 두 가지 형태가 있다. 유리질혈관형이 대부분을 차지하는데 30세 이하의 젊은 환자에서 발생하고 혈관공급이 풍부하다.

### 4) 임상양상

유리질혈관형에서는 대부분 증상이 없이 우연히 흉부 X-선 사진에서 발견된다. 그러나 형질 세포형에서는 발열, 빈혈, 고혈당 등의 증상이 종종 있다.

### 5) 치료 및 예후

자연예후가 좋아 수술절제가 반드시 필요하지는 않는다. 그러나 절제를 하는 경우에는 완전치유가 가능하다. 전신 림프절병변을 동반하는 다중심성(multicentric) 캣슬만병은 예후가 나빠 여러 가지 합병증으로 사망할 수도 있다.

## 7. 내분비성 종양

### 1) 흉곽내 갑상선종(胸廓內 甲狀腺腫 ; intrathoracic goiter)

#### (1) 정 의

진정한 의미에서의 흉곽내 갑상선종이란 종격동내에 존재하는 이소성 갑상선조직(ectopic thymic tissue)에서 발생하는 것으로, 혈관공급을 흉부에서 받는 상태를 말한다. 이런 의미에서 목의 큰 갑상선종이 상종격으로 연장되어 있는 경우는 흉곽내 갑상선종에 포함되지 않는다.

#### (2) 발생빈도

전체 갑상선종의 약 2%를 차지한다. 여자에 많고 30~50대에 빈발한다.

#### (3) 병리소견

① 전상종격에서 대부분 발생하고 드물게 후종격에서 발생할 수도 있다.

② 목의 정상 갑상선과는 연결되지 않는다.

### (4) 임상양상 및 진단소견

① 증상은 대부분에서 없다. 증상이 있는 경우에는 보통 기관이나 식도의 압박증상으로 나타난다.

② 흉부 X-선사진과 흉부 전산화단층촬영술을 시행한다. 기능성 갑상선조직인 경우에는 131- I 방사성동위원소검사로 확진이 가능하다.

### (5) 치 료

① 증상이 없으면서 목에 정상 갑상선 조직이 없는 경우에는 수술을 시행하지 않는다. 그러나 증상이 있는 경우 또는 진단목적이나 악성 종양의 가능성을 배제할 필요가 있는 경우에는 수술을 시행한다.

② 수술은 정중흉골절개술이나 개흉술을 통해 시행한다.

## 2) 부갑상선 선종(副甲狀腺 腺腫 ; parathyroid adenoma)

### (1) 발생빈도

전체 부갑상선 선종의 약 10~20%가 종격동에서 발견된다.

### (2) 병리 소견

주로 흉선(thymus) 상단이나 그 근처의 전상종격에서 발생한다.

### (3) 임상양상 및 진단소견

① 목의 부갑상선 선종과 같이 부갑상선기능항진증(hyperparathyroidism)의 증상을 보인다. 그러나 종양의 크기가 작기 때문에 기계적 압박에 의한 증상은 생기지 않는다.

② 보통 흉부 X-선 사진으로는 잘 보이지 않고, 주로 전산화단층촬영술, 자기공명영상법, 방사선동위원소검사, 선택적 혈관촬영술 등으로 진단한다.

### (4) 치 료

수술절제가 원칙으로, 대부분의 경우 경부절개(cervical incision)를 통해 종양을 절제할 수가 있다.

## 3) 카르시노이드종양(carcinoid tumor)

### (1) 발생빈도

드문 질환으로 남자에서 호발한다.

### (2) 병리소견

① 흉선에 있는 쿨치스키세포(Kulchitsky's cell)에서 생기는데, 전상종격에서 주로 발생한다.

② 국소침입의 양상을 흔히 보인다. 원격전이도 일으킨다.

### (3) 임상양상 및 진단 소견

① 호르몬을 분비하여 쿠싱증후군등 다양한 부신생물증후군(paraneoplastic syndrome)과 연관될 수가 있다. 그러나 세로토닌은 분비하지 않기 때문에 카르시노이드증후군(carcinoid syndrome)은 생기지 않는다.

② 호르몬을 분비하지 않는 종양에서는 흉통, 호흡곤란, 기침, 상대정맥증후군 등 종양자체의 국소적인 증상이 생길 수 있다.

### (4) 치 료

수술절제가 최선인데 예후는 좋지 않은 편이

다. 국소침입이나 원격전이로 수술절제가 불가능한 경우에는 방사선치료나 화학요법을 시행하기도 하나 일관된 좋은 결과는 보고되지 않고 있다.

## 8. 간엽성 종양

### 1) 정 의

종격동의 간엽성 종양(間葉性 腫瘍 ; mesenchymal tumors)이란 종격동내에 존재하는 결합조직(connective tissue), 근육, 지방, 혈관, 림프관 등에서 생기는 다양한 종양군을 말한다. 신체의 다른 부위에 비해 종격동에서는 덜 생긴다.

### 2) 발생빈도

전체 원발성 종격종양의 약 6~7%를 차지한다. 전 연령층에서 생길 수 있고 남녀간의 발생빈도 차이는 없다.

### 3) 병리소견

#### (1) 악성빈도

간엽성 종양의 약 55%는 악성이다.

#### (2) 종 류

① 연조직 종양

지방종 및 지방육종, 섬유종 및 섬유육종, 평활근종 및 평활근육종, 횡문근육종, 중피종(mesothelioma) 등이 발생할 수 있다. 이중 지방종은 간엽성 종양중 가장 흔한 종양이다.

② 혈관이나 림프관에서 유래된 종양

혈관종, 혈관내피종(hemangioendothelioma), 혈관주위세포종(hemangiopericytoma), 림프관종(lymphangioma) 등이 발생할 수 있다. 림프관종은 낭성히그로마(cystic hygroma)로 불리기도 한다.

### 4) 임상양상

신체의 다른 부위에서 생기는 간엽성 종양과 같은 임상양상을 보인다.

### 5) 치 료

방사선치료나 약물치료에 대한 반응이 나쁘기 때문에 수술절제가 최선이다. 그러나 육종(sarcoma)성 병변에서는 예후가 아주 나쁘다.

## 9. 종격낭(mediastinal cysts)

### 1) 발생빈도

종격낭(縱隔囊 ; mediastinal cysts)은 전체 종격종괴(mediastinal mass)중 약 20%를 차지한다. 종격낭 중에서는 기관지성 낭이 가장 빈발하여 약 60%를 차지하고 그 다음이 심낭낭이다. 장관낭은 소아에서 보다 많이 발견되다.

### 2) 병리소견

종격낭에는 다음과 같은 종류가 있다. 더모이드낭(dermoid cyst)은 “기형종”에서, 그리고 흉관낭(thoracic dust cyst)은 “드문 종격종양” 편에서 각각 기술하기로 한다.

#### (1) 기관지(원)성 낭(氣管枝(原)性 囊 ; bronchogenic cyst)

① 기관-기관지계(tracheobronchial tree)의 태생기 구조인 복측전장(ventral foregut)의 격리(sequestration) 때문에 생긴다.

② 낭의 위치는 보통 기관분기부(carina) 뒤쪽에 위치하는데, 기관 혹은 기관지와 직접 연결된 경우는 드물다.
③ 낭의 벽은 호흡기상피인 섬모원주상피(ciliated columnar epithelium)로 되어 있는 것이 특징이다.
④ 드물게 악성변성의 예가 보고 되고 있다.

#### (2) 심낭낭(心囊囊 ; pericardial cyst)

① 심막횡격막각(pericardiophrenic angle)에서 발생하는 것이 특징인데 우측에서 더 잘 생긴다.
② 심막강과 연결되는 경우는 드물다
③ 항상 양성이다

#### (3) 장관낭(腸管囊 ; enteric cyst)

① 중복낭(duplication cyst), 낭입낭(inclusion cyst), 위낭(gastric cyst), 장관성 낭(enterogenous cyst) 등으로 불린다.
② 주로 식도에 근접되어 후종격에서 발생한다.
③ 식도, 위 또는 장의 점막으로 싸여있는 평활근으로 이루어져 있다. 위점막이 존재하는 경우에는 소화성 궤양으로 출혈이 생길 수 있다.
④ 항상 양성이다.

#### (4) 흉선낭(胸腺囊 ; thymic cyst)

① 흉선조직으로 싸인 낭이다.
② 전상종격이나 목에서 발생한다.
③ 항상 양성이다.

#### (5) 비특이성 낭 (非特異性 囊 ; nonspecific cyst)

① 조직학적으로 비특이성을 보이면서 전종격이나 후종격에서 발생한다. 상피 또는 중피 내층(epithelial or mesothelial lining) 없이 섬유성 결합조직으로 구성되어 있다.
② 전체 종격낭의 약 10%를 차지한다.

### 3) 임상양상 및 진단소견

#### (1) 증 상

① 심낭낭은 증상이 있는 경우가 드물다
② 기관지성낭이나 장관낭도 증상이 없을 때가 많지만 심낭낭에 비해서는 비교적 증상을 일으킬 가능성이 많다. 특히 소아에서 기관지성낭이 있는 경우에는 호흡기증상을 일으킬 수 있다.
③ 흉선낭 역시 대부분 증상이 없다. 장관낭은 앞서 말한대로 위점막이 존재하는 경우 출혈을 일으킬 수 있다.

#### (2) 진 단

① 흉부 X-선사진으로 보통 발견된다.
② 전산화단층촬영으로 정확한 진단이 가능하다.
③ 미세침흡인법(fine-needle aspiration)을 진단에 이용할 수도 있다 이 방법은 수술을 보류한 환자에서 치료목적으로도 사용할 수도 있다.

### 4) 치 료

#### (1) 수술적응증

종격낭은 ① 낭이 자라면 압박증상을 일으킬 수 있고, ② 악성 가능성을 완전히 배제해야 하며, ③ 확진을 위한다는 이론하에 과거에는 모든 경우에서 수술이 권장되었다. 그러나 최근에는 증상이 없으면서 방사선검사상 전형적인 낭의 소견을 보이는 경우에는 수술을 연기하면서 경과를 관찰해 보는 경우도 많다.

#### (2) 수 술

수술절제를 하는 경우 예후는 아주 좋다.

## 10. 드문 종격종양들

### 1) 일차성 암종(primary carcinima)

다른 부위의 병소 없이 종격동에서 일차적으로 발생하는 암종은 대부분 완전한 수술절제가 불가능하고 예후도 나쁘다. 조직학적으로는 대단히 미분화된 세포로 이루어진 경우가 대부분이다.

### 2) 흉관낭(thoracic duct cyst)

흉관(thoracic duct) 벽의 결손이나 약해진 부위에서 생기는 것으로 추정된다. 수술절제로 치유된다.

# III. 종격염

## 1. 급성 종격염

급성 종격염(急性 縱隔炎 ; acute mediastinitis)은 전통적으로 대단히 중독한 질환으로 인식 되고 있다. 그러나 근래에 와서 조기진단을 통한 적극적인 항생제치료와 외과치료법으로 점차 향상된 성적들이 보고되고 있다.

### 1) 원 인

#### (1) 정중흉골절개술 종격염

주로 심장수술 후에 합병증의 하나로 발생한다. 최근 급성 종격염의 가장 흔한 원인이다.

#### (2) 식도파열 후 종격염

기구사용에 따른 합병증으로 오는 경우가 가장 흔하다. 그 외 식도의 이물, 관통상, 자연파열(Boerhaave 증후군), 수술 후 식도문합부위의 누출 등에 의해 올 수 있다.

#### (3) 두경부 염증

두경부의 염증이 근막면(fascial plane)을 따라 종격동으로 전파될 수 있다. 이러한 경우를 특히 하향성 괴사성 종격동염(descending necrotizing mediastinitis)이라고 한다. 대개는 구인두농양(oropharyngeal abscess)이나 치성편도주위농양(odontogenic peritonsillar abscess)과 연관되어 있다. 그러나 최근에는 항생제에 의한 조기치료로 이렇게 진행되는 경우는 드물다

#### (4) 기타 원인들

척추 및 늑골의 골수염, 폐농양, 농흉, 전이성 염증(metastatic infection), 횡격막하농양 및 후복막농양 등이 드물게 급성 종격염의 원인이 될 수 있다.

### 2) 임상양상 및 진단 소견

(1) 발열, 빈맥, 백혈구증가증, 통증 등이 나타난다. 발열은 처음에는 미열일 수도 있으나 염증이 진행되면 고열이 지속된다. 통증의 위치는 원

인 병변에 따라 달라진다. 예를 들어 기구삽입에 따른 식도 파열은 윤상인두근(cricopharyngeal muscle) 위치에서 잘 생기기 때문에 통증이 보통 목에서 느껴진다.

(2) 정중흉골절개술 후에 발생하는 급성 종격염은 절개창을 통해 염증소견이 관찰되기도 하지만 조기에는 진단이 어려울 때가 많다.

(3) 급성종격염은 조기에 발견되지 않으면 경과가 급속히 악화되어 사망까지 이를 수 있다. 따라서 종격염으로 의심이 가는 환자에서는 적극적인 관찰을 하는 것이 중요하다.

(4) 흉부 X-선사진 소견은 다양해서, 진행된 병변에서는 종격동확장 소견이 나타날 수 있지만 초기에는 정상일 수도 있다. 전산화단층촬영술을 사용하면 특히 정중흉골절개술 후의 종격염을 조기에 진단하는데 도움을 받을 수 있다.

### 3) 치 료

급성 종격염에서의 치료목표는 종격동의 추가 오염을 막고 적절한 배액법을 시행해 주는 것이다.

#### (1) 내과치료

항생제 치료를 즉시 시작한다. 필요에 따라 수액 및 영양공급, 그리고 호흡보조 등을 시행한다.

#### (2) 외과적 배액법(surgical drainage)

가장 중요한 치료법이다. 구체적인 배액방법은 원인 및 상태에 따라 달라질 수 있다.

① 정중흉골절개술 후 생긴 종격염

㉠ 흉골을 다시 열어 감염된 종격동을 노출시킨 다음 감염 및 괴사조직을 철저히 제거해 준다. 그런 뒤에 감염기간과 범위에 따라 폐쇄식 또는 개방식 배액법을 시행한다. 폐쇄식 배액법(closed drainage)은 흉골을 다시 닫고 종격동내에 위치한 카테타로 세척해주는 방법이고 개방식 배액법(open drinage)은 흉골절개창을 개방한 상태에서 감염부위를 소독하면서 육아조직(granulation tissue)이 차오르는 것을 기다리는 방법이다.

㉡ 근래에 와서는 흉골과 주위 감염조직을 보다 적극적으로 제거해준 다음 조직판(tissue flap)으로 사강(dead space)을 완전히 채워주는 치료법이 좋은 결과와 함께 많이 사용되고 있다. 이때 조직판으로는 대흉근과 복직근(rectus abdominis muscle)이 가장 흔히 사용된다.

② 식도파열

㉠ 목에 국한된 초기 병변에서는 보통 항생제 투여만으로 치료될 수 있다. 만일 항생제 치료만으로 효과가 없으면 즉시 외과적 배액법을 시행해 주어야 한다. 배액방법은 흉쇄유돌근(sternocleidomastoid muscle)의 앞쪽 경계부위를 절개하여 종격동에 접근하는 경부종격절개술(cervical mediastinotomy)을 시행한다.

㉡ 종격염이 확실히 생긴 경우에는 즉시 배액법을 시행해 주어야 한다. 최근에는 흉관(chest tube)을 통한 배액방법을 흔히 사용한다. 두경부의 염증이 종격동으로 전파된 경우에도 마찬가지다.

#### (3) 원인치료

폐, 흉막강, 척추, 흉벽, 횡격막 등 주위 장기로

부터 종격염이 발생한 경우에는 원인 병변을 치료해 주어야 한다.

## 2. 만성 종격염

만성 종격염(慢性 縱隔炎 ; chronic mediastinitis)은 급성 종격염에 비해 드물다.

### 1) 원 인

**(1) 육아종성 병변(granulomatous disease)**

가장 흔한 원인이다. 결핵, 히스토플라즈마증(histoplasmosis) 등이 원인이 된다.

**(2) 만성 섬유성종격염 (chronic fibrosing mediastinitis)**

종격동내에서 만성 염증성 치밀섬유조직(dense fibrous tissue)이 고도증식하는 병변이다. 경화성 종격염(sclerosing mediastinitis)이라고도 한다. 과거에는 비특이성(nonspecific) 또는 특발성(idiopathic) 종격염으로도 불리웠으나 근래에 와서는 종격림프절에서 생긴 히스토플라즈마증에 의한 지연형 과민반응(delayed hypersensitivity reaction)으로 보고 있다.

**(3) 급성 종격염으로부터의 이행**

간혹 급성 종격염이 부적절하게 치료되어 만성적인 국소농양으로 존재할 수 있다. 그러나 급성 종격염의 대부분은 완전히 치료되거나 또는 환자가 사망하기 때문에 이런 경우는 많지 않다.

### 2) 임상양상 및 진단소견

(1) 육아종성 병변은 여러 가지 증상을 먼저 일으킬 수도 있지만, 흉부 X-선 사진상 종격동의 확장이나 종괴(mass) 음영으로 발견될 때까지 증상이 없을 수도 있다. 육아종성 병변에서 석회화된 림프절은 몇 가지 특정 증상을 일으킬 수 있다. 즉 기관지를 자극하여 잦은 마른 기침을 일으키거나, 기관지벽을 침식하여 기관지결석(broncholith)의 원인이 되기도 한다. 또 기관지를 압박하는 경우 압박 원위부에서 만성 폐쇄성 폐렴이 생기기도 한다. 특히 우폐 중엽의 기관지가 폐쇄되어 원위부의 폐허탈이나 폐쇄성폐렴이 발생한 경우를 중엽증후군(middle lobe syndrome)이라고 한다.

(2) 만성 섬유성종격염에서 반흔형성(cicatrization)은 기관 및 기관지, 상대정맥, 폐정맥, 식도 등 중요 장기들을 압박하여 여러 가지 증상들을 일으킬 수도 있고, 환자에 따라서는 완전히 증상이 없을 수도 있다.

(3) 급성 화농성종격염에서 이행된 만성 종격염은 진단이 보다 어렵다. 의심되는 환자에서는 임상증상 및 전산화단층촬영술, 자기공명영상을 포함한 방사선검사, 초음파검사 등을 시행한다.

### 3) 치 료

(1) 육아종성 병변에 의한 만성 종격염 자체는 수술치료의 대상이 되지 않는다. 다만 기관지결석이나 중엽증후군이 있는 경우에는 엽절제술(lobectomy)을 시행한다.

(2) 만성 섬유성종격염은 수술적 치료의 대상이 되지 않으나, 기관, 식도, 상대정맥, 폐동맥 등의 폐쇄가 있을 경우에는 수술적 치료의 대상이 된다.

(3) 화농성 만성종격염이 있는 경우에는 항생

제 사용과 함께 적절한 배액법을 시행해 주어야 한다.

## IV. 종격기종 및 종격 출혈

### 1. 종격기종

#### 1) 정 의

종격기종(縱隔氣腫 ; mediastinal emphysema, pneumomediastinum)이란 종격동에 공기가 존재하는 상태를 말한다.

#### 2) 원 인

**(1) 외 상**

가장 흔한 원인이다. 외상으로 식도, 기관 및 기관지, 배, 목의 공기가 종격동에 들어가게 된다.

**(2) 자연성(spontaneous)**

이 경우에는 폐내의 소기포(bleb)가 파열되어 간질성 폐기종(interstitial emphysema)을 만들고, 이 공기가 기관지나 혈관벽을 따라 폐문(hilum)를 거쳐 종격동으로 들어가는 것으로 추정하고 있다.

#### 3) 임상양상 및 진단소견

(1) 흉골뒤쪽의 흉통 및 흉골상절흔(suprasternal notch), 흉벽, 목에서 들리는 염발음(crepitation)이 주된 소견이다.

(2) 기흉과 동반될 때가 종종 있다.

(3) 청진소견상 전흉부에서 눈 위를 걸을 때 나는 저벅저벅하는 소리(crunching sound)를 들을 때도 있다. 이를 함만징후(Hamman's sign)라고도 부른다.

#### 4) 치 료

(1) 외상에 의한 원인이 있으면 그에 대한 치료를 한다. 경우에 따라 종격기종 자체에 대해 산소치료나 안정요법을 시행할 수도 있으나 외과적 감압술이 필요한 경우는 거의 없다.

(2) 자연성인 경우에는 대부분 후유증 없이 자연 소실된다.

### 2. 종격출혈

#### 1) 원 인

(1) 외상, 흉부대동맥박리, 대동맥류파열 또는 흉곽내 수술 후에 생기는 경우 등이 가장 흔한 원인들이다. 그 외 혈관조영술시 혈관손상, 중심정맥선에 의한 혈관손상, 기관절개튜브에 의한 혈관손상 등이 원인이 될 수 있다.

(2) 특별한 원인 없이 특발성으로 생길 수도 있다.

#### 2) 임상양상 및 진단소견

(1) 원인 병변에 따라 여러 가지 임상양상으로 나타날 수 있다. 일반적으로는 실혈성 증상과 혈종(hematoma)에 의한 주위 조직의 압박증상으로 나타난다.

(2) 진단은 임상증상 및 흉부 X-선사진, 초음파검사, 흉부전산화단층촬영, 혈관조영술 등으로 한다.

#### 3) 치 료

원인 병변에 대한 치료를 시행한다.

# V. 상대정맥증후군

## 1. 정 의

상대정맥증후군(上大靜脈症候群 ; superior vena cava syndrome)이란 상대정맥이 어떤 원인에 의해서 폐쇄됨으로서, 머리와 상지로부터의 정맥 환류장애로 생기는 일련의 증후군을 말한다.

## 2. 원 인

### 1) 악성종양

대부분의 원인을 차지한다.

#### (1) 폐 암

악성종양 중에서도 가장 흔한 원인으로 특히 우상엽의 폐암에서 자주 연관된다.

#### (2) 기타 악성종양

악성 생식세포종양, 흉선종, 림프종, 원발성암종, 전이성 암 등도 원인이 될 수 있다.

### 2) 양성질환

육아종성 병변이나 섬유성종격염에 의한 만성 종격염, 흉곽내 갑상선비대증, 기관지성낭, 기형종, 흉막의 석회화, 흉부대동맥류 등 다양한 병변이 원인이 될 수 있다. 또 상대정맥에 삽입된 카테터로 인한 혈전성 폐쇄로 상대정맥증후군이 생길 수도 있다.

## 3. 임상양상 및 진단소견

1) 폐쇄양상에 따라 천천히 증상이 나타나기도 하고 갑자기 나타나기도 한다. 일반적으로 머리, 목, 상지의 부종 및 경정맥들의 확장, 그리고 상지와 체간(trunk)에서 확장된 부행정맥(collateral vein)들을 볼 수 있다. 또 청색증, 두통, 정신착란 등이 나타날 수도 있다. 이러한 소견들은 환자가 누웠을 때 더 심해진다.

2) 진단은 조영물질을 사용한 전산화단층촬영술로 대부분 가능하다. 만일 외과적으로 우회로 조성술(bypass graft)을 계획하는 경우에는 수술 전 정맥조영술을 시행하여 정확한 해부학적 상태를 파악한다.

3) 치료방침을 결정하기 전에 상대정맥증후군을 일으키는 병변에 대한 정확한 조직 진단이 필요하다.

## 4. 치 료

### 1) 방사선 치료

악성 병변에 의한 상대정맥증후군에서 일차적인 치료방법이다. 상대정맥증후군은 악성 병변이 진행된 상태를 의미하기 때문에 원인질환 자체에 대한 다른 효과적인 치료는 불가능한 경우가 대부분이다. 그러나 대부분의 환자들에서 방사선치료에 대한 반응과 어느 정도의 수명 연장을 기대할 수가 있다. 한 보고에 의하면 악성 병변에 의한 상대정맥증후군 환자가 치료받지 않는 경우에는 6~7개월 정도의 수명을 보이지만 방사선치료를 시행하면 적어도 두 배 이상의 수명연장을 보인다고 한다.

### 2) 내과적 치료

#### (1) 일반치료법

내과적 치료법은 상대정맥증후군의 증상을 일시적으로 완화시키는데 도움을 줄 수가 있다. 양성 병변에 의한 상대정맥증후군의 경우 보통 내과적 치료에 반응한다.

① 머리를 높인 상태에서 침상에서 안정을 취한다.
② 이뇨제의 사용과 염분섭취 제한으로 부종을 감소시킬 수 있다.
③ 경우에 따라 항응고제나 혈전용해요법(thrombolytic therapy)을 시행하기도 한다.

#### (2) 화학요법(chemotherapy)

적응이 되는 환자에서는 단독 또는 방사선치료와 병합하여 사용하면 뚜렷한 효과를 기대할 수 있다.

### 3) 외과적 치료

#### (1) 혈전제거술(thrombectomy)

상대정맥 혈전이 카테타에 의해 발생된 경우, 카테타와 함께 외과적으로 혈전을 제거해주는 방법을 시행할 수 있다.

#### (2) 우회로조성술(bypass graft)

이론적으로는 가장 확실한 방법이나 아직 논란들이 있어 보편적으로 사용되지는 않고 있다.

자가 대복재정맥(greater saphenous vein)이 우회로혈관으로 많이 사용된다(그림 8-2). 인조혈관의 경우 전통적으로 정맥계에서는 조기혈전 형성으로 사용상의 난점이 있다.

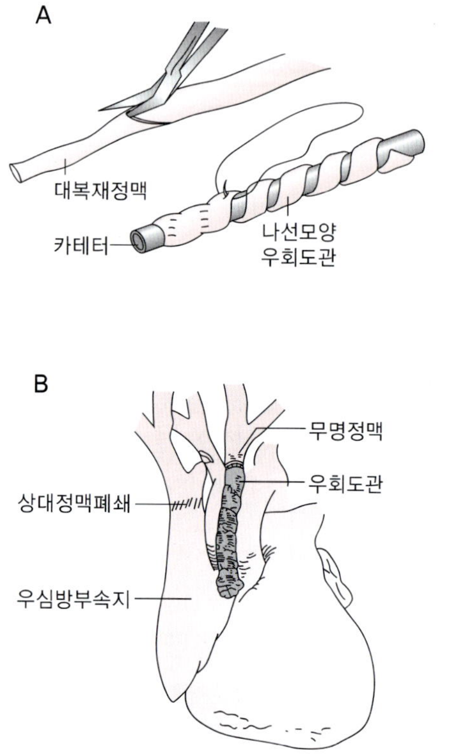


그림 8-2. 대복재정맥을 이용한 우회도관(bypass conduit)으로 상대정맥증후군을 수술치료하는 모식도. A. 대복재정맥을 종절개한 후 나선 모양으로 봉합하여 큰 내경을 가진 우회도관을 만든다. B. 폐쇄된 상대정맥을 우회하여 우심방부속지와 무명정맥 사이를 우회도관으로 연결시켜 준다.

## VI. 중증근무력증과 흉선절제술

### 1. 정 의

중증근무력증(重症筋無力症 ; myasthenia gravis)이란 수의근(voluntary muscle)의 허약과 피로로 특징 지워지는 신경근육전달장애(neuromuscular transmission disorder)를 말한다.

## 2. 발생빈도

1) 75,000명당 1명 정도로 발생하는 비교적 드문 질환이다.
2) 여자에서 2 : 1 정도로 호발한다.
3) 특징적으로 젊은 여자와 나이든 남자의 두 환자군에서 빈발하는 양상을 보인다.

## 3. 병리소견 및 병태생리

1) 자가면역질환(autoimmune disease)의 일종이다. 대부분의 환자에서 신경근육접합부의 시납스 후 아세틸콜린수용체(postsynaptic acetylcholine receptor)에 대한 항체가 발견된다. 결과적으로는 아세틸콜린수용체의 감소와 함께 임상적으로 수의근의 허약이 나타난다. 그러나 중증근무력증환자의 약 10%에서는 아세틸콜린수용체에 대한 항체가 발견되지 않기 때문에 항체와 근육허약과의 정확한 관계는 아직 모르는 상태이다. 더구나 흉선절제술(thymectomy)시에 아세틸콜린수용체에 대한 항체의 감소 없이도 임상적인 호전을 보일 수도 있기 때문에 추론이 더욱 어렵다.

### 2) 중증근무력증과 흉선(thymus)과의 관계

(1) 중증근무력증과 흉선과는 오래동안 밀접한 연관이 있는 것으로 알려져 있지만 아직 정확한 관련기전은 모르고 있다.

(2) 중증근무력증 환자의 약 80%에서 비정상적인 흉선을 가지고 있다. 흉선이상은 흉선과형성과 흉선종의 두 가지 형태로 나타난다.

① 흉선과형성(thymic hyperplasia)은 젊은 여자환자군에서 많다.

② 흉선종(thymoma)은 나이든 남자환자군에서 많다. 흉선종은 전체 중증근무력증 환자의 약 10%에서 나타나고, 반대로 흉선종 환자에서는 약 반에서 중증근무력증이 나타난다. 흉선종 환자 특히 악성 흉선종 환자에서는 흉선절제술로 중증근무력증이 좋아질 가능성이 적다.

## 4. 임상양상 및 진단소견

### 1) 증상 및 이학적 소견

(1) 근육허약과 함께 가벼운 운동에도 근육이 쉽게 피곤해지는 것이 특징이다. 모든 근육이 다 영향을 받을 수 있지만 특히 뇌신경에 지배되는 근육에서 먼저 증상이 나타난다. 이중에서 안근(ocular muscle)이 가장 흔히 침범되는 근육으로 이로 인해 안검하수(ptosis)나 복시(diplopia) 등이 주증상으로 나타난다.

(2) 그 외 뇌신경들의 침범으로 미소를 지을 수 없거나 얼굴표정이 이상해지기도 하고, 콧소리, 구음장애(dysarthria), 연하곤란, 저작곤란 등의 증상이 생길 수 있다. 만일 호흡근육을 심하게 침범하는 경우에는 호흡부전으로 사망까지 초래할 수 있다.

(3) 증상은 갑자기 올 수도 있고 점진적으로 오기도 하는데, 대부분 진행성을 보인다.

### 2) 진단소견

**(1) 약물검사**

당기작용 항콜린에스테라제(anticholinesterase)인 텐실론(Tensilon, edrophonium)을 정맥내 주사하여 증상이 호전되면 중증근무력증으로 진단

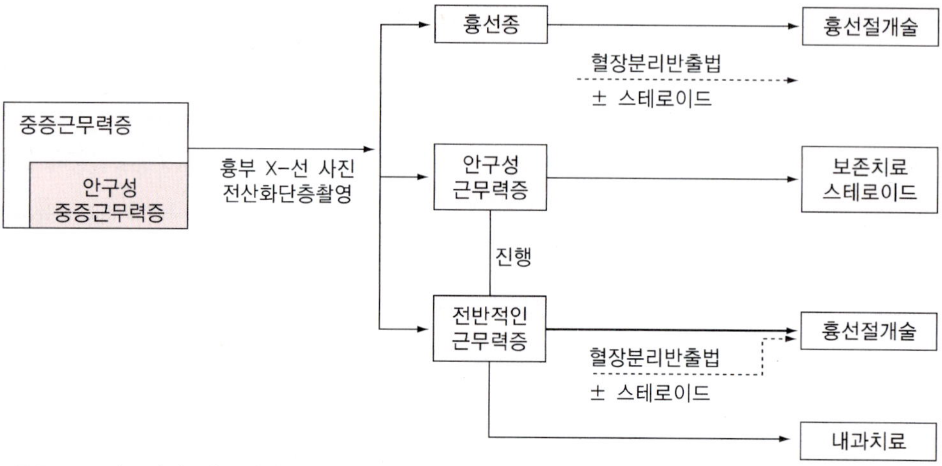


그림 8-3. 중증근무력증에서 치료방법의 선택에 대한 개괄적인 개념(굵은 선은 점선에 비해 일차적으로 선택되는 방법이다).

한다. 가장 보편적인 진단방법으로, 중증근무력증 환자의 약 95%에서 반응한다.

**(2) 전기생리학적 검사(electrophysiologic test)**

졸리검사법(Jolly test) 또는 단일섬유근전도(single-fiber electromyography, Jitter test)등으로 중증근무력증의 진단에 도움을 받을 수 있다.

**(3) 항체검사(antibody test)**

중증근무력증환자의 약 90%에서 항아세틸콜린수용체에 대한 항체가 나타난다. 그 외에도 여러 가지 비특이성 항체들이 환자의 혈청에서 증명되고 있다.

## 5. 치 료

중증근무력증 치료의 근간은 흉선절제술이다. 그러나 여러 가지 비외과적 치료법의 효용성으로 적절한 수술시기에 관해서는 약간의 이론이 있다(그림 8-3).

### 1) 비외과적 치료법

**(1) 항콜린에스테라제 약물**

① 작용기전

아세틸콜린의 가수분해를 막아 아세틸콜린수용체의 탈분극(depolarization)을 증가시킨다. 주된 병변인 아세틸콜린수용체보다는 아세틸콜린에 초점을 맞춘 치료법으로 병변의 교정보다는 증상완화가 주된 목적이다.

② 종 류

대표적인 약제로 피리도스티그민(pyridostigmine, Mestinon)과 네오스티그민(neostigmine, Prostigmin)이 있다. 이중에서 피리도스티그민이 장기 작용성으로 보다 많이 사용된다.

③ 부작용

설사, 오심, 복통, 심한 타액 분비나 콧물 등이 나타날 수 있다. 또 치료가 지나친 경우에는 중증근무력증 자체보다 오히려 치료약제에 의한 근육

허약이 오는 이른바 콜린성 위기(cholinergic crisis)가 올 수도 있다. 그리고 이 약제들을 장기간 사용하는 경우 오히려 아세틸콜린수용체의 파괴가 진행될 수 있다는 실험 보고도 있다.

#### (2) 스테로이드와 면역억제약물

① 스테로이드

확실한 작용기전은 아직 모르지만 증상완화에 극적인 도움을 줄 수가 있다. 그러나 이를 장기간 사용하는 것은 여러 가지 스테로이드 관련 부작용들을 초래할 수 있어 사용상의 한계가 있다. 일부 보고들에 의하면 스테로이드를 사용한 후 4~8일 사이에 오히려 증상악화가 나타날 수 있는데, 대부분은 일시적인 현상이나 간혹 입원 및 호흡보조가 필요할 때도 있다.

② 면역억제약물(immunosuppressive agents)

흉선절제술이나 스테로이드 등의 일반적인 치료에 잘 반응하지 않는 환자에서는 중증근무력증의 면역학적 발병기전을 고려하여 면역억제약물을 사용하기도 한다. 아자티오프린(azathioprine)이 가장 흔히 사용되는 약물인데 골수 기능장애 등 심각한 합병증 등이 발생할 수 있다.

#### (3) 혈장분리반출법(plasmapheresis)

혈장분리반출법이란 원심분리를 이용하여 항아세틸콜린수용체 항체를 갖고 있는 환자의 혈장을 제거해주는 방법을 말한다. 이 방법은 중증근무력증 환자에서 일시적인 증상완화에 유용한 방법으로 보통 수술 전에 환자를 최적 상태로 만들어 주기 위해 사용한다. 이 방법을 사용하면 항콜린에스테라제 사용에 따른 부작용을 막을 수 있는 이점이 있다.

### 2) 흉선절제술(thymectomy)

흉선 절제술은 모든 환자에서 다 효과가 있는 것은 아니지만 중증근무력증 환자의 치료에서 근간을 이루고 있다.

#### (1) 수술방법

① 수술절개법

부분 또는 완전 정중흉골절개술을 시행한다. 수술 후 폐합병증에 대한 우려로 정중흉골절개술보다 경부절개술(cervical incision)을 권장하는 사람도 있으나, 이 절개로는 흉선조직을 완전히 제거하는데 문제가 있다고 보는 견해가 많다.

② 흉선절제

흉선절제시에는 흉선 그 자체뿐만 아니라 주위 지방조직에도 흉선조직이 있을 가능성이 있기 때문에 이를 완전히 제거해 주는 것이 중요하다.

#### (2) 수술결과

① 보고에 따라 60~85%의 환자에서 증상호전을 보이며 완전치료도 20~35%에 이르는 것으로 보고되고 있다. 경우에 따라서는 수술 후 3~5년간에 걸쳐 서서히 증상이 좋아질 수도 있다.

② 흉선과형성이 있는 젊은 여자환자에서 가장 예후가 좋다. 반면 흉선종 환자에서는 결과가 나빠 불과 10% 정도에서 증상완화가 보고되고 있다. 침입성 흉선종(invasive thymoma)의 경우는 특히 예후가 나쁘다.

# 09 횡격막의 질환

## Ⅰ. 횡격막의 질환

### 1. 횡격막의 구조

1) 횡격막(diaphragm)은 흉강과 복강을 경계 짓는 구조로서 건성(tendinous) 중앙부와 근육성 주변부로 구성되어 있다. 이중 건성 중앙부는 영어의 알파벳 대문자 V를 뒤집어 놓은 듯한 모양으로, 상부에서 심막과 연결된다. 그리고 근육성 주변부는 흉골, 늑골, 요추에서 기시한 근육들로 구성되어 있다.
2) 횡격막상의 3대 개구부(opening)
횡격막에는 다음과 같은 개구부들이 존재하여 각종 장기들이 흉부와 복부 사이를 통과하는 것을 가능하게 해주고 있다.

(1) **대동맥개구부**(aortic opening)
대동맥, 기정맥(azygous vein), 흉관(thoracic duct)이 통과한다.

(2) **식도개구부**(esophageal opening)
식도, 미주신경(vegus nerve)이 통과한다.

(3) **대정맥개구부**(vena cava opening)
하대정맥이 통과한다.

### 2. 횡격막의 혈관 및 신경분포

#### 1) 혈관분포

동맥은 주로 복부측에 분포하는데 복부대동맥에서 유래된 좌측 및 우측 하횡격막동맥에 의해 공급받는다. 그 외 흉부측은 횡격막 뒤쪽으로 하부흉부대동맥에서 유래된 작은 상횡격막 동맥이 분포하고 있고, 이 동맥은 내유동맥에서 유래된 혈관들과 문합하고 있다. 정맥환류는 좌측 및 우측 횡격막정맥을 거쳐 하대정맥으로 간다. 이외에 좌측에서는 횡격막정맥에서 좌측신정맥으로 이어지는 추가 환류경로가 있다.

#### 2) 신경분포

운동 및 감각신경지배 모두 좌측과 우측의 횡격막신경(phrenic nerve)에 의해 지배 받는다.

# II. 선천성 횡격막탈장

## 1. 보호달레크 탈장

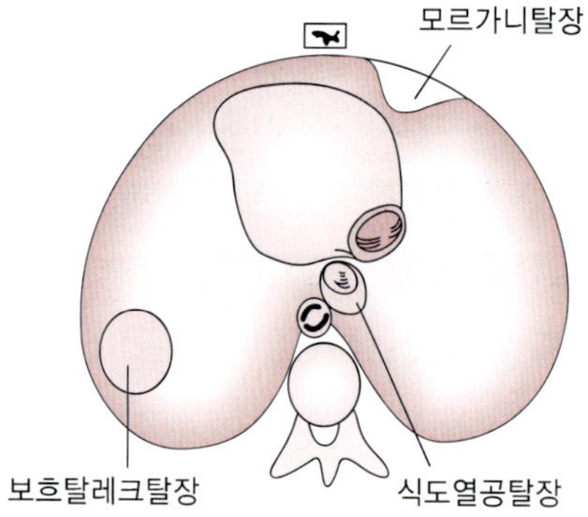


그림 9-1. 선천성 횡격막탈장의 종류.

### 1) 정 의

보호달레크 탈장(Bochdalek's hernia)이란 횡격막의 후측방에 선천적으로 결손이 생겨 복부 장기의 흉곽내 탈장이 일어나는 상태를 말한다. 후측방 횡격막탈장(posterolateral diaphragmatic hernia)이라고도 부른다(그림 9-1).

### 2) 발생빈도

약 4,000 출생아에 1명꼴로 생기고, 남자에서 2 : 1의 발생비로 많이 생긴다.

### 3) 병리해부소견

(1) 대부분 좌측 횡격막에서 생긴다. 횡격막 결손이 생기면 음압인 흉강 때문에 복부장기들이 흉강내로 탈장된다. 좌측 횡격막 탈장의 경우 위장, 비장, 소장, 대장 등이 탈장되고 우측 횡격막 탈장에서는 간의 우엽, 소장, 대장 등이 탈장된다.

(2) 탈장이 일어난 쪽의 폐는 압박을 받아 발육부전을 보인다. 반대쪽 폐도 탈장으로 인한 종격동이동(mediastinal shift)에 의해 어느 정도의 압박을 받을 수 있다.

(3) 탈장 장기 중 허니아낭(hernia sac) 이 있는 진성탈장은 약 10%에 지나지 않고 대부분 흉강내에서 자유롭게 위치한다.

### 4) 병태생리

(1) 보호달레크 탈장환자는 보통 출생 직후 심한 급성호흡부전 상태를 보인다. 이 경우 병태생리상의 중요한 요인은 폐 병변에 의한 것으로 ① 폐의 발육부전으로 인한 부적절한 환기와 ② 보호달레크 탈장에 흔히 동반되는 폐동맥고혈압(pulmonary hypertension)이다. 폐동맥고혈압의 존재는 출생 후 동맥관과 난원공의 자연폐쇄를 막아 동맥관개존(PDA)과 난원공개존(PFO)을 통한 우-좌 단락(right-to-left shunt)을 만들고, 이로 인한 저산소혈증, 산증(acidosis)은 다시 폐혈관수축을 일으켜 폐동맥고혈압을 악화시키는 악순환을 초래함으로서 환자를 사망에 이르게 한다.

(2) 보호달레크 탈장환자는 크게 다음과 같은 3가지 임상경과를 보인다.

① 첫 번째는 출생 직후 심한 호흡부전을 보이는 경우이다. 이 환자들에서는 심한 양측성 폐 발육부전과 불응성(refractory) 폐동맥고혈압이 존재한다. 적극적인 치료에도 불구하고 예후는 나쁘다.

② 두 번째는 증상이 늦게 나타나거나 경미한 증상만 있는 경우이다. 이 환자들에서는 폐동맥고혈압도 잘 생기지 않고 예후도 좋다.

③ 세 번째는 중간 환자군으로 비교적 조기에

심한 증상이 생기지만 폐병변이 아주 나쁘지는 않아 생존 가능성이 상당히 있는 환자군이다.

### 5) 임상양상 및 진단소견

#### (1) 증 상

다양한 정도의 호흡곤란과 빈맥이 나타난다. 약 3/4의 환자들에서 출생 후 수 시간 내에 어느 정도의 호흡부전을 보인다. 일부 환자들은 소아기에 늦게 증상이 나타나기도 한다.

#### (2) 이학적 소견

① 탈장이 일어난 쪽의 흉곽에서 호흡음이 소실되고, 때때로 장음(bowel sound)이 들린다.
② 복부는 배모양으로(scaphoid) 들어가 있다.
③ 종격동 이동이 있는 경우 반대측으로 기관편위(tracheal deviation)가 생긴다. 신생아의 종격동은 불안정하고 유동성이 크기 때문에 종격동 이동이 쉽게 생긴다.

#### (3) 흉부 X-선사진

흉곽내에 장가스(bowel gas)가 보이고 종격동 이동 소견이 나타나면 확진이 된다. 초음파검사나 조영제 위장검사는 거의 필요하지 않다.

### 6) 치 료

#### (1) 수술 전 관리

호흡부전이 심한 신생아기 환자에서는 진단과 함께 다음과 같은 치료들을 시행한다.

① 비위장관(nasogastric tube) 삽입으로 위장을 감압시켜 종격동 이동을 감소시킨다.
② 수분과 전해질을 공급한다.
③ 산-염기균형을 교정해준다.
④ 보조호흡이 필요한 경우 기관내 삽관(intubation)을 통해 양압호흡을 시켜준다. 이때 폐동맥 고혈압을 조절하기 위해 NO(nitric oxide)를 같이 사용하기도 한다.
⑤ 최근에는 체외막산소화(extracorporeal membrane oxygenation ; ECMO)를 이용하여 수술시간까지 유지해 주는 방법을 사용하면서 치료 성적이 많이 향상되었다. 체외막산소화는 기계장치에 의해 환자의 정맥혈을 체외에서 산소화시켜 다시 체내로 되돌려 보내는 치료방법으로, 이 방법으로 신생아를 며칠 동안 유지해주면 폐혈관저항이나 폐기능의 정상화를 기대할 수가 있다. 그러나 ECMO는 뇌실의 출혈이 의심되는 환자나 체중이 2000 g 이하의 경우는 적응이 되지 않는다.

#### (2) 수술교정

① 횡격막결손에 대한 수술접근은 개흉술 또는 개복술을 시행할 수 있다. 보흐달레크 탈장에서는 흔히 장회전이상(intestinal malrotation)이나 폐쇄성 십이지장대(obstructive duodenal band)가 동반되기 때문에 일반적으로 개복술이 더 권장되고 있다. 우측 횡격막의 병변에서는 보통 개흉술을 시행한다.
② 횡격막결손은 보통 직접 봉합을 시행하나 결손이 클 때는 Gore-Tex나 Marlex 패취를 사용하여 봉합하기도 한다.

(3) **수술 후 관리**

생후 24시간 내에 수술교정을 요할 정도로 심한 호흡부전을 보이는 환자에서는 수술 후 사망률이 높아 이를 예방하기 위한 집중적인 환자관리가 필요하다. 이 환자들에서의 주된 사망원인은 폐동맥고혈압에 의한 폐동맥저항의 증가 때문인데, 이에 대해 다음과 같은 치료법들이 사용되고 있다.

① 약물치료

톨라졸린(tolazoline)이나 프로스타글란딘(Prostaglandin E1) 같은 혈관확장제를 사용하는데, 전체적으로 좋은 효과는 보지 못하고 있다.

② 고빈도환기법( high frequency ventilation)

분당 200~2,000 사이클의 아주 높은 환기빈도를 적용하는 방법으로 $PaCO_2$를 감소시키는데 효과가 크다. 그러나 아직까지 보흐달레크 탈장에서는 좋은 결과를 보지 못하고 있다.

③ 체외막산소화

(extracorporeal membrane oxygenation ; ECMO)

체외막산소화법은 탈장수술후에는 사용을 끝내는 것이 일반적이나 일반적인 치료에도 불구하고 저산소증이 심해지고 임상증상이 악화될 때는 수술후에도 사용한다.

## 2. 모르가니 탈장

### 1) 정 의

모르가니 탈장(Morgagni's hernia)이란 흉골하방에 생긴 작은 선천성 횡격막 결손을 통해 복부장기의 탈장이 발생한 상태를 말한다. 흉골후방탈장(retrosternal hernia), 늑흉골하 탈장(subcostosternal hernia)이라고도 부른다(그림 9-1 참조).

### 2) 발생빈도

드문 병변으로 횡격막탈장의 수술 증례중 약 3%에 지나지 않는다. 소아에서 보다 성인에서 더 흔하다.

### 3) 병리해부소견

① 검상돌기(xiphoid process) 바로 옆의 작은 횡격막결손을 통해 우측 또는 좌측으로 탈장이 일어난다. 가장 흔히 탈장되는 장기는 가로결장(transverse colon)으로 대망(greater omentum)과 함께 탈장되기도 한다.

② 보통 잘 형성된 허니아낭을 가지는 진성허니아를 형성한다.

### 4) 임상양상 및 진단소견

① 대부분 뚜렷한 증상이 없다. 증상이 있는 경우에도 소아에서는 거의 생기지 않고 대부분 40세가 넘어 생긴다.

② 간혹 탈장 장기의 부분적인 폐쇄가 생길 수가 있다. 이때는 완전 폐쇄에 이를 가능성이 있기 때문에 즉각적인 수술적응이 된다.

③ 진단은 흉부 X-선사진, 위장관조영술, 흉부 전산화단층촬영 등으로 한다.

### 5) 수 술

상복부절개술(upper abdominal incision)을 통해 시행한다. 보통 작은 결손 주위의 횡격막을 흉골이나 주위 늑골에 고정시켜 결손을 폐쇄시켜준다.

### 3. 식도열공탈장

(제15장. 성인에서의 식도질환-II. 식도열공허니아 참조) (그림 9-1 참조)

## III. 외상성 횡격막탈장

### 1. 정 의

외상성 횡격막탈장(traumatic diaphragmatic hernia) 이란 흉복부의 관통상이나 둔상으로 인해 횡격막파열이 일어남으로서 복부장기의 흉곽내 탈장이 일어나는 상태를 말한다. 만일 횡격막파열만 있고 장기의 탈장은 없는 경우에는 단순히 외상성 횡격막 파열(traumatic diaphragmati rupture)로 부를 수 있다.

### 2. 발생빈도 및 원인

전체적으로는 드문 병변이다. 개별 원인으로는 교통사고가 가장 흔하다. 그 외 낙상이나 압박상 등의 둔상에서도 횡격막파열이 생길 수 있고, 자상(stab wound)이나 총상 등의 관통상도 원인이 된다.

### 3. 병리해부소견

#### 1) 파열부위

외상성 횡격막파열은 90% 이상 좌측에서 생긴다. 그 이유는 ① 우측은 간이 위치하고 있어 완충작용을 하고 있고, ② 횡격막중에서 좌측 후측방이 비교적 약하며, ③ 사상의 경우 사람들이 대부분 오른손잡이기 때문에 주로 심장을 겨냥하려는 의도에서 좌측의 손상 확률이 높아지기 때문이다.

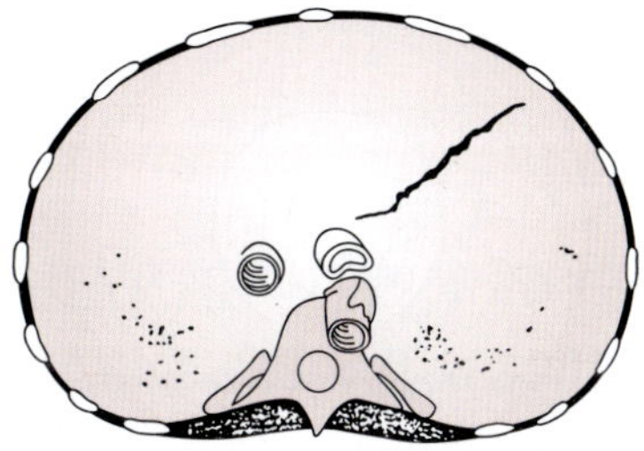

그림 9-2. 둔상에 의한 외상성 횡격막파열의 전형적인 부위. 주로 좌측에서 방사상으로 생긴다(그림은 횡격막을 아래쪽에서 본 모습이다).

#### 2) 파열양상

대부분 횡격막 중앙건(central tendon)에서 방사상(radial)으로 생긴다(그림 9-2).

#### 3) 탈장장기

위가 가장 흔히 탈장되고 그 외 비장, 대장, 소장, 간 등의 빈도순으로 탈장된다. 드물게 탈장장기가 심막강 안으로 들어가는 심막강내(intra-pericardial) 횡격막탈장이 생길 수도 있다.

### 4. 임상양상 및 진단소견

#### 1) 증 상

호흡곤란과 흉통이 주증상이다. 그러나 다른 장기의 동반 손상이 있는 경우가 많아 증상이 겹칠 때가 많다.

### 2) 진 단

#### (1) 흉부 X-선사진

가장 보편적으로 사용되는 최초 진단방법으로 진단소견은 다음과 같다.

① 횡격막음영이 잘 보이지 않거나 올라가 있다.
② 아래쪽 폐야에 기포(gas bubbles)를 함유하고 있는 이상음영이 보인다.
③ 종격동 이동이 나타난다.

#### (2) 기타 진단방법들

① 비위장관(nasogastric tube)을 삽입하여 횡격막 상부에 위가 위치하는 것을 확인하는 방법
② 위장에 방사선조영제를 넣어 위나 장의 위치를 확인하는 방법
③ 복막강에 300~500 cc 정도의 공기를 넣어 기복증(pneumoperitoneum)을 만든 다음 이 공기가 흉부로 전파되느냐를 보아 횡격막 파열을 확인하는 방법
④ 초음파검사를 하는 방법

## 5. 치 료

### 1) 수술시기

횡격막파열이 있는 것으로 진단되면 보다 급한 다른 동반손상이 있는 경우를 제외하고는 즉시 수술로 파열된 부위를 봉합하는 것이 원칙이다.

### 2) 수술방법

#### (1) 수술절개

횡격막파열의 수술시 개흉술을 하느냐 아니면 개복술을 하느냐에는 다소간 이론이 있다.

일반적으로는 복부장기의 동반손상이 많기 때문에 개복술에 의한 횡격막 봉합이 추천되고 있다. 그러나 개흉술을 하면 횡격막의 시야가 좋은데다, 개흉술로도 비장 등 복부장기의 손상을 어렵지 않게 처리할 수가 있기 때문에 개흉술을 선호하는 외과의도 많다. 특히 발견이 늦게 되어 흉막과 탈장 장기 사이의 유착이 심한 만성 횡격막 파열에서는 개흉술을 통해 수술하는 것이 좋다.

#### (2) 수술봉합

횡격막의 봉합은 비흡수성 봉합사로 직접 봉합을 시행한다.

# Ⅳ. 횡격막성 내장전위

## 1. 정 의

횡격막거상증, 횡격막내번증, 횡격막성 내장전위(橫隔膜性 內臟轉位 ; diaphragmatic eventration)란 한쪽 횡격막의 전부 또는 일부가 비정상적으로 올라가 있는 상태를 말한다(그림 9-3).

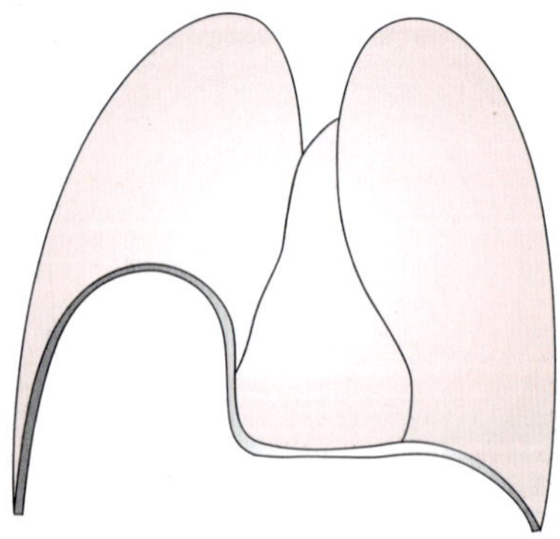

그림 9-3. 횡격막성 내장전위의 모식도.

## 2. 원인 및 병리소견

### 1) 선천성

횡격막의 근육이 없거나 아주 약하게 발달되어 현저히 얇아진 횡격막을 보인다.

### 2) 후천성

한쪽 횡격막신경의 마비로 온다. 출산에 따른 손상, 수술중의 손상, 종양에 의한 침범, 염증 등이 원인이 될 수 있다.

## 3. 임상양상 및 진단소견

### 1) 증 상

대부분의 작은 횡격막성 내장정위는 증상이 없다. 영아에서는 간혹 심한 호흡곤란을 보이기도 한다. 좌측 병변에서는 위와 식도의 이상위치로 인한 증상이 생길 수도 있다.

### 2) 방사선 검사

(1) 흉부 X-선사진으로 보통 진단이 가능하다.

(2) 특히 횡격막신경의 마비에 의한 내장전위에서는 횡격막의 역행성운동(paradoxical motion)이 종종 나타나는데, 투시검사(fluoroscopy)나 초음파로 이를 관찰할 수 있다.

## 4. 치 료

### 1) 수술적응

(1) 작고 증상이 없는 경우에는 수술을 하지 않아도 된다.

(2) 증상이 있는 경우는 수술적응이 된다. 증상이 없더라도 병변이 클 때는 수술을 해주어야 한다. 특히 영아에서는 횡격막의 위치이상이 차후의 폐 발육에 영향을 미치기 때문에 더욱 수술 적응이 된다.

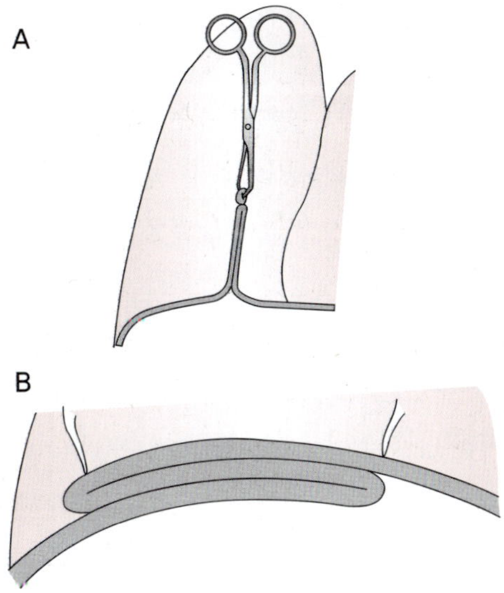


그림 9-4. 횡격막성 내장전위에 대한 주름성형술(plication operation) 모식도.

### 2) 수술방법

개흉술을 통해 실시한다. 여러 개의 비흡수 봉합사를 이용하여 횡격막의 약해진 부위를 앞뒤로 주름을 잡아주는 주름성형술(plication operation)을 시행하거나(그림 9-4), 늘어난 횡격막을 절제하고 당겨서 봉합해준다.

# V. 횡격막종양

## 1. 발생빈도

횡격막의 원발성종양은 대단히 드물지만 폐,

식도 위장 등 주위장기로부터의 전이성 종양은 비교적 흔하다. 횡격막종양은 좌측에서 조금 많이 생기고 남녀간의 발생빈도는 같다.

## 2. 병리소견

원발성 종양의 약 60%가 양성이다. 이중 낭종성 질환이 가장 흔하다. 원발성 악성종양은 대부분 육종인데, 섬유육종(fibrosarcoma)이 가장 흔하다.

## 3. 임상양상 및 진단소견

### 1) 증 상

증상은 대부분 비특이적이다. 하부 흉통이나 상복부 통증, 기침, 호흡곤란 등이 나타날 수 있고, 약 20%에서는 증상이 없다.

### 2) 방사선 검사

(1) 흉부 X-선 사진상 보통 흉막 바깥에 위치한 종양성 음영으로 나타난다.

(2) 흉부 전산화단층촬영으로 종양의 정확한 위치를 파악할 수 있다.

## 4. 치 료

절제가 가능한 경우 수술절제가 원칙이다. 절제 후 횡격막은 직접 봉합을 한다. 직접봉합이 불가능한 경우에는 고어텍스 등 인조물질로 결손부위를 대체해준다.

# VI. 횡격막조율

## 1. 정 의

횡격막조율(diaphragmatic pacing)이란 만성 호흡부전 상태에 있는 환자를 치료할 목적으로, 횡격막신경(phrenic nerve)을 전기적으로 자극하여 움직이게 해주는 방법을 말한다. 이 방법은 적절한 대상환자에서 시행할 경우 장기간의 인공호흡 보조를 피할 수 있는 장점이 있다. 횡격막조율이 성공적으로 시행되기 위해서는 횡격막신경, 횡격막, 폐의 3가지 요소가 기본적으로 정상적인 상태에 있어야 한다. 과거 한때 횡격막 신경대신 횡격막을 직접 전기적으로 자극하려는 시도가 있었으나 비효과적인 횡격막 수축과 조기 근육피로가 와서 좋은 결과를 얻지는 못하였다.

## 2. 적응증 및 금기

### 1) 적응증

#### (1) 중추성 폐포저환기증 (central alveolar hypoventilation)

호흡중추의 손상으로 발생하지만 선행원인을 찾을 수 없는 환자도 있다. 고탄산증(hypercapnia)에 반응하지 못하는 저환기증으로 특히 수면시 심하다.

#### (2) 상부경수(upper cervical cord)의 손상에 이차적인 저환기증

제 1, 2경수(cervical cord)에 국한된 손상으로 수개월간 기다린 후에도 자연회복이 되지 않는

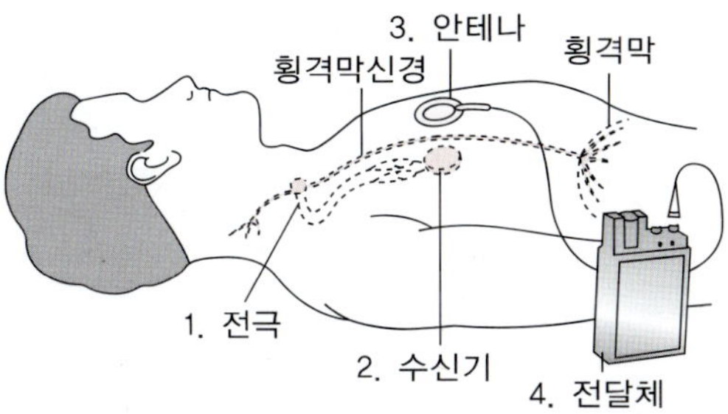


그림 9-5. 횡격막 조율장비의 4가지 성분들을 나타내는 모식도.

환자가 대상이 된다. 사지마비(quadriplesia)를 보통 동반한다.

### 2) 금 기

(1) 제 3, 4, 5 경추 수준에서 전각세포(anterior horn cells)가 파괴된 경우
(2) 횡격막신경의 말초축삭(peripheral axon)에 손상이 있는 경우
(3) 폐실질조직의 심한 손상이 있는 경우

## 3. 조율장비 및 설치방법

### 1) 조율장비

횡격막 조율장비는 (1) 전극(electrode), (2) 수신기(receiver), (3) 안테나(antenna), (4) 전달체(transmitter)의 4가지 구성성분으로 이루어져 있다(그림 9-5). 이중 전극과 수신기는 체내에 영구히 삽입되고 안테나와 전달체는 외부에 위치한다. 이들 구성성분들의 작동방법은 먼저 전달체에 의해 생성된 무선진동수 신호(radiofrequency signal)가 안테나를 통해 피하에 위치한 수용체로 옮겨진다. 그런 뒤에 수용체에 의해 무선진동수 신호가 전기자극으로 바뀌어서 횡격막신경 뒤에 위치한 전극으로 전달되는 것이다.

### 2) 설치방법

보통 안쪽 제 2늑간을 통한 개흉술로 횡격막 신경에 전극을 설치한다. 설치된 전극은 피하에 위치한 수신기에 피하턴넬을 통해 연결된다.

## 4. 향후 목표

횡격막조율의 대상이 되는 환자는 수적으로 많지는 않지만 적응이 되는 일부환자에서는 극적인 효과를 기대할 수 있다. 횡격막조율의 향후 목표는 심박조율기와 같이 전체 구성성분들을 모두 완전히 인체 내에 삽입할 수 있고, 이의 기능을 외부에서 조절할 수 있는 제품의 개발에 있다.

# 10 흉막 및 흉막강의 질환

## Ⅰ. 흉막 해부 및 생리

### 1. 흉막의 구조

1) 흉막은 발생학적으로 내측체강(interior coelom)에서 생기는 장막(漿膜, serous membrane)이다.
2) 흉막은 크게 늑골, 횡격막, 종격동의 내부를 덮고 있는 벽측흉막(parietal pleura)과, 벽측흉막과 연결되면서 폐를 싸고 있는 장측흉막(폐쪽 흉막 ; visceral pleura)으로 나누어진다(그림 10-1).
3) 벽측흉막과 장측흉막사이의 공간이 흉(막)강(胸(膜)腔 ; pleural cavity)으로 여기에는 윤활액의 역할을 하는 소량의 흉막액이 존재한다.

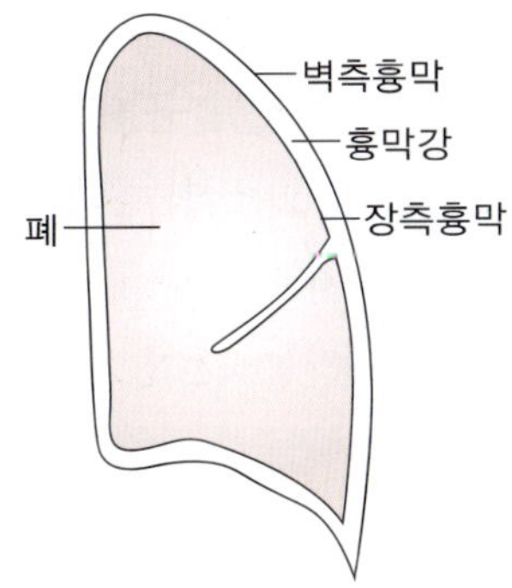

그림 10-1. 흉막 및 흉(막)강의 모식도.

### 2. 혈관공급과 림프드레인

#### 1) 혈관공급

**(1) 벽측흉막**

늑간동맥, 내유동맥, 상횡격막동맥, 기관지동맥 등의 체동맥(systemic artery)에서 공급된다. 정맥환류는 앞에 열거한 동맥들과 일치하는 정맥들에 의해 이루어진다.

**(2) 장측흉막**

체동맥(기관지동맥)과 폐동맥 두 계통에서 혈류 공급을 받는다. 정맥환류는 폐정맥으로 이루어진다.

#### 2) 림프드레인

**(1) 장측흉막**

장측흉막의 림프관들은 폐의 표재성 림프관들과 합쳐 흉막하 림프총(lymphatic plexus)을 형성한다. 이 흉막하 림프총은 폐의 그 밖의 림프관들과 함께 종격림프절로 드레인 된다.

(2) **벽측흉막**

벽측흉막의 림프관들은 지역적으로 드레인된다. 즉 늑골흉막(costal pleura)의 림프관들은 늑간림프절이나 흉골하림프절로, 횡격막흉막(diaphragmatic, pleura)의 림프관들은 횡격막림프절로, 그리고 종격흉막(mediastinal pleura)의 림프관들은 전종격 또는 후종격의 림프절로 드레인 된다.

(3) **흉 관**

장측흉막과 벽측흉막들의 림프관들은 결국 우측 림프관(lymphatic duct)과 좌측 흉관(thoracic duct)에 의해 혈관계에 합류한다.

## 3. 신경지배

1) 장측흉막은 체성 신경지배(somatic innervation)가 없다. 따라서 통증 등의 감각을 느끼지 않는다.

2) 벽측흉막은 풍부한 체성신경과 교감 및 부교감신경의 지배를 받는다. 늑골흉막에서는 신경자극이 늑간신경을 통해서 전달되고 횡격막의 통증은 횡격막신경을 통해 전달된다.

## 4. 흉막의 생리

### 1) 흉막압(pleural pressure)

(1) 흉막강은 항상 음압을 유지하고 있어 정상인이 조용히 호흡할 때는 보통 -4 $cmH_2O$에서 -8 $cmH_2O$ 사이의 압력변화를 보인다. 그러나 심한 호흡운동에서는 +4에서 -20 $cmH_2O$ 까지의 압력변화를 보일 수 있다. 만일 성문(glottis)을 닫은 상태에서 숨을 내 쉬려고 노력하면 보다 큰 흉막강 양압이 생길 수도 있다.

(2) 흉막압은 흉막강 전체에서 다 동일한 것은 아니어서 폐기저부(-2 $cmH_2O$)보다 폐첨부(-8 $cmH_2O$)에서 음압이 더 심하다. 이렇게 기저부에서 음압의 정도가 덜한 것은 중력작용 때문이다.

(3) 흉막압은 여러 가지 병적 상태에서 변할 수 있다. 예를 들어 간질성폐질환, 폐부종, 무기폐, 또는 폐절제수술 후에는 폐의 탄성반도(elastic recoil)가 증가하여 흉막압을 감소시킨다. 반면 만성폐쇄성폐질환, 기관지협착, 또는 부분폐쇄가 생긴 기관내삽관 등에서는 기도저항이 증가하여 흡기시에 흉막강의 음압이 더 커진다.

### 2) 흉막액의 생성과 흡수

흉막액은 정상적으로 0.01 mL/kg/hr로 생성되어 흉막강으로 이동한다. 대부분의 흉막액은 벽측흉막의 림프관을 통해 흡수되는데 흡수 능력은 0.20 mL/kg/hr 정도가 된다. 이러한 생성과 흡수 사이의 균형이 깨어질 경우 흉막액의 저류가 발생하게 된다.

(1) **흉막액의 생성**

① 모세혈관을 통한 생성(capillary origin)

벽측 및 장측흉막을 가로지른 정수압(hydrostatic pressure)과 교질삼투압(colloid oncotic prssure)의 차이에 의해 좌우된다. 흉막액은 벽측흉막의 체모세혈관(systemic capillary)으로부터 흉막강으로 이동하게 된다.

② 폐간질성 흉막액(interstitial origin)

폐부종 등으로 폐간질에 수분이 증가하는 경우 이러한 여분의 수분이 흉막액을 유발한다. 이 경우에는 폐부종의 심한 정도에 따라 흉막액의 양도 같이 변하며, 누출성(transudate)과 삼출성(exudate) 흉막액이 다 발생할 수 있다.

③ 복강성 흉막액(peritoneal origin)

복강내의 수액도 횡격막의 구멍을 통해 직접 흉강내로 이동할 수 있다. 대표적인 예가 간경화시 복수가 흉막강으로 이동하는 경우이며, 그 외에도 췌장염이나 Meig's 증후군시 복수가 흉막강으로 이동하여 흉막액을 형성할 수 있다.

#### (2) 흉막액의 흡수

흉막액의 흡수는 흉막강과 벽측 및 장측흉막의 교질삼투압의 차이로 인해 흡수되기도 하나, 최근에는 벽측흉막의 림프관을 통한 흡수가 더욱 중요한 것으로 밝혀졌다. 림프관을 통한 흡수는 정상상태에서 흉막액의 생성능력의 20배가 넘는다.

### 5. 흉막의 병태생리

흉막중피종(pleural mesothelioma)을 제외한 거의 모든 흉강병변들은 다음 두 가지 발병기전 중 하나에 의해 생긴다.

1) 흉막 손상이 생기면서 흉강내로 공기(기흉), 혈액(혈흉), 유미(유미흉), 고름(농흉) 등의 이물질들이 축적되는 경우

2) 흉강내의 수분이동 균형이 무너져 흉강에 수분축적이 일어나는 경우(흉수)

## II. 자연기흉

### 1. 정 의

기흉(氣胸, pneumothorax)이란 흉강에 공기가 존재하는 상태를 말한다.

### 2. 분 류(표 10-1)

기흉은 저절로 발생하는 자연기흉(自然氣胸 ; spontaneous pneumothorax)과 둔상, 관통상, 의인성(iatrogenic) 등으로 발생하는 외상성 기흉(外傷性氣胸 ; traumatic pnemothorax)의 두 가지로 크게 나뉘어 진다. 자연기흉은 특발성 기흉(特發性氣胸) 이라고도 한다. 그밖에 요즘 거의 시행되지는 않지만 공기대비(air-contrast)를 이용하여 늑막이나 폐의 병변을 진단하기 위한 목적으로 인위적으로 기흉을 유발시키기도 한다(diagnostic pneumothorax).

표 10-1. 기흉의 분류

* 자연기흉
    1. 일차성 자연기흉
    2. 이차성 자연기흉
    3. 신생아 자연기흉
    4. 월경성 자연기흉
* 외상성 기흉
* 진단성 기흉

### 3. 일차성 자연기흉 (primary spontaneous pneumothorax)

#### 1) 발생양상

(1) 젊으면서(20~30세) 키가 크고 야윈 남자에서 특징적으로 호발한다. 보통 흡연력이 있다.

(2) 가족성으로 오는 자연기흉도 산발적으로

보고되고 있는데, 한 연구에 의하면 HLA haplotype A2B40이 위험인자로 지적되고 있다.

### 2) 발병요인

#### (1) 흉막하 소기포(subpleural blebs)

① 대부분의 일차성 자연기흉은 소기포의 파열에 의해 생긴다. 소기포는 폐실질조직과 장측흉막 사이 즉 장측흉막하에 생긴 작은 공기주머니로, 주로 폐첨부에서 생기고 간혹 폐열(fissure) 부위를 따라 관찰되기도 한다.

② 생성기전

흉막하 소기포들의 생성기전은 일반적으로 다음 두 가지 가설 중 하나에 의해 설명되고 있다.

㉠ 키가 크고 야윈 사람에서는 성장과정 중에 상대적으로 폐실질조직이 폐혈관에 비해 빨리 자라는 셈이 된다. 따라서 폐문(hilum)에 위치한 큰 폐동맥에서 멀리 떨어져 있게 되는 부위 즉 폐첨부(lung apex)에서는 혈관공급의 부족으로 상대적인 국소허혈이 초래됨으로서 이차적으로 소기포들이 형성 된다는 가설이다.

㉡ 또 다른 가설은 키 큰 사람에게서는 폐첨부의 경폐압력(transpulmonary pressure)이 상대적으로 높기 때문에 이로 인한 높은 폐포확장압(alveolar distending pressure)으로 소기포들이 생긴다는 것이다.

#### (2) 기타 요인들

① 드물긴 하지만 마르팡증후군(Marfan syndrome)이나 선천성 폐낭(lung cyst) 또는 국소적인 흉막유착의 파열이 자연기흉과 연관되기도 한다.

② 일부 보고에 의하면 일차성 자연기흉 환자의 2~3%에서 추후에 활동성 폐결핵이 발현된다고 한다. 이 경우는 기흉 발병당시 이미 잠재성 결핵이 있었던 것으로 해석되기도 한다. 따라서 기흉이 생길만한 특별한 원인이 없는데 기흉이 생긴 경우에는 결핵의 합병을 의심하여 반드시 객담검사를 실시하여야 한다는 주장도 있다.

③ 기흉환자의 약 15~20%에서는 개흉술(thoracotomy)시에 소기포 등 특별한 이상이 전혀 발견되지 않고 단지 폐첨부에 상흔조직(scarred apex)만 관찰된다.

### 3) 임상양상 및 진단소견

#### (1) 증 상

① 기흉의 두 가지 중요한 증상은 흉통과 호흡곤란이다. 흉통은 가장 흔한 증상으로 운동과는 관계없이 생기며 보통 24 시간 내에 사라진다. 호흡곤란은 선행 폐질환이 있거나 기흉의 정도가 큰 경우에는 심하게 나타날 수 있다. 그러나 보통 경우에는 대부분 불편할 정도의 가벼운 호흡곤란으로 나타난다.

② 심한 경우 긴장성기흉(tension pneumothorax)이 생기기도 한다(제 5장. 흉부외상-Ⅲ. 외상성 기흉 및 혈흉 참조).

③ 재발성(recurrence)

기흉은 재발성이 있는 것이 중요한 임상적 특징이다. 한 보고에 의하면 일차발병 후 재발하는 확률은 약 50%이다. 그러나 일단

한번 재발한 환자에서는 다시 발병할 확률이 점점 더 높아진다. 재발 시 같은 쪽 흉강에서 생길 확률은 75%이고 대부분 첫 발병 이후 2년 안에 생긴다.

(2) **이학적 소견**

① 소규모 기흉은 특별한 이학적 소견이 없는 것이 보통이다.

② 그러나 25% 이상의 폐허탈을 동반한 기흉에서는 흉곽운동이 감소되거나 소실되고, 타진상 공명과도(hyperresonance)의 소견을 보인다. 촉각진탕음(tactile fremitus)은 보통 소실되거나 감소된다. 청진상 호흡음도 감소되거나 소실된다.

(3) **흉부 X-선사진**

① 전후사진(PA)에서 흉막강내의 특징적인 과투시성 공기음영이 나타난다.

② 호기사진(expiratory film)
만일 기흉이 의심되는데도 양이 적어 보통의 흉부전후 X-선사진에는 확인이 되지 않는 경우에는 환자를 최대한 호기시킨 상태에서 사진을 촬영한다. 호기시에는 폐용적이 줄어들어 기흉이 증가되어 보이는 효과가 있을 뿐 아니라, X-선사진상 기흉의 농도는 변화시키지 않고 폐의 농도는 증가시켜 두 음영간의 대비를 크게 함으로서 기흉 관찰을 용이하게 만든다

③ 기흉의 크기
흉부 X-선 사진상 병변측 흉곽내에서 기흉이 차지하는 비율에 따라 기흉을 흔히 작은 기흉(20% 미만), 중간 기흉(20%~40%),그리고 큰 기흉(40%보다 클 때)으로 나누기도 한다. 임상의사들은 일반적으로 정밀한 계산보다는 대충의 눈짐작으로 기흉의 크기를 판단하는 경우가 대부분인 것은 사실이지만, 흉부 X-선 사진에서 벽측흉막(흉벽)에서 장측흉막(폐표면)까지의 거리를 측정하여 보다 객관적이고 정확한 방법을 사용하기도 한다.

### 4) 치 료

자연기흉의 치료원칙은 먼저 흉강내에서 공기를 제거한 뒤, 흉강을 효과적으로 폐쇄시켜 재발을 막는 것이다. 구체적인 치료방법에는 다음과 같은 방법들이 있는데, 환자상태, 재발여부, 폐 상태 등을 고려하여 이중 적절한 치료법을 선택한다.

(1) **관 찰**(observation)

① 보통 환자를 안정시킨 상태에서 산소를 투여하여 기흉의 흡수를 도모하면서 관찰한다. 흉강내 공기의 자연흡수 속도는 하루에 한쪽 흉곽용적의 약 1.25%씩 흡수되는 것으로 보고되고 있다. 예를 들어 만일 15%의 기흉이 있으면 더 이상의 공기 유출이 없는 한 완전히 흡수되는 데에 약 12일이 걸린다.

② 증상이 없으면서 더 이상의 공기유출이 없는 작은 기흉(20%이하) 환자에서 주로 적응이 된다.

(2) **흉강천자**(thoracentesis)

① 증상이 별로 없으면서 기흉의 정도가 약간 큰 경우에 사용할 수 있다.

② 그러나 이 방법은 효과적인 폐의 재 팽창을

도모하지 못해 공기유출이 계속되는 상황에서는 치료가 잘 되지 않는다. 또 종종 반복 천자를 필요로 하는 번거로움 등으로 근래에 와서는 잘 시행되지 않고 있다.

### (3) 흉강삽관술, 흉관삽입술 (thoracostomy, chest tube insertion)

① 기흉 치료에 가장 널리 사용되는 방법이다. 지속적인 공기유출이 있는 경우에도 폐의 재팽창이 효과적으로 될 수 있고 필요에 따라 흡인(suction)장치를 첨가하여 효과를 높일 수도 있다.

② 흉강삽관술의 일반적인 적응증은 다음과 같다.

㉠ 단기간의 치료가 필요한 경우
㉡ 20% 이상의 기흉이 있는 경우
㉢ 긴장성기흉이 있는 경우
㉣ 증상이 있는 경우
㉤ 반대측 폐에 병변이 있는 경우
㉥ 흉부X-선사진상 기흉이 점점 증가하는 경우

### (4) 화학적 흉막유착술(chemical pleurodesis)

지속성 또는 재발성 자연기흉이 있는 경우에는 공기유출을 근원적으로 막고 재발을 방지하기 위해 흉막을 유착시켜 흉막강을 없애 주는 것이 필요하다. 화학적 흉막유착술이란 이러한 목적으로 흉관이나 흉강경을 통해 화학약품을 흉막강내에 투여하여 염증을 유발시킴으로써 장측흉막과 벽측흉막사이를 유착시키는 방법을 말한다.

흉막유착술에 사용되는 화학 약품으로는 과거에는 테트라사이클린(tetracycline)이 가장 많이 사용되었으나, 요즈음은 활석가루(talcum powder)가 가장 널리 사용되고 있으며, 드물게 퀴나크린(quinacrine), 머스타드질소(nitrogen mustard), 요오드화 오일(iodized oil), 고장성 포도당(hypertonic glucose)등이 사용되기도 한다. 일반 활석가루는 석면(asbestos)을 포함하고 있고 이를 사용할 경우에는 나중에 중피종이 발생할 수 있으므로, 반드시 석면이 없는(asbestos-free) 의료용 활석가루를 사용하여야 한다.

### (5) 수 술

① 개흉술

㉠ 개흉술 통해 흉막하 소기포를 절제한 다음, 기계적 흉막 유착술(mechanical pleurodesis)을 시행하는 방법이다(그림10-2). 비디오 흉강경 수술의 도입 이후에는 잘 사용되지 않고 있다. 기계적 흉막 유착술에는 벽측흉막을 제거해주는 방법(pleurectomy)과 흉막을 문질러 자극함으로서 흉막유착을 도모하는 방법(abrasion method)의 두 가지 방법이 있다.

㉡ 적응증

a. 공기유출이 심해서 폐의 재팽창이 제대로 안되는 경우

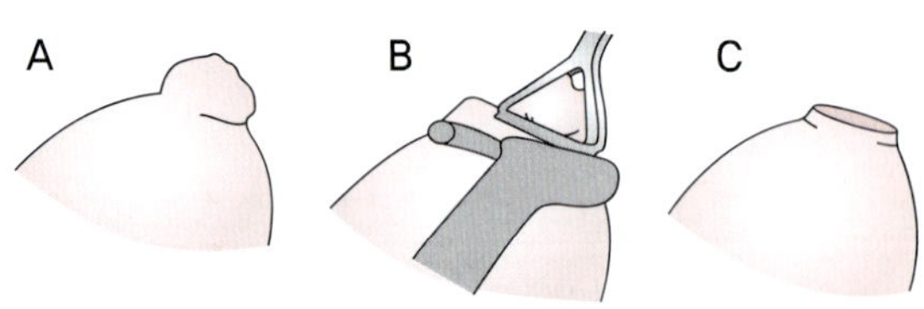


그림 10-2. 일차성 자연기흉에 대한 개흉술의 모식도. A. 폐첨부에 위치한 소기포들 (blebs). B, C. 스테이플러(보통 TA 55 stapler)로 소기포를 포함한 폐첨부에 쐐기절제술을 시행한다. 이후 마른 거즈로 흉막을 문질러서 인위적으로 흉막유찰을 도모하여(mechanical pleurodesis) 흉막강을 폐쇄시켜준다.

b. 공기유출이 7일 이상 계속되는 경우
c. 같은쪽의 재발성 기흉이 생긴 경우
d. 양측에서 동시에 기흉이 생긴 병력이 있는 경우
e. 양측에서 동시에 기흉이 생긴 경우
f. 흉부 X-선사진에서 보이는 큰 기낭(air cyst)이 있는 경우
g. 직업적인 요인이 있는 경우(비행기조종사, 잠수부, 외딴곳에 사는 사람)
h. 이차성 자연기흉환자에서 기흉의 원인 자체가 수술적응이 되는 경우
i. 합병증이 있는 경우(혈흉, 농흉, 만성기흉)

② 비디오 흉강경수술

근래에 와서 보다 덜 침습적이라는 장점 때문에 기흉수술에 비디오 흉강경이 주로 사용되고 있다(제 4장 흉부질환의 외과 진단법 및 폐절제술 중 '비디오 흉강경수술' 참조) 비디오 흉강경수술(video-assisted thoracic surgery)에 의한 자연기흉의 수술은 전신마취하에 환자를 측와위 자세로 눕힌 다음, 보통 세 개의 트로카를 삽입하여 비디오 영상하에서 시행하게 된다(그림 10-3). 병변부위의 절제는 내시경용 봉합기(endostapler)를 사용하며, 그밖에 기계적 흉막유착술 등 수술의 기본 원칙은 개흉술과 동일하다. 흉강경수술의 적응증은 개흉술의 적응증에 준한다.

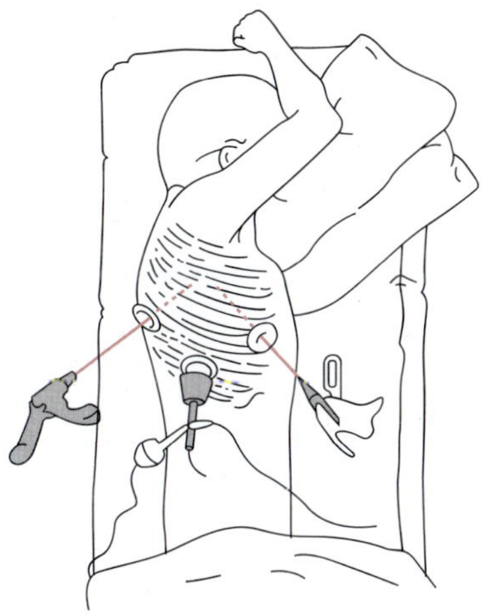

그림 10-3. 비디오 흉강경수술의 모식도.

## 4. 이차성 자연기흉 (secondary spontaneous pneumothorax)

### 1) 정 의

뚜렷한 폐의 선행질환 때문에 이차적으로 기흉이 생기는 상태를 말한다. 자연기흉 환자의 약 20%가 여기에 해당된다.

### 2) 원 인

가장 흔한 원인은 만성폐쇄성폐질환(COPD)이다. 이는 20대의 일차성 자연기흉에 이어 45~65세 사이에 자연기흉이 두 번째 빈발연령군을 형성하는 중요한 요인이 된다. 한국에서는 결핵성 자연기흉도 큰 원인을 차지한다.

### 3) 임상양상

일반적으로 이차성 자연기흉 환자는 나이가 많고 폐기능도 나쁜 상태에 있기 때문에 일차성 자연기흉 때와 똑같은 정도의 기흉이라도 호흡곤란 등의 증상이 훨씬 심한 것이 보통이며 위험성도 크다. 재발율을 일차성 자연기흉 때와 비슷하여 약 50%이다.

### 4) 치 료

이차성 자연기흉에서의 치료원칙은 일차성 자연기흉과 비슷하다. 그러나 이차성 자연기흉은

일차성과 달리 치명적일 수가 많기 때문에 보다 적극적인 치료가 필요하다.

**(1) 흉강삽관술**

① 이차성 자연기흉 환자에서는 비록 기흉의 정도가 심하지 않은 경우에도 선행 폐질환으로 증상이 심하기 때문에 거의 대부분에서 일차치료로 흉관을 삽입하여야 한다.

② 흉강삽관 후에는 보통 적절한 시기에 활석가루(talcum powder)로 흉막유착술을 시행하여 재발방지를 도모한다.

**(2) 개흉술**

드물게 기흉을 일으키는 원인 자체가 개흉술의 적응이 되는 경우에는 수술 절제를 시행할 수 있다.

## 5. 신생아 자연기흉 (neonatal spontaneous pneumothorax)

하이알린막질환(hyaline membrane disease), 신장기형, 포터증후군(Potter's syndrome), 그리고 태변(meconium)흡인 등과 상관되어 신생아기에 자연기흉이 올 수 있다.

## 6. 월경성 자연기흉 (catamenial spontaneous pneumothorax)

### 1) 정의 및 발생양상

월경과 연관되어 생기며 20~30대에 잘 생기고 대부분(90%) 우측에서 발생한다. 보통 월경 시작 후 48~72 시간 내에 생긴다. 임신이나 경구피임약 복용 등으로 배란이 일어나지 않을 때는 절대 생기지 않는다.

### 2) 발병기전

다음과 같은 가설들이 있는데 정확한 원인은 모른다.

(1) 소기포들의 파열
(2) 월경 중 프로스타글란딘 F2의 상승으로 인한 폐포파열
(3) 월경 중 자궁점액정(mucous plug)의 소실로 자궁으로부터 들어간 공기가 횡격막결손을 통해 흉막강으로 유입
(4) 흉막이나 폐에 자궁내막증(endometriousis)이 있는 경우

### 3) 치 료

일반적인 자연기흉과 같이 치료한다. 그런 뒤에 배란억제제(ovulatory supprissive drug)를 투여한다.

# III. 자연혈흉

## 1. 정 의

혈흉(血胸 ; hemothorax)이란 흉막강에 혈액이 존재하는 상태를 말한다. 혈흉에는 자연 혈흉(spontaneous hemothorax)과 외상에 이차적으로 생긴 외상성 혈흉(traumatic hemothorax)의 두 종류가 있다. 여기서는 자연혈흉에 관해서 설명하기로 한다.

## 2. 원 인

자연혈흉의 발생에는 다양한 원인들이 있지만 자연기흉과 폐동정맥기형(pulmonary arteriovenous malformation)에 동반되어 생기는 경우가 가장 흔하다. 이 경우 환자들은 대부분 20대의 젊은 남자들이다. 그 밖에 각종 폐종양, 혈액응고장애 질환, 흉부대동맥류파열 등이 원인이 될 수 있다.

## 3. 병태생리

흉막강으로 들어간 혈액은 신속히 응고되지만 주위의 심장 및 폐의 물리적 진탕작용 때문에 섬유소가 제거되어(defibrination) 곧 액화된다. 이러한 혈성 흉수(bloody pleural effusion)는 거의 대부분에서 자연적으로 흡수되는 과정을 거친다. 그러나 만일 세균 등으로 이차 감염이 일어난 경우에는 흉막표면에 섬유소가 침착되면서 섬유흉(fibrothorax)을 형성하여 폐의 팽창을 방해하기도 한다. 이런 경우는 자연혈흉에서 보다 외상성 혈흉에서 빈도가 높다.

## 4. 임상양상

자연혈흉은 급작히 생길수도 있고 서서히 생길 수도 있으며, 환자의 활동 정도와는 관계가 없다. 전형적인 증상은 호흡곤란과 흉통이고 출혈 양과 속도에 따라 쇽 증상이 나타날 수도 있다.

## 5. 치료

1) 환자상태에 따라 수액 또는 혈액을 투여하면서 흉강삽관술을 시행한다.

2) 개흉술

출혈양이 많은 때는 즉시 개흉술을 시행하여 지혈을 한다. 또 흉강삽관술 후 8주가 지나서도 흉부X-선 사진상 음영이 남아 있으면 흉막박피술(decortication)을 시행해준다.

# IV. 유미흉

## 1. 정 의

유미흉(乳糜胸 ; chylothorax)이란 가장 큰 림프관인 흉관의 손상으로 흉관 내의 유미(암죽 ; chyle)가 흉강내로 빠져나와 축적되는 상태를 말한다. 유미흉은 드문 질환이긴 하나 특징적인 우유 빛 흉수 때문에 한번 본 사람에게는 대단히 인상적인 질환이다.

## 2. 흉관(胸管 ; thoracic duct)의 해부생리

### 1) 흉관의 해부학적 구조

(1) 흉관은 복부에서 유미조(cisterna chylii)라고 불리는 림프관팽대부위에서 시작한다. 유미조를 출발한 흉관은 횡격막의 대동맥열공(aortic hiatus)을 통과하여 가슴으로 들어간 뒤 흉막 바깥쪽으로 해서 척추앞쪽으로 올라간다. 그런 뒤에 흉관은 4번 또는 5번 흉추 근처에서 좌측으로 이동하여 경부의 좌내경정맥과 좌쇄골하정맥의 결합부에서 정맥과 합류하게 된다(그림 10-4).

(2) 그러나 실제 흉관의 해부학적 위치는 대단히 변화가 많아 전술한 흉관의 위치는 정상인구

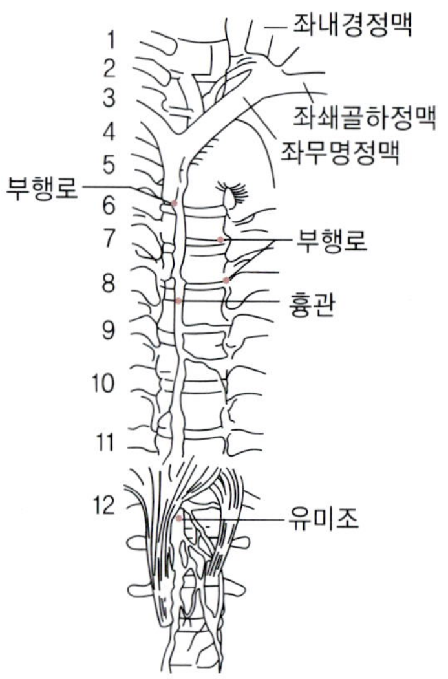


그림 10-4. 흉관(thoracic duct)의 가장 흔한 주행양상을 나타내는 모식도.

의 약 반에서 밖에 존재하지 않는다. 가장 흔한 변화는 다발성 흉관의 존재이다.

### 2) 흉관의 생리

(1) 정상인에서 하루에 흉관을 통해 흐르는 유미의 양은 보통 1,500~2,400 mL 정도로 추정하고 있다. 그러나 기름진 음식이나 수분섭취가 많은 경우에는 시간당 200 mL까지 그 양이 증가할 수 있다.

(2) 흉관 내에는 판막이 있어 유미의 역류를 방지하고 있다. 판막은 흉관 전체에 걸쳐 발견되는데 위치는 불규칙하다.

#### (3) 유미

① 성분

㉠ 유미는 림프액과 트리글리세라이드지방의 작은 방울(chylomicron)로 이루어진 안정성 유탁액으로 냄새가 없고 짠맛의 알칼리성 우유빛 액체다.

㉡ 섭취된 지방의 약 60~70%는 장유미림프관(intestinal lacteals)을 통해 흉관으로 운반되기 때문에 유미의 지방함유량은 아주 높다(0.4~0.6 gm/100 mL). 또 흉관은 혈관 밖의 혈장단백질을 혈관내로 복귀시키는 주요 통로이기 때문에 유미의 단백질 함유량도 혈장단백질의 약 반 정도로 높다(2.2~5.9 gm/100 mL). 유미의 주요 구성세포는 림프구이고 호산구(eosinophils)도 약간 있다. 그밖에 전해질, 효소, 당, 요소질소 등은 혈액과 비슷한 농도로 있다.

② 특 징

유미는 그 자체가 정균작용(bacteriostatic)이 있기 때문에 유미흉에서는 감염이 잘 생기지 않는다. 또 유미는 흉강으로 유출되더라도 자극성이 약해 흉막껍질(peel)이나 섬유성탄성막(fibroelastic membrane)을 형성하지 않는 경우가 많다.

## 3. 발병원인

유미흉은 여러 가지 원인으로 발병할 수 있지만 흔한 원인은 종양과 외상이다.

### 1) 종 양

종양은 특히 성인에서 50% 이상의 원인을 차지한다. 림프종(lymphoma)이 가장 흔한 원인이다.

### 2) 외 상

외상 중에서 근래에 와서 가장 높은 빈도를 차지하는 것은 흉부수술 중 흉관의 손상으로 오는 형태다. 특히 대동맥궁이나 좌쇄골하동맥 그리고 식도수술에서는 항상 위험성이 있다. 그밖에 둔상에 의한 척추의 과신전(hyperextension)으로 횡경막 직상부의 흉관이 파열되어 올 수 있는데, 기름진 음식을 먹고 난 후에 흉관이 팽배해 있을 때 특히 가능성이 있다. 관통상은 원인이 되는 경우가 매우 드물다.

## 4. 임상양상 및 진단소견

### 1) 증 상

(1) 유미흉은 일측성 또는 양측성으로 생길 수 있다. 일측성인 경우 우측에서 호발한다.

(2) 유미흉으로 인한 최초의 증상은 보통 흉막강내의 유미의 축적으로 인한 폐나 종격동의 압박 때문에 온다. 즉 호흡곤란, 피로, 흉부불편감 등이 오는데 전술한 대로 유미의 정균작용 때문에 이차감염은 거의 생기지 않는다. 또 유미는 흉막에 자극성이 별로 없어 흉막염성 흉통이나 발열도 드물다.

(3) 유미흉에 의한 보다 심각한 증상은 만성적인 영양결핍이다. 흉관은 매일 2500 mL에 달하는 유미를 운반할 뿐만 아니라, 이 유미에는 상당한 양의 단백질, 지방, 전해질, 그리고 림프구들이 함유되어 있기 때문에 흉관 유출이 계속될 경우 환자는 심혈관계의 불안정과 함께 급속히 쇠약해진다. 또 림프구의 유출로 면역기능의 저하도 동반된다. 따라서 적극적인 치료가 동반되지 않으면 치명적일 수 있다.

### 2) 진 단

(1) 유미흉의 진단은 흉수가 유미인지 아닌지 확인하는 것이다. 유미의 특징은 다음과 같다.

① 우유빛 액체로 세워놓으면 크림층이 위에 생긴다.
② 에테르(ether)(1~2 cc)를 첨가하여 흔들면 지방이 추출되어 맑아진다.
③ 수단(Sudan) Ⅲ염색으로 지방구(fat globules)가 염색된다.
④ 알칼리성이고 냄새가 없다.
⑤ 무균성이고 정균성(bacteriostatic)이다.
⑥ 비중은 1.012~1.025 이다
⑦ 림프구는 400~6,800/mm$^3$이다.
⑧ 적혈구는 50~600/mm$^3$ 이다.

(2) 또 유미흉이 의심되는 환자에서 기름진 음식이나 올리브유를 먹인 뒤에 흉관(이때의 흉관은 chest tube를 말한다)을 통한 배액량이 증가하는 것으로 유미흉을 진단할 수 있다.

(3) 그 밖에 림프관조영술(lymphangiography) 또는 방사성동위원소검사를 이용하여 흉관의 유출부위를 파악하는 방법도 있다.

### 3) 가유미흉(pseudochylothorax)과의 감별진단

가유미흉은 흉막의 만성염증이나 흉막종양에서 나타날 수 있다. 가유미 역시 우유빛을 띠는데 유미와는 달리 트리글리세라이드양이 비교적 적고 비중이 낮으며, 단백질이나 림프구도 적다. 따라서 유미로 의심되는 액체의 트리글리세라이드양을 측정하여 110 mg/dL 이상이면 99% 유미가 틀림없고, 만일 50 mg/dL 이하이면 유미일 가능성이 5%밖에 없다. 또 콜레스테롤/트리글리세라이드의 비를 측정하여 1 이하이면 대부분 유미이고 1 이상이면 유미가 아니다.

## 5. 치 료

### 1) 보존요법

일차적인 치료방법이다. 흉관(chest tube)을 삽입하여 유미흉을 배액 시키면서 환자를 금식시키고 정맥주사로 영양공급을 해준다. 경구섭취는 유미의 양을 증가시키기 때문에 절대 금기다. 보존치료로 흉관(thoracic duct)이 자연폐쇄된 것으로 추정되면 흉관(chest tube)을 제거하기 전에 고지방식을 경구 섭취시켜 유미흉의 재발여부를 확인한 뒤 흉관(chest tube)을 제거한다.

### 2) 수술치료

#### (1) 수술적응증

약 2주간의 보존치료에도 반응하지 않는 경우는 수술적 치료의 대상이 된다. 그 외에 악성원인이 의심되는 경우, 유미흉이 다발성으로 소방형성(loculateion)을 하거나 폐 팽창이 억제되고 있는 경우, 1일 배액량이 1,500 mL 이상이거나 소아의 경우 나이당 100 mL 이상으로 5일 이상 지속되는 경우 등에서는 조기수술을 시행할 수 있다.

#### (2) 수술방법

① 개흉술로 누출부위를 확인하여 직접 봉합하거나 또는 횡격막열공의 흉관이 들어오는 부위에서 결찰해주는 방법이 가장 보편적인 방법이다. 누출부위의 확인은 수술 전 환자에게 올리브유등을 먹여 특징적인 우유 빛 유미의 누출을 조장시킴으로서 원활히 할 수 있다.

② 누출부위가 확인되지 않는 경우에는 흉막 절제술 및 흉막 유착술을 시행할 수도 있다.

# V. 흉 수

## 1. 정 의

1) 흉수(胸水 ; pleural effusion)란 흉막표면으로 부터 간질액(interstitial fluid)이 과도하게 삼출(exudation) 또는 여출(transudation)되어 흉막강내에 액체가 축적되는 상태를 말한다. 흉수는 그 자체가 질병이라기보다는 전신질환이나 흉막질환에 이차적으로 오는 증상의 하나이다.

### 2) 용어상의 문제

(1) 영어 'pleural effusion'의 국내번역으로는 '흉수'외에 흉막삼출액, 흉막액, 흉막유출액 등의 용어 등이 혼용되고 있다. 또 'pleural effusion'의 한 종류인 'pleural exudate'도 '흉막삼출액'으로 번역되고 있어 흉막삼출액이란 용어를 사용할 때는 특히 혼동의 우려가 있다. 이 책에서는 이런 혼동을 줄이기 위해 'pleural efusion'은 '흉수'로 그리고 'pleural exudate'는 '흉막삼출액'으로 구별해서 사용하기도 한다.

(2) 흉수(pleural effusion)는 수흉(hydrothorax)으로 불리기도 한다.

## 2. 분 류

### 1) 흉수의 종류

흉수에는 여출액과 삼출액의 두 종류가 있다.

#### (1) 여출액(transudate)

① 생성기전

흉막병변과는 관계없이 전신적인 요인에 의한 흉막액 생성과 흡수의 변화로 생기는 흉수를 말한다. 즉 혈관 내 교질삼투압이 감소하거나 정수압이 증가하게 되면 여출액이 생기게 된다.

② 원 인

울혈성심부전증, 간경변증, 신증후군, 점액부종(myxedema), 복막투석, 저단백질혈증, 메이그스증후군(Meigs syndrome), 유육종증(sarcoidosis) 등의 원인이 있다. 이중 울혈성심부전증은 여출액의 가장 흔한 원인으로, 이때 생기는 흉수는 보통 양측성이다.

#### (2) 삼출액(exudate)

① 생성기전

흉막표면이나 림프관의 병변으로 생기는 흉수를 말한다. 즉 흉막염증으로 단백질에 대한 모세혈관의 투과성이 증가하거나 또는 림프관 병변으로 림프드레인이 제대로 되지 않을 때 삼출액이 생기게 된다.

② 원 인

감염성질환이 가장 흔한 원인이다. 악성흉수는 폐암이나 유방암이 가장 흔한 원인이나 어떤 종양이라도 흉막에 전이를 하면 유발할 수 있다. 악성흉수는 소위 '대규모 흉수(massive effusion)'를 잘 만든다. 그밖에 삼출액의 원인으로는 폐경색(pulmonary infarction), 교원질병(collagen disease), 횡경막하의 염증, 외상, 방사선치료 후나 심근경색후증후군(postmyocardial infarction syndrome) 또는 식도파열 등이 있다.

### 2) 여출액과 삼출액의 감별방법

(1) 전통적으로 흉막액의 단백질치가 3 gm/100 mL 이상이거나 비중이 1.016 이상일 때를 삼출액으로 생각한다. 그러나 이 방법은 약 10% 정도의 부정확성이 있는 단점이 있다.

(2) 흉막액과 혈청에서 단백질과 유산탈수소효소(lactic acid dehydrogenase, LDH)를 동시에 측정하면 99%에서 여출액과 삼출액을 정확히 감별 할 수 있다. 즉 흉막액이 다음의 3가지 조건 중 아무 것에도 해당되지 않으면 여출액이고, 적어도 하나 이상의 조건에 해당되면 삼출액으로 간주한다.

① 흉막액단백질/혈청단백질 〉 0.5

② 흉막액LDH/혈청 LDH 〉 0.6

③ 흉막액의 LDH가 혈청 LDH의 정상상한가(the upper limit of normal)의 2/3보다 클 때

## 3. 진 단

### 1) 흉부 X-선사진

가장 중요한 검사방법이다. 전형적인 경우 보통의 기립사진에서 늑골횡격동(costodiaphragmatic sinus) 부위에 오목한 반월형태를 보이는 횡격막상의 음영으로 나타난다. 기립사진에서 늑

골횡격동의 소실을 보이려면 적어도 250 mL 정도의 흉수가 있어야 한다. 흉막비후(pleural thickening)에 의한 늑골횡격동의 소실과 구별하기 위해서는 측와위사진(lateral decubitus film)을 촬영하여 음영이 중력에 의해 이동하는지 여부를 관찰하면 된다. 측와위사진으로는 소량의 흉수도 발견될 수 있다.

## 2) 흉강천자후 흉막액의 검사

### (1) 육안소견

흉강천자로 얻은 흉막액의 색깔이나 냄새 등을 관찰하면 상당한 정도로 진단접근을 할 수 있다.

① 색 깔

㉠ 밀짚색깔(대부분의 여출액 및 결핵, 폐렴과 연관된 삼출액), 피색깔(악성종양, 외상, 폐경색), 고름색깔(농흉), 백색(유미흉, 농흉), 갈색(아메바성 간농양의 파열) 등.

㉡ 혈성흉막액의 감별

흉강천자에서 혈성흉막액이 나왔을 때 이것이 진짜 혈성흉막액인지 아니면 흉강천자시 혈관손상에 의한 혈액의 혼합인지 구별하기 어려울 때가 많다. 이때 만일 (1) 혈성흉막액의 색깔이 균일하지 않거나 (2) 천자후 수분 안에 흉막액이 응고되거나 (3) 라이트 염색(wright stain)에서 헤모시데린을 함유하고 있는 대식세포(macrophage)가 발견되지 않는 등의 소견이 있으면 흉강천자시의 혈관손상으로 인한 혈성흉막액으로 생각한다.

② 냄 새

대부분의 여출액과 삼출액은 특별한 냄새가 없다. 악취가 나는 경우에는 혐기성 농흉(anaerobic empyema)으로 추정한다.

### (2) 세포성분

① 흉막액에서 림프구가 주종을 이루면 결핵, 림프종, 또는 기타 악성종양을 의심해야 한다. 만일 총세포수의 85~95%가 림프구이면 결핵이 강력히 의심된다.

② 호산구증가증(eosinophilia)이 있으면 기생충질환이나 양성 석면흉막염(asbestos pleurisy)을 의심할 수 있다. 그러나 기흉, 혈흉 또는 반복 흉강천자에 의해서도 호산구증가증이 올 수 있다.

### (3) 생화학검사소견

① 아밀라제

흉막액아밀라제 수치가 혈청아밀라제 수치의 정상범주의 상한가보다 높으면 급성췌장염, 췌장의 가성낭(pseudocyst), 식도파열, 악성종양의 4가지 가능성이 있다.

② 포도당

결핵, 류마티스성 관절염, 농흉, 악성종양으로 인한 흉막액의 포도당치는 혈청포도당치 보다 낮다.

③ PH

흉막액의 PH는 폐렴과 연관된 삼출액(parapneumonic effusion)이 있을 때 치료방침을 결정하는데 큰 도움을 줄 수 있다. 만일 흉막액이 세균으로 감염되면 보통의 그람염색법으로 세균이 관찰되기 전에 백혈구의 식작용(phagocytosis)이나 세균대사 등으로 산증(acidosis)이 생겨 흉막액의 PH가 떨어지게 된다. 따라서 폐렴과 연관된 흉막액에서 PH가 7.0 이하로 떨어지거나 포도당이 60 mg/dL 이하로 떨어지면 세균 감염이 생긴 것으로 생각하고 조기에 흉관(chest tube)을 삽입하여 흉막액을 배액 시켜 주어야 한다. 만약 PH가 7.0에서 7.2 사이인 경우에는 반복적인 천자가 필요하다. 폐렴과 연관된 흉막액에서 흉막액의 배액이 늦어지면 소방화(loculation)가 일어나 치료가 어려워질 수 있다. 그러나 이러한 기준은 폐렴과 연관된 흉막액에서만 적용되는 것이며, 악성 흉막액, 결핵성 흉막액, 류마티스성 흉막액 등의 경우에는 PH가 7.0 이하로 떨어져도 흉막액을 반드시 배액 해야 하는 것은 아니므로 이 기준을 적용할 수 있는 것은 아니다.

④ ADA (adenosine deaminase)

ADA는 결핵성 흉막액의 진단에 도움이 된다. 흉막액의 ADA치가 70 U/I 이상인 경우에는 모든 환자가 결핵성이었으나, 40 U/I 이하인 경우에는 결핵성인 경우가 한 명도 없었다는 보고도 있다. 그러나 ADA는 류마티스성 흉막액, 농흉, 림프종, 백혈병 등에서도 올라갈 수 있다.

#### (4) 세균검사

감염이 의심될 때는 세균검사를 시행한다. 그러나 결핵성 삼출액이 있을 때도 직접도말검사(direct smear)에서 결핵균이 검출되는 경우는 드물다. 결핵균배양으로는 약 30%에서 결핵균이 나온다.

#### (5) 세포진단법(cytology)

악성 흉수가 의심될 때는 세포진단법으로 악성 세포를 검사한다.

### 3) 흉막생검(pleural biopsy)

흉수의 두 가지 흔한 원인인 결핵과 흉막종양을 진단하는 데에 도움을 받을 수 있다.

### 4) 흉강경검사(thoracoscopy)와 진단적 개흉술(diagnostic thoracotomy)

전술한 방법들로도 진단이 잘 되지 않는 경우에는 흉강경이나 진단적 개흉술을 시행할 수도 있다.

## 4. 치 료

### 1) 증상이 없거나 양이 적은 흉수의 치료

대부분 진단목적 외에는 흉막액을 뽑아낼 필요가 없다. 일차적인 원인을 치료하면 흉막액은 저절로 해결되는 것이 보통이다.

### 2) 증상이 있는 흉수의 치료

#### (1) 흉강천자(thoracentesis)

간단한 방법이지만 지속적인 배액이 불가능하고 반복천차에 따른 합병증의 가능성도 높다. 따라서 흉강천자는 흉막액의 최초 평가에 사용하거나 또는 호흡곤란이 심할 때 응급조치용으로 시행하는 것이 보통이다.

#### (2) 흉강삽관술과 화학적 흉막유착술

① 흉강삽관술

(chest tube insertion, closed thoracostomy)

충분한 내경을 가진 흉관을 삽입하여 지속적으로 흉막액을 뽑아내면 효과적인 배액을 기대할 수 있다. 그런데 흉수를 완전히 치료하기 위해서는 장측흉막과 벽측흉막을 어떤 방법으로던 결합시켜(pleural symphysis), 흉막강 자체를 없애줌으로서 근본적으로 흉막액이 재축적되는 것을 방지하는 것이 중요하다. 단순히 흉관을 삽입하는 것만으로는 효과적인 흉막결합이 생기기 어렵기 때문에 흔히 화학적 흉막유착술을 시행하게 된다.

② 화학적 흉막유착술(chemical pleurodesis)

활석가루(talcum powder)가 효과가 크면서 독성이 적기 때문에 가장 널리 쓰이고 있다. 활석가루의 부작용으로는 흉막염성 흉통과 가벼운 발열 등이 있다. 흉통은 심한 경우가 많기 때문에 활석가루를 주입하기 전에 진통제투여를 하는 한편, 흉관을 통해 국소적으로 리도케인등 국소마취제를 주입하여 흉막자체를 마취시킴으로서 통증을 완화시킬 수 있다. 활석가루는 반드시 석면이 없는 의료용 활석가루를 사용하여야 한다.

#### (3) 방사선치료

악성 종양 등에 의한 림프관폐쇄로 이차적인 흉수가 발생한 경우에는 방사선치료(external beam supervoltage radiation)로 효과를 볼 수 있다. 그러나 3주 정도의 시간이 걸리기 때문에 급성으로 증상이 있는 환자에서는 이용하기 어렵다.

#### (4) 외과적 흉막유착술 및 흉막제거술

전술한 방법들로 흉수가 조절되지 않는 경우에는 개흉술 또는 흉강경을 통해 외과적으로 치료할 수도 있다.

#### (5) 흉막복막 션트(pleuroperitoneal shunt)

특별히 제조된 카테터를 삽입하여 흉막강의 흉수를 복막강으로 이동시켜 흡수시키는 방법이다. 화학적 흉막유착술에도 불구하고 흉수가 반복되는 환자에서 개흉술을 시행하기에는 상태가 좋지 않을 때에 흉막-복막 션트의 적응이 될 수 있다.

## 5. 결핵성 흉수

결핵성 흉막염(tuberculous pleurisy) 또는 결핵성 흉수(tuberculous pleural effusion)는 여타의 흉수들과는 다소간 다른 양상을 보일 수 있고 국내에서는 아직까지 흔히 발견되는 병변이기 때문에 따로 언급하기로 한다.

### 1) 발생빈도

(1) 결핵성 흉막염은 흉막의 염증성 질환 중 가장 흔하다. 또 결핵성 흉막염은 폐외결핵(extra-pulmonary tuberculosis)의 가장 흔한 형태이기도 하다.

(2) 흉부 X-선사진으로 증명될만한 폐질환이 없으면서 흉수가 있는 경우에는, 한국에서는 결핵성일 가능성이 가장 크다.

### 2) 발생기전

흉부 X-선사진에서 결핵이 증명되지 않은 상황에서 결핵성 흉수가 나타날 때는 보통 3~7개월 전에 앓았던 일차감염의 후유증으로 생각한다. 결핵성 흉수의 발생기전에는 다소간 이론이 있으나, 일반적으로 흉막하의 건락성부위(caseous area)가 흉막강으로 파열되어 나오면서 지연형 과민반응을 일으켜 시작되는 것으로 생각한다. 즉 지연형 과민반응으로 인해 단백질에 대한 흉막모세혈관의 투과성을 증가시키고 이로 인해 흉막강

내에 단백질이 증가하면서 흉막액의 축척을 일으킨다는 것이다.

### 3) 임상양상

(1) 폐결핵이 보통 만성질환인데 비해 결핵성 흉막염은 대개 급성질환으로 온다.

(2) 대부분의 환자들이 건성해소(nonproductive cough)와 흉막염성 흉통을 호소한다. 또 발열이 있는 경우가 대부분이나 발열이 없다고 해서 결핵성일 가능성을 배제할 수는 없다.

(3) 일반적으로 결핵성 흉수 환자의 연령층이 폐결핵환자의 연령보다 낮다.

(4) 결핵성 흉수는 거의 대부분 일측성으로 생기고 그 양은 적거나 중등도이다.

(5) 결핵성 흉수환자의 약1/3에서는 흉부 X-선 사진으로 증명되는 폐결핵이 있는데, 이때는 활동성 결핵이 있음을 뜻한다.

### 4) 자연경과

대부분 환자에서는 6~8주 후에 약간의 흉막 섬유증(pleural fibrosis)을 남기고 흉수가 자연흡수된다. 그러나 일부 환자에서는 상황에 따라 얼마 후 활동성 결핵 및 흉수가 재발된다. 따라서 재발을 막기 위해서는 초기에 정확한 진단과 함께 항결핵제치료를 시작하여야 한다.

### 5) 진 단

#### (1) 튜베르큐린 피부검사(PPD)

PPD 양성이면서 확진이 되지 않은 흉수가 있을 때는 항결핵제치료를 시작해야 한다. PPD음성이라고 해서 결핵의 가능성이 완전히 배제되는 것은 아니다. 6주 후에 재검사해서 양성이면 항결핵치료를 한다.

#### (2) 흉막액검사

① 결핵성 흉수는 항상 삼출액(exudate)이다.

② 대부분의 환자에서 흉막액의 백혈구 중에서 50% 이상을 림프구가 차지한다. 다만 발병 후 첫 2주 내에는 다형핵성 백혈구가 주종을 이룰 수도 있다. 또 기흉이나 전에 흉강천자를 한 적이 없는데도 호산구(eosinophil)가 10% 이상이면 흉수가 결핵성일 가능성이 없다.

③ 결핵을 배제하기 위한 가장 유용한 검사법으로 흉막액중의 중피세포(mesothelial cells)를 측정하는 방법이 있다. 만일 흉막액에서 중피세포가 5% 이상이면 결핵일 가능성은 거의 없다. 그러나 흉막액중에서 중피세포가 없다고 해서 결핵이 있다는 것을 뜻하는 것은 아니다.

④ 흉막액의 생화학적검사 소견으로는 흉막액의 ADA치의 상승이 진단에 도움이 된다. 흉막액의 ADA치가 70U/L 이상이면 결핵성일 가능성이 높으나, 결핵성이 아닌 경우에도 ADA치가 올라 갈 수 있으므로 감별해야 한다.

⑤ 결핵성 흉수가 의심되는 환자에서는 흉막액과 객담의 결핵균배양검사를 시행한다. 그러나 결핵성 홍수에서 흉막액과 객담에서 결핵균이 배양될 확률은 매우 낮다.

#### (3) 흉막생검

흉막생검에서 육아종(granuloma)이 발견되면 결핵을 강력히 암시한다. 생검조직의 배양까지 병행하면 진단율을 90% 까지 높일 수 있다.

#### 6) 치 료

##### (1) 치료목표

① 활동성 결핵의 추후 발현을 예방한다.

② 환자의 증상을 덜어준다.

③ 추후에 섬유흉이 생기는 것을 방지한다.

##### (2) 약물치료

보통 9개월 단기요법을 사용한다.

##### (3) 외과치료

외과치료는 보통 필요없다. 순수한 결핵성 늑막염의 경우에는 반복적인 천자에도 불구하고 호흡곤란 등의 증상이 있는 경우를 제외하고는, 흉관삽관술을 통한 흉막액의 배액은 필요없다. 그러나 항결핵제치료를 시행한 후 6~12개월이 지나서까지 한쪽 흉곽의 1/3~1/4을 차지할 경도의 흉막비후가 측면 X-선사진에 뚜렷이 보일 정도로 남아있으면 흉막박피술(decortication)을 고려한다.

## VI. 농 흉

### 1. 정 의

농흉(膿胸 ; thoracic empyema)이란 흉막액이 육안소견상 화농성(purulent)이거나 또는 흉막액에서 세균이 검출될 때를 말한다.

### 2. 원 인

다음과 같은 여러 가지 원인이 있으나 농흉의 약 50%는 폐의 일차적인 병변으로 인해 이차적으로 흉막강이 오염되어 생긴다.

1) 폐렴(세균성, 결핵성, 바이러스성, 진균성)
2) 폐농양(lung abscess)
3) 흉부외상
4) 수술 후(폐, 종격동, 식도수술 등)
5) 횡격막하 농양(subphrenic abscess)의 흉막강 전파
6) 자연기흉의 합병증
7) 전신 패혈증(generalized sepsis)

### 3. 진행과정에 따른 분류

농흉은 진행과정에 따라 다음과 같은 3단계로 흔히 분류된다. 이 분류법은 1962년에 미국흉부학회(the American Thoracic Society)에 의해 제정된 것으로 현재까지 세계적으로 널리 사용되고 있다.

#### 1) 제 1단계

급성기 또는 삼출기(acute or exudative phase)라고 부른다.

(1) 본격적인 농흉의 전단계(pre-empyema phase)로서 염증반응으로 흉막이 붓는다. 또 장측흉막의 모세혈관의 투과성이 증가하면서 흉강내에 무균성 삼출액이 축적되게 된다. 섬유소(fibrin)가 흉막표면에 침착하나 두꺼운 섬유소껍질은 형성되지 않기 때문에 흉막액을 제거하면 폐는 완전히 재팽창 될 수 있다. 이때의 흉막액은

점도가 낮고 세포 수(백혈구)도 적으며 유산탈수소효소(LDH)치도 낮다. 포도당과 PH치는 정상이다.

(2) 이 시기에 적절히 항생제를 사용하면 흉막삼출액은 더 이상 진행하지 않는다. 흉관의 삽입은 보통 필요하지 않다.

### 2) 제 2단계

이행기 또는 섬유소화농성기(transitional fibrinopurulent phase)라고 부른다.

(1) 급성기에 적절한 항생제치료가 시행되지 않으면 폐렴병소로부터 세균이 흉막액을 오염시켜 섬유소화농성기가 시작된다.

(2) 이 시기의 흉막액은 더 혼탁해지면서 다형핵성 백혈구(polymorphonuclear leukocyte)가 증가한다. 또 섬유소가 흉막에 심하게 침착하면서 흉강내에 섬유소들로 경계 지워지는 소구역들을 만든다(loculation). 이 소구역들은 농흉의 전파를 막는 역할을 하는 동시에 폐의 팽창도 막는다. 또 이러한 농흉의 구역화는 흉관을 통한 흉막강의 완전한 배농을 몹시 어렵게 만든다. 이 시기가 진행되면 흉막액의 pH와 포도당치는 점점 낮아지고 LDH치는 점점 높아진다.

### 3) 제 3단계

만성기 또는 기질화기(chronic, organizing phase)라고 부른다.

(1) 이 시기에는 모세혈관과 섬유아세포(fibroblast)가 장측흉막과 벽측흉막으로부터 흉막액 안으로 자라 들어오면서 기질화된 딱딱한 껍질(pleural peel)을 만든다. 껍질 안 흉막액의 점도는 대단히 높아서 흉막액을 시험관에 새워놓으면 75% 이상의 침전이 생긴다. 흉막액의 기질화는 보통 농흉이 시작된지 7~10일에 시작되어 4~6주 후면 본격적인 만성기로 들어간다.

(2) 만성농흉의 원인으로는 다음과 같은 것들이 있다.

① 초기에 진단이 되지 않은 경우

② 급성기에 제대로 치료가 되지 않은 경우

③ 기관지흉막루나 기관지내 이물질 또는 폐병변 등 악화요인이 있는 경우

#### (3) 제 3단계의 합병증

만일 이 시기에 치료가 제대로 되지 않으면 화농성 흉막액이 흉벽을 뚫고 흉벽천공성 농흉의 형태로 바깥으로 배농되거나 또는 기관지흉막루를 만들어 폐를 통해 배농되기도 한다. 이때 폐는 두꺼운 껍질에 단단히 둘러싸여서 설사 흉막강이 완전히 배농되어도 폐는 다시 늘어나지 않는다.

① **흉벽천공성 농흉**(empyema necessitatis)

농흉이 진행되면서 흉벽을 뚫고 피하농양을 만들어 이것이 외부로 저절로 배농되는 상태를 말한다. 보통 제 5늑연골접합부위(costochondral junction) 근처에서 잘 생긴다.

② **기관지흉막루**(bronchopleural fistula)

농흉이 진행되어 기관지를 침범하면 기관지 흉막루가 생긴다. 기관지 흉막루가 생기면 악취를 풍기는 객담(foul-smelling sputum)과 함께 기침이 계속된다. 만일 이때 배농이 과도하면 반대측 폐로 농이 넘어가 질식을 일으킬 가능성도 있다. 이 경우에는 환자를 병변이 있는 측을 밑으로 해서 옆으로 눕힌 채 즉시 병변측 흉막강을 배농시켜 주어야 한다. 기관지 흉막루는 농흉 이외에도

괴사성폐렴(necrotizing pneumonia) 또는 폐경색증, 흡인성폐렴,아스페르질루스증에 이차적인 세균감염으로 올 수 있다. 그밖에 외상으로도 기관지흉막루가 생길 수 있는데 가장 흔한 외상성 원인은 폐절제수술후 기관지봉합 부위가 제대로 치유되지 못해 생기는 형태다.

③ 전이성 농양(metastatic abscess)

드물긴 하지만 농흉의 합병증으로 뇌나 척추의 농양이 생길 수 있다. 또 그밖에 늑골골수염, 심낭염, 종격농양 등이 생길 수 있다.

## 4. 임상양상 및 진단소견

### 1) 증상 및 이학적 소견

농흉의 증상과 이학적 소견은 특징적인 것은 없다. 환자는 보통 흉막염성 흉통을 호소하고 병변 흉곽측에서 무거운 느낌을 가진다. 또 종종 열이 있거나 호흡이 빠르고 빈맥이 있다. 농성객담을 동반한 기침이 있을 수 있다. 이학적 검사상 병변측 흉곽의 호흡운동이 감소해 있고 타진에 통증을 느낀다. 또 청진상 마찰음(friction rub)이 들리고 호흡음은 없거나 감소되어 있다.

### 2) 흉부 X-선사진

가장 전형적인 농흉의 형태는 흉부측면사진상 뒤쪽에 위치하면서 알파벳의 D글자를 거꾸로 한 것과 같은 음영이다.

### 3) 초음파검사

흉부-선사진의 음영이 과연 흉막액인지 아니면 폐의 경화(consolidation)나 흉막비후(pleural thickening)인지를 감별하는데 좋은 검사법이다. 또한 소방화된 농흉의 카테터를 통한 배농에도 사용된다.

### 4) 흉부전산화 단층촬영

흉부전산화 단층촬영은 폐농양과 농흉을 감별하는데 유용하게 사용된다. 또한 폐실질의 병변을 동시에 평가할 수 있고, 소방화된 농흉의 정확한 위치를 파악하는데 유용하다.

### 5) 흉강천자(thoracentesis)

일단 흉막액이 있는 것으로 판단되면 다음 단계는 흉막액을 뽑아 검사하는 것이다

(1) 흉막액은 먼저 육안소견과 냄새 등을 분석한 뒤 검사실로 보내 그람염색, 호기성 및 혐기성 세균배양, 항생제 민감성검사 등을 시행한다. 최근 항생제의 높은 사용빈도 때문에 환자의 약 50%에서는 농흉이 있는데도 균이 배양되지 않을 수 있다.

**(2) 세균학적 양상**

최근 농흉에서 발견되는 주균주는 페니실린내성 황색포도구균, 그람음성균, 그리고 혐기성균(anaerobes) 등이다. 한 보고에 따르면 농흉환자의 76%에서 혐기성균이 단독 또는 호기성균과 함께 발견된다고 한다.

**(3) 침전검사**

흉막액을 시험관에 넣어 24시간 동안 세워둔 뒤 침전(sediment)이 생기는 정도를 관찰한다. 만일 침전의 비율이 75% 이상이면 두꺼운 껍질을 가진 농흉이 있다는 것을 뜻하고 임상적으로는 개방식 배농(open drainage)이 가능하다는 것을

의미한다.

### (4) 생화학적검사

아직까지 다소간 이론이 있지만 일반으로는 폐렴과 동반된 흉막액에서 pH와 포도당치가 낮고 (pH 〈 7.0, glucose 〈50 mg/dL), LDH가 높으면 (〉1,000 IU/L) 흉막액이 감염된 것으로 생각하고 즉시 배농을 시행한다. 흉막액이 육안으로도 뚜렷히 화농되어 있으면 당연히 배농의 대상이 된다.

### (5) 기관지경검사(bronchoscopy)

기관지내에 종양이나 이물질들이 있어 폐의 재팽창을 방해할 가능성을 배제하기 위해 실시한다.

# 5. 치 료

## 1) 급성농흉 및 이행기농흉의 치료

### (1) 치료원칙

① 적절한 항생제를 선택하여 국소 또는 전신 감염을 치료한다.

② 적절한 방법으로 농흉을 배농시킨다.

③ 폐를 재팽창시키고 흉막사강(pleural dead space)을 없애준다.

### (2) 치료방법

① 항생제

흉막강은 정상적으로 폐에 의한 충분한 팽창력만 있으면 세균침범에 대하여 자연적인 저항력을 가지고 있다. 따라서 항생제치료로 폐 병소를 일차적으로 치료하는 것이 중요하다.

② 배농방법

㉠ 흉강삽관술

보통 큰 튜브를 사용하여 가장 배농이 잘 되는 부분(dependent position)에 삽관한다.

㉡ 섬유소용해제(fibrinolytic enzyme)

흉관삽입으로 배농이 잘 되지 않는 경우에 유로키나제(urokinase)나 스트렙토키나제 (streptokinase) 같은 섬유소용해제를 흉관을 통해 투여하여 섬유소들을 녹여서 효과적인 배농을 도모하는 방법이다.

㉢ 흉강경시술(pleuroscopy)

배농이 잘 안되는 경우에 흉강경을 사용하여 배농에 방해가 되는 섬유소침전물들을 제거하거나 직접 점도가 높은 고름을 흡인하기도 한다.

㉣ 조기개흉술(early thoracotomy)

일반적으로 초기의 농흉은 개흉술을 통한 박피술(decortication)의 대상이 되지 않는 것이 보통이다. 그러나 통상의 배농 방법으로도 농흉이 해결되지 않거나 또는 농흉의 구역화가 심할 때는(multi-loculated) 조기에 개흉술을 시행하여 섬유소침작물들을 박피함으로 환자의 상태를 신속히 개선시킬 수 있을 때가 있다.

## 2) 만성농흉의 치료

### (1) 개방식 배농술(open drinage)

① 늑골절제배농술(rib resection drainage)

만성 농흉강(chronic empyema cavity)을 가장 잘 배농시킬 수 있는 위치의 늑골을 하나 또는 그

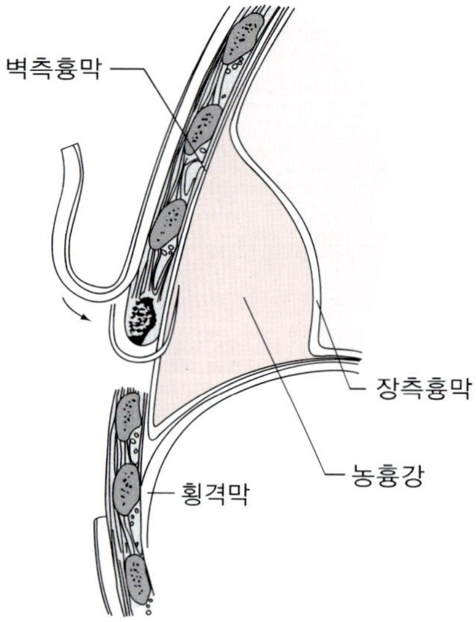


그림 10-5. 엘뢰서의 개방성피판을 나타내는 측면 모식도. 농흉강을 피부로 덮혀진 일종의 누관을 통해 외부로 배농시켜주는 방법이다.

이상 절제한 다음, 흉관을 삽입하여 개방식 장기 배농을 시키는 방법을 말한다. 농흉강은 매일 가벼운 항균용액으로 세척해주면서 배액은 흉관 끝에 부착한 주머니로 받아낸다. 늑골절제에 의한 개방식 배농술은 폐쇄식 흉관배농술에 비해 배농이 더 효과적이고, 환자의 활동을 보다 자유스럽게 해주는 장점이 있다.

② 엘뢰서의 개방성피판 (Eloesser's open flap procedure)

늑골절제배농술과 유사하면서 더 진전된 방법이다. 농흉강 위의 늑골을 두 개 이상 절제한 다음 피부와 근육편을 이용하여 농흉강과 외부사이에 개방창(open window)을 만들어 준다(그림 10-5). 피부로 덮여진 일종의 누관(fistula)을 만들어주는 이 방법은 튜브 없이도 효과적인 배농을 할 수 있는 장점이 있다. 따라서 환자 스스로 집에서 쉽게 관리하면서 농흉강의 점진적인 폐쇄를 기대할 수 있다.

**(2) 박피술(decortication)**

박피술이란 개흉술을 통해 모든 섬유성 조직을 장측흉막으로부터 제거하고, 흉막강의 농을 완전히 없애주는 술식을 말한다(그림 10-6). 박피술은 개흉술을 견딜만큼 비교적 건강한 환자에서, 폐쇄식 흉관배농술로 농흉이 조절되지 않을 때 좋은 적응이 된다. 박피술은 전술한 개방식 배농술에서와 같이 수개월에 걸쳐 흉막강의 세척과 드레싱을 매일 해주어야 하는 번거로움이 없고 단기간에 문제를 해결해주는 장점이 있다.

**(3) 박피술＋공간감소수술 (space-reducing operation)**

만일 폐 자체의 병변 때문에 박피술 후에도 폐가 충분히 재팽창을 못하는 경우에는 다음과 같은 방법 중의 하나로 흉막강내의 사강(dead space)을 없애주어야 한다.

① 흉곽성형술(thoracoplasty)

늑골을 절제하고 흉벽을 안쪽으로 이동시켜 사강을 없애주는 방법이다.

최근에는 잘 사용되지 않는다.

② 근육성형술(muscle transposition)

흉벽 주위의 근육을 전위시켜 사강을 없애주는 방법이다.

③ 흉곽성형술＋근육성형술

경우에 따라서는 흉곽성형술과 근육성형술을 병행하기도 한다.

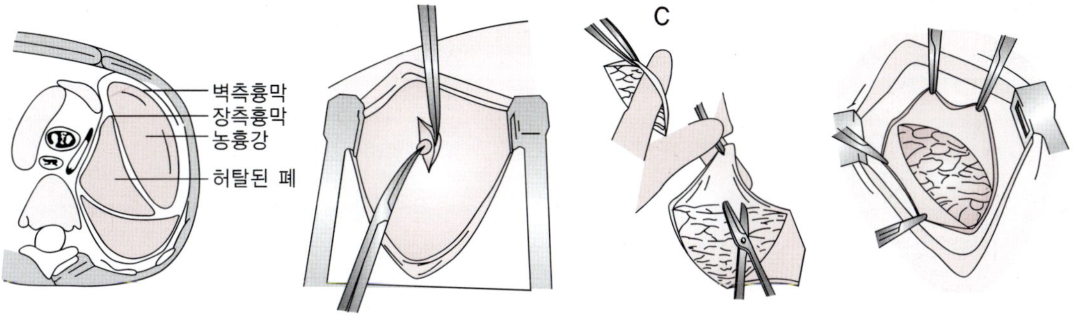


그림 10-6. 흉막박피술의 모식도. A. 농흉강과 주위 조직과의 관계를 보여주는 단층 모식도, B. 두꺼워진 흉막껍질(pleural peel)과 폐사이의 경계부위를 찾는 모습. C, D. 손가락 또는 수술가위 등으로 경계부위를 박리해 나가는 모습. E. 일정 부위의 박피술 후 허탈되었던 폐가 재팽창하고 있는 모습.

## Ⅶ. 섬유흉

### 1. 정 의

섬유흉(纖維胸 ; fibrothorax)이란 벽측흉막과 장측흉막이 완전히 유착되어 흉막강을 병적으로 폐쇄시키는 상태를 말한다. 따라서 폐는 팽창성이 없는 두꺼운 섬유성 조직에 덮히게 된다.

### 2. 원 인

혈흉, 만성 결핵성삼출액, 농흉의 기질화(organization)가 가장 흔한 원인이다.

### 3. 임상양상 및 진단소견

1) 외상성 혈흉이 섬유흉의 원인인 경우에는 폐실질조직 자체는 보통 정상이지만, 결핵이나 농흉에 의해 섬유흉이 온 경우에는 폐가 비정상일 경우가 많다.

2) 병변측 흉곽이 딱딱해지고 호흡음은 거의 완전히 소실되어 있다.

3) 흉부X-선사진과 전산화단층촬영술로 대부분 진단이 가능하다.

### 4. 치 료

박피술(decortication)을 시행한다. 만일 폐병변이 동반된 경우에는 폐절제술이 필요할 수도 있기 때문에 수술 전에 미리 이런 가능성에 대한 평가가 이루어져야 한다.

## Ⅷ. 흉막종양

### 1. 중피종

#### 1) 정 의

중피종(中皮腫 ; mesothelioma)이란 드물게 발생하는 흉막의 원발성 종양으로서 흉막을 싸고 있는 세포로부터 유래한다.

### 2) 발병요인

석면(asbestos)에 대한 장기간 노출이 가장 큰 발병요인이다. 그러나 중피종 환자의 약 반에서는 석면접촉에 대한 뚜렷한 병력이 발견되지 않아 석면 이외의 다른 원인이 있을 가능성도 추정되고 있다.

### 3) 병리소견

(1) 국소형(localized type)과 미만형(diffuse type)의 두 가지 형태가 있다. 국소형은 대부분 양성이면서 유경성(pedunculated)이다. 악성 국소형은 무경성이다. 한편 미만형은 거의 대부분 악성이다.

(2) 중피종에는 조직학적으로 상피형(epithelial type), 육종형(sarcomatoid type), 또는 두 세포형의 혼합형(mixed type) 등 세 가지 세포형태가 있다.

(3) 다른 육종(sarcoma)들에 비해 중피종 환자의 사망원인은 혈행성 전파보다는 주로 국소병변으로부터의 합병증에 의한다.

### 4) 임상증상 및 진단소견

(1) 환자의 대부분은 중년남자로서 서서히 진행하는 통증과 호흡곤란을 호소한다. 약 50%에서는 석면에 대한 노출 병력이 있다. 그러나 증상이 없이 우연히 발견되기도 한다.

(2) 이학적 소견은 대부분 특별하지 않다.

(3) 흉부 X-선사진

흉수, 흉막비후, 또는 다발성 흉막종괴음영으로 나타날 수 있다. 흉수는 미만형 악성 중피종에서 가장 흔한 소견이다.

(4) 전산화단층촬영술

병변의 해부학적 범위를 파악할 수 있다.

(5) 세포학검사(cytology)

흉막액의 세포학검사로는 중피종의 진단이 어렵다.

(6) 개흉술

조직학적 진단에 충분한 조직을 얻으려면 개흉술 또는 흉강경을 통한 흉막생검이 보통 필요하다. 얻어진 조직에 대해서는 특수염색, 면역조직화학검사, 전자현미경검사 등을 반드시 시행하여야 한다.

### 5) 악성 중피종의 병기결정(staging)

악성 중피종의 병기는 과거 버차트(Butchart)가 제안한 병기가 아직까지 많이 사용되고 있으나, 최근에 TNM 병기별정 방식을 이용한 병기와 Brigham Women's Hospital에서 주장하는 병기 등이 제안되고 있다. 그러나 아직 어떤 방식이 가장 질병의 예후를 반영하고 있는지에 대해서는 연구 중인 상태이다. 병기결정은 전산화 단층촬영에 의하며, 제 1, 2, 3기에서의 진단 후 평균 생존기간은 각각 16, 9, 5개월이고 제 4기는 혈행성 전이가 일어난 경우로 가장 예후가 나쁘다. 버차트가 제안한 악성중피종의 병기는 아래와 같다.

**(1) 제 1기(stage Ⅰ)**

한쪽 흉막 또는 폐에 국한된 경우

**(2) 제 2기(stage Ⅱ)**

흉벽, 종격동, 심낭막 또는 반대쪽 흉막을 침범한 경우

(3) **제 3기(stage Ⅲ)**

흉곽외로 침범한 경우 또는 흉부림프절외의 림프절에 전파된 경우

(4) **제 4기(stage Ⅳ)**

혈행성 원격전이가 일어난 경우

### 6) 치 료

(1) **국소형 양성중피종**

주위 정상조직을 넓게 포함하여 수술절제를 해준다.

(2) **국소형 악성중피종**

역시 넓게 국소절제를 해준다. 재발과 전이를 잘 한다.

(3) **미만형 악성중피종**

전폐절제술과 동시에 벽측흉막, 심낭, 횡격막 등을 절제하는 광범위 절제술과 동시에 방사선 치료, 화학요법 등을 병행하는 방법이 최근에 사용되고 있으며, 상피형의 경우 5년 생존율이 30% 내외로 보고 되고 있으나, 육종형이나 혼합형의 경우에는 증상완화 목적으로 흉수를 조절하기 위한 단순한 흉막절제술 등이 고려되기도 한다. 국소 재발이 흔하다.

## 2. 전이성 흉막종양

흉막종양의 약 95%가 전이성 종양이다. 신체의 거의 모든 부위의 원발성 종양에서 생길 수 있지만, 남자에서는 폐암이 가장 큰 원인이고 여자에서는 유방암이 큰 원인이다.

# 11 폐장의 질환(Ⅰ)

## Ⅰ. 선천성 질환

### 1. 폐장의 발육 이상으로 오는 병변들

#### 1) 무발생증(無發生症 ; agenesis) 및 형성부전증(形成不全症 ; aplasia)

**(1) 정 의**

폐의 무발생증은 기관분기부(carina), 주기관지, 폐, 그리고 폐혈관이 완전히 없는 상태를 말한다. 반명 형성부전증은 기관분기부와 흔적상태의 주기관지는 존재하나 폐혈관이나 폐포조직은 없는 경우를 말한다. 그러나 임상적인 측면에서 무발생증과 형성부전증은 같은 병으로 취급한다.

**(2) 임상양상**

① 양측성 무발생증은 대단히 드물고 이를 가지고 태어난 신생아는 생존이 불가능하다.
② 일측성 무발생증이나 형성부전증에서는 일반적으로 동반된 병변이 없는 한 정상적인 수명을 누릴 수 있다. 그러나 실제는 약 50% 이상에서 동반된 선천성 기형이 있기 때문에 평균 수명이 현저히 감소한다.
③ 폐엽(lobe) 하나의 무발생증은 훨씬 더 드물다.

**(3) 치 료**

형성부전증에서 흔적상태의 주기관지가 반복되는 감염의 원인이 될 때는 수술절제를 시행할 수 있다.

#### 2) 저형성증(低形成症 ; hypoplasia)

잘 발달되지는 못했지만 폐포 조직에 싸인 기관지 같은 형태가 있을 경우를 말한다. 저형성증은 발생학적 잘못으로 생기기도 하고, 또는 큰 선천성 횡격막탈장 때문에 폐의 성장이 방해되어 생기기도 한다.

### 2. 선천성 엽성폐기종(先天性 葉性肺氣腫 ; congenital lobar emphysema)

#### 1) 발생빈도

폐장의 선천성 병변 중 약 50%를 차지한다. 남녀간의 발생 비는 3 : 1이다.

#### 2) 발병원인

영아기 엽성폐기종의 발병원인은 다양할 뿐만 아니라 아직까지 논란이 많은 부분이다. 환자의 약 반에서는 원인미상이며, 약 25%에서 기관지연골의 형성이상(dysplasia)이 원인으로 지적되고 있다. 그리고 13%의 환자에서는 기관지내 폐쇄성 병변이, 그 밖의 나머지 환자들에서는 외부요인에 의한 기관지 폐쇄나 광범위 기관지 구조결손이 원인으로 보고 되고 있다.

### 3) 병리소견

① 좌상엽(left upper lobe)에서 가장 많이 생긴다. 그 다음은 우중엽과 우상엽의 순이다. 하엽에서는 잘 생기지 않는다.

② 하나의 폐엽에서 공기공간의 팽창으로 폐기종이 생긴다. 성인에서와는 달리 폐실질조직의 파괴는 뚜렷하지 않다.

### 4) 임상양상 및 진단소견

#### (1) 증 상

① 전형적인 경우 출산 시에는 정상이다. 그 후 약 50%의 환자에서 수일 내에 급속호흡, 호흡곤란 등의 호흡기 증상이 나타난다. 나머지 50%의 환자들에서는 증상이 천천히 나타나지만 보통 생후 6개월까지는 약 80%의 환자들에서 증상이 나타나게 된다. 일반적으로 증상이 빨리 나타날수록 병의 진행도 빠르다.

② 선천성 엽성폐기종은 선천성 낭성선종양기형(Congenital Cystic Adenomatoid Malformation, CCAM), 폐분리증(pulmonary sequestration), 기관지원성낭(bronchogenic cyst)과 함께 신생아기에 수술을 요하는 호흡부전증을 일으키는 대표적인 병이다.

#### (2) 이학적 소견

병변측 흉곽의 과도공명(hyperresonance) 및 호흡음 감소가 나타난다.

#### (3) 흉부 X-선사진

병변측 폐엽의 현저한 방사선투과성(radiolucency)과 함께 종격동의 반대측 이동을 관찰할 수 있다. 횡격막도 아래쪽으로 밀려난다.

#### (4) 후천성 엽성폐기종과의 감별

후천성 엽성폐기종은 조산아에서 호흡부전증후군(respiratory distress syndrome)의 합병증으로 생긴다. 대부분의 환자에서 인공호흡기나 산소투여 또는 기관 내 흡인 등을 받은 병력이 발견되는데, 이들이 중요한 발병요인이 되는 것으로 추정된다.

### 5) 치 료

주위의 정상적인 폐를 압박하여 점진적으로 중독한 폐부전증을 일으키는 경우에는 응급수술의 대상이 된다. 수술은 개흉술을 통해 병변폐엽의 엽절제술(lobectomy)을 시행한다.

## 3. 폐장 및 기관지의 선천성 낭성질환

### 1) 선천성 폐낭(先天性 肺囊 ; congenital cysts of the lung)

#### (1) 병리소견

① 폐하엽에 주로 위치하며 섬모가중층원주상피(ciliated pseudostratified columnar epithelium)로 형성되어 있다.

② 많은 경우 다방성(multiloculation)으로 되어 있기 때문에 선천성 폐낭은 독립된 병변이라기 보다는 선천성 낭성선종양기형(CCAM)

의 한 형태로 생각하기도 한다.

(2) **임상양상**

① 신생아나 영아에서는 폐낭 내의 공기 축적 때문에 호흡곤란이 생길 수 있다.

② 소아에서는 폐낭에 감염이 생길 수 있다.

(3) **치 료**

해당 폐엽의 엽절제술(lobectomy)을 시행한다.

### 2) 선천성 낭성선종양기형(先天性 囊性腺腫樣畸形 ; congenital cystic adenomatoid malformation, CCAM)

(1) **정 의**

일측성으로 생기는 과오종성(hamartomatous) 폐병변으로 연골은 발견되지 않는다. 보통 생후 수일 이내에 급성호흡부전을 일으킨다.

(2) **발생빈도**

폐의 선천성 병변 중 25%를 차지한다.

(3) **병리 소견**

① 일측성으로 생기는 견고하면서 육질의(meaty) 다발성 낭성 폐병변이 특징이다. 상엽과 하엽에서 비슷한 빈도로 발생한다. 낭에서 공기 축적이 되면 낭이 커지면서 호흡곤란을 일으키게 된다.

② 기관세지(bronchiole)의 과도한 성장을 보인다.

③ 분류(그림 11-1)

㉠ 제 1형(type Ⅰ)

다발성의 큰 낭(3~7 cm), 또는 작은 낭들로 둘러싸인 매끄러운 막으로 되어 있고 공기 또는 액으로 차있을 수 있다. 하나의 폐엽 또는 그 이상을 침범하고 환자의 75%에서 종격동 이동(mediastinal shift)이 관찰된다. 임상증상은 폐의 침범정도, 낭의 크기, 기관지와의 연결정도에 따라 좌우된다. 대개 출생 직후나 생후 수주 내지 수개월 후에 급속호흡, 청색증, 후두음(grunting) 등이 생긴다. 증상이 늦게 발현되는 경우에는 반복되는 감염이나 수유곤란 등의 증상이 나타난다.

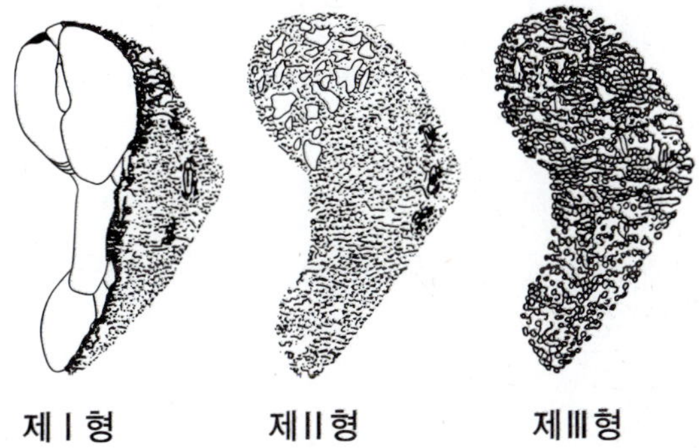

그림 11-1. 선천성 낭성선종양기형의 분포(본문참고).

㉡ 제 2형(type Ⅱ)

균일한 크기의 다발성 낭으로 구성되어 있는데 낭의 직경이 1.2 cm를 거의 넘지 않는다. 내부는 공기로 차 있다. 전체병변은 작게는 1 cm를 넘지 않을 때도 있고 한 엽을 다 침범할 때도 있다. 종격동 이동은 비교적 드물다. 치명적인 다른 선천성 기형의 합병이나 조산, 사산 등이 흔하다.

㉢ 제 3형(type Ⅲ)

보통 한 엽 전체를 포함하는 큰 단단한 종양이며 낭의 크기는 0.5 cm를 넘는 경우가 드물다. 병변의 크기와 무게 때문에 모든 환자에서 종격동 이동이 생긴다. 주위의 정상폐와는 경계가 잘되며 좌하엽에서 잘 생긴다. 출생하자마자 심한호흡곤란이 생기고 보통 1~5시간 내에 사망한다.

**(4) 임상양상 및 진단소견**

① 대부분 출생시 또는 생후 1개월 내에 중독한 급성호흡부전이 나타난다.

② 동반기형으로는 누두흉(funnel chest)이 가장 흔하다.

③ 흉부 X-선사진

㉠ 제 1형

일측성으로 크고 확장된 낭성 병변으로부터 균질성 고형종양 형태까지 다양한 양상으로 나타날 수 있다. 종격동이동, 폐탈장(lung herniation), 횡격막의 하방이동 등의 소견도 나타난다.

㉡ 제 2형 및 제 3형

제 2형 및 제3형에서는 보다 작은 낭들이 나타나는데, 제 2형에서는 비균질성 종괴로 제 3형에서는 균질성 종괴로 나타난다.

④ 전상화단층촬영이나 자기공명영상법을 시행하기도 한다.

⑤ 감별진단

선천성 엽성폐기종, 다발성 선천성 낭, 선천성 횡격막탈장 등과의 감별이 중요하다.

**(5) 치 료**

① 방사선검사로 병변이 증명되면 바로 수술적응이 된다.

② 수술은 대부분 엽절제술(lobectomy)을 시행하게 되고 수술예후는 좋다.

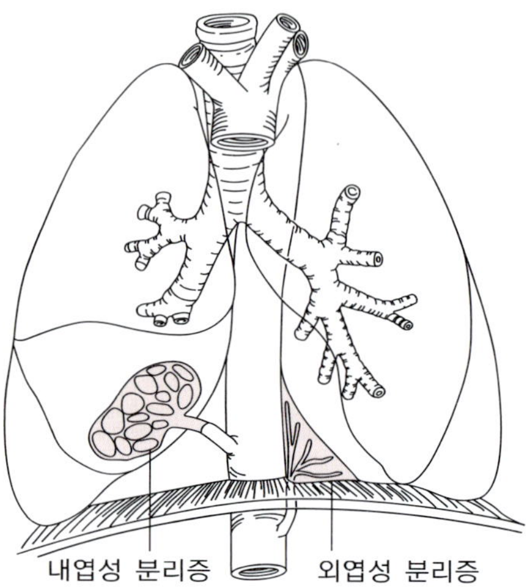


그림 11-2. 내엽성 및 외엽성 폐분리증의 모식도. 두 형태 모두 기관지와의 교통이 없으며 동맥공급은 폐동맥 대신 체동맥(systemic artery)으로부터 받는다.

## 4. 폐분리증(肺分離症 ; pulmonary sequestration)

**1) 정 의**

폐분리증(폐격리증)이란 태생기 초기에 폐의 일부가 나머지 정상 폐로부터 분리되어 전신순환에서 동맥공급을 받는 상태를 말한다. 이때 비정상 폐조직이 정상 폐에 실질적으로는 합병되어 같은 장측흉막(visceral pleura)에 싸여있으면 이를 내엽성 분리증(intralobar sequestration)이라고 부르고, 반면 비정상 폐조직이 독립된 장측흉막으로 싸여있으면 이를 외엽성 분리증(extralobar sequestration)이라고 부른다(그림 11-2). 외엽성 분리증은 드물어서 내엽성 분리증의 1/3에서 1/6

의 발생빈도를 보인다. 연구자에 따라서는 폐분리증을 발생학적으로 기관지폐전장기형(bronchopulmonary foregut malformation)이라는 병명의 범주 안에 넣고, 여기에 앞서 말한 두 가지 주된 형태 외에 매우 드물지만은 위장관과 연결되는 형태인 연결형 분리증(communication sequestration)을 포함시키기도 한다.

## 2) 내엽성 분리증(內葉性 分離症 ; intralobar sequestration)

### (1) 병리소견

① 조직학적으로 심한 섬유증, 만성염증, 혈관경화증이 있는 폐실질조직의 낭성병변으로 나타난다.

② 발생장소
좌측 폐에서 빈발하고 하엽의 내측 및 후측 폐기저부(medial and posterior basal segment)에서 대부분 생긴다.

③ 혈관분포
동맥공급은 폐동맥 대신 이상동맥(anomalous artery)에서 공급을 받는다. 이상동맥은 흉부대동맥에서 가장 많이 유래되고 그 밖에 복부대동맥 또는 대동맥분지의 혈관에서 유래되기도 한다. 따라서 폐분리증의 혈액공급은 전신순환의 공급을 받게된다. 정맥환류는 하폐정맥(inferior pulmonary vein)을 통해 이루어진다.

④ 기관지와의 교통은 있다.

### (2) 임상양상 및 진단소견

① 남자에서 약간 많이 발생한다.

② 증상은 주로 청소년기나 젊은 성인에서 나타난다. 소아에서 증상이 나타나는 경우는 드물고 신생아기에는 전혀 생기지 않는다. 주로 반복되는 폐렴, 기침, 발열, 농성객담, 객혈 등의 증상이 나타난다. 감염은 분리된 폐와 기관지와의 교통 때문에 생기는 것으로 추정한다.

③ 흉부 X-선사진
전형적인 경우 좌하폐엽의 내측 또는 후기저구역에서 종괴음영이나 침윤소견을 보인다. 낭성 구조가 관찰되는데 공기-물 음영(air-fluid level)은 있을 수도 있고 없을 수도 있다.

④ 기관지경검사 및 기관지조영술
기관지경은 도움이 되지 않는다. 기관지조영술 역시 기관지와 연결이 있는 경우에도 분리된 폐에는 조영제 유입이 제대로 되지 않기 때문에 큰 도움이 되지 않는다.

⑤ 전산화단층촬영술 및 자기공명영상
전산화단층촬영술은 가장 확실한 진단법이다. 자기공명영상법은 비정상 동맥공급을 확인하는데에 사용하기도 한다.

⑥ 상부소화기조영검사
드물게 식도나 위와 연결이 있을 가능성을 배제하기 위해 사용하는 경우가 있다.

⑦ 대동맥조영술
반드시 시행해야 하는지에 다소간 이론이 있다. 최근에는 전산화단층촬영술이나 자기공명영상법으로도 충분히 이상동맥의 존재를 확인할 수 있기 때문에 보통 시행하지 않는다.

#### (3) 치 료

① 수술절제가 원칙이다. 수술 전 항생제를 투여하여 염증을 어느 정도 가라앉힌 다음 수술한다. 수술은 주위조직의 염증반응 때문에 보통 엽절제술(lobectomy)를 시행한다. 만일 염증이 없으면 가능한한 많은 폐조직을 보전하기 위해 구역절제술(segmentectomy)을 시행할 수도 있다.

② 분리된 폐를 공급하는 이상동맥은 횡격막 하부 또는 종격동 깊숙이 존재하기 때문에 수술 중에 부주의하게 절단되기 쉽다. 이런 경우 종종 조절하기 힘든 치명적인 출혈이 생길 수 있기 때문에 사전에 각별한 주의를 요한다.

### 3) 외엽성 분리증(外葉性 分離症 ; extralobar sequestration)

#### (1) 병리소견

① 독립된 흉막에 둘러 싸여있기 때문에 흉강 내에서 완전히 분리된 엽을 형성한다. 종종 줄기(stalk)구조에 의해 종격동이나 횡격막에 부착되어 있다.

② 폐하엽과 횡격막 사이에 주로 존재한다.

③ 좌측에서 두 배 정도 더 잘 생긴다.

④ 내엽성 분리증에 비해 동반기형의 빈도가 높은 것이 특징이다. 즉 선천성 횡격막탈장, 선천성 폐기형, 선천성 심장질환 등의 동반기형이 50% 이상의 환자에서 존재한다.

⑤ 혈관공급

동맥공급은 역시 흉부대동맥이나 복부대동맥을 통한 전신순환으로부터 받는다. 정맥환류는 폐정맥 대신 기정맥(azygous vein)이나 반기정맥(hemiazygous vein)을 통해 이루어진다.

#### (2) 임상양상 및 진단소견

① 남자에서 월등히 많이 생긴다(4 : 1).

② 분리되어 있는 큰 폐 때문에 대부분 생후 수개월 이내에 호흡부전 증상이 생긴다. 증상이 없이 우연히 흉부 X-선 사진에서 발견될 수도 있다.

③ 흉부 X-선 사진

전형적인 경우 종격동에 인접한 늑골횡격막 고랑(costophrenic sulcus) 가까이에서 삼각형의 방사선비투과성 종괴음영을 보인다. 기관 및 기관지와의 연결은 없다.

④ 기관지경검사 및 기관지조영술

도움이 되지 않는다.

⑤ 전산화단층촬영

병변의 위치를 알 수 있다. 그러나 이상동맥의 여부는 크기가 작은 경우가 많아 조영증강으로도 관찰하기가 어렵다. 대동맥조영술에서도 마찬가지이다.

⑥ 기관지와의 교통은 없다.

#### (3) 치 료

싸고 있는 흉막과 함께 분리된 폐를 완전히 절제해 준다.

## 5. 혈관이상

폐혈관계는 발생학적으로 복잡한 과정을 거침에도 불구하고 정작 선천성 병변은 드물다. 폐혈관계의 선천성 병변은 크게 폐동맥계의 이상, 폐정맥계의 이상, 그리고 폐동정맥 모두의 이상으로 나누어 볼 수 있다. 이때 혈관계의 이상과 함께 폐실질조직의 이상이 동반될 수도 있고 안 될 수도 있다.

### 1) 폐동맥계의 이상

**(1)** 폐동맥협착 및 폐쇄, 주폐동맥의 일측성 결손, 폐동맥슬링 등 선천성 심혈관기형의 범주에 속하는 이상이 생길 수 있다.

**(2) 폐동맥류(pulmonary artery aneurysm)**

선천성 심장질환에 동반되지 않는 단독 폐동맥류는 드물다.

**(3) 특발성 과투시성폐 (idiopathic hyperlucent lung)**

① 스위어-제임스-맥클레오드증후군(Swyer-James-Macleod syndrome)이라고도 불리는데, 주로 기관지확장증같은 만성 폐감염에 의해 폐혈관의 변화가 생겨 발생한다.

② 흉부 X-선상 병변측 폐의 과투시성을 보이고, 기관지조영술로는 정상 조직의 파괴 및 변화가 관찰된다.

③ 폐동맥조영술상 병변폐의 혈관들의 크기가 크게 감소되어 있는 것을 볼 수 있다.

④ 병변폐로부터 정상폐로 폐동맥혈류가 이동하여 환기-관류비를 정상화시키는데 이런 현상으로 이른바 자동폐전절제술(autopneumonectomy)의 상태가 된다.

⑤ 대부분 증상없이 우연히 발견되나 반복되는 감염이 있는 경우에는 수술절제의 대상이 될 수도 있다.

### 2) 폐정맥계의 이상

**(1) 만도증후군(scimitar syndrome)**

(제 21장. 폐정맥연결이상 참조)

**(2) 폐정맥류(pulmonary varix)**

대단히 드문 병변이다.

### 3) 폐동정맥기형(肺動靜脈畸形 ; pulmonary arteriovenous malformation, PAVM)

**(1) 발생빈도**

폐혈관계의 선천성 병변 중 가장 흔하다.

**(2) 병리소견**

① 폐동정맥기형은 단독으로 생길 수도 있고 유전성 출혈성모세혈관확장증(hereditary hemorrhagic telangiectasia)과 연관 되어 생길 수도 있다.

② 폐모세혈관을 건너질러 하나 이상의 큰 폐동맥과 정맥간의 직접적인 연결이 있는 것이 특징이다. 폐동정맥기형은 폐동정맥루(pulmonary arteriovenous fistula)라고도 부른다.

③ 대부분 폐하엽에 생기고 보통 장측흉막의 바로 밑에 위치한다. 약 60~75%에서 단발성으로 발생하나, 다발성으로 생길 수도 있다.

**(3) 병태생리**

폐동정맥기형의 병태생리는 기본적으로 폐동정맥연결을 통한 우-좌단락(right-to-left shunt)이다. 그러나 혈역학적으로는 특별한 문제가 없는 경우가 대부분이다. 만일 20% 이상의 큰 단락이 있으면 청색증, 북채손가락, 적혈구증가증(polycythemia) 등이 나타날 수 있다.

#### (4) 임상양상 및 진단소견

① 대부분 환자에서는 뚜렷한 증상이 없으나, 큰 단락이 있는 경우에는 운동시 호흡곤란, 청색증, 북채손가락의 고전적인 세 가지 증상이 나타날 수 있다. 합병증으로는 병변부위에 흉막염이나 혈흉이 생길 수 있다. 또 적혈구증가증으로 뇌혈류 장애가 생겨 신경 합병증을 일으키기도 한다.

② 청진소견
폐혈관 잡음(bruit)이나 수축기잡음이 들릴 수 있다.

③ 흉부X-선사진
대부분 말초에 위치한 국한성 비석회화 병변으로 나타난다.

④ 전산화단층촬영
전산화단층촬영으로 진단이 가능하다.

⑤ 자기공명영상법
혈관기형의 감별진단에 유용한 검사이나 최근에는 전산화단층촬영으로 진단이 가능하므로 많이 시행하지는 않는다.

⑥ 폐혈관조영술
과거에는 폐동정맥기형의 확진을 위해 사용되었으나, 근래에는 진단보다는 색전술을 하기위해 주로 사용된다.

#### (5) 치 료

① 치료적응증
증상이 있거나 합병증이 있는 환자는 치료적응이 된다. 증상이 없는 환자에서도 합병증의 빈도가 높기 때문에 일반적으로 치료를 시행한다.

② 치료방법

㉠ 수 술
병변부위의 절제, 즉 상황에 따라 국소절제, 구역절제, 엽절제 등을 시행한다. 그러나 근래에 와서는 경피적 색전치료법의 등장으로 수술이 필요한 경우는 많지 않다.

㉡ 경피적 색전치료법
(percutaneous embolization)
카테터를 통한 방법으로 근래에 와서 보편적으로 사용되고 있다. 보다 선택적으로 폐동정맥루를 폐쇄시키기 위해 풍선을 이용한 색전치료(ballon emblotherapy)를 하기도 한다.

## II. 폐기종

### 1. 정 의

폐기종(肺氣腫 ; pulmonary emphysema)이란 종말비호흡세기관지(termianl nonrespiratory bronchiole)의 원위부에 있는 공기공간(air spaces)이 폐포중격(alveolar septum)의 파괴와 함께 비정상적으로 확장되는 상태를 말한다. 폐기종은 만성기관지염과 더불어 만성폐쇄성폐질환(chronic obstructive pulmonary disease, COPD)의 양대 원인 병변이 된다. 이중 만성 기관지염은 전혀 외과치료의 대상이 되지 않으며, 폐기종 역시 일차적으로는 내과질환이다. 다만 대기포성 폐기종(bullous emphysema)의 경우에는 외과치료의 대상이 될 수 있다.

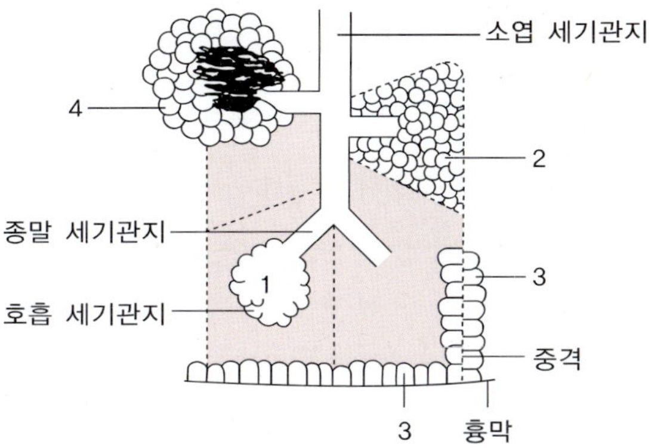


그림 11-3. 폐기종의 해부학적 분류. 1. 중심세엽성 폐기종, 2. 범세엽성 폐기종, 3. 중격주위 폐기종, 4. 불규칙 폐기종(본문 참조). 이중 중격주위 폐기종이 종종 대기포성 폐기종(bullous emphysema)을 형성하여 수술치료의 가장 흔한 대상이 된다(소엽세기관지 : lobular bronchiolus, 종말세기관지 : terminal bronchiolus, 호흡세기관지 : respiratory bronchiolus).

## 2. 종 류

### 1) 해부학적 분류

해부학적으로 폐기종은 세엽(acinus)을 침범하는 양상에 따라 다음과 같은 네 가지 형태로 나눈다(그림 11-3).

#### (1) 중심세엽성 폐기종

**(centriacinar, centrilobular, primary acinar emphysema)**

① 증상이 있는 만성기도폐쇄 환자에서 가장 흔히 볼 수 있는 형태로, 세엽의 근위부에서 볼 수 있다.

② 호흡세기관지를 침범하고 흡연과 말단기도의 염증과 연관된다.

③ 주로 폐 상부에 위치하는데 일부 소엽은 침범하지 않는 등 균일하지 않은 침범양상을 보인다.

#### (2) 범세엽성 폐기종

**(panacinar or panlobular emphysema)**

① 중심세엽성 폐기종과 범세엽성 폐기종이 과연 별개의 질환이냐에는 다소간 논란이 있다. 범세엽성 폐기종은 전 세엽을 거의 균일하게 침범하지만 주로 폐기저부 (lung base)에서 현저하다.

② 이 형태는 alpha I-antiprotease(antitrypsin) 결핍이나 기타의 $P_i$ 연관 폐기종과 연관된다.

#### (3) 중격주위 폐기종

**(paraseptal or distal acinar emphysema)**

① 흉막하 폐포의 파괴로 온다. 작은 폐포들의 파괴가 보다 큰 기낭을 만들고 종국에는 큰 흉막하기포(subpleural bulla)를 만든다.

② 이 기포들은 보통 폐 상부에 위치하면서 자연기흉의 원인이 되기도 한다.

#### (4) 불규칙 폐기종(irregullar emphysema)

불규칙한 양상으로 세엽을 침범하고 항상 반흔이나 섬유화와 연관된다. 흔하긴 하나 임상적 의미는 별로 없다. 결핵이나 만성 염증성질환에 동반된다.

### 2) 임상적 분류

#### (1) 대상성 폐기종(compensatory emphysema)

이 형태는 세엽의 파괴가 없기 때문에 진정한 의미에서의 폐기종은 아니다. 폐 절제술 후에 나머지 폐들이 대상성 팽창을 일으키는 경우가 여기에 해당된다.

**(2) 광범성 폐쇄성폐기종**
**(diffuse obstructive emphysema)**

① 만성폐쇄성폐질환의 한 형태다. 객담의 유무에 따라 건성폐기종과 습성폐기종의 두가지 형태로 나눈다.

㉠ 건성폐기종 (dry emphysema, type A)
환자는 주로 호흡곤란을 호소한다. 청진상 호흡음은 멀고 전형적인 술통흉곽(barrel chest)을 보인다. 흉부 X-선 사진에 폐는 전체적인 과팽창을 보이며 섬유화는 없거나 미미하다. 병리소견상 범세엽성 폐기종의 형태로 나타난다. 예후는 대체적으로 좋은 편이다.

㉡ 습성폐기종(wet emphysema, type B)
기침과 객담이 심하고 종종 청색증도 나타난다. 호흡곤란은 늦게 나타난다. 흉부 X-선 사진에서 폐는 중등도의 과팽창을 보이고 섬유화가 현저한데 특히 하엽에서 심하다. 병리소견상 중심세엽성 폐기종의 형태로 나타난다. 예후는 나쁘다.

② 치 료

내과치료의 목적은 감염방지와 기도폐쇄증상의 조절에 있다. 외과치료는 대체로 성공적이지 못하나 합병증 치료는 큰 도움이 된다. 즉 건성폐기종의 가장 흔한 합병증인 자연기흉은 폐쇄식 흉강삽관술(closed thoracostomy)로 치료가 잘된다. 또 습성폐기종에서는 분비물로 인한 호흡부전이 흔한 합병증인데, 만일 기관내 삽관과 인공 호흡기로 치료가 잘 안되는 경우에는 기관절개술(tracheostomy)을 시행하기도 한다.

**(3) 대기포성 폐기종(bullous emphysema)**

큰 긴장성(tension) 공기주머니가 주위 폐조직을 압박하는 상태를 말한다. 대기포성 폐기종은 폐기종의 어떤 해부학적 형태에서도 올 수 있다. 대기포성 폐기종은 폐기종중 유일하게 본격적인 외과치료의 대상이 될 수 있는 병변이다. 일반적으로 폐기종은 광범위하게 생기는 병변이기 때문에 외과절제의 대상이 되지 않으나, 임상적으로 유의할 정도로 주위의 정상 폐를 압박하는 대기포가 있는 경우에는 외과절제의 고려대상이 된다

## 3. 대기포성 폐기종의 외과치료

### 1) 수술적응증

대기포성 폐기종을 가진 환자의 증상 중에서 대기포에 직접 연관된 증상이 어느 정도인지를 아는 것은 쉽지가 않다. 같은 논리로, 어떤 환자가 대기포 절제로 가장 큰 도움을 받을 수 있을까 하는 것을 명백히 정하는 것도 어렵다.

(1) 대기포가 주위의 폐를 압박하여 생기는 만성적이고 심한 호흡곤란이 있을 때는 명백한 수술적응이 된다.

(2) 기흉, 감염, 객혈, 흉통 등의 합병증이 있는 경우는 수술의 적응이 된다. 기흉의 경우 재발성이 아니더라도 수술을 하는 것이 원칙이다. 감염의 경우 폐농양에 준하여 내과적 치료를 시행해보고 치료가 되지 않는 경우에는 수술적 적응이 된다.

(3) 기포와 동반된 폐암이 의심되는 경우도 역시 수술적응이 된다.

(4) 뚜렷한 증상이 없더라도 한쪽 흉곽의 반 이상을 차지하는 큰 대기포가 있는 경우

또는 진행성으로 점점 커지는 대기포는 일반적으로 수술적응이 된다.

### 2) 수술방법

개흉술을 통해 대기포절제술(bullectomy) 또는 대기포를 포함한 폐쐐기절제술을 시행한다.

## III. 염증성 질환

## 1. 폐농양(폐농양 ; lung abscess)

### 1) 정 의

폐농양은 폐에서 화농과 공동(cavity)이 생긴 국소병변을 말한다. 폐농양에는 과거에 비특이성(nonspecific) 폐농양이라고 불리던 일차성 화농성폐농양(primary pyogenic lung abscess)과 스테로이드, 화학요법, 면역억제제 등의 사용으로 감염에 대한 신체저항이 약해진 상태에서 발생하는 기회감염성 폐농양(opportunistic lung abscess)의 두 가지가 있다. 그 외 종양이나 이물, 비후된 림프절 등에 의해 기관지의 폐쇄로 인하여 이차적으로 농양이 발생할 수 있다.

### 2) 발병원인

감염물질의 흡인(aspiration)에 의한 것이 가장 흔한 원인이다 흡인은 연하곤란이 있거나 알콜중독, 간질, 뇌졸중, 뇌외상 또는 전신마취시와 같이 의식이 혼미한 상태에서 주로 발생하게 된다. 폐농양이 생긴 환자들에서는 특히 구강 위생상태가 좋지 않거나 치아 또는 잇몸에 염증이 있는 경우가 많다.

### 3) 병리소견

#### (1) 발생장소

감염물질은 흡인된 뒤 중력작용에 의해 구강인두로부터 직선에 가깝게 위치한 부분으로 가장 잘 들어가게 된다. 폐농양이 가장 잘 발생하는 이 부분들은 의존성구역(dependent segment)이라고 부르는데, 우상엽의 후구역(posterior segment)과 우하엽의 상구역(superior segment)의 두 구역을 말한다.

#### (2) 원인균

가장 흔한 원인균은 혐기성 세균(anaerobic bacteria)이다.

#### (3) 기회감염성 폐농양

기회감염성 폐농양은 일반적인 폐농양과는 달리 다발성으로 흔히 생긴다. 원인균도 포도구균이 가장 흔하고 기타 녹농균, 대장균 등이 원인이 된다.

### 4) 임상양상 및 진단 소견

#### (1) 증 상

농성객담, 객혈, 흉통 등이 나타난다. 전형적인 경우에는 상기도감염의 병력이 있다. 병변의 진행과정 중 기관지공동루(bronchocavitary fistula)가 생기게 되면 농양이 자연배농되어 증상이 좋아지지만, 기관지공동루가 잘 형성되지 않거나 또는 생긴 것이 막히게 되면 만성적이거나 반복되는 폐농양이 생기게 된다.

#### (2) 흉부 X-선 사진

초기에는 진한 폐렴성경화(preumonic consolidation)소견을 보이다가 특징적인 공동내 공기-물 음영(air-fluid level)이 생긴다.

#### 5) 치 료

##### (1) 초기 치료

① 항균제치료

혐기성균이 주원인이므로 혐기성 세균을 치료할 수 있는 항균제를 선택하여야 한다. 그 외 특정 원인균이 확인되면 그에 따라 적절한 항균제를 선택한다. 보통 항균제치료는 6~8주간 지속하여야 하며 4~5주 후면 방사선적으로 호전이 보이는 것이 보통이다.

② 배농술

적극적인 체위배농을 포함한 물리요법으로 배농을 시켜준다. 기관지경으로는 이물질이나 종양 등 기관지내의 이상 여부를 확인할 수 있을 뿐만 아니라 흡인에 의한 배농을 할 수가 있다. 드물게 이런 방법으로도 배농이 잘 안되는 경우에는 경피적 배농술을 시행할 수도 있다.

##### (2) 수술치료

① 수술적응증

㉠ 내과치료에 반응하지 않는 경우
㉡ 악성 병변이 의심되는 경우
㉢ 많은 양의 객혈이 반복되는 경우
㉣ 합병증으로 농흉이나 기관지흉막루(bronchopleural fistula)가 생긴 경우

② 수술방법

병변부위의 엽절제술(lobectomy)을 시행한다. 폐엽절제를 하기에는 전신상태가 좋지 않은 경우나 농양의 파열이 있는 환자에서는 폐박피술과 더불어 폐쇄식 흉강삽관술로 배농을 시행할 수 있다.

##### (3) 기관지동맥 색전술 (bronchial artery embolization)

객혈이 있는 경우 출혈부위를 비외과적으로 폐쇄시켜 주는 방법이다.

### 2. 기관지확장증 (氣管枝擴張症 ; bronchiectasis)

#### 1) 정 의

기관지확장증은 기관지벽과 주위 폐실질조직의 염증을 동반한, 기관지의 확장으로 특징지워지는 폐의 만성질환을 말한다.

#### 2) 발병원인

기관지확장증의 발병원인에는 선천성, 후천성의 많은 요인들이 있다. 일반적으로 폐의 후천성 감염이 주된 발병원인이지만 선천성 요인들도 역할을 한다.

##### (1) 선천성

선천성 낭성기관지확장증(congenital cystic bronchiectasis), 선택적 IgA 결핍증, 일차성 저감마글로블린혈증, Alpha 1-antitrypsin 결핍증, 낭성 섬유증(cystic fibrosis), 선천성 기관지연골결핍, 카르타게너증후군(Kartagener syndrome), 폐분리증 등의 선천성 요인들이 작용할 수 있다.

##### (2) 후천성

① 감 염

가장 중요한 요인이다. 특히 홍역, 백일해, 인

푸루엔자 등 소아기 감염질환에 이차적으로 생긴 폐렴이 주된 발병원인이 된다.

② 기관지폐쇄

종양, 이물질, 점액전(mucous plug)등의 내적 요인 또는 중엽증후군(middle lobe syndrome) 등의 외적 요인들에 의한 기관지폐쇄도 중요한 발병원인이 될 수 있다.

### 3) 발생빈도

최근 기관지확장증은 현저한 발생빈도 감소를 보이고 있다. 그 주된 원인은 기관지확장증의 선행 발병원인들이 다음과 같은 이유들로 인해 감소되고 있기 때문이다.

(1) 소아기 감염에 대한 효과적인 백신과 항균제의 개발
(2) 마취기술의 발달로 수술전후 폐합병증의 발생 감소
(3) 기관지경기술의 발달로 인한 기관지내 이물질의 조기적출

### 4) 병리소견

#### (1) 형 태

기관지확장증은 형태상으로 크게 다음과 같은 세 가지로 나뉘어 진다. 뒤로 갈수록 더 진행된 형태다.

① 원통모양(cylindrical)
② 정맥류모양(varicose)
③ 주머니모양(saccular)

#### (2) 발생장소

① 기관지확장증의 1/3은 한 엽에서 생기고 (unilobar), 다른 1/3은 일측에서 생기되 이엽에서 생기고(bilobar) 나머지 1/3은 양측성(bilobar)이다.

② 기관지폐쇄와 관계없이 기관지확장증이 생기는 경우에는 의존성 폐부위, 즉 하엽의 기저구역(basal segments) 설상구역(lingular segment), 중엽 등에서 잘 생긴다. 그러나 기관지폐쇄와 연관되어 생길 때는 어느 엽에서든 생길 수 있다.

③ 기관지확장증은 보통 두 번째에서 네 번째 갈라지는(the second to fourth order) 폐구역 기관지에서 생긴다. 이 때문에 기관지경 검사로는 병변이 관찰되기 어렵다.

### 5) 임상양상 및 진단소견

#### (1) 증 상

계속되는 농성객담(악취 동반)과 반복되는 폐렴이 특징적인 증상이다. 종종 객혈이 나타나는데 대부분 치명적이지는 않다. 객혈은 커진 기관지동맥과 폐혈관 사이의 문합부로부터 출혈 때문에 생기고, 소아에서는 드물다. 그 밖의 증상으로는 식욕부진, 흉막염, 관절통, 비대성 폐성골관절증(hypertrophic pulmonary osteoarthropathy) 등이 생길 수 있다.

#### (2) 흉부 X-선사진

대개 비특이적인 소견을 보인다.

#### (3) 기관지조영술(bronchography)

전산화단층촬영이 보편화되기 전에 확진 및 질병의 분포상황을 알 수 있는 검사로 많이 사용되었다. 기관지조영술은 검사 전에 체위배농과 적절한 항생제 치료가 요구되며, 한번에 한쪽 폐씩

시행해야하고, 급성염증이 있을 때는 4~6주간 시행을 연기하여야 하는 단점들 때문에 최근에는 거의 시행되지 않는다.

#### (4) 고해상도 전산화단층촬영 (high-resolution computed tomography)

근래에 와서 많이 시행되는 방법으로 기관지확장증의 진단에 필수적인 검사이다. 기관지의 확장소견 뿐만 아니라 기관지 주위의 폐실질의 염증소견까지 잘 보여주는 검사이다.

#### (5) 기관지경 검사

기관지확장증 자체의 진단에는 의미가 없으나 기관지 내부의 병변을 확인하는데 사용될 수 있다. 그 밖에 세균배양에 필요한 요염 되지 않은 분비물을 얻을 수 있고 배농술을 병행하면 치료 효과를 볼 수도 있다.

### 6) 치 료

#### (1) 내과치료

① 기관지확장증의 치료는 기본적으로 내과적인 방법에 의존한다. 대부분의 환자에서는 내과치료로 효과를 볼 수 있다.

② 치료방법은 (1) 감염의 예방과 치료 그리고 (2) 기침, 체위배농법, 기관지경 등에 의한 농성객담의 기계적인 제거에 있다. 항균제는 대개 광범위 항균제를 사용하나, 세균배양이나 민감성검사가 나오면 그에 따라 특이적인 것을 사용한다. 담배는 끊고 감기에 걸리지 않도록 조심한다. 반복적인 감염을 보이는 환자에 대해서 예방적 목적으로 박트림(TMP/SMX), 에리쓰로마이신(erythromysin), 싸이프로플록싸신(ciprofloxacin) 등을 수개월간 복용하기도 한다.

#### (2) 외과치료

① 수술적응증

수개월간의 내과치료에도 효과가 없거나 반복되는 폐염, 계속되는 농성 객담, 또는 반복되는 객혈이 있으면 외과치료의 대상이 된다.

② 수술방법

수술치료는 젊은 환자에서 한 엽에 국한된 병변이 있을 때 가장 좋은 효과를 기대할 수 있다. 수술의 원칙은 병변부위를 다 절제하는 것인데 보통 엽절제술(lobectomy) 또는 구역절제술(segmentectomy)을 시행한다.

## 3. 진균성 질환

### 1) 아스페르길루스증, 국균증 (麴菌症 ; aspergillosis)

#### (1) 원인균

아스페르길루스증은 자연에서 광범위하게 존재하는 부생성(saprophytic) 곰팡이인 아스페르길루스에 의해 생긴다. 아스페르길루스 속에는 200여 종의 균종이 있는데 이중 아스페르길루스 푸미가투스(Aspergillus fumigatus)가 가장 병원성이 강해 대부분의 감염을 유발한다. 이는 흙이나 비료 또는 썩은 풀잎 등에서 발육하는 필라멘트 모양의 곰팡이로서 공기로 전파되는 포자(spore)를 만든다.

#### (2) 임상양상

아스페르길루스증에는 다음과 같은 세 가지 뚜렷한 임상양상이 있다. 이중에서 아스페르길루스종만이 종종 외과치료의 대상이 되기 때문에 흉부외과와 관련이 있다.

① 아스페르길루스 기관지염 (Aspergillus bronchitis)

아스페르길루스 중 가장 흔한 형태로 천식성 또는 알레르기성 기관지염의 형태로 나타난다.

② 아스페르길루스종, 균구(菌球 ; fungus ball, aspergilloma, chronic mycetoma)

㉠ 폐속에 이미 존재하고 있던 공동이나 낭내에 생긴, 균사체덩어리(mycelial mass)를 말하는데 공처럼 자유롭게 움직인다. 균사(hyphae)와 섬유소, 그리고 염증세포들로 이루어져 있으며 육안으로 볼 때 계란 모양이고 부서지기 쉽다. 색깔은 회색, 적갈색 또는 황색을 띤다.

㉡ 아스페르길루스종은 폐상엽에서 주로 발생하는데, 보통 결핵 등 만성폐질환이 선행한다.

㉢ 증상은 없을 때도 많으나 증상이 생기면 가장 흔한 것이 객혈이다. 객혈의 정도는 가벼울 수도 있고 반복적으로 심한 출혈이 생길 수도 있다. 아스페르길루스종이 다른 부위로 침범하거나 전파되는 경우는 매우 드물다.

③ 침습성 아스페르길루스증 (invasive aspergillosis)

침습성 감염형태로 괴사성 기관지폐렴으로 특징지워진다. 질병으로 쇠약한 환자나 신체면역기능이 떨어진 환자에서 주로 생긴다.

**(3) 아스페르길루스종의 치료**

① 항진균약제인 암포테리신(amphotericin B)으로 치료하는 것은 이 약제가 진균종을 잘 침투하지 못하기 때문에 별반 효과가 없다.

② 수 술

㉠ 객혈이 생긴 경우에는 명백한 수술적응이 된다. 그러나 보통 아스페르길루종만 있는 경우에는 주위의 동반된 만성 폐병변 때문에 수술 후 합병증의 빈도가 높다. 따라서 객혈이 없는 경우에는 일반적으로 수술하지 않는다.

㉡ 수술은 병변 폐엽의 엽절제술을 시행한다.

㉢ 폐절제에 적합한 전신상태가 아닐 때는 공동절개술(cavernostomy)을 시행하거나, 또는 카테타를 통해 직접 암포테리신 B등 항진균제를 공동내로 주입하는 치료를 시도하기도 한다.

### 2) 기타 진균성 질환

아스페르길루스증 이외에도 히스토플라스마증(histoplasmosis), 콕시디오이데스진균증(coccidioidomycosis), 블라스토마이세스병(blastomycosis) 크립토콕스병(효모균증 ; cryptococcosis) 등 많은 진균성 질환이 폐의 병변을 일으킬 수 있으나 대부분 우리나라에는 발생하지 않거나 드물게 발견된다.

## 4. 방선균 및 노카르디아에 의한 폐의 염증

### 1) 정 의

방선균(放線菌 ; Actinomyces) 및 노카르디아(Nocardia)는 미생물 분류상 세균에 속하지만 그들이 일으키는 병변의 임상양상은 진균성 질환들과 비슷한 특징이 있다.

따라서 이들 질환과 진균성 질환과의 감별이 중요한데, 그 이유는 이들 질환에서는 치료약제로 암포테리신 B 대신 페니실린과 설파제(sulfonamide)를 사용하기 때문이다.

### 2) 흉부 방선균증(thoracic actinomycosis)

#### (1) 원인균

혐기성 그람양성 세균인 Actinomyces israeli에 의해 발병된다.

#### (2) 병리소견 및 임상양상

① 흉부 방선균증은 구강인두부에 정상균주로 존재하는 방선균이 기관지폐로 침범하여 생긴다. 폐를 침범하였을 때는 보통 만성적이며 치유가 되지 않는 폐침윤 소견으로 나타난다.

② 조직의 경계에 상관 없이 다발성 소농양을 형성하는 것이 특징이기 때문에, 흉강의 조기침범을 보이거나 흉벽으로 다발성의 누공을 형성하면서 주위조직으로 파급하게 된다. 전형적인 경우 농은 유황 과립(sulfur granule)을 함유한다.

#### (3) 진 단

이 병은 ① 드물기 때문에 임상의의 경험이 적고, ② 구강내의 정상균주에 의해 발생하기 때문에 객담배양시 양성이라도 확진을 내리기 힘들고 ③ 혐기성배양에서만 원인균의 발견이 가능하기 때문에 수술 전 진단이 어려운 경우가 많다.

#### (4) 치 료

① 페니실린이 선택 치료약제인데 다량을 1~3개월간 투여한다.

② 수 술

㉠ 농흉이 있으면 외과적 배농술이 필요하다. 또 폐의 파괴가 있거나 항생제 치료에 반응하지 않는 경우에는 폐절제술의 적응이 되기도 한다.

㉡ 수술절제는 충분한 항생제 투여하에 시행하여야하고 절제수술 후라도 장기간 약물요법을 병행하여야 한다.

㉢ 종종 악성종양을 감별하기위해 시험적 개흉술을 시행하기도 한다.

### 3) 노카르디아증(nocardiosis)

#### (1) 원인균

호기성 그람양성균인 Nocardia asteroides에 의해 발병된다. 이 균은 방선균과는 달리 자연에 광범위하게 존재한다.

#### (2) 병리소견 및 임상양상

① 폐의 일차적인 감염과 다른 장기로의 이차적인 혈행성 전파를 특징으로 하는데, 특히 중추신경계에 잘 전파된다.

② 악성종양환자나 또는 면역억제요법을 받는 등 면역기능이 저하된 환자에서 잘 온다.

③ 화농성 폐병변으로 흔히 나타나고 방선균증과 같이 흉벽의 농양과 배농 통로를 만들 수도 있고 유황과립(sulfur granule)을 함유할 수도 있다.

#### (3) 진 단

① 정상인의 기도에는 흔히 발견되지 않기 때문에 만일 객담검사상 양성이고 의심스런

흉부 X-선 소견을 보이면 진단확률이 높다. 흉부 X-선사진상 보통 국소적인 침윤성병변을 보이고 괴사나 공동으로 진행할 수 있다.

② 그러나 객담검사로 진단이 어려울 때가 많고 진단이 늦어지면 치명적인 결과까지 초래할 수 있기 때문에, 의심이 가는 경우에는 기관지경검사, 개흉술에 의한 생검등 보다 적극적인 진단술을 시행한다.

**(4) 치 료**

① 설파제에 의한 내과치료가 선택치료법이다. 보통 2~3개월간 시행하고 면역기능이 억제되어 있는 경우에는 1년까지도 사용한다.

② 폐농양 자체는 내과적으로 치료하지만 농흉이나 기타 합병증이 발생한 경우에는 외과적 배농술을 시행한다.

## 5. 기생충 감염

### 1) 뉴우모시스티스 카리니 폐렴 (Pneumocystis carinii pneumonitis)

**(1) 원인기생충**

원충류(protozoa)인 Pneumocystis carinii에 의해 발병된다.

**(2) 병리소견 및 임상양상**

① 정상인에서는 감염이 생겨도 증상이 생기지 않으나, 면역기능이 저하된 환자에서 기회감염으로 생기면서 증상을 일으킨다. 최근 AIDS에 동반된 증상으로서 관심을 끌고 있다.

② 거의 대부분 폐에 국한되어 생기고, 특징적인 낭(cyst)을 형성한다. 병의 진행이 빨라 적절한 치료를 받지 못할 경우 사망하게 된다.

③ 흉부 X-선사진에 양측성의 광범위한 간질성 폐렴 양상을 보인다.

**(3) 진 단**

확진은 폐 조직에서 균을 증명하면 된다. 가장 확실한 방법은 개흉술생검(open lung biopsy)이다.

**(4) 치 료**

설파제로 박트림을 14일간 사용한다. 펜타미딘(Pentamidine)을 사용할 수도 있으나 부작용이 많다.

### 2) 흉부 아메바증(thoracic amebiasis)

**(1) 병리소견 및 임상양상**

아메바성 간농양의 합병증으로 나타날 수 있다. 주로 간 우엽에서 전파되어 우측흉부의 흉수, 농흉, 또는 간기관지루 등을 일으킬 수 있다. 쵸콜렛이나 지중해 멸치젓(anchovy paste)과 유사한 물질을 뱉아내기도 한다.

**(2) 진 단**

원인균인 Entamoeba histolytica가 객담이나 흉수에서 발견되는 경우는 드물기 때문에 보통 대변의 균검사나 양성 보체결합시험(complement fixation test)으로 추정진단을 한다.

**(3) 치 료**

메트로니다졸(metronidazole)이 선택약제이고 농흉이 생긴 경우에는 흉강삽관술을 병행한다.

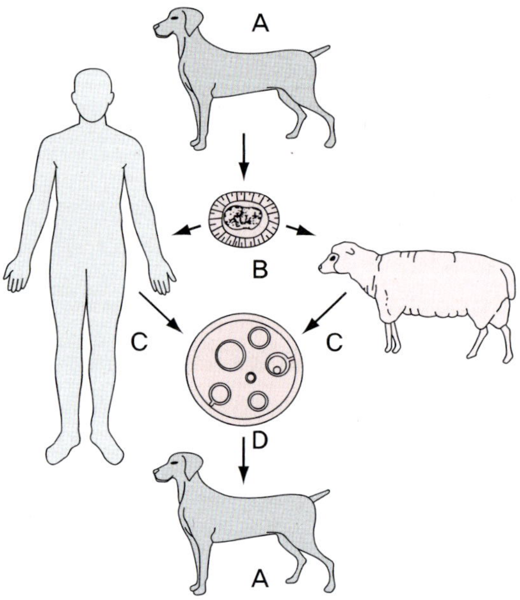


그림 11-4. 에키노코쿠스의 생활사. A. 일차숙주, B. 일차숙주의 배설물에 섞인 에키노코쿠스의 알이 채소나 풀을 오염시킨다. C. 중간숙주, D. 중간숙주의 장기에서 형성되는 포낭충(hydatid cyst), A. 일차숙주에 다시 포낭충이 들어간다.

### 3) 포낭충증, 에키노코쿠스증 (pulmonary echinococcosis, hydatid cyst)

#### (1) 원인기생충

간의 포낭충증을 흔히 일으키는 촌충의 하나인 Taenia echinococcus에 의해 발병되며 인수공통 질환이다(그림 11-4).

#### (2) 발생빈도

호주, 남미, 지중해연안, 중동 등 목축업이 성행한 나라에서 빈발한다. 우리나라에서는 매우 희귀한 질환이나 근래 중동지역의 해외취업 등 국제교류가 빈번해지면서 조금씩 그 증례가 발견되기 시작하고 있다.

#### (3) 병리소견 및 임상양상

① 간에 있던 유충이 폐로 가서 생긴다. 포충낭은 주로 중앙이나 하부 폐야에서 생긴다.

② 무증상상태에서 우연히 발견되거나 또는 폐증상으로 나타난다.

③ 포충낭은 커지면서 주위 폐조직을 압박하는데, 이 포충낭은 언제든지 파열될 수 있다. 포충낭이 파열되는 경우 주위 정상 폐조직으로서의 전파가 일어난다. 또 파열로 인한 흡인질식이나 과민반응 등으로 사망에 이를 수도 있고 이차감염이 생기는 경우 기관지확장증이나 기관지농양을 일으킬 수도 있다.

④ 흉부 X-선사진

경계가 뚜렷한 균질음영의 둥근 방사선비투성과(radioopaque)병변을 보인다. 병변 주위는 별 반응이 없다.

#### (4) 치료

① 외과치료

포충낭증은 외과적 절제가 원칭이다. 수술 중 포충낭의 내용물의 흉곽을 오염시키지 못하도록 포충낭을 터뜨리지 않고 완전한 상태에서 제거하는 것이 중요하다. 포충낭을 제거하고 남은 공간은 직접폐쇄를 하거나, 또는 공간이 큰 경우에는 구역절제술이나 엽절제술을 시행해준다.

② 약물치료

외과적 절제가 어려운 경우에는 메벤다졸(mebendazole)을 사용해 볼 수도 있다.

### 4) 폐흡충증(paragonimiasis)

#### (1) 원인기생충

사람에서 발병하는 것은 대부분 Paragonimus

westermani이다.

(2) **발생빈도**

한국을 포함한 동아시아지역에서 빈발하였는데 최근, 한국 일본 등지에서는 크게 감소하고 있다. 질병의 역학적 특성상 젊은 남자에서 많이 생기는데 경제적인 빈곤과도 관련이 크다.

(3) **병리소견 및 임상양상**

① 익히지 않은 민물가재나 게를 먹거나 다룰 때 감염된다.
② 기침, 객담, 객혈, 흉통 등의 증상이 나타날 수 있다.
③ 합병증으로 기흉, 흉수, 농흉의 세 가지가 생길 수 있는데 기흉과 흉수는 질병의 초기에 나타나고 농흉은 보통 늦게 생긴다.

(4) **치 료**

① 약물치료가 일차적이며 프라지콴텔(praziquantel)로 좋은 효과를 볼 수 있다.
② 외과치료

기흉 또는 흉수가 생긴 경우에는 흉강삽관술을 약물치료와 병행하고, 농흉이 있는 경우에는 흉막박피술(decortication) 등 보다 적극적인 수술이 필요하게 된다.

#### 5) 스파르가놈증(sparganosis)

(1) **원인기생충**

스파르가놈증은 개, 고양이 등이 장관에 기생하는 Diphyllobothrium mansoni의 제 2차유충기인 플레로세르코이드(plerocercoid)에 의한 인체감염을 말한다. 플레로세르코이드는 개구리나 뱀 등에 보유되어 있다가 사람이 이를 생식하였을 때 감염이 되어 성충으로 자란다. 우리나라에서는 이들 동물에 대한 생식습관이 아직 일부계층에서 남아 있어 중요한 감염원이 되고 있다.

(2) **병리소견**

발생부위는 약 70%가 복벽, 흉벽, 대퇴 및 음낭 등 피하결체조직 및 지방조직에서 발견된다.

(3) **진단 및 치료**

치료로는 보통 외과적 적출술을 시행하는데 진단은 대개 성체를 외과적으로 적출한 후에야 가능하다.

## IV. 폐결핵의 외과적 치료

### 1. 폐결핵의 개요

#### 1) 발생빈도 및 역학

(1) 결핵은 효과적인 화학요법의 소개와 함께 세계적으로 감소추세에 있으나 영양결핍과 열악한 생활환경을 가진 일부 국가에서는 여전히 빈발하고 있는 질환이다.

(2) 현재 우리나라의 결핵유병률은 과거에 비해 많은 감소를 보이고 있으나 아직도 다른 선진국에 비해서는 발생빈도가 높은 편이다. 특히 불규칙한 투약이나 약물치료의 임의 중단 등으로 외과치료의 대상이 되는 경우도 아직 상대적으로 많은 편이다.

### 2) 원인균

(1) 대부분 Mycobacterium tuberculosis에 의해 발병된다.

(2) 비전형적 마이코박테리아

M. tuberculosis 이외의 다른 여러 가지 마이코박테리아도 임상적인 폐감염을 일으킬 수가 있는데, 이들을 집합적으로 비전형적 마이코박테리아라고 부른다. 이중 가장 흔히 임상문제를 일으키는 것에는 M. avium-intracellurare와 M. kansasii 등이 있다.

### 3) 병리소견 및 임상양상

#### (1) 일차결핵(primary tuberculosis)

① 소아나 젊은 남자에서 생기고 감염자와의 접촉에 의해 호흡기로 전염된다.

② 흉막하의 말초부위 폐병변이 폐문부의 림프절병변을 동반하여 이른바 일차성 곤콤플렉스(primary Gohn complex)를 이룬다. 증상은 대부분 없는 것이 보통이다.

③ 합병증

드물지만은 심각한 합병증으로 속립성결핵, 결핵성뇌막염, 또는 뼈나 관절, 복강 등의 다른 장기들을 침범하는 보다 만성적인 감염이 나타날 수 있다. 속립성결핵과 결핵성뇌막염은 영아나 어린 소아에서 잘 생긴다.

④ 치료 및 예후

일차성 병변은 거의 대부분에서 저절로 완전 치유되는데 이때 석회화를 동반할 수도 있다. 만일 증상이 있으면 약물치료를 한다. 외과치료가 필요한 경우는 사실상 없다.

#### (2) 속립성 결핵(miliary tuberculosis)

① 폐나 림프절의 병변으로부터 결핵균의 급성 혈행성 전파로 생긴다.

② 어린 소아에서의 높은 발생빈도 못지않게 근래에 와서는 고령의 환자에서도 많이 발견된다.

③ 치 료

약물치료를 시행한다. 외과치료의 대상은 되지 않는다.

#### (3) 일차 후 결핵 (postprimary pulmonary tuberculosis)

① 대부분의 임상증례가 여기에 속한다. 네가지 경로 즉 (1) 일차병변이 직접 진행하거나, (2) 활동이 없던 일차병변의 재활성화, 그리고 (3) 폐의 혈행성 전파나, (4) 외부로부터의 중복감염(superinfection) 중의 하나로 온다.

② 성인에서는 보통 폐상엽이나 하엽의 상구역(superior segment)에 생긴다.

### 4) 약물치료

#### (1) 항결핵약제의 종류

항결핵약제에는 여러 가지가 있지만 흔히 사용되는 것에는 일차약으로 이소니아지드(isoniazid), 리팜피신(rifampicin), 에탐부톨(ethambutol), 피라찐아미드(pyrazinamide), 그리고 보완약제로 스트렙토마이신(streptomycin), 파라아미노살리실산(paraaminosalicylic acid, PAS), 에티온아미드(ethionamide)/프로티온아미드(prothionamide), 사이클로세린(cycloserine), 가나마이신(Kanamycin), 카프레오마이신(capreomycin)등이 있다. 이 약제들중 스트렙토마이신, 카프레오마이신, 사이클로세린의 3가지는 주사투여를 하고 나머지 약제들은 경구투여 한다. 최근에 새로이 사용되고 있는 약제로는 오플록싸신(ofloxacin), 싸이프로플록싸신(ciprofloxacin) 등 퀴놀론제제가 있다.

### (2) 약물치료의 방법

① 치료기간

항결핵약제를 사용한 결핵의 초치료(initial treatment)의 방법에는 표준 장기매일화학요법(18~24개월), 간헐요법, 그리고 단기요법(6~9개월) 등의 방법이 있다. 단기요법은 환자나 의사 모두에게 편하고, 의료비용 측면에서도 유리할 뿐만 아니라 환자가 빠른 시일 내에 일상의 생활에 복귀할 수 있다는 큰 장점이 있어 현재 가장 널리 사용되고 있다.

② 병합화학요법(combined chemotherapy)

항결핵약제는 개별약제에 대한 내성이 생기는 것을 방지하기 위하여 여러 가지 약제를 동시에 사용하는 병합화학요법을 채택하는 것이 원칙이다. 현재 초치료법은 단기로 이소니아지드, 리팜피신, 에탐부톨을 동시 투여하는 삼중화학요법이다. 최근에는 여기에다 피라찐아미드를 병합하는 방법도 많이 사용되고 있다.

### (3) 약물치료에 대한 반응

① 증 상

폐결핵이 초기의 화학요법에 효과적으로 반응하게 되면 대개 2~4주내에 증상이 호전된다.객담내의 균수도 현저히 감소하기 때문에 주위 사람에 대한 전파위험이 감소하거나 없어진다.

② 객담배양검사

대부분 환자에서 치료 시작 후 3~4개월 후에 객담배양검사가 음성으로 된다. 만일 5~6개월이 넘도록 음성전환이 이루어지지 않을 때는 약제의 교체를 검토하여야 한다.

③ 흉부 X-선사진

다양한 소견을 보인다. 삼출성 또는 폐렴성 결핵은 약물치료로 3~6개월 이내에 현저하게 호전되는 소견을 보이나 건락성이나 괴사성 병변에서는 변화가 적거나 없을 수도 있다. 따라서 음영이 그대로 남아있거나 또는 점차로 반흔조직으로 변하는데, 이때 석회침착이 생길 수도 있다. 공동의 경우 직경 2 cm 이상의 큰 공동은 객담검사상 음성으로 변하나 대개 없어지지는 않고 얇은 막의 공동으로 남는다. 전체적으로 약물요법에 순조롭게 반응하는 경우에도 변화는 서서히 진행되고 완전한 치유소견은 6~12개월까지는 얻을 수 없다. 그 후까지 남아 있는 음영은 대부분 고정되거나 약간씩 호전된다.

### (4) 폐결핵의 재치료

① 초치료실패의 정의

6개월 이상 약물치료 후에도 객담배양검사가 계속 양성일 때를 말한다. 초치료 실패의 여부를 흉부 X-선사진 만으로 결정해서는 안된다.

② 재치료의 원칙

㉠ 새로운 약을 동시에 세 개 이상 병용한다. 이때 약제를 한 번에 한 가지씩 추가해서는 절대 안된다.

㉡ 재치료에 이소니아지드의 첨가는 도움이 안된다.

㉢ 18개월 이상 치료하여야 한다.

㉣ 약제 내성검사를 병행하여야 한다.

## 2. 폐결핵의 외과적 치료

### 1) 수술적응증

과거에 비해 폐결핵 치료에 외과적 방법이 필요한 경우는 급속히 감소하고 있다. 그러나 아직 많은 환자들에서 여러 가지 적응증으로 수술적 치료를 필요로 하고 있다. 수술적 치료를 하는 경우에는 수술 전 적어도 3개월 정도의 항결핵제를 투여한 후 수술하는 것이 일반적이며, 수술 후에도 1년 정도 항결핵제를 투여하는 것이 좋다.

#### (1) 내과적 약물치료의 실패

① 두 개 이상의 약제로 5~6개월 이상 적절한 화학요법을 시행하였음에도 불구하고, 폐실질의 병변과 함께 객담검사가 양성인 경우 수술적응이 된다. 이 환자군에서는 대개 공동이나 파괴폐(destroyed lung), 기관지확장증 또는 기관지협착 등이 동반된 경우가 많다.

② 약물치료에 내성이 강한 비전형적 결핵균주(Mycobacterium avium-intracellulare)에 의한 국소적인 폐질환이 있을 경우 수술적응이 된다. M. tuberculosis 감염의 경우도 약물치료에 심한 내성을 보이면 국한된 병변에서 수술적응이 될 수도 있다.

#### (2) 수술적으로 교정 가능한 합병증이 동반되어 있는 경우

① 세균성 혹은 진균성 감염이 동반된 파괴폐가 있는 경우

② 생명을 위협할 정도의 심한 객혈(massive hemoptysis, 600 mL/24 h)이나 반복적으로 상당한 양의 객혈(200 mL/24 h)이 있는 경우

③ 흉강삽관술에 치유되지 않는 기관지흉막루나 농흉이 있는 경우

④ 기관지 협착이나 결핵성 기관지확장증이 있는 경우

⑤ 암과의 감별이 어려운 경우

### 2) 폐절제수술의 금기사항

(1) 심폐기능이 좋지 않은 환자나 기타 중독한 전신질환이 있는 경우

(2) 광범위한 폐결핵이나 기관지결핵

(3) 활동성 기관지결핵

기관지 결핵이 있는 경우에는 폐절제술 후 기관절제부위의 치유가 힘들다. 따라서 수술 전 화학요법으로 활동성 결핵을 조절하여야만 한다.

(4) 소아에서의 폐결핵

화학요법만으로도 좋은 결과를 기대할 수 있다.

### 3) 외과치료법의 종류

#### (1) 폐절제술(pulmonary resection)

① 엽절제술(lobectomy)

폐절제술이 필요한 경우 가장 많이 사용되는 방법이다. 엽절제술의 대상은 대부분 상엽이다.

② 구역절제술(segmentectomy)

드문 경우지만 병변이 작을 때에는 구역절제술을 시행하기도 한다.

③ 전폐절제술(pneumonectomy)

한쪽 폐의 광범위한 파괴가 있는 경우를 제외하고는 잘 시행하지 않는다. 만일 광범위한 폐손상과 함께 만성 농흉이 합병되어 있으면 흉막 바깥 쪽으로 접근하여 흉막과 함께 폐를 적출하는 방법(extrapleural pneumonectomy)을 사용하기도 한다.

#### (2) 허탈요법 (collapse therapy)

허탈요법은 결핵병소가 있는 쪽의 폐를 허탈시켜 안정시킴으로서 치료효과를 노리는 방법이다. 과거에는 여러 가지 형태로 광범위하게 사용되었으나 최근에는 역사적인 의의만을 가지고 있는 정도이다.

① 구체적인 방법으로는 인공기흉, 일측성 횡격막신경절단, 기복술, 흉곽성형술 등이 있다.

② 흉곽성형술(thoracoplasty)

흉곽성형술은 과거 폐결핵에 대한 효과적인 허탈요법중의 하나로 많이 사용되었다. 그러나 최근에는 폐절제술의 성적향상으로 흉곽성형술은 폐결핵의 치료에는 거의 사용되지 않고 있다. 다만 합병증으로 농흉이나 기관지흉막루가 발생한 환자들에서 선택적으로 사용되고 있다. 드물게는 폐절제수술이 위험한 환자에서 시행되기도 한다.

## V. 미만성 간질성폐질환

### 1. 정 의

미만성 간질성폐질환(diffuse interstitial lung disease)은 폐포벽과 폐포주위 조직을 침범하는 것을 특징으로 하는 다양한 질병군을 말하는데, 악성종양이나 특정 감염균에 의한 염증질환은 제외된다. 이 질병들은 그 원인이나 급성도 또는 질병의 결과 등에서 각기 다른 양상을 보임에도 불구하고, 임상양상과 검사소견, 방사선소견, 조직검사소견의 유사성으로 통상 한 부류의 질병군으로 분류된다. 미만성 간질성폐질환은 비록 수술로 치료하는 병들은 아니지만 병을 진단하는 과정에서 외과적 진단방법이 필요한 경우가 많아 흉부외과와 연관을 갖게 된다.

### 2. 임상양상

#### 1) 증 상

미만성 간질성폐질환에서 가장 흔한 두 가지 증상은 호흡곤란과 기침이다.

#### 2) 방사선검사 소견

(1) 전형적으로는 흉부 X-선사진에 넓게 퍼져있는 침윤성 음영(infiltrative densitiy)으로 나타난다. 그러나 이러한 소견 자체는 비특이적이어서 이것만 가지고 진단을 내리거나 임상증상의 경중을 예견하기는 곤란하다.

(2) 방사선검사 소견에 따라 미만성 간질성폐질환을 다음과 같은 두 가지 양상으로 분류할 수 있다. 때로는 양자가 혼합되어 나타나기도 한다.

① 폐포성 양상(alveolar or acinar pattern)

종격동, 심장, 횡격막 등 폐주위조직의 경계를 말소시키는 융합성 음영(confluent densitiy)이나 공기기관지조영(air bronchogram)의 소견으로 특징지워진다.

② 간질성 양상

(interstitial or reticulo-nodular pattern)

전술한 폐포성 양상의 두 가지 소견은 보이지 않는다. 대신 간질을 침범하여 과립상(granular or ground-grass), 결절상(nodular), 그물상(reticular) 등의 소견을 보이고 그물상과 결절상이 혼합된 경우 그물결절상을 나타내기도 한다. 만일 폐실질조직의 변형과 함께 두꺼운 벽에 둘러싸인 공기낭이 있을 경우에는 소위 벌집모양(honeycomb)의 X-선 사진 소견을 보일 수 있다.

## 3. 분류

미만성 간질성폐질환의 체계적인 분류는 대단히 어렵다. 왜냐하면 약 180여종의 다양한 질병들이 포함되는 데다 흔히 사용되는 X-선사진 소견도 여러 질병에서 유사한 양상을 보이기 때문이다. 일반적으로 미만성 간질성폐질환의 분류는 발병 원인별이나 또는 병리소견에 따라 흔히 나누는데 분류상 여러 질병들이 중복이 되기 때문에 어떤 방법도 완전히 만족스러울 수는 없다. 참고로 가장 흔히 발견되는 간질성 폐질환의 10가지 중요 원인은 다음과 같다(표 11-1).

## 4. 진 단

### 1) 일반 진단법

미만성 간질성폐질환의 진단에는 정확한 병력 청취와 주의 깊은 이학적 검사 그리고 각종 검사 소견과 흉부 X-선사진의 면밀한 해석이 필요하다.

표 11-1. 간질성 폐질환의 10가지 중요요인

| |
|---|
| 유육종증(sarcoidosis) |
| 과민성 폐렴(유기먼지, organic dust) |
| 진폐증(무기먼지, inorganic dust) |
| 결합조직병변(connective tissue disease) |
| 폐방사선조사(lung irradiation) |
| 약물 |
| 호산구성육아종(eosinophilic granuloma) |
| 선천성-신경섬유종증(neurofibromatosis) |
| 결절성경화증(tuberous sclerosis) |
| 림프관염 전이성암(lymphangitic metastasis) |
| 울혈성 심부전증 |

### 2) 생검(biopsy)

비관혈적 방법으로 진단이 불확실한 경우에는 보다 관혈적인 진단방법이 필요하게 된다. 일반적으로 벌집폐(honeycomb lung)처럼 명백히 말기병변을 나타내거나 진단을 하더라도 치료상의 특별한 변화가 예견되지 않을 때는 생검을 하지 않는 것이 원칙이나 많은 경우 개흉 또는 흉강경을 통한 생검이 유일한 확진 방법이다.

#### (1) 기관지경을 통한 기관폐포세척과 경기관지 폐생검

① 기관폐포세척법(bronchoalveolar lavage)

감염균의 존재여부를 알 수 있고 기타 세포 형태나 면역성상도 파악할 수 있다.

② 경기관지폐생검

(transbronchial lung biopsy)

유육종증(sarcoidosis) 및 기타 육아종성 병변, 종양, 그리고 일부 감염에서 진단을 내릴 수 있으나 특발성폐섬유증이나 진폐증과 같이 비특이적

조직학 소견을 보이는 병변에서는 보통 쉽지가 않다. 이때는 개흉생검을 시행한다.

### (2) 개흉 또는 흉강경하 생검 (open or thoracoscopic lung biopsy)

수술적 생검은 병변부위를 직접 보면서 생검을 할 수 있는 장점 외에 충분한 조직을 얻을 수 있고 생검 후 지혈을 정확히 해줄 수 있다는 이점이 있다. 생검시에는 말기병변보다는 초기 병변에서 병변부위와 함께 주위 정상폐도 같이 생검하는 것이 중요하다. 원하는 병리소견을 얻을 수 있는지를 미리 확인하기 위해 수술장에서 냉동검사(frozen section)를 시행하는 것이 좋다.

## 5. 치 료

미만성 간질성폐질환의 치료에 관한 상세한 설명은 이 책의 범주는 넘어서는 것이다. 따라서 여기서는 일반적인 원칙만 제시하도록 한다.

1) 만일 약물이나 훈증기(fumes), 또는 먼지같이 특정한 원인이 발견된 경우에는 이를 제거해주어야 한다.
2) 감염이 있을 때는 해당 항균제로 치료해 주어야 한다.
3) 어떤 원인에서든 급성폐포염이 왔거나 또는 교원성 혈관질환, 림프구침윤, 진행성 유육종증, 엑스조직구증식증, 그리고 호산구성 폐렴 등에서는 스테로이드의 사용이 도움이 될 때가 많다.
4) 또 증상의 완화가 가능한 경우 암성 침윤에서는 항암제를 사용할 수 있다.
5) 베게너육아종증이나 기타 혈관염질환에서 항대사물질제(antimetabolites)을 사용하면 효과를 볼 수도 있다.
6) 폐의 섬유화가 심해진 경우에는 일반 대증요법만이 환자를 위해 해 줄 수 있는 전부가 된다.

# 12 폐장의 질환(Ⅱ)

## Ⅰ. 양성종양 및 기관지선 종양

### 1. 일반사항

#### 1) 발생빈도

전체 기관지폐종양 중 양성종양은 약 5%로 발생빈도가 낮다. 또 방사선 검사로 보이는 단독 폐병변의 8~15%가 양성종양이다.

#### 2) 분 류

폐와 기관 및 기관지에 생기는 양성종양은 많은 경우에서 세포형이나 자연경과 등을 알기가 어렵기 때문에, 정확한 분류에는 이론이 많다. 근래에 와서는 전자현미경의 발달로 종양의 유래가 되는 세포를 밝히는데 많은 도움을 주고 있다. 여기서는 전문교과서들에서 많이 인용하고 있는 Greenfield의 분류법을 소개한다(표 12-1).

#### 3) 임상양상

양성종양의 임상양상은 종양의 위치와 크기에 따라 좌우된다. 일반적으로 말초부위에 위치한 종양은 증상이 없이 흉부 X-선사진에 우연히 발견되는 수가 많다. 이 때는 주로 악성종양과의 감별진단이 주문제가 된다. 반면 폐중앙부에 위치한 양성종양은 기관지폐쇄와 이에 이차적인 폐렴으로 흔히 호흡기증상을 유발시킨다.

#### 4) 진 단

**(1) 방사선검사 소견**

종양의 모양이나 석회화여부 등으로 진단에 도움을 얻는다. 대부분의 양성종양은 가장자리의 경계가 뚜렷하다. 그리고 종양에 석회화 소견이 있는 경우에는 대개 양성이긴 하나 반드시 악성을 배제할 수는 없다. 과오종에서는 특징적인 팝콘형태의 석회화를 보이기도 한다. 또 양성종양일지라도 수 개월간에 걸쳐 약간의 성장을 보일 수가 있는데 특히 과오종의 경우에서 이러한 사례가 보고되고 있다.

**(2) 조직생검**

① 많은 경우에서 생검에 의한 조직검사로 확진이 가능하다. 중앙기관지에 위치한 종양의 경우에는 기관지경을 사용한다. 그러나 기관혈관종(tracheal hemangioma)같은 경우에는 치명적인 출혈이 생길 위험성 때문에 생검을 해서는 안된다. 그 밖에 기관지선종(bronchial adenoma)도 출혈의 위험성

표 12-1. 폐장의 양성종양

(1) 상피성 종양(epithelial tumors)
  ① 유두종(papilloma)
  ② 용종, 폴립(polyps)
(2) 중피성 종양(mesothelial tumors)
  ① 혈관성 종양(vascular tumors)
    a. 맥관종(angiomas)-혈관종(hemangioma), 림프관종(lymphangioma), 혈관내피종(hemangioendothelioma), 혈관주 위세포종(hemangiopericytoma)
    b. 림프관 근종증(lymphangioleiomyomatosis)
    c. 폐동정맥기형(pulmonary arteriovenous malformation)
    d. 경화성혈관종(sclerosing hemangioma)
  ② 기관지성 종양(bronchial tumours)
    a. 섬유종(fibroma)
    b. 연골종(chondroma), 골연골종(osteochondroma)
    c. 지방종(lipoma)
    d. 평활근종(leiomyoma)
    e. 과립상 세포 근아세포종(granular cell myoblastoma)
(3) 신경성 종양(neurogenic tumors)
(4) 성장과정 또는 원인미상의 종양(developmental or unknown origin tumors)
  ① 과오종(hamrtoma)
  ② 기형종(teratoma)
  ③ 화학감수체종(chemodectoma)
  ④ 투명세포종양(clear cel tumor)
  ⑤ 흉선종 (thymoma)
(5) 염증성 및 기타 가성종양들(inflammatory and other pseudotumors)
  ① 형질세포육아종(plasma cell granulomas, histiocytoma)
  ② 가성림프종(pseudolymphoma)
  ③ 황색종(xanthoma)
  ④ 아밀로이드(amyloid)
  ⑤ 낭종섬유성골염 기관기관지병증(tracheobronchopathia osteoplastica)

이 많아 각별한 주의를 요한다.

② 말초에 위치한 종양에서는 경피침흡인생검(percutaneous needle aspiration biopsy) 또는 개흉술을 통한 절제겸 조직검사의 방법을 택한다.

### 5) 수술치료법

#### (1) 기관지내 절제(endobronchial excision)

양성종양의 위치가 기관지내에 있을 때는 종종 특수겸자나 또는 레이저치료(neodymium-YAG

laser)로 기관지내 절제가 가능하다.

#### (2) 보존절제법( conservative resection)

가능한한 폐실질조직을 최대한 보존한 상태에서 종양을 절제하는 것이 양성종양의 절제원칙이다. 구체적 방법으로는 양성종양을 포함한 폐의 일부분만 절제하거나(wedge resection), 또는 큰 기관지종양의 경우에도 가능하면 수상절제술(sleeve resection)을 시행한다(제 4장. 폐절제술 참조).

#### (3) 전통적인 폐절제술

만일 폐렴이나 지속적인 무기폐 때문에 폐손상이 있으면 보존절제법이 어렵다. 이때는 전통적인 구역절제술(segmentectomy)이나 엽절제술(lobectomy)을 시행한다.

## 2. 개별 양성종양(표 12-1 참조)

### A. 상피성 종양

#### 1) 유두종(乳頭腫 ; papilloma)

(1) 유두종은 소아에서 볼 수 있는 가장 흔한 후두종양(laryngeal tumor)이다. 어른에서는 드물다. 종양의 위치는 일반적으로 후두나 상부기관에 국한된다. 병변은 하나이거나 다발성으로 존재한다. 때로는 기관 및 기관지를 따라 폐까지 내려가 기도를 폐색시키는 미만성 유두종증(diffuse papillomatosis)의 양상으로 나타날 때도 있다.

#### (2) 진 단

보통 기관지경 생검으로 쉽게 진단할 수 있다.

#### (3) 치 료

기관지경을 통해 절제한다. 재발률이 높다. 드물지만 악성변성이 일어날 수 있기 때문에 절제 후 자주 기관지경 검사를 하여 추적검사를 하여야 한다.

#### 2) 폴립, 용종(茸腫 ; polyps)

비교적 드문 병변으로 기관이나 주기관지 등 상부 호흡기도에서 주로 생긴다. 치료는 기관지경 절제로 충분하고 재발은 드물다.

### B. 중피성 종양

#### 1) 혈관성 종양

#### (1) 맥관종(脈管腫 ; angiomas)

① 혈관종(hemangioma)

㉠ 특징적으로 영아에서 성문(glottis) 하부나 또는 상부기관에서 발생하는데, 기도폐쇄를 일으킬 수 있다. 때로는 광범성 질환인 유전성 모세혈관확장증(hereditary telangiectasia)의 한 양상으로 존재할 수도 있다.

㉡ 진단 및 치료

진단은 기관지경검사로 한다. 치료는 기관지내의 병변인 경우에는 레이저치료에 이어, 잔존병변에 대해 방사선치료를 시행한다. 출혈의 위험성이 크기 때문에 내시경절제술은 시행하지 않는다. 폐실질조직내에 혈관종이 있는 경우에는 폐보존절제법을 시행한다.

② 림프관종(lymphangioma)

주로 영아기에 기관에 생기는 대단히 드문 종양

이다. 외과절제로 치료한다.

③ 혈관내피종(hemangioendothelioma)

대단히 드문 종양으로 20~30대에 주로 나타난다. 보통 단독 폐결절로 나타나고 선천성 심질환과 연관될 수도 있다.

④ 혈관주위세포종(hemangiopericytoma)

모세혈관의 내피세포에서 유래되고 신체 어느 부위에서나 생길 수 있다. 일반적으로 큰 종괴를 형성한다. 약 반에서 악성일 수가 있다. 치료는 악성일 때를 제외하고는 보존적 절제술을 시행한다.

#### (2) 림프관근종증(림프管筋腫症 ; lymphangioleiomyomatosis)

① 드문 종양으로 천천히 자라고 거의 대부분 30~50세의 여자에서 생긴다. 결절성 경화증(tuberous sclerosis)에서 볼 수 있는 폐병변과 유사한 소견을 보여 두 질병간에 어떤 상관관계가 있을 것으로 추정하고 있다. 치료하지 않을 경우 서서히 진행하여 호흡부전 및 사망에 이를 수 있다.

② 치료는 종양의 크기가 허락하는 한 보존적 절제술을 시행하나, 병변이 광범위할 경우 폐이식술의 대상이 된다.

#### (3) 폐동정맥기형(肺動靜脈畸形 ; pulmonary arteriovenous malformations)

진정한 의미에서 종양이라기 보다는 폐동맥과 정맥 사이에 비정상적인 연결이 생긴 혈관기형을 말한다(제 11장. 폐장의 질환(Ⅰ)-1. 선천성질환 참조).

#### (4) 경화성 혈관종(硬化性 血管腫 ; sclerosing hemangioma)

보통 하엽에서 동전 모양의 병변으로 나타난다. 객혈을 일으키기도 하고 유전성 출혈성 모세혈관확장증과 연관되기도 한다.

### 2) 기관지성 종양

#### (1) 섬유종(纖維腫 ; fibroma)

① 대단히 드문 종양이나 중피기원의 종양 중에서는 가장 흔하다. 기관 및 기관지벽이나 폐의 말초 실질조직에서 생기는데 전자에서 더 잘 생긴다.

② 치료는 기관 내 병변인 경우에는 내시경 절제술이나 YAG 레이저치료법을 사용한다. 말초병변에서는 보존적 절제술을 시행한다.

#### (2) 연골종(軟骨腫 ; chondroma) 및 골연골종(骨軟骨腫 ; osteochondroma)

① 중피에서 유래된 종양 중 두 번째로 발생빈도가 높다. 가장 흔한 형태는 연골성 기관지벽에 묻혀있는 기관지내 병변이다.

② 치료는 기관지내 병변에서는 기관지내 절제술을 시행하고, 말초병변은 보존적 절제술을 시행한다.

#### (3) 지방종(脂肪腫 ; lipoma)

① 주로 기관지내에서 발생하고 거의 대부분 남자에서 생긴다.

② 치료는 기관지내 병변의 경우 기관지내 절제술, 그리고 말초 병변에서는 보존적 절제술을 시행한다. 만일 기관지내 병변이 클

경우에는 기관지절개술이 필요하다.

**(4) 평활근종(平滑筋腫 ; leiomyoma)**

① 섬유종, 연골종, 지방종에 이어 4번째 흔한 중피유래의 종양이다.

② 치료는 주로 보존적 절제술을 시행한다. 그러나 동반된 폐손상으로 구역절제술이나 엽절제술이 필요할 때가 종종 있다.

**(5) 과립상세포 근모세포종(顆粒狀細胞 筋母細胞腫 ; granular cell myoblastoma)**

① 혀나, 피부 또는 유방의 피하조직에 잘 생기고 일부에서 폐에 생긴다. 폐에 생길 때는 주로 큰 기관지에 생겨 폐쇄성 병변을 일으킨다.

② 치료는 종양의 크기에 좌우된다. 직경 8 mm 이하의 종양에서는 내시경적 절제술이나 YAG 레이저치료법을 사용하고, 크기나 침윤의 정도가 심한 환자에서는 보존적 절제술을 시행한다.

## C. 신경성 종양(neurogenic tumors)

1) 신경성종양은 후종격에서는 빈발하지만 폐에서는 대단히 드물게 발생하는 종양이다. 신경조직에서 생기는 신경종(neuroma), 신경섬유종(neurofibroma), 신경초종(neurilemmoma)등이 여기에 속한다.

### 2) 치 료

기관지내 병변인 경우에는 기관지내 절제술 그리고 말초 병변에서는 보존적 절제술을 시행한다.

## D. 성장과정 또는 원인미상의 종양

### 1) 과오종(過誤腫 ; hamartoma)

(1) 폐의 양성종양 중 가장 발생빈도가 높아서 양성종양의 약 75%를 차지한다. 남자에서 호발한다.

(2) 대부분 단발성으로 발생한다. 악성변성이 보고되고 있지만 아주 드물다. 연골성분이 거의 항상 존재하고 때로는 주성분이 된다.

(3) 주로 50세 전후의 남자에서 흉부X-선 사진상 증상이 없는 동전형 병변(coin lesion)으로 나타난다. 대부분 폐주변부에서 발생하는데, 약 10%에서는 석회화를 동반한다. 그리고 20% 미만에서 기관지내에 발생하는데 이때는 기관지폐색으로 인한 증상을 일으킬 수 있다.

(4) 과오종은 대부분 흉막직하부에서 생기기 때문에 쉽게 종양적출이 가능하다. 만일 폐실질조직내에 깊게 위치하고 있는 경우에는 보존적 쐐기절제술(welge resection)을 시행한다

(5) 폐과오종에는 전술한 연골종성 과오종(chondromatous hamartoma)외에 영아의 선종성 과오종(adenomatous hamartoma)과 폐모세포종(pulmonary blastoma)이 포함된다. 폐모세포종은 악성도가 낮은 악성종양의 일종으로 생각하고 있다.

### 2) 기형종(畸形腫 ; teratoma)

폐에서는 대단히 드문 종양이다. 폐기형종은 모든 배아층(germ layer)으로부터 분화된 조직을 보인다. 이 때문에 기형종이 흔히 발견되는 고환이나 종격동에서 전이된 종양과는 구별된다.

#### 3) 화학감수체종(化學感受體腫 ; chemodectoma)

폐에서는 대단히 드물게 발생하는 종양으로 연구자에 따라서는 폐에서는 그 존재 자체를 부인하기도 한다.

#### 4) 투명세포종양(透明細胞腫瘍 ; clear cell tumor)

대단히 드문데 유암종양(carcinoid tumor)과 연관이 있다는 추론이 잇다.

#### 5) 흉선종(胸腺腫 ; thymoma)

드물게 폐에 존재하는 이소성 흉선조직(ectopic thymic tissue)에서 흉선종이 생길 수 있다.

### E. 염증성 및 기타 가성종양들

#### 1) 형질세포육아종(形質細胞肉芽腫 ; plasma cell granuloma, histiocytoma)

(1) 드문 종양으로 젊은 사람에서 주로 생긴다. 폐의 고립성결절로 나타날 수도 있고, 또는 전신질환, 혈장단백질이상, 비특이성 국소염증반응 등과 연관될 수도 있다.

(2) 치료는 외과절제가 원칙이다.

#### 2) 가성림프종(假性림프腫 ; pseudolymphoma)

(1) 드문 병변이다. 임상소견 및 방사선소견상 기관지암과 유사한 폐의 독립결절로 나타난다. 대부분 양성이나 일부에서 악성변성을 일으킬 수 있다.

(2) 치료는 엽절제술이나 구역절제술이 원칙이다.

#### 3) 황색종(黃色腫 ; xanthoma)

(1) 거의 대부분 폐의 실질조직내에 존재하며 피포성(encapsulated)의 황색종괴가 특징이다.

(2) 치료는 보존적 절제술을 시행한다.

#### 4) 아밀로이드(amyloid)

(1) 기관지나 폐실질조직에 미만성 또는 국소적으로 아밀로이드의 침착이 일어난다.

(2) 국소성 암 결절과 감별하기 위해 보통 외과적 절제가 필요하다.

#### 5) 낭종섬유성골염 기관기관지병증 (tracheobronchopathia osteoplastica)

(1) 대단히 드문 병변이다. 하부기관의 내부로 다발성의 연골성 또는 골성 돌출이, 변형된 연골사이나 연골위로 돌출되어 있는 것이 특징이다.

(2) 치료는 기관지경 절제가 주가 된다.

## 3. 기관지선 종양(氣管枝線腫瘍 ; bronchial gland tumor)

기관지선종양은 과거에는 "bronchial adenoma"로 명명되었으며 양성종양으로 생각하였으나, 근래에 와서는 비록 자연경과는 빠르지 않지만 주위조직으로 침윤을 보이며 원격전이도 하기 때문에 악성병변으로 생각하고 있다. 기관지선 종양은 세포기원이 다른 5종류로 분류되는데 1) 기관지 카르시노이드종(bnonchial carcinoid), 2) 선양낭성암종(adenoid cystic carcinoma), 3) 점액표피양종양(mucoepidermoid carcinoma) 4) 기관지

점액선선종(bronchial mucous gland adenoma), 5) 다형혼합종양(pleomorphic mixed tumor) 으로 나뉜다. 이 중 기관지점액선선종(bronchial mucous gland adenoma)만이 진정한 양성종양이며 나머지는 악성종양의 잠재성을 가진다.

## 1) 기관지 카르시노이드종

### (1) 병리소견

① 기관지선 종양의 85~90%를 차지하며, 주로 주기관지와 엽기관지에서 발생하고 폐주변부 또는 기관에서는 드물다. 특히 우측 하엽에서 호발한다.

② 기관지상피의 쿨치스키세포(Kulchitsky cell)에서 발생하는 신경내분비 종양으로 악성도에 따라 전형 카르시노이드(typical carcinoid)와 비전형 카르시노이드(atypical carcinoid)로 나뉜다. 이 종양은 역시 신경내분비 종양인 소세포폐암 (small cell lung cancer)과 같은 스펙트럼의 악성도가 낮은 형태로 분류되기도 한다.

③ 전형 카르시노이드는 전체의 약 90%를 차지하는데, 세포의 다형화가 적고 세포분열도 드물어 악성도가 낮은 종양이나, 주위조직으로 잘 침윤하고 5~6%에서 원격전이기도 한다.

④ 비전형 카르시노이드는 세포도(cellularity)가 높고 세포의 모양과 크기도 다양하며, 분열도 자주 관찰되어, 전형 카르시노이드보다 악성도가 높다. 약 70%에서 원격선이가 발견된다.

### (2) 임상양상 및 진단소견

① 대부분 40~50대에서 발생하고 여자에서 약간 많이 생긴다.

② 대부분의 종양이 근위부 기관지에서 발생하여 기관지 폐쇄를 유발하기 때문에 기관지 폐쇄에 따른 증상, 즉 기침, 폐기종, 객혈, 폐허탈, 폐쇄성 폐렴 등이 주증상이 된다. 1/4~1/3의 환자에서는 증상이 없이 우연히 발견된다. 안면홍조, 빈맥, 복통, 설사 등의 카르시노이드증후군은 드물게 나타나는데 (1~2%), 주로 간에 원격전이가 있을 경우 잘 나타난다.

③ 흉부 X-선사진

대개 종괴(central mass)로 나타나거나, 무기폐로 나타나며, 혈액공급이 풍부하기 때문에 전산화단층촬영시 강하게 조영되는 종괴를 관찰할 수 있다.

④ 기관지경검사

대부분 기관지경 검사로 관찰된다. 혈관공급이 풍부하기 때문에 생검(biopsy)시 큰 출혈의 가능성이 항상 있다.

### (3) 치 료

① 외과치료

수술절제가 가장 좋은 방법이다. 보통 엽절제술을 시행하나, 종양의 크기가 3 cm 이하이고 3차 기관지보다 원위부에 위치한 경우 부분절제술을 시행하기도 한다. 종양이 주기관지 등 중심부에 위치한 경우에도 가능하면 전폐절제술은 피하는 것이 좋으며, 폐조직을 보존하는 소매폐엽절제술이나 기관지성형술(bronchoplastic procedure)을 시행하는 것이 권유된다. 드물지만 종격동 림프절에 전이할 수 있으므로 종격동 림프절 청소술을 같이 시행하는 것이 좋다.

② 기관지경 절제

재발 가능성이 높고 출혈의 위험성 때문에 폐절제가 위험한 전신 상태가 좋지 않은 환자들에서만 선택적으로 시행된다.

### 2) 선양낭성암종

#### (1) 병리소견

① 기관지 카르시노이드종과는 달리 기관 및 기관분기부에서 호발하고 말초에서는 드물게 발생한다.

② 종양은 점막하층이나 신경주위 림프관을 통해 침윤하기 때문에 육안적으로 보이는 종양보다 더 광범위하게 종양세포의 침윤이 있는 경우가 대부분이다.

③ 주위 장기로 직접 침윤을 보일 수 있고, 원격전이를 일이키기도 한다.

#### (2) 임상양상 및 진단소견

① 증상은 상기도 폐쇄의 증상을 보이며, 기침, 객혈, 폐렴 등의 증상을 보이기도 한다.

② 흉부 X-선사진상 폐쇄성 폐렴을 동반한 무기폐, 폐문부 종괴, 기관내 종괴 등의 형태로 나타나며, 기관지경으로 거의 대부분에서 관찰된다.

#### (3) 치 료

① 재발이 잘 되기 때문에 주위 림프절 박리와 함께 넓게 병변부위를 절제해준다. 폐절제술이 어려운 환자에서는 방사선치료 및 내시경절제를 시행한다.

② 이 종양은 서서히 자라는 특징이 있기 때문에 5년 생존율이 완치의 지표로 사용될 수 없다. 적절한 절제술 후 25년 만에 재발한 경우도 보고 되고 있으므로, 적어도 15년이상 관찰하는 것이 필요하다.

### 3) 점액표피양 종양

#### (1) 병리소견

① 드문 종양으로 엽기관지나 주기관지에 주로 발생한다. 때로는 기관에서 발생하기도 한다.

② 악성도가 낮은 형태와 높은 형태가 있는데 전자의 경우 기관지의 침윤은 보이나 혈관 침윤이나 원격전이는 없는 반면, 후자의 경우 림프절 전이 또는 혈행성 원격전이를 일으키기도 한다.

#### (2) 임상양상 및 진단소견

① 기관지폐쇄에 의한 기침, 천명, 각혈, 폐허탈, 폐렴 등의 증상을 보인다.

② 방사선소견상 종괴와 폐쇄성 폐렴, 폐허탈 등을 보이며, 대개 기관지 내시경으로 진단이 가능하다. 선양낭성암종과 유사한 소견은 보인다.

#### (3) 치 료

① 악성도가 낮은 경우에는 완전절제를 시행하는데, 대개 엽절제술이 적용된다. 기관지의 근위부에 잘 생기기 때문에 가능하면 기관지성형술에 의해 보존적 절제를 한다.

② 악성도가 높은 경우에는 폐암에 준하여 수술한다.

#### 4) 기관지 점액선선종

① 드문 종양으로 진정한 양성 종양이다. 기관지 연골을 관통하거나 주위 조직으로의 침윤은 없다.
② 보존적 수술절제로 완치 가능하다.

#### 5) 다형혼합종양

드문 종양으로 주위 조직으로 침윤하는 경향이 있다. 치료로 광점위 절제술을 시행한다.

## II. 폐 암.

### 1. 역 학

1) 한국통계청에서 발표한 2005년도 '한국인의 사망원인통계'에 의하면 2005년도 한해 동안 신고된 총 사망자 245,511명의 사인을 순위별로 볼 때 암이 인구 10만명당 179명으로 가장 높았다. 이 중에서 폐암은 인구 10만명당 28.4명으로 위암(22.6명), 간암(22.5명)보다 높은 사망원인을 차지하고 있다. 국내의 폐암사망률도 세계에서 가장 높은 영국을 비롯한 기타 구미국가들에서와 같이 가장 높은 사망원인이다.

2) 폐암은 세계적인 통계를 종합할 때 전체악성종양의 16%, 그리고 전체 암 사망률의 28%를 차지하는 흔하면서 무서운 질환이다. 미국의 경우 남자에서 뿐만 아니라 여자에서도 1986년을 기점으로 유방암을 건너뛰어 가장 흔한 암사망의 원인으로 자리 잡고 있다. 국내에서는 여자의 경우 위암에 이어 두 번째 발생빈도를 보이고 있다.

### 2. 발생원인

폐암은 한 가지 원인이 아니라 여러 가지 원인들이 병합 작용하여 발생하는 것으로 추정하고 있다.

#### 1) 흡 연

흡연은 폐암에 있어 가장 중요한 발병요인으로 인정되고 있다. 흡연과 폐암의 발생에 관한 몇 가지 중요한 점들은 다음과 같다.

(1) 폐암 발병률은 흡연량의 정도에 직접 비례한다. 예를 들어 한 보고에 의하면 비흡연군에서의 폐암 발생빈도는 인구 10만명당 3.4명인데 비해, 하루 10~20 개비의 담배를 흡연하는 사람들에서는 10만명당 59명 그리고 하루 40개비 이상의 흡연자들에서는 10만명당 무려 217명의 폐암 발생률을 발표하고 있다.

(2) 흡연을 중단한 사람들에서는 현저히 폐암 발생률이 감소한다. 한 보고에 따르면 흡연중단 후 2~15년간 점진적인 발병감소율을 보이다가 15년이 지나면 일생 동안 흡연을 하지 않았던 사람과 동일한 폐암 발생률을 보인다고 한다.

(3) 간접흡연이 폐암발생에 미치는 정확한 영향에 관해서는 현재 여러 가지 이론이 많은 상태이다. 실제 한 연구에 의하면 담배 끝에서 나는 연기가 빨아들이는 연기보다 암유발원을 더 많이 함유하고 있다고 보고하기도 한다. 현재까지의 잠정적인 결론은 간접흡연이 폐암 발생을 증가시킬 것이라고 추정하고 있다.

(4) 폐암이 비흡연자들에서도 발생하는 것은 틀림없는 사실이다. 비흡연군에서는 다음과 같은 두 가지 뚜렷한 특징이 있다.

① 흡연군과 폐암의 조직형에서 차이를 보인다. 즉 흡연군은 편평세포암종(squamous cell carcinoma)과 강한 상관관계를 가지고 있고 어느 정도는 소세포 암종(small cell carcinoma)과도 관련이 있는데 비해, 선암종(adenocarcinoma)은 비록 흡연군에서도 많이 생기지만 비흡연군에서 가장 주종을 이루는 세포형이다.

② 비흡연군의 폐암 발생률은 흡연군에 비해 현저히 낮다.

### 2) 환경오염

(1) 환경인자 중 발암물질로 확인된 물질들은 다음과 같다. 벤즈페릴린(1,12-benzperylene), 벤즈피린(3, 4-benzpyrene), 방사성물질, 비화산화물(arsenous oxide), 크롬 및 니켈혼합물, 비연소성 지방족탄화수소(aliphatic hydrocarbon)

(2) 흡연과 환경오염원은 폐암발생에 있어 상승작용이 있다는 보고도 있다.

### 3) 직업요인

직업적으로 특정물질에 빈번히 접촉될 때 폐암 발생률이 높아질 수 있다. 현재 직업과 연관된 발암물질로 지적되고 있는 물질들로는 석면, 방사성물질, 제2크롬산염(chromates), 니켈, 이소프로필유(isopropyl oil), 머스타드가스(mustard gas), 탄화수소(hydrocarbons), 적철광(hematite), 비소(arsenic), 염화비닐(vinyl choride) 등이 있다. 이 중 석면과 방사성물질이 비교적 흔한 원인이다.

#### (1) 석 면(asbestos)

석면은 공동발암물질(cocarcinogen)로 간주된다. 한 통계에 의하면 석면을 다루는 근로자들 중 5명당 1명이 폐암으로 사망하고, 10명중의 1명은 복강이나 흉강의 중피종(mesothelioma)으로 그리고 또 다른 10명중 1명은 위장관암으로 사망한다고 보고하고 있다. 석면노출 후에 암이 발생하기까지의 기간은 보통 20년 이상이다.

#### (2) 방사성물질

모든 종류의 방사성물질은 다 발암물질이 될 수 있다. 노출 후 암 발생까지의 기간은 평균 16~17년 정도이다. 우라늄은 폐암 특히 소세포암의 발생과 밀접한 연관을 보이는데 흡연자에서 발생빈도가 현저히 증가한다.

### 4) 유전요인

폐암 발생에는 앞서 말한 외부 인자들이 유전적 소인에 병합되어 작용할 것으로 추정하고 있다. 따라서 유전적 요인은 흡연과 같은 중요한 비중으로 폐암 발생에 영향을 미칠 것으로 생각되고 있다.

## 3. 병리소견

### 1) 조직학적 분류

폐암의 병리학적 분류에는 지금까지 다양한 방식이 제안되어 왔으나 일반적으로는 다음과 같이 네 가지 중요한 조직형으로 나누는 것이 보편적인 방법이다. 그러나 치료관점에서 보면 폐암을 단순히 소세포암종과 비소세포암종(non-small cell carcinoma)의 두 가지 형태로 나누는 것이 편리할 때가 많다. 왜냐하면 비소세포암종에서는 전이가 없는 한 세포형에 관계없이 수술절제가 최선의 치료법인데 비해, 소세포암종에서는 거의 대부분 수술은 금기이고 화학요법이 일차적 치료방법이 되기 때문이다.

(1) **편평세포암종**(squamous cell carcinoma)

① 폐암 중 가장 흔한 형태로, 특징적으로 흡연과 밀접한 연관이 있다.

② 대부분 중앙부의 큰 기관지에 위치하며, 폐문(hilum)이나 종격동, 그리고 쇄골상부 림프결절에 전이를 잘한다.

③ 성장을 잘 하기 때문에 종종 늦은 시기에 발견된다.

④ 종양의 괴사로 중앙공동(central cavitation)을 형성하는 경향이 있다.

⑤ 멀리 있는 장기로 전이가 되나, 선암에 비해 상대적으로 뇌전이나 골전이는 덜 일어난다.

(2) **선암종**(adenocarcinoma)

① 폐소포(acinar), 유두형(papillary), 기관세지폐포(papillary), 점액분비 고형(solid with mucin secretion) 등의 조직형이 있다.

② 폐의 주변부에 주로 위치하며 여자에서 더 잘 생긴다.

③ 림프절 이외에도 간, 뇌, 골, 그리고 부신 등에 전이가 잘 된다.

④ 반흔암(scar cancer)

폐결핵, 외상 또는 기타 염증으로 생긴 반흔에서 암 특히 선암종이 잘 생길 수 있다는 사실이 옛날부터 인식되어 왔다. 그러나 반흔암의 발생기전 및 그 의미에 관해서는 아직 이론이 많다. 현재는 말초부위에 발생하는 악성종양의 일부가 반흔조직에서 발생할 수도 있지만, 그 보다는 반흔조직 자체가 먼저 생긴 암의 성장으로 인해 주위의 섬유성반응으로 생겼을 가능성이 더 큰 것으로 추정하고 있다.

⑤ 기관세지폐포암종

(bronchioloalveolar carcinoma)

폐포벽을 따라 전파되는 고분화된 선암종의 일종으로 보기도 하고, 또는 별개의 분리된 조직형으로 보기도 한다. 국소형과 미만형의 두 가지 형태가 있다. 국소형의 경우 반흔조직과 연관될 수가 있다. 다른 세포형에 비해 예후가 좋은 특징이 있다.

⑥ 비전형 유선종 과증식

(atypical adenomatous hyperplasia)

기관세지폐포암종에 비해 세포밀도가 낮고 세포이형이 없으며 분열기세포도 관찰되지 않는 전암성 병변으로 고해상 컴퓨터 단층촬영에서만 간유리음영(ground glass opacity, GGO)의 형태로 관찰된다.

* 간유리음영(ground glass opacity, GGO)

간유리 음영은 폐포강내에 공기가 함유되어 있는 병변의 특징적인 소견으로 고해상 CT에서 폐의 기존구조가 판독 가능할 정도로 흐릿한 음영을 보이는 경우로서, 염증성 병변, sarcoidosis, 림프종, 폐출혈 등에서도 관찰될 수 있다. 이외에도 선암의 전암성 병변인 비전형유선종과증식(atypical adenomatous hyperplasia), 기관세지폐포암종(bronchioloalveolar carcinoma) 및 선암(adenocarcinoma)에서도 종종 관찰되어, 이들의 감별과 효율적인 대처가 임상적으로 중요하다.

#### (3) 대세포암종(large cell carcinoma)

① 과거부터 소세포암, 선암 혹은 편평상피세포암의 특징을 갖지 않는 미분화된 형태의 암종을 대세포암종이라 지칭하였으며, 최근의 WHO 분류에 의하면 대세포 신경내분비암종(large cell neuroendocrine tumor), 기저양 암종(basaloid carcinoma), 림프상피종형 암종(lymphoepithelioma-like carcinoma), 투명세포암(clear cell carcinoma) 등의 세분류로 나누어진다.

② 기저양 암종의 경우는 주변부위에 편평상피성 형성이상(squamous dysplasia)을 동반하는 경우가 많으며, 림프상피종형 암종의 경우는 EBV 바이러스의 염기서열을 포함하는 경우가 발견되어 바이러스에 의한 종양으로의 형질전환이 의심되고 있다.

③ 보고자에 따라 다르기는 하는 전체 폐암의 약 9%의 발생률을 보인다.

④ 중앙이나 말초부위 어느 곳이던 생길 수 있으나 말초부위에서 조금 더 잘 생긴다. 그리고 다른 분화된 비소세포암종들에 비해 상대적으로 예후가 나쁜 편에 속한다.

#### (4) 소세포암종(small cell carcinoma)

① 전체 폐암의 약 15~35%를 차지한다.

② 대부분(약 4/5에서) 폐중앙부에 생기고 나머지는 말초에 생긴다. 생긴 부위에 관계 없이 폐문이나 종격림프절에 일찍 전이된다.

③ 종양의 중앙공동은 편평세포암종에 비해 덜 생긴다.

④ 전반적으로 악성도가 대단히 강해서, 림프계통이나 혈액순환을 통해 조기에 멀리 전이되는 경향이 있다.

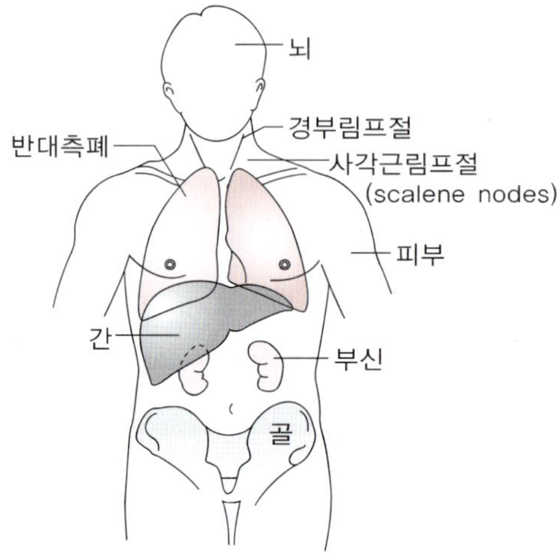


그림 12-1. 폐암의 흔한 전이장소.

⑤ 조직학적으로 전형적인 소세포암종인 귀리세포형(oat cell type)과 중간세포형(intermediate cell type), 그리고 혼합세포형(mixed cell type)의 세 가지로 분류할 수 있다. 귀리세포형은 세포질이 적은 특징을 지니고 있다. 귀리세포형과 중간세포형은 비슷한 임상양상을 보이지만 혼합세포형은 특히 치료에 대한 반응에서 다른 양상을 보인다.

### 2) 전 이(metastasis)

폐암 역시 다른 악성종양과 같이 (1) 직접확산(direct extension) (2)림프전이(lymphatic metastasis), (3) 혈행성전이(hematogenous metastasis)의 세 가지 양상으로 전이된다. 폐암이 잘 전이되는 원격장기로는 간, 부신, 골, 신장, 심장, 그리고 다른 폐엽 등이 있다(그림 12-1).

## 4. 임상양상

### 1) 환자의 특징

전형적인 폐암환자의 모습은 50~60대의 도시 거주민으로 심한 흡연력을 가지고 있는 사람이다. 폐암은 30대 이하의 젊은 사람에게도 드물지만 생긴다. 이 환자군의 특징은 모두 심한 흡연가이면서 조직형은 대부분 선암종이고 진행이 빨라 예후가 나쁘다.

### 2) 증 상

폐암환자의 약 5%는 뚜렷한 증상 없이 우연히 발견되나, 대부분의 환자에서는 증상이 있다. 증상의 양상은 종양의 위치, 주위조직으로의 전파여부, 전이여부, 호르몬증상 여부에 따라 결정된다.

#### (1) 기관지폐 증상

① 폐암의 가장 흔한 증상으로 75% 이상의 환자에서 생긴다.

② 객혈

보통 가래에 묻어나오는 정도이나 때대로 심할 수 있다.

③ 흉통

주로 둔한 동통으로 나타난다.

④ 호흡곤란

⑤ 발열성 호흡기질환

#### (2) 폐장외 흉곽내 증상

① 애성(hoarseness)

회귀후두신경(recurrenst laryngeal nerve)의 침범으로 성대가 마비되어 생긴다.

② 상대정맥증후군(SVC syndrome)

우상엽의 폐암이 가장 흔한 원인이다. 상대정맥의 압박으로 머리, 목 또는 상지에 부종이 생기고, 경정맥이 확장되면서 상지나 상체에서 부행혈로가 발달한다. 그 밖에 청색증, 두통, 그리고 의식혼란 등의 증상이 생기게 된다.

③ 흉벽의 통증

폐암이 흉벽을 직접 침범할 때 주로 생긴다. 드물게는 상구종양(superior sulcus tumor)에 의해 상완신경총(brachial plexus)의 분지가 침범되어 팔을 따라 통증이 생기기도 한다.

④ 호너증후군(Horner's plexus)

상구종양이 교감신경절을 침범해서 생길 수 있다.

⑤ 연하곤란

식도주위 림프절의 침범으로 식도가 부분적으로 폐쇄되어 나타날 수 있다.

⑥ 흉막삼출액

암조직에 의한 흉막의 침범으로 생길 수 있다.

#### (3) 흉곽외 전이증상

① 신경증상

뇌전이 때문에 생긴다. 반신마비, 간질, 성격변화, 의식혼란, 언어장애, 또는 두통 등의 형태로 나타난다.

② 골통(bone pain) 및 병적골절(pathologic fracture)

환자의 1~2%에서 골전이의 결과로 나타날 수 있다.

③ 드물게 복수, 황달, 복부종양을 주소로 할 수도 있다.

④ 역시 드물게 목이나 근육 또는 피하조직의 종양을 주소로 할 수도 있다.

#### (4) 흉곽외 비전이증상

부신생물증후군(paraneoplasic syndrome)이라고도 한다.

① 대사증상

대부분 종양에서 호르몬이 생성되어 나타난다. 이러한 증상이 나타나더라도 종양 자체는 절제가 때로는 가능하지만 불행히도 대부분 소세포암종과 연관되어있기 때문에 예후는 나쁘다.

㉠ 쿠싱증후군 : 가장 흔한 대사증상이며 주로 소세포 암종과 연관된다.

㉡ 과도한 항이뇨호르몬(ADH) : 저나트륨혈증으로 의식혼란이나 혼수상태를 보일 수 있다. 역시 소세포암종과 주로 연관된다.

㉢ 고칼슘혈증 : 부갑상선호르몬과 유사한 물질을 분비하여 생긴다. 주로 편평세포암종과 연관된다.

㉣ 이소성 성선자극호르몬(ectopic gonadotropin) : 드물게 생기는 증상으로 남자 환자에서는 여성형유방(gynecomastia)이 나타날 수 있다.

② 신경근육증상

㉠ 암종성 근병증 (carcinomatous myopathy)

㉡ 말초 신경병증(peripheral neuropathy)

㉢ 아급성 소뇌변성(subacute cerebellar degeneration)

㉣ 뇌척수병증(encephalomyelopathy)

③ 골격증상

㉠ 북채손가락(clubbing)

㉡ 폐성 비대성 골관절병증(pulmonary hypertrophic osteoarthropathy)

④ 기타 피부, 혈관, 혈액 증상

#### (5) 비특이적 증상

체중감소, 식욕부진, 허약감, 권태, 피로등의 비특이적 증상이 나타날 수 있다.

## 5. 진단방법

### 1) 흉부 X-선사진

폐문부나 말초부 폐실질내의 종괴음영이 특징적인 소견이다. 그밖에 폐렴성 침윤, 흉막삼출액, 횡격막신경 마비로 인한 횡격막상승 등의 소견이 보인다. 또 늑골 등에 전이의 결과 골용해성 병변(osteolytic lesion)이 나타날 수도 있고 폐쇄성 기관지 병변으로 무기폐(atelectasis) 소견이 보일 수도 있다.

### 2) 전산화단층촬영

원발종양의 국소전파, 종격림프절 전이, 원격전이 등을 파악하는 데에 유용하게 사용된다.

### 3) 객담세포검사(sputum cytology)

객담세포검사는 적절히 시행될 경우 보고에 따라서 폐암환자의 45~90%에서 진단이 가능한 것으로 되어있다. 일반적으로 종양이 중앙쪽에 위치하거나 크기가 클수록 진단율이 높다. 또 세포형에 따라 차이가 있는데 편평세포암종에서 진단양성률이 높고 소세포암종에서 가장 낮다. 말초에 위치한 종양의 경우 진단양성률을 높이기 위해 기관지경 검사시 기관지브러시(bronchial brushing)법을 사용할 때가 많다.

### 4) 기관지경 생검(bronchoscopic biopsy)

폐암이 의심되는 모든 환자에서는 기관지경 검

사를 꼭 시행하여야 한다. 기관지경검사는 폐암의 진단뿐만 아니라 종양근위부에 있는 기관지의 길이나 기관분기부(carina)의 상태를 파악하여 수술계획 수립에 큰 도움을 준다. 기관지경검사에서도 세포형이 진단양성률에 영향을 미치는데 일반적으로 종양이 중심부에서 잘 발생하는 소세포암종이 높은 진단양성률을 보이며, 선암종은 대개 말초부에서 발생하는 경우가 많기 때문에 가장 낮은 진단률을 보인다.

### 5) 침흡인생검(needle aspiration biopsy)

침흡인으로 조직검사를 하는 방법에는 기관지경검사시 시행하는 방법(transbronchial aspiration cytology)과 경피적 방법의 두 가지가 있다. 전자의 방법은 기관지 자체의 이상없이 기관지 바깥쪽에 병변이 있거나 또는 기관지압박이나 협착소견이 관찰될 때 시행한다. 이 방법은 주로 중앙에 위치한 병변에 사용된다. 경피적 침흡인생검은 특히 말초부위에 위치한 병변에서 높은 진단양성률을 보인다. 최근 초음파 또는 전산화단층촬영하에 시행함으로서 양성진단율을 더 높이게 되었다.

### 6) 외과적 생검(open surgical biopsy)

드물게 조직진단 또는 폐암의 병기결정을 위한 목적으로 종격내시경검사나 종격절개술 등의 외과적 생검을 시행하기도 한다(제 4장, 흉부질환의 외과진단법 참조)

### 7) 개흉술

전술한 진단방법에도 불구하고 진단이 되지 않는 경우에 수술절제를 겸해서 조직검사를 시행하는 방법이다.

## 6. 병기결정(staging)

일단 폐암으로 생각되는 환자가 있으면 먼저 조직진단을 얻고 나서 그 다음은 병의 범위를 파악해야 한다. 폐암의 질병범위를 정확히 파악하는 것은 치료계획을 수립하고 환자의 예후를 판단하는데 결정적인 중요성을 지닌다. 특히 수술치료의 대상이 되는 비소세포암종에서는 보다 정확한 병기결정이 중요하다. 소세포암종에서는 다소 포괄적인 병기결정도 가능하다. 병기결정을 하는데는 앞서 말한 여러 진단방법과 함께 원격전이를 파악하기 위해 복부초음파검사, 골스캔(bone scan), 뇌 MRI, 그리고 PET 스캔 등을 시행할 수 있다. 현재 비소세포암종의 병기결정에 가장 많이 사용되는 방법은 American Joint Committee on Cancer에서 사용하고 있는 TNN 병기결정방법으로 1997년에 개정된 것이다(표 12-2, 12-3).

표 12-2. 새로운 국제 기결정법에 의한 기결정(staging)

| 기(期) | T | N | M |
|---|---|---|---|
| 잠재암종 (occult carcinoma) | TX | NO | MO |
| 제 0 기 | TIS(상피내암종, carcinima in situ) | | |
| 제 Ia 기 | T1 | N0 | M0 |
| 제 Ib 기 | T2 | N0 | M0 |
| 제 IIa 기 | T1 | N1 | M0 |
| 제 IIb 기 | T2 | N1 | M0 |
| | T3 | N0 | M0 |
| 제 IIIa 기 | T3 | N1 | M0 |
| | T1-3 | N2 | M0 |
| 제 IIIb 기 | any T | N3 | M0 |
| | T4 | any N | M0 |
| 제 IV 기 | any T | any N | M1 |

표 12-3. TNM의 단계별 정의

| 단 계 | 정 의 |
|---|---|
| T(일차종양) | |
| TX | 기관지폐분비물에서는 악성세포가 존재하지만 X-선사진이나 기관지경으로는 보이지 않는 종양, 또는 재치료시의 병기결정과 같이 질병범위를 평가 할 수 없는 경우의 종양 |
| TO | 일차종양의 증거가 없는 경우 |
| TIS | 상피내암종(上皮內癌腫) |
| T1 | 가장 큰 직경이 3.0 cm 이하이고, 폐나 장측흉막에 둘러싸여 있으면서, 기관지경검사상 폐엽기관지의 근위부(즉, 주기관지)에는 침범의 증거가 없는 경우 |
| T2 | 가장 큰 직경이 3.0 cm 보다 크거나, 또는 종양의 크기에 관계없이 장측흉을 침범했거나, 폐문부까지 연장된 무기폐나 폐쇄성 폐렴과 연관된 경우. 기관지경검사상 종양의 근위부는 적어도 기관분기부에서 2 cm, 혹은 그 원위부에 있어야 한다. 동반된 무기폐나 폐색성폐렴의 범위는 폐하나 전체보다는 적어야 한다. |
| T3 | 종양의 크기에 관계없이 흉벽(상구종양 포함), 횡격막, 종겨흉막, 또는 심막 등을 직접 침범한 경우 이때 심장, 대혈관, 기관, 식도, 척추 등에는 침범이 없어야 한다. 또 기관분기부 자체의 침범은 없이 기관분기부 2 cm, 이 내 주기관지에 위치한 종양, 혹은 한쪽 폐 전체의 폐허탈이나 폐쇄성 폐렴이 있는 경우 |
| T4 | 종양의 크기에 관계없이 종격동을 침범하거나 심장, 대혈관, 기관, 식도, 척 추를 침범한 경우 또는 기관분기부를 침범하거나 악성 흉수가 있는 경우, 분리된 종양의 결절(separate tumor nodule)이 동일한 폐엽에 있는 경우. |
| N(림프절 침범) | |
| No | 지역림프절에 전이가 없는 경우 |
| N1 | 기관지주위림프절이나 동측의 폐문림프절에 전이가 있는 경우(양쪽 다 온 경우도 포함). 여기에는 직접전파의 경우도 포함된다. |
| N2 | 동측의 종격림프절이나 기관분기부하림프절에 전이가 있는 경우 |
| N3 | 반대측의 종격림프절, 반대측의 폐문림프절, 동측 또는 반대측의 사각근 또는 쇄골상부림프절에 전이가 있는 경우 |
| M(원격전이) | |
| M0 | 원격전이가 없는 경우 |
| M1 | 원격전이가 있는 경우, 분리된 종양의결절(separate tumor nodule)이 반대측이든 동측이든 상관없이 다른 폐엽에 있는 경우 |

## 7. 치 료

### 1) 치료방법

폐암의 치료방법에는 수술, 방사선치료, 화학요법의 세 가지 기본방법이 있다. 이중 화학요법(chemotherapy)은 유방암, 고환암, 육종 등 고형암에서와 같은 치료효과를 얻기는 힘드나, 최근 보다 효과적인 병합요법의 개발로 이전보다는 향상된 치료성적을 얻고 있다. 방사선치료(radiotherapy)는 증상완화에는 대단히 효과적이지만 치료목적으로 사용하는 것에는 아직까지 이론이 많다. 반면 수술절제(surgical resection)는 폐암치료에서 가장 효과적인 치료방법이지만 실제 완전한 수술절제가 가능한 환자는 일부에 지나지 않는다. 이 때문에 수술 후 생존율을 높이기 위한 목적으로 수술 후 방사선 치료와 화학요법 등 보조 요법을 시행하고 있다. 또 항암화학요법과 방사선요법을 먼저 시행한 후 수술을 시행하는 방법도 연구되고 있으나 아직 그 효과를 판정하기 어렵다. 이러한 세 가지 기본 치료방법 외에 폐암환자에서 면역 저하 상태를 개선시켜줌으로써 치료효과를 노리는 면역요법이 있다. 그러나 이 역시 정확한 효과에 관해서는 아직 증명되지 못하고 있다.

### (1) 수술절제

① 수술금기

폐암진단시 보통 환자의 약 반이 너무 진행되어 수술적응이 되지 못한다. 일단 수술적응이 되는 나머지 반의 환자들 중에서도 다시 절반가량은 수술시 흉곽내의 전이로 말미암아 근치적 종양절제가 불가능하다. 따라서 전체적으로 보면 폐암진단 환자의 약 1/4만이 진정한 수술절제의 대상이 되는 것이다. 일반적으로 수술 전에 다음과 같은 소견들이 발견되면 수술금기사항이 된다.

㉠ 원격전이 (distant metastasis)
㉡ 혈성흉막삼출액 (bloody pleural effusion)
㉢ 호너증후군 (Horner's syndrome)
㉣ 성대마비 (vocal cord palsy)
㉤ 횡격막신경마비 (phrenic nerve palsy)
㉥ 상대정맥증후군 (SVC syndrome)

② 수술방법

가장 많이 사용되는 술식은 엽절제술(lobectomy)이다. 만일 폐암이 주기관지를 침범한 경우 또는 폐문부까지 암이 전파되어 고정된 경우에는 종양의 완전절제를 위해 폐전절제술(pneumonectomy)을 시행한다. 종양이 말초부에 위치하고 있으면서 폐기능이 좋지 않거나 또는 폐절제의 위험성이 큰 환자에서는 쐐기절제술(wedge resection) 또는 구역절제술(segmentectomy)을 시행할 수도 있다. 흉벽의 침범이 있는 경우에는 흉벽과 함께 폐암을 같이 절제함으로써(en-block resection) 좋은 결과를 기대할 수 있다. 모든 폐암의 수술시에는 반드시 종격림프절 검사를 시행하여야 한다. 종격림프절 청소술이 폐암의 생존율을 높일 수 있느냐에 대해서는 아직 이견이 없는 것은 아니나, 가능한 모든 림프절을 제거하여 종격림프절 검사를 함으로서 폐암의 정확한 병기를 확인할 수 있고, 앞으로의 치료 및 예후결정에 중요한 단서를 제공할 수 있으며, 또한 림프절에 전이가 있는 경우에는 림프절 청소술을 통하여 종양의 완전 제거를 기대할 수도 있기 때문이다.

③ 소세포암종에서 수술의 역할

소세포암종은 과거에는 무조건 수술의 금기라고 생각해왔으나 근래에 와서는 초기의 소세포암종에서 한정적으로 수술의 역할이 재론되고 있다. 현재 이에 대한 구체적인 조사가 아직 완전한 결론은 나오지 않은 상태이다. 그러나 지금까지의 연구결과에 기초를 둔 잠정적인 결론은 다음과 같다.

㉠ 제 1기에 해당하는 소세포암종은 수술절제를 시행하고 수술 후 화학요법과 예방적 뇌방사선조사(cranial irradiation)를 한다.
㉡ 임상적 제 2기 소세포 폐암에서 수술 전 항암약물치료에 반응이 좋은 경우 수술적 절

제를 시도할 수 있다.

㉢ 제 3기 소세포암에서의 수술의 역할은 아직 유보적이다.

㉣ 항암약물치료에 실패한 경우나 재발한 경우에서 비소세포폐암이 동반되어 있음이 확인되고 종격동 림프절에 전이가 없는 제 1기의 경우 수술적 절제를 시도할 수 있다.

### (2) 방사선치료

① 적응증

폐암치료에 있어 가장 중심이 되는 치료법은 수술절제지만, 방사선치료는 수술절제의 보조수단이나 또는 수술절제가 불가능한 경우에 사용될 수 있다.

㉠ 일차치료법

일차적인 방사선치료(primary radiotherapy)의 적응대상은 다음과 같다.

a. 수술절제가 불가능한 환자
b. 다른 질병 때문에 수술이 불가능하거나 수술을 거부하는 환자
c. 수술절제 후 다시 재발한 환자

㉡ 보강치료법

방사선치료는 일차적 목적으로서 뿐만 아니라 수술절제 후, 특히 주위 림프절이 양성일 때 재발을 막기위한 보강치료법으로 흔히 시행된다. 일반적으로 수술 후 방사선치료는 국소재발은 감소시키나, 전체적인 생존율의 향상은 없는 것으로 알려져 있으나, 이에 대해서도 일부에서는 의의를 제기하고 있다. 현재까지 수술 후 방사선 치료의 효과에 대해서는 완전히 정립된 것은 아니나, 종격림프절에 전이가 있는 경우 국소 재발은 줄여주므로 적용할 수 있다. 종격동 림프절의 전이가 없는 경우에는 생존율의 향상이 없으므로 적용대상이 되지는 않는다. 비소세포 폐암에 있어서 수술 후 예방적 뇌방사선 조사는 시행하지 않는다.

㉢ 고식적 치료법(palliative radiotherapy)

대로는 방사선치료를 종양에 의한 통증이나 객혈 등을 해소할 목적으로 시행할 수도 있다.

### (3) 화학요법

수술 후 보강요법으로 화학요법을 단독 또는 방사선 치료와 병합하여 시행할 수 있다. 최근 수술절제가 어려운 진행된 폐암환자에서 수술 전에 화학요법을 단독으로 시행하거나 또는 방사선치료와 병행하여 시행함으로서 수술절제가 가능한 상태로 전환시켜보려는 노력도 종종 시도되고 있다. 특히 수술전 종격동 림프절의 전이가 확인된 병기 IIIA기 환자들은 일차적인 수술적 치료보다 신보강화학요법 혹은 신보강방사선화학요법을 실시하는 것이 점차 일반화되고 있는 치료방법이다. 수술 후 보강요법으로서의 화학요법은 최근 수술 후 생존율의 증가에 일조를 한다는 보고가 이루어지고 있는 중이다. 화학요법은 특히 비편평세포 암종에서와 종격림프절이 양성인 환자에서 가장 큰 치료 효과를 볼 수 있다. 최근에 새로운 약제가 많이 개발되고 있고, 또한 이들의 적절한 혼합요법이 연구 중에 있으므로 향후 수술 전, 또는 수술 후 항암요법에 많은 변화가 예상된다.

### 2) 기(stage) 별에 따른 폐암치료의 원칙

**(1) 제 1기(stage Ⅰ)**

수술절제가 원칙이다. 환자의 약 60~70%에서 치유를 기대할 수 있다.

**(2) 제 2기(stage Ⅱ)**

수술절제 후에 병합보강요법을 시행한다. 완전한 수술절제를 전제로 할 때 약 40~50%의 환자에서 치유 가능성을 기대할 수 있으나 제 Ⅰ기에 비해 재발 가능성이 높기 때문에 수술 후 보강요법을 보통 시행하게 된다.

**(3) 제 3기(stage Ⅲ)**

치료가 어려운 환자군이다. 일반적으로 Ⅲa기의 경우 수술전 신보강 요법으로 화학요법 혹은 방사선 + 화학요법을 시행한 뒤 원발 종양과 림프절에 반응을 보이면 수술적 절제술을 시행한다. 이러한 술전 치료를 시행하지 못할 상황에 있는 환자는 일차적인 수술적 절제술을 시행한다. 가능하면 수술 절제 뒤 수술 후 보강요법을 병행한다. 수술절제가 불가능한 제 Ⅲb기 환자에서는 보통 고식적인 방사선치료를 시행하나 화학요법을 병행하기도 한다.

## 8. 상구암종

### 1) 정 의

상구암종(上溝癌腫 ; superior sulcus carcinoma)이란 폐첨부(lung apex)에 위치한 폐암을 일컫는 용어로 첫 기술자의 이름을 따 팬코스트 종양(Pancoast tumor)이라고도 불린다. 그리고 상구종양에 의한 전체적인 임상증상을 팬코스트증후군이라고 부른다.

### 2) 병리소견

**(1) 세포형태**

편평세포암종이 가장 흔하고 대세포암종도 거의 비슷한 정도로 많이 생긴다. 선암종도 발생하나 빈도가 덜하고, 소세포암종은 생기지 않는다.

**(2) 전 이**

특징적으로 주로 느린 국소적인 성장만을 한다. 말기를 제외하고는 종격림프절로의 전이는 잘 일어나지 않는다.

**(3) 병기결정**

상구종양은 정의상 T3에 해당된다. 따라서 동측의 종격림프절로의 전이만 생기더라도 T3N2의 제 Ⅲa기병변이 되어 예후가 좋지 않다.

### 3) 임상양상 및 진단소견

(1) 상완신경총(brachial plexus)의 하부신경간, 제 8경부신경, 제 1, 2 흉부신경간(nerve trunk)의 신경지배상에서 통증이 생긴다.

(2) 교감신경사슬이나 성상신경절(stellate ganglion)의 침범으로 호너증후군(Horner's syndrome)이 나타날 수 있다. 또 주위 척추나 늑골의 파괴가 생길 수 있다.

(3) 흉부 X-선사진

특징적으로 폐첨부의 종괴음영이 보인다.

### 4) 치 료

과거 방사선요법을 시행한 후 광범위한 수술절

제술을 보편적으로 시행하였으나, 최근에는 신보강 방사선 항암요법에 대한 연구가 진행되고 있다. 원격전이가 있는 경우나, 종격림프절 전이가 있는 경우, 광범위한 상완신경총의 침윤이 있는 경우, 척추에 직접침윤이 있는 경우는 수술적 치료의 대상이 되지 않는다.

## III. 폐장에 전이된 암의 수술치료.

### 1. 발생빈도

폐는 문맥순환(portal circulation)으로 정맥환류가 되는 종양을 제외하고는 모든 원발성 악성 종양에서 가장 흔한 전이장소이다. 한 조사에 의하면 치사에 이르는 악성종양의 30%에서 폐전이가 일어나는 것으로 보고하고 있다.

### 2. 병태생리

많은 악성종양이 종종 그 종양으로부터 나가는 정맥혈관으로 악성세포들을 유리시킨다. 이때 혈관으로 들어간 악성세포들은 결국 모세혈관에서 걸리게 되는데, 전술한대로 문맥순환으로 정맥환류가 되는 종양을 제외하고는 폐의 모세혈관에서 처음 걸리게 된다. 이러한 기전 때문에 폐의 전이암은 종종 다발성 양측성으로 오고 폐주변부에 주로 위치하게 되는 것이다. 또 원발성 종양의 외과적 처리과정에서 수술 후 종종 폐전이가 나타나는 이유도 이 과정에서 많은 악성세포들이 혈관으로 유리되기 때문이다.

원발성 악성종양에서 폐전이가 생기는 데는 다음과 같은 3단계를 거친다.

(1) **침입기**(invasion stage)

원발성 종양의 악성세포가 혈관으로 유리되는 과정이다.

(2) **색전형성기** (embolization stage)

악성세포가 혈관을 따라 이동하는 과정이다. 약 99%의 세포들이 이때 여러 가지 원인에 의해 파괴되거나 제거되는 것으로 추정하고 있다.

(3) **착상기**(implantation stage)

악성세포가 폐에서 조직침투를 일으키는 과정이다.

### 3. 병리소견

폐모세혈관의 분포 및 폐혈류의 분포 양상 때문에 폐전이는 폐주변부에서 주로 발생하고 특히 하엽에서 잘 생긴다.

### 4. 임상양상 및 진단소견

#### 1) 증 상

대부분 증상이 없이 방사선검사에서 우연히 발견된다. 기침, 객혈, 천명(wheezing) 등의 증상이 있으면 전이병변이 기관지를 침범하였거나 또는 전이 자체가 기관지내에 발생한 것을 의미할 수도 있다

#### 2) 흉부 X-선 사진

보통의 흉부 후전(PA) 및 측면방사선검사로 추적 관찰하는 것이 가장 좋은 선별검사법(srreening test)이다. 폐의 악성종양의 병력이 있는 환자

에서 다발성 폐병변이 나타나는 경우에는 거의 모든 경우에서 전이암일 가능성이 매우 높다. 그러나 만일 고립결절(solitary nodule)이 나타난 경우에는 새로운 폐암일 가능성도 있다.

### 3) 전산화단층촬영술

보다 정밀한 검사 방법이다. 선별검사법으로 사용되기 보다는 주로 흉부 후전 및 측면사진에서 전이암이 의심스러울 때 보완검사법으로 사용된다.

### 4) 기타 검사방법들

① 폐의 전이암은 대부분 주변부에 위치하고 있기 때문에 기관지경검사나 종격내시경 검사등은 별반 도움이 되지 않는다. 만일 기관지내 전이(endobronchial metastasis)가 의심되는 경우에는 기관지경검사를 시행한다.

② 객담세포검사로는 주변부에 위치한 종양에서는 양성결과를 얻기가 어렵다.

③ 조직진단을 위해 침흡입생검을 시행할 수도 있다. 그러나 음성결과가 나오더라도 악성의 가능성을 반드시 배제할 수는 없다.

## 5. 치 료

### 1) 수술적응 기준

(1) 폐에 전이된 암을 수술절제하기 위해서는 최소한 다음과 같은 기준들을 충족하여야 한다.

① 전이된 암을 완전히 절제할 수 있어야 한다.

② 폐외의 다른 장기에는 전이가 없어야 한다.

③ 전이의 원인이 되는 원발성 종양은 조절상태에 있어야 한다.

④ 환자가 수술절제를 견딜 만큼의 전신상태 및 폐기능을 가지고 있어야 한다.

⑤ 비수술적 방법으로도 수술 이상의 치료 효과를 기대할 수 있을 때는 수술을 삼간다. 예를 들어 전이성 고환암의 경우에는 병합 화학요법에 잘 반응한다.

(2) 폐전이암의 수술에는 전술한 수술적응 기준 외에 참고해야 하는 사항들이 있다. 이들은 수술적응 자체를 결정하는데는 큰 도움이 되지 못하지만 개별 환자의 예후를 판단하는 데에는 어느 정도 영향을 미칠 수 있다.

① 전이암의 수

현재까지의 연구로는 절제된 전이암의 수의 차이는 환자의 생존율에 유의한 영향을 미치지 않는 것으로 보고 있다.

② 질병부재기간(disease-free interval)

원발성 종양을 최초로 치료한 시점으로부터 폐전이암이 나타나기까지의 기간을 말한다. 특히 5년 이상의 질병부재기간은 환자의 예후에 좋은 영향을 미칠 수 있다는 보고가 있지만 조사결과에 차이가 많아 아직 통계학적 유의성은 검증되지 못하고 있다.

③ 조직형

종양의 조직형은 폐전이암 수술후의 예후에 큰 영향을 미친다. 예를 들어 육종(sarcoma)이나 부신종(hypernephroma)과 같이 다른 장기에 전이되기 전에 폐로 먼저 전이되는 성향이 있는 종양에서는 폐전이암 절제수술로 좋은 결과를 기대할 수가 있다. 그러나 흑색종(melanoma)은 정반대의 경우로서 폐전이가 있을 때는 이미 뇌 등 다른 장기로 전이가 있는 경우가 많아 예후가 대단히 나쁘다.

④ 종양배가시간(tumor doubling time)

종양배가시간이란 종양의 크기가 두 배로 되는데 걸리는 일수를 말한다. 일반적으로 종양배가시간이 길수록 예후가 좋다. 한 조사에 의하면 40일 이하의 빠른 종양배가시간을 보이는 경우에는 치유가능성이 크게 감소하는 것으로 보고하고 있다.

## 2) 수술방법

### (1) 절제원칙

폐전이암은 추후에도 계속 발생할 수 있는 가능성이 있기 때문에 한번의 수술에서는 가능한한 많은 정상폐를 남기고 전이암을 절제하는 것이 원칙이다. 다행히 폐전이암은 폐주변부 흉막하에 주로 위치하고 있기 때문에 대부분 쐐기절제술(wedge resection)이 가능하다. 만일 드물게 쐐기절제술이 불가능할 정도로 깊게 위치한 전이암이 있으면 구역절제술이나 엽절제술을 시행한다. 전폐절제술은 불가피한 경우가 아닌한 피해야 한다.

### (2) 수술절개법

폐전이암의 수술절제는 개흉술 또는 정중흉골절개술의 두 절개법 중 하나로 시행할 수 있다. 정중흉골절개술(median sternotomy)은 양측성 병변이 있는 경우 주로 사용되나, 좌하폐엽에 병변이 있는 경우에는 심장 때문에 충분한 절제가 어렵다는 단점이 있다. 개흉술은 폐 전체를 충분히 만질 수 있고, 특히 하엽 후방의 종양절제에 편리한 점이 있으나, 양쪽을 동시에 수술하기 어렵다는 단점이 있다. 따라서 양측에 다발성 폐전이암이 있는 경우는 정중흉골절개술을 선택하게 되고, 일측성 병변이거나, 양측성이더라도 좌하엽 후방에 병변이 있는 경우는 개흉술을 선택하는 것이 좋다. 정중흉골절개술은 개흉술에 비해 수술 후 폐기능 상실이 적다는 장점도 있다.

# 13 폐이식 수술

## 1. 서론

지난 20여년간에 걸쳐 심장을 비롯한 신장, 간장의 이식수술은 괄목할만한 성장을 거듭해 왔지만, 폐이식수술(肺移植手術 ; lung transplantation)은 많은 관심에도 불구하고 비교적 느린 발전을 보여왔다. 여기에는 여러 가지 이유들이 있지만 우선 (1) 폐는 약한 장기이기 때문에 비교적 가벼운 손상에도 쉽게 손상을 입으며 (2) 폐이식수술시 기관지동맥은 절단된 상태로 남아 있기 때문에 기관지문합부가 일종의 허혈상태에 놓여있게 되고 또 (3) 폐는 대기에 노출되어 있기 때문에 감염의 위험성이 크기 때문이다. 감염 위험성은 수술 후 면역억제체의 사용으로 더욱 커진다. 이외에도 여러 가지 확실히 밝혀지지 않은 원인들과 인체의 임상상태와 아주 합당한 실험동물 모델을 만들기가 어려운 것도 폐이식수술의 발전을 느리게 만드는 중요한 원인들이다. 그러나 최근에 와서는 관련 학자들의 꾸준한 연구로 아직 만족스럽지는 않지만 점차 수술성적이 향상되어 가고 있고, 국내에서도 이미 여러차례 시행되고 있다.

## 2. 수술환자(수용자 ; recipient)의 선택

### 1) 일반적 원칙

폐이식의 수요자 선정의 원칙은 다음과 같다.

① 임상적, 생리적으로 말기 폐질환
② 내과적 치료가 비효과적이거나 유용하지 않은 경우
③ 일상생활의 활동에 제한이 있는 경우
④ 질병으로 인하여 수명이 제한적인 경우
⑤ 관상동맥 질환 등이 없고 적절한 심기능이 있을 것
⑥ 재활치료의 잠재능력이 있고 보행 가능할 것
⑦ 적절한 영양상태를 유지하고 있을 것
⑧ 심리적, 정서적으로 만족할 만한 지원

### 1) 적응병변

#### (1) 단측 폐이식수술 (single lung transplantation)

① 말기 폐섬유증(end-stage pulmomary fibosis)
② 일차성 폐동맥고혈압 및 아이젠멘거증후군
③ 폐기종(emphysema)

#### (2) 양측 폐이식수술

낭성 섬유증(cystic fibrosis) 등에 의해 발생하는 양측성 폐혈증(bilateral pulmonary sepsis)이 주된 적응병변이 된다.

#### 2) 수용자의 조건

폐공여자가 모자라는 현실을 감안할 때 보다 엄격한 수용자 선택 기준을 적용한다.

(1) 60세 이하의 환자
(2) 인공호흡기의 의존상태에 있지 않은 환자
(3) 간장 및 신장질환이 없고, 인슐린의존형 당뇨병이 없으며 악성종양의 병력이 없는 환자

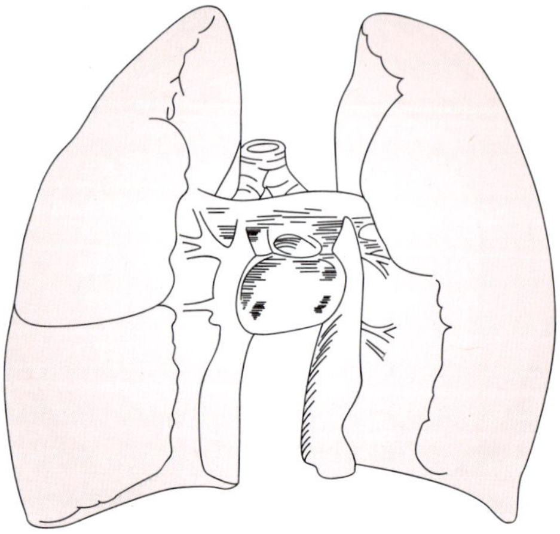

그림 13-1. 양측폐이식수술시 환자에게 이식하기 전의 공여폐 모습.

### 3. 공여자의 선택

폐는 특히 뇌사 상태에서는 감염이나 부종이 쉽게 생기기 때문에 다른 장기에 비해 장기이식을 위한 공여폐를 얻기가 어렵다. 장기이식이 가능한 공여폐의 기준은 다음과 같다.

(1) 55세 이하의 연령
(2) 정상 흉부 X-선사진 소견
(3) 100% 산소와 5 cm의 호기말양압(PEEP)을 적용하였을 때 적어도 300 mmHg 이상의 동맥혈산소분압($PaO_2$)을 보이는 경우
(4) 기관지경검사에서 농성 분비물이나 위내용물의 흡인이 발견되지 않은 경우

### 4. 수 술

#### 1) 단측 폐이식수술

(1) 보통 후측방 개흉술 후 단일폐마취(one lung anesthesia)하에서 수술을 시행한다. 심폐바이패스(cardiopulmonary bypass)가 필요한 경우도 종종 있는데 특히 수술 전 심한 폐동맥고혈압이 있거나 고량의 산소를 필요로 했던 환자에서 심폐바이패스가 필요하다.
(2) 이식폐의 연결은 술식에 따라 폐동맥 및 폐정맥을 연결한 후에 기관지문합을 하기도 하고, 기관지문합을 먼저 한 다음 폐동맥 및 폐정맥을 연결하기도 한다.

#### 2) 양측 폐이식수술(그림 13-1)

정중흉골절개술 또는 양측 개흉술에 흉골횡절개술(bilateral anterior thoracotomy and transverse sternotomy)을 병합하여 시행한다. 심폐바이패스를 사용하기도 하고 심폐바이패스의 도움 없이 시행하기도 한다.

## 5. 수술 후 관리

### 1) 수술직 후 관리

집중적인 중환자관리를 1~2일 시행한다. 인공호흡기는 폐기능에 관한 검사소견이 좋아질 때까지 부착시킨다.

### 2) 면역억제제

사이클로스포린, 아자티오프린, 스테로이드의 삼중 화학요법(triple chemotherapy)을 시행한다.

### 3) 거부반응의 진단

심장이식수술에 비해 거부반응의 진단이 어렵고 부정확하다. 가능하면 경기관지 생검으로 확진하고 이것이 불가능한 경우에는 임상증상 및 검사소견에 의존한다. 호흡곤란, 발열, 저산소증, 방사선검사에서 폐문주위의 부종(perihilar edema), 백혈구증가. 객담검사 및 기관지폐포세척검사에서 감염균의 부재등이 거부반응을 의심할만한 임상소견이다. 급성 거부반응은 스테로이드 주사로 치료한다. 만성 거부반응은 폐쇄성 세기관지염(bronchiolitis obliterans)의 형태로 온다.

# 14 식도의 해부생리 및 식도질환의 진단방법

## Ⅰ. 식도의 해부생리

### 1. 식도의 해부학적 특징

#### 1) 육안해부학

**(1) 식도의 위치**

식도는 6번째 경추 높이에 있는 인두(pharynx)로부터 기시하여 11번째 흉추 높이에 있는 위장과 연결되는 관모양의 장기이다. 식도의 하단부 약 3~4 cm는 횡격막의 식도열공(esophageal hiatus)을 지나 복부내 부분(intra-abdominal segment)이 된다.

**(2) 식도의 길이와 생리적 협착부위**

① 식도자체의 평균길이는 약 25 cm 정도이다 그러나 실제 실용적인 측면에서 식도의 길이는 내시경검사시의 기준을 따라 앞니(incisor)로부터 특정하는 것이 편리하다. 성인에서 앞니로부터 식도위결합부까지의 길이는 약 35~40 cm가 된다.

② 식도는 전체 길이를 통해 균일한 직경을 유지하지 않고, 정상적으로 다음과 같은 3곳의 생리적 협착부위가 존재한다.

㉠ 경부협착 (cervical constriction)
윤상연골 높이에 있는 협착으로 윤상인두근(cricopharyngeal muscle)으로 구성된 괄약근이 있는 부위다.

㉡ 기관지대동맥협착(bronchoaortic constriction) 대동맥궁 또는 좌측 주기관지 높이에 있는 협착부다.

㉢ 횡격막협착부(diaphragmatic constriction)
횡격막의 식도열공을 통과하는 부위다.

**(3) 식도위결합부(esophagogastric junction)**

일반적으로 식도위결합부라고 말할 때는 다음과 같은 3가지 정의가 혼재되어 있다.

① 식도점막에서 편평상피와 원주상피가 접합하는 부위

② 식도의 연동운동이 끝나는 부위

③ 좁은 내경을 가진 식도와 넓은 내경을 가진 위가 접합하는 부위

#### 2) 조직학적 소견

(1) 식도의 점막은 중층편평상피(stratified squamous epithelium)로 덮여있다. 그러나 하단부 약 2~3 cm은 위장과 같은 단순원주상피(simple columnar epithelium)로 되어있다.

편평상피와 원주상피와의 경계는 뚜렷하지 않다.

(2) 식도의 근육구조는 윤근(circular muscle)으로 구성된 내층과 종근(longitudinal muscle)으로 구성된 외층으로 나누어져 있다.

(3) 장막(serosa)은 존재하지 않는다. 따라서 식도암에서 종양의 측방침윤(lateral invasion)이 쉽게 일어나게 된다.

### 3) 혈관공급

#### (1) 동 맥

경부식도는 하갑상선동맥으로부터 그리고 흉부식도는 대동맥분지와 기관지동맥분지로부터 공급받고, 복부식도는 좌측위장동맥이나 비장동맥에서 공급받는다. 식도는 점막 및 점막하층에 밀집된 모세혈관의 그물망이 존재하므로 긴 길이를 박리하더라도 뛰어난 혈액공급을 유지하고 있으며, 수술시 문합부위의 혈액공급의 문제는 잘 발생하지 않는다.

#### (2) 정 맥

경부식도로부터의 정맥환류는 하갑상선정맥과 척추정맥으로, 흉부식도는 기정맥(azygous vein)과 반기정맥(hemiazygous vein)으로 그리고 복부식도는 좌측위장정맥이나 비장정맥으로 환류된다.

### 4) 림프계

식도의 림프관은 식도벽을 따라 종주하다 근육층을 통해 지역림프절과 연결된다. 경부식도의 림프계는 경부림프절로 흉부식도는 기관, 기관지, 후종격, 횡격막림프절들로 그리고 복부식도는 위장 및 복강림프절로 연결된다. 림프의 흐름은 기관분기부를 기준으로 그 상방은 경부로, 그 하방은 복부로 이동하나, 종양 등의 침윤으로 림프관이 폐쇄되면 어느 방향으로도 갈 수 있다. 식도의 림프관은 주로 점막하층에 풍부하게 분포하고 있으며, 점막층에는 그 분포가 적다. 따라서 식도암이 점막하층에 침윤하였을 경우 종양세포는 근육층을 뚫고 지나가는 드문 림프관보다는 풍부한 점막하층의 림프관을 통하여 상하로 널리 퍼지게 된다. 이러한 림프관의 특성 때문에 식도암은 주위의 림프절로 전이하기 전에 상하로 널리 퍼진 경우가 많다(longitulianl extension). 또 주병변과 떨어진 위성병변(satellite tumor)이 잘 생기고 수술 후의 재발율도 높아지게 된다. 따라서 식도암 수술시에서 절제연에 종양세포가 없다고 해서 반드시 근치적 절제가 시행되었다는 보장은 아니다.

### 5) 신경분포

식도는 교감신경과 부교감신경 모두에 의해 신경지배를 받는다.

### 6) 식도의 구분

#### (1) 해부학적 구분

식도는 해부학적으로는 경부식도, 흉부식도, 복부식도로 구분된다.

#### (2) 임상적 분류

임상적으로는 경부식도와 흉부식도로 구분하고, 흉부식도는 다시 상부, 중부, 하부 흉부식도로 구분한다.

① 경부식도
윤상연골의 하연에서 흉부입구(thoracic inlet)까지이다.

② 상부 흉부식도(upper thoracic esophagus)

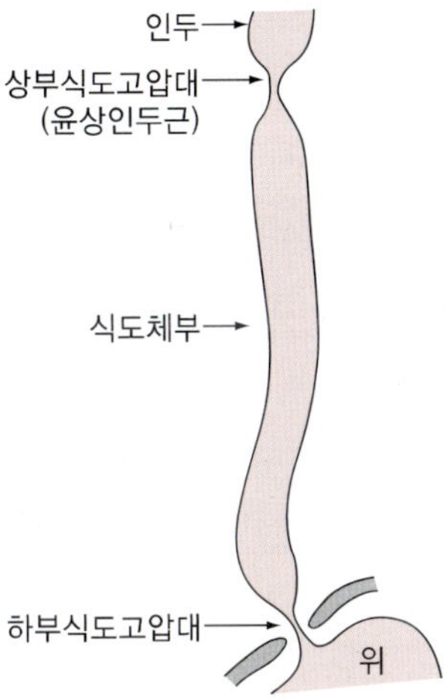


그림 14-1. 식도의 상부 및 하부고압대(괄약근).

흉부입구에서 기관분기부 까지이다.

③ 중부 흉부식도(mid-thoraccic esophagus) 기관분기부에서 식도-위결합부까지의 식도 중에서 위쪽 절반부위를 말한다.

④ 하부 흉부식도(lower thoracic esophagus) 기관분기부에서 식도-위결합부까지의 식도 중에서 아래쪽 절반부위를 말한다.

## 2. 식도의 생리

### 1) 식도괄약근

식도는 음식물 연하에 있어서 단순한 피동적인 역할을 하는 장기가 아니라 세밀한 기전에 의해 음식물을 인두로부터 위로 운반하는 능동적인 장기다. 식도의 양쪽 말단부에는 괄약근기전(sphincter mechanism)이 존재하여 위나 식도의 내용물이 상부로 역류되는 것을 방지하는 역할을 한다 (그림 14-1).

#### (1) 상부식도괄약근 (upper esophageal sphincter, UES)

식도상단부에 있는 약 3 cm 길이의 고압대(high pressure zone)를 말하는데, 윤상인두근으로 이루어져 있다. 상부식도괄약근은 음식물 연하와 함께 즉시 이완하였다가 고압파가 지나가면서 수축한다. 이 괄약근의 수축은 상부에 있는 인두 및 하부에 있는 식도의 연동운동과 순차적으로 이루어지면서 식도의 일차 연동파(primary peristaltic wave)를 만든다. 상부식도괄약근의 안정시 압력은 25~100 mmHg 사이인데 평균 56 mmHg이다.

#### (2) 하부식도괄약근 (lower esophageal sphincter, LES)

횡격식도막(phrenoesophageal membrane) 부착부의 하방에 위치한 식도의 최말단 3~4 cm의 고압대로, 안정시 위장내 압력보다 8~20 mmHg 높은 압력을 유지한다. 이 고압대는 생리적으로 괄약근과 같은 기능을 보여 흔히 하부식도괄약근이라고 표현하나 실제 사람과 같은 영장류에서는 확인될만한 해부학적 괄약근 구조는 관찰되지 않는다. 이 고압대는 위식도역류를 방지하는 중요한 기전으로, 역류를 방지하기 위해서는 고압대의 압력과 복부압력에 노출된 고압대의 길이가 정상으로 유지되어야 한다. 만일 고압대의 압력이 감소하거나 길이가 짧아지면 역류가 생기게 된다. 하부식도괄약근의 압력은 신경지배뿐 아니라 여러 가지 위장호르몬 및 약제들에 의해서도 영향을 받을 수 있다.

### 2) 연동운동 및 점액분비

식도의 연동은 일차적으로 미주신경에 의해 조절된다. 식도점막에서 분비되는 점액은 식도 내를 윤활하게 할뿐이고 소화 작용은 없으며 알칼리성이다.

## II. 식도질환의 진단방법

### 1. 방사선 검사

1) 식도질환에 있어 방사선 검사는 보편적인 진단방법으로 널리 사용되고 있다. 조영제를 연하시키면서 투시와 촬영을 시행하는데, 조영제로는 황산바륨(barium sulfate)이 가장 좋으나 식도천공이 의심될 때는 수용성 조영제를 사용해야 한다. 투시영화촬영술(cine-fluoroscopy)은 특히 인두와 상부식도의 병변을 파악하는데 유용하다.

2) 위식도역류의 진단에는 방사선검사로 충분치 못하므로 이것이 의심스러울 때는 보다 민감한 다른 검사법을 시행하여야 한다.

### 2. 내시경 검사

1) 내시경검사는 식도 내부의 병변을 직접 눈으로 관찰함으로서 방사선검사나 생리적 검사로 얻어진 정보를 확인할 수 있는 장점이 있다. 또 내시경검사는 생검(biopsy)이나 세포검사 등의 방법으로 병변을 병리학적으로 확인하는 데에 유용하게 이용된다. 그밖에도 식도 내시경은 상부위장관출혈의 정확한 장소를 파악하거나 식도내 이물을 제거하는 치료목적으로도 종종 사용된다.

2) 식도 내시경에는 연성 식도경(flexible esophagoscope)과 경성 식도경(rigid esophagoscope)이 있는데, 요즈음은 조작이 간편하고 안전한 연성 식도경이 거의 대부분에서 사용된다. 경성 식도경은 식도내 이물을 제거하는 용도로 사용된다.

3) 최근에는 식도 내시경에 초음파를 부착한 식도내시경 초음파검사법이 사용되고 있다. 이 검사는 특히 식도암에서 종양의 식도벽 침윤정도를 가장 잘 검사할 수 있는 방법으로 식도종양의 병기결정에 많이 사용된다. 또한 미세침을 이용한 식도 주위의 림프절 생검을 같이 시행할 경우(endoscopic ultrasound with fine needle aspiration : EUS-FNA), 가장 정확한 병기결정을 시행할 수 있는 것으로 알려져 있다. 그러나 식도내시경 초음파검사는 내시경이 통과할 수 없는 병변에 대해서는 유용성이 떨어진다.

### 3. 생리적 검사 (physiologic study, esophageal function study)

#### 1) 계측검사(manometry)

식도내에 삽입된 카테터로 식도내압을 측정하는 방법이다. 식도질환 특히 식도의 운동성장애를 진단하는데에 가장 중요한 검사법이다.

#### 2) 산역류검사(acid reflux test)

위식도역류의 존재여부를 확인하는 검사법으로 계측검사나 투시영화촬영술보다 민감도에서 앞선다. 측정방법은 일정량의 염산을 위에 주입한 후 식도위결합부 상방 5 cm에 위치시킨 카테타로

PH를 측정하여 산역류의 정도를 검사하는 것이다. 만일 4.0 밑으로 PH가 떨어지면 위식도역류가 있는 것으로 진단한다.

### 3) 산제거검사(acid clearing test)

식도염이 발생하기 위해서는 위식도역류의 존재뿐만 아니라 역류된 위 내용물이 일정 기간 식도점막과 접촉을 해야만 한다. 따라서 이 검사법은 이를 판단하기 위해 위식도역류가 있는 것으로 확진된 환자에서, 식도가 역류된 위 내용물을 어느 정도 제거할 수 있는지 그 능력을 검사하는 방법이다. 측정방법은 식도에 PH를 측정할 수 있는 카테타를 위치시킨 뒤 정해진 양의 염산을 주입한다. 그리고 30초 간격으로 물을 삼키면서 식도의 PH가 언제 정상범주로 돌아오는가를 보는 것이다. 만일 정상범주로 돌아오는 시간이 길어지거나 또는 전혀 PH가 감소하지 않으면 비정상으로, 이는 식도염 및 그 합병증의 발생 가능성이 높다는 것을 의미한다.

### 4) 산관류검사(acid perfusion test)

원래는 식도질환으로 인한 통증과 협심증으로 인한 통증을 감별하기 위해 개발되었다. 그러나 가양성과 가음성이 많이 위 식도역류를 검사하는 방법으로는 신뢰성이 떨어지다. 측정방법은 식도에 위치한 카테타를 통해 염산과 식염수를 교대로 주입한다. 만일 검사전과 같은 환자의 증상이 염산 주입시에는 나타나고 식염수 주입시에는 나타나지 않으면 환자의 증상은 역류 때문인 것으로 판단한다.

### 5) 24시간 PH검사

위식도역류를 진단하는데 보다 정밀한 방법이다. 하부괄약근 상방 5 cm에 PH를 측정할 수 있는 전극을 삽입한 후 24시간 동안 지속적으로 PH를 측정하면서 환자의 자각증상과 비교분석하는 것이다. 이 방법은 위 식도역류의 역할이 불확실한 복잡식도질환을 진단하는데 유용하다. 특히 계측검사와 병행하면 위식도 역류를 진단하는 가장 정확하고 민감한 방법이 된다.

# 15 성인에서의 식도질환

## Ⅰ. 운동장애 질환

### 1. 정 의

식도는 입으로 삼킨 음식을 인두로부터 위까지 전달하는 관상의 근육으로 된 장기이다. 식도가 이런 정상적인 기능을 유지하기 위해서는 식도근육의 조화된 운동성이 필요하다. 만일 어떤 이유에서든지 이러한 식도근육의 운동성에 부조화가 일어나게 될 때 이들 병변들을 집합적으로 식도의 운동장애(mobility disorder, dysmobility)라고 부른다. 식도의 운동장애는 크게 상부식도괄약근의 운동장애와 식도체부(esophageal body) 및 하부식도괄약근의 운동장애로 나누어진다.

### 2. 상부식도괄약근의 운동장애

#### 1) 구인두성 연하곤란(口咽頭性 嚥下困難 ; oropharyngeal dysphagia)

**(1) 원 인**

각종 신경근육성 장애에 이차적으로 발생하는 경우가 가장 흔한 원인이다. 뇌졸중, 파킨슨병, 연수성 회백척수염(bulbar poliomyelitis) 등의 중추신경계 질환이 원인인 경우에는 상부괄약근의 이완이 제대로 되지 않아 연하곤란이 생기고, 근이영양증(muscular dystrophy), 염증성 근육질환 같은 근육질환이 원인인 경우에는 효과적인 인두 수축의 장애로 연하곤란이 온다. 구인두성 연하곤란은 그 밖에도 광범위한 구인두부의 수술 후나 고압성 상부식도괄약근에서도 생길 수 있다.

**(2) 증 상**

음식을 삼키는 것이 힘들고, 음식이 입안에 남아있거나 연하된 음식이 역류되며 연하 후 기침을 하는 등의 증상을 보인다.

**(3) 진 단**

투시영화촬영술(cinefluoroscopy)로 확진한다. 그 외에 간접후두검사, 식도경검사, 계측검사 등으로 보조진단을 한다.

**(4) 치 료**

① 원인질환에 대한 치료를 한다.
② 부우지확장법(bougienage)으로 일부 환자군에서 일시적인 효과를 볼 수도 있다.
③ 심한 연하곤란과 이에 따른 합병증이 있을 때에는 윤상인두근절개술(cricopharyngeal

myotomy)을 고려한다.

### 2) 쩬커게실 (쩬커憩室 ; Zenker's diverticulum)

#### (1) 정 의

구인두성 연하곤란 즉 윤상인두근(cricopharyngeal muscle)의 기능장애 때문에 연하기전의 부조화가 오면서 고압대(high pressure zone)가 형성되어, 약한 식도의 후방부위를 통해 식도의 일부가 압출되는 내압성 게실(內壓性 憩室 ; pulsion diverticulum)을 말한다.

#### (2) 발생빈도

구미국가들의 통계로는 식도게실 중 가장 흔하다. 그러나 국내에서는 정확한 통계는 나와있지 않지만 아주 드물다.

#### (3) 병리소견

① 근육층은 없이 점막과 점막하부로만 구성된 가게실(false diverticulum)이다.

② 인두와 식도의 접합부에서 생기기 때문에 인두식도게실(咽頭食道憩室 ; pharyngoesophageal diverticulum)이라 부르기도 한다.

#### (4) 증상

① 통상 40~50대에 생기고 남자에 주로 생긴다.

② 연하곤란, 음식역류, 기관흡인 등의 증상이 생길 수 있다.

#### (5) 진 단

바륨 조영술로 확진한다.

#### (6) 치 료

① 치료의 목적은 윤상인두근절개술(cricopharyngeal myotomy)을 시행하여 상부식도괄약근의 압력을 감소시켜줌으로서 윤상인두의 부조화를 없애주는 것이다.

② 게실 자체는 좌측 경부절개술을 통해 절제하거나 또는 현수고정(suspension)시킨다. 현수고정술은 게실의 가장 아래쪽 부분을 척추전근막(prevertebral fascia)에 현수 고정시켜 게실이 잘 차지 않고 또 쉽게 배액되게끔 해주는 술식이다.

## 3. 식도체부 및 하부식도괄약근의 운동장애

### 1) 아칼라지아 (無弛緩症, 弛緩不能症 ; achalasia)

#### (1) 발생빈도

아칼라지아는 위식도역류를 제외하고는 식도의 가장 흔한 기능장애 질환이다. 어떤 연령에서도 생길 수 있으나 주로 40~60세 사이에서 호발하고 소아에서 발병하는 경우는 아주 드물다. 남 녀간의 발생비율은 비슷하다.

#### (2) 병리학적 특징

① 식도체부의 연동운동이 없다.

② 연하시 하부식도괄약근이 이완되지 않는다.

③ 안정시 하부식도괄약근의 압력이 정상보다 상승되어 있다.

#### (3) 발병원인

① 대부분의 경우 정확한 원인은 모른다. 식도 근육내 아우에르바흐씨 신경총(Auerbach's

plexus)의 신경절 수가 감소되어 있거나 또는 없는 것이 중요한 발병요인으로 지적되기도 하나 확실한 증거는 없다.

② 아칼라지아와 동일한 양상의 병변이 다른 질환에서도 보이는데 이런 경우 이차성 아칼라지아(secondary achalasia)라고 한다. 위분문(gastric cardia)에 발생하는 선암종 등 악성종양과 연관되어 발생하거나, 트리파노소마 크루지(Trypanosoma crusi)에 의한 샤가스병(Chagas's disease)이 대표적이다. 그 외에 위장관의 신경절 신경종증(ganglioneuromatosis)과 연관되기도 한다.

### (4) 임상양상 및 합병증

① 증 상

㉠ 연하곤란

가장 흔한 증상이다. 초기에는 고형음식보다 유동음식에 그리고 따뜻한 음식보다 찬 음식에 더 연하곤란을 느낀다. 병이 진행되면 음식에 관계없이 삼킬 때마다 불편감을 느끼게 된다

㉡ 역 류

두 번째 흔한 증상으로 음식섭취 후나 누웠을 때 종종 생긴다. 이로 인해 기관흡인의 합병증이 생길 수 있다.

㉢ 흉 통

약 1/4정도의 환자에서 나타난다. 흉통은 저절로 생기기도 하고 또는 연하작용에 의해 유발되기도 한다.

㉣ 체중감소

연하곤란에 이차적으로 생긴다.

② 합병증

정상인에 비해 10배 이상 식도암이 생길 확률이 높다. 이때 생기는 식도암은 보통 편평세포암종(squamous carcinoma)이다.

③ 강성 아칼라지아 (vigorous achalasia)

하부식도괄약근에서는 아칼라지아에 특징적인 방사선 및 식도내압소견을 보이지만, 식도체부에 수축성 경련이 있는 경우를 말한다. 종종 흉통과 동반된다.

### (5) 진단소견

① 식도조영술(esophagography)

전형적인 경우 식도위결합부 근처에서 식도내강이 새부리 모양으로 부드럽게 좁아져 있는 것(beak-like narrowing)을 관찰할 수 있다. 진행된 경우에는 보통 근위부 식도의 심한 확장을 볼 수 있다.

② 식도경검사(esophagoscopy)

아칼라지아의 초기에는 식도암과 구별이 어려울 때가 있어 식도경검사가 필요하다.

③ 계측검사(manometry)

아칼라지아의 최종 확인 진단방법이다. (1) 식도체부 평활근에서의 연동우동 부재, (2) 안정시 위의 압력보다 높은 식도체부의 압력, (3) 안정시 높은 하부식도괄약근 압력, (4) 연하시 이완되지 않는 하부식도괄약근 등의 소견을 보인다.

### (6) 치 료

① 약물치료

흉통이 주증상일 때는 니페디핀(nifedipine)이나 장기간 작용 질산염(nitrates)등을 사용해 보기도 하나 특별한 효과는 보지 못하고 있다.

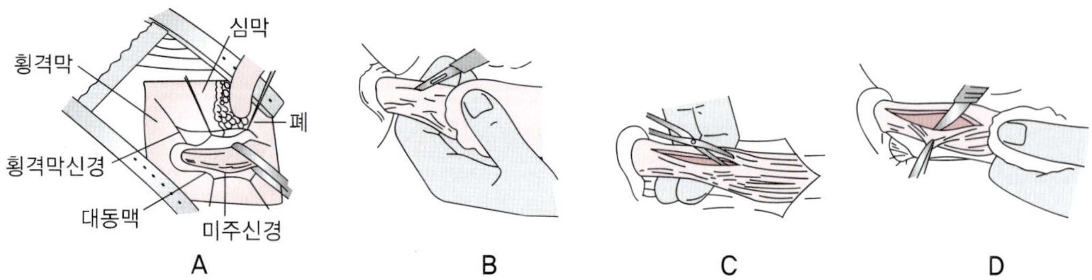


그림 15-1. 식도 근절개술의 모식도. A. 수술시야를 보여주고 있다. 식도상의 점선은 절개부위를 가르킨다. B, C. 근절개의 방법, D. 점막으로부터 근육을 박리하는 모습.

② 확장술

근래에 와서 연하곤란을 해소시킬 목적으로 공기확장술(pneumatic dilatation)을 사용하기도 한다. 보고에 의하면 1회 확장으로 성공률은 67%, 반복적인 확장술의 경우 약 75%에서 성공률을 보인다고 한다. 그러나 식도파열과 위식도 역류의 위험이 있기 때문에 아직까지 수술과 비교했을 때 그 유용성에 대해서는 논란의 여지가 있다. 그러나 수술적 치료에 비하여 덜 침습적이고 경제적인 면에서도 잇점이 있기 때문에 초기의 치료로 확장술을 시행해보고 실패할 경우 수술을 시행하는 것이 일반적 방법이다.

③ 변형 헬러식 근절개술
(modified Heller's myotomy)

㉠ 아칼라지아의 가장 효과적인 치료법이다.

㉡ 개흉술을 통해 식도에 접근한 뒤 근절개술을 시행한다. 근절개술을 시행하는 방법은 식도의 왼쪽에서 전측방을 따라 하부식도 괄약근에서 충분히 상방으로 올라가 하부식도괄약근을 지나 위의 약 1 cm 정도까지 절개해 준다(그림 15-1). 최근에는 흉강경이나 복강경을 이용하여 수술하기도 한다.

㉢ 근절개술 후에 생길 수 있는 위액역류를 방지하기 위해 항역류술(antireflux procedure)을 동시에 시행하는 방법이 시행되고 있다. 항역류술로는 Belsey Mark IV 수술법이 주로 사용되고 있다(II. 식도열공허니아의 외과치료 참조).

## 2) 광범성 식도연축(廣範性 食道攣縮 ; diffuse esophageal spasm)

### (1) 정 의

광범성 식도연축으로 진단하기 위해서는 다음과 같은 두 가지 조건이 다 충족되어야 한다.

① 임상적으로 흉통 또는 연하곤란이 있어야 한다. 두 증상이 같이 있을 수도 있다.

② 계측검사에서 식도체부에서 높은 빈도의 동시성으로 비연동성(nonperistaltic) 수축과 일부분의 정상적인 연동운동을 동시에 보인다. 수축은 종종 크고 긴 파장을 보인다.

### (2) 발생빈도

드문 질환으로 아칼라지아의 1/2~1/5의 발생빈도를 보인다. 어떤 연령에서도 생길 수 있으나 대개 50세 이상에서 발생하고 남녀간의 발생빈도에는 차이가 없다.

#### (3) 발병원인

대부분에서 발병원인은 미상이다.

#### (4) 임상양상 및 진단소견

① 증 상

흉통과 연하곤란이 주증상이다. 흉통은 간헐적이고 흉골 뒤에서 생긴다. 연하곤란 역시 간헐적이며 보통 진행성은 아니다. 많은 경우 증상은 경미하게 나타난다. 체중감소는 드물다.

② 식도조영술

증상이 없을 때는 정상소견을 보일 수가 있으나 흉통이 있을 때는 현저한 이상소견을 보인다. 전형적인 경우 식도의 동시성 수축으로 이른바 타래송곳식도(corkscrew esophagus)의 형태를 보인다.

③ 계측검사

광범성 식도연축의 정의에서 기술된 소견을 보인다.

④ 식도경검사

직접적인 진단법은 아니나 암이나 기타 기질적인 병변의 가능성을 배제하기 위해 시행한다.

#### (5) 치 료

① 내과치료

㉠ 증상이 가벼운 경우에는 환자를 안심시키면서 추적관찰을 한다.

㉡ 증상이 심한 경우에는 증상완화를 위해 질산염이나 니페디핀 같은 칼슘차단제를 사용하기도 한다. 질산염(nitrates)은 식도수축의 크기를 감소시키는 효과가 있고, 니페디핀은 식도수축의 크기 감소와 함께 하부식도괄약근의 압력을 감소시키는 효과가 있다. 그러나 아직까지 약물치료의 장기효과에 관해서는 이론이 많다.

㉢ 연하곤란이 주증상이고 하부식도괄약근이 고압이거나 또는 적절히 이완되지 않을 때는 부우지확장술(bougienage)이나 공기확장술(pneumatic dilatation)을 시행하기도 한다.

② 외과치료

증상이 심하면서 앞서 말한 내과치료에도 반응하지 않는 경우에는 수술을 시행한다. 수술은 개흉술을 통해 식도근절개술(esophagomyotomy)을 시행한다. 근절개술의 범위나 항역류술의 동시시행 여부에 관해서는 아직 이론이 있으나, 일반적으로 흉곽입구에서 위까지 광범위 근절개술과 동시에 항역류술을 시행하는 것이 권유되고 있다.

### 3) 비특이성 식도운동장애 (nonspecific esophageal motor dysfunction, NEMD)

광범성 식도연축과 아칼라지아의 중간형태로 생각한다. 여기에는 대단히 긴 식도수축과 함께 안정 시에 높은 하부식도괄약근압력을 특징으로 하는 고압성 하부식도괄약근(hypertensive lower esophageal sphincter)과, 현저히 증가된 크기와 길이의 연속성 수축을 특징으로 하는 이른바 호도까기 식도(nutcracker esophagus)의 두 종류가 있다.

### 4) 이차성 병변

식도체부와 하부괄약근의 운동장애에는 전술한 일차성 병변 이외에도, 공피증(scleroderma)등 각종 교원성질환, 중증근무력증같은 신경근육성 질환, 당뇨병 등의 전신질환 등에서 이차적으로 오는 이차성 병변등이 있다.

#### 5) 횡격막상부 게실(橫隔膜上部 憩室 ; epiphrenic diverticulum)

##### (1) 임상양상

횡격막상부 또는 하부식도에서 발생하는 내압성 게실(pulsion directiculum)로 쩬커게실에 비해 발병원인이 덜 규명되어 있다. 대부분 아칼라지아나 광범성 식도연축과 같은 운동장애 질환과 연관되어 있다. 통증, 역류, 연하곤란 등의 증상이 나타나지만 게실 자체로 인한 것이라기보다는 동반된 운동장애 때문에 오는 것으로 생각된다.

##### (2) 치료

유의한 증상이 있거나 게실이 점점 커지면 수술적응이 된다. 수술은 좌측 개흉술로 게실절제술과 함께 변형 헬러식 근절개술(modified Heller's myotomy)을 시행해준다. 쩬커게실에서와 같이 게실절개술 대신 현수고정술(suspension)을 시행하기도 한다. 변형 헬러식 근절개술 후에는 항역류술로 Belsey Mark IV 술식을 시행하는 것이 일반적인 추세이다.

## II. 식도열공허니아

### 1. 정 의

횡격막상의 식도열공을 통하여 복부 내 장기의 일부가 흉곽내로 탈장된 상태를 말한다. 구미국가에서는 많은 수술증례들이 보고 되고 있지만 국내에서는 아주 드물어 발생빈도 자체가 적은 것으로 보고 있다.

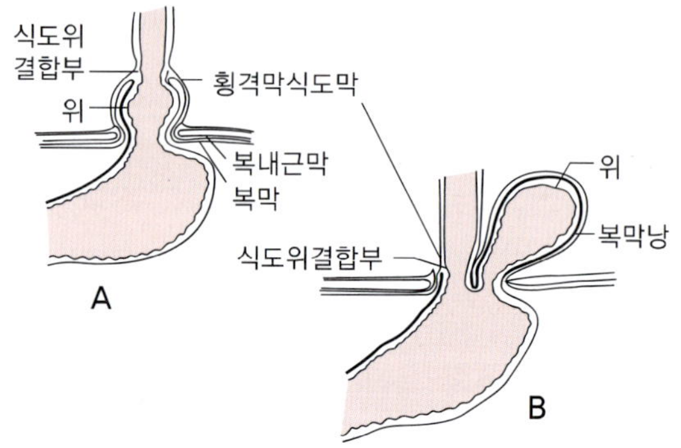


그림 15-2. 식도열공허니아의 두 가지 주된 형태. A. 활주형 열공허니아 ; 횡격막식도막(phrenoesophageal membrane)이 온전한 상태에서 흉곽내에 진성 복막낭(true peritoneal sac)이 없다. B. 식도주위형 열공허니아 ; 횡격막식도막의 결손이 있다. 따라서 복망낭이 압력이 낮은 흉곽내로 올라간다.

### 2. 해부학적 기초

식도열공(esophageal hiatus)은 횡격막상에 식도가 흉강에서 복강으로 통과하기 위한 구멍이다. 식도열공은 여러 층의 조직이 흉강과 복강을 분리하고 있는데 이중에서 가장 중요한 것은 횡격식도막이다. 횡격식도막(phrenoesophageal membrane)은 열공내에서 식도를 고정시키는 역할을 하는데 주로 횡격막 하부에서 나오는 복내근막(endoabdominal fascia)의 연장조직으로 구성되어 있다. 횡격식도막은 식도위결합부로부터 약 3~4 cm 상방에서 식도근육을 관통하여 점막하부조직에 혼합되어 들어간다. 따라서 식도에서는 횡격식도막의 부착부위 하방에 위치하는 부분이 생기는데 이를 식도의 복부내 분절(intraabdominal segment)이라고 부른다(그림 15-2 참조).

## 3. 종 류(그림 15-2)

### 1) 활주형 열공허니아 (sliding hiatal hernia, type Ⅰ)

식도위결합부(esophagogastric junction)가 글자 그대로 미끄러지듯이 흉곽내로 활주하면서 위가 따라간 형태를 말한다. 전형적인 경우 보통 하부식도괄약근의 기능부전과 역류증상을 일으킨다. 대부분 비외과적으로 치료한다.

#### (1) 발생빈도

식도열공허니아의 대부분을 차지한다. 특별한 문제가 없는 정상인에서도 방사선검사에서 상당수가 발견되기 때문에 역류증상이 동반되지 않는 한 허니아 그 자체로는 병이 아니라는 견해도 있다.

#### (2) 병리해부소견

① 횡격식도막이 식도위결합부를 횡격막 하방의 복부에 위치시켜주지 못함으로서 탈장이 생긴다.

② 복막으로 구성된 진성허니아낭(true hernia sac)은 없다.

#### (3) 임상양상 및 진단소견

① 증 상

발생빈도에 비해서는 증상이 없는 경우가 많다. 증상이 있는 경우에는 위액의 역류(reflux)로 인한 증상이 주가 된다.

㉠ 가슴앓이(heartburn)

전형적으로는 하부흉골 밑이나 명치부위(epigastrium)에서 화끈거리거나 뜨거운 느낌으로 나타난다.

㉡ 음식역류(regurgitation)

몸을 구부리거나 편평하게 누울 때에 시고 쓴맛의 위장내 음식이 역류된다.

㉢ 연하곤란(dysphagia)

식도암으로 인한 연하곤란과의 조기감별이 중요하다.

㉣ 흡인(aspiration)

주로 수면 중에 흡인 때문에 기침이 생긴다.

② 진 단

㉠ 상부위장관조영술(UGI)

가장 보편적인 검사법이다.

㉡ 내시경

연하곤란을 호소하는 환자에서 식도내의 기계적 협착의 가능성을 배제하기 위하여 시행한다.

㉢ 생리적 검사

위식도역류가 의심될 때 시행한다(제 14장, 식도질환의 진단방법 참조).

㉣ 핵의학 검사

위식도역류를 검사하는 방법이다.

#### (4) 치 료

① 내과치료

증상이 있는 역류증 환자의 약 75%에서 내과적으로 치료될 수 있다.

㉠ 약물치료

제산제, $H_2$-수용제 차단제를 사용한다.

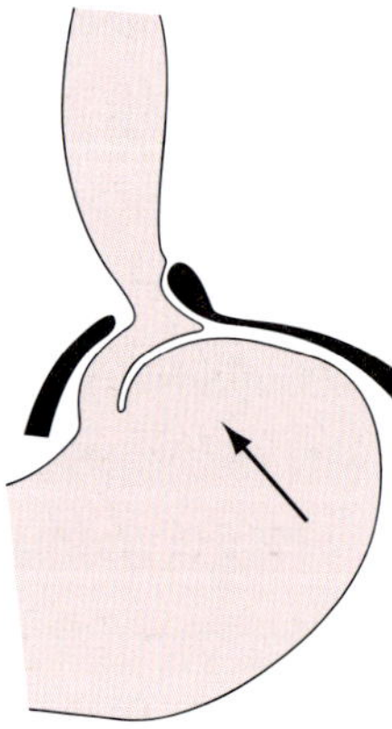

그림 15-3. 벨시-마크 Ⅳ 교정법의 모식도. 이 수술법의 기본원리는 하부식도괄약근을 횡격막 아래의 고압 복강 지역에 복원시켜 주는데에 있다.

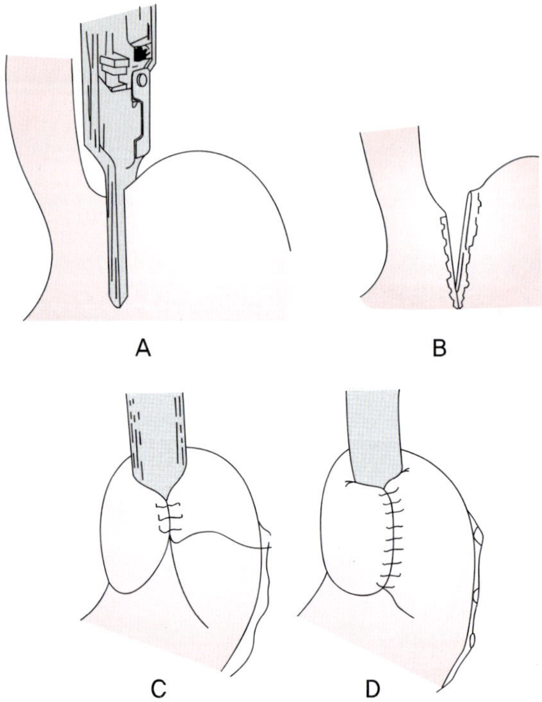


그림 15-4. 니센 위저추벽성형술의 모식도.

근래에는 $H^+$-펌프 차단제의 오메프라졸(omeprazole)이 효과적인 약제로 많이 사용되고 있다. 경우에 따라서는 위 내용물 배출(gastric empting)을 조장하는 약제(metoclopramide)를 사용하기도 한다.

㉡ 생활습관의 변경

취침 중에 머리를 30도 정도 올리는 것이 중요하다. 그리고 식사직후에 몸을 앞으로 구부리거나 바로 눕는 것을 피해야 한다. 초콜렛이나 지방이 많은 음식은 피해야 하고 술과 담배도 피해야 한다.

② 외과 치료

㉠ 수술적응증

a. 협착 또는 폐쇄, 궤양, 출혈, 위괴사, 식도염 등의 합병증이 있는 경우

b. 내과치료의 실패, 즉 6개월 이상의 적절한 내과치료로도 역류증상이나 합병증이 계속되는 경우

c. 폐합병증이 있는 경우나 만성적 폐흡인이 있는 경우

d. 바레트식도에서 내과치료에도 불구하고 형성장애(dysplasia) 병변이 진행되는 경우

e. 드물긴 하나 크고 증상이 있는 경우나 윤상인두근절개술 후에 연관된 경우

㉡ 수술방법

다음과 같은 세 가지 수술방법이 주로 사용된다. 세 가지 방법 모두 적절히 시행하는 경우 좋은 결과를 기대할 수 있다.

a. 벨시 마크 교정법(Belsey Mark IV repair) 개흉술만을 사용한다(그림 15-3).

b. 니센 위저추벽성형술(Nissen fundoplication) 개흉술 또는 개복술을 사용한다(그림 15-4).

c. 힐 후방위복벽고정술(Hill posterior gastropexy) 개복술만을 사용한다.

### 2) 식도주위형 열공허니아 (paraesophageal hiatal hernia, type II)

식도위결합부는 제 위치에 있는데 위기저부(fundus)가 흉곽으로 탈장된 형태를 말한다. 여러 가지 중독한 합병증을 일으킬 수 있기 때문에 진단이 되면 증상에 관계없이 수술을 해주어야 한다.

#### (1) 발생빈도

활주형 열공허니아에 비해 훨씬 드물다. 전체 열공허니아 중 1% 미만을 차지할 것으로 추정하고 있다.

#### (2) 병리해부소견

① 전형적인 경우 좌전방 횡격식도막의 결손으로 위와 대망(omentum)이 식도열공내에서 식도의 앞쪽을 따라 올라간다. 허니아는 복막으로 구성된 진성허니아낭(true hernia sac)을 가진다. 이때 흉강의 압력은 복강보다 낮기 때문에 위의 탈장은 점점 진행되면서 염전(volvulus), 비틀림(torsion), 폐색(obstruction), 감돈(incarceration) 등의 중독한 증상을 흔히 일으키게 된다.

② 후방의 횡격식도막은 온전히 유지되어 있어 식도위결합부를 제자리에 위치시켜준다. 따라서 하부식도괄약근의 위치나 압력은 정상이고 역류증상도 생기지 않는다.

#### (3) 임상양상 및 진단소견

① 무증상군

많은 경우 다른 이유로 흉부 X-선 검사를 하는 중에 발견된다. 특히 40세 이전의 환자들에서는 증상이 발현되는 경우는 드물다.

② 유증상군

특히 고령의 환자군에서 위의 탈장이 진행되면서 열공허니아 자체로 인한 증상으로 병원을 찾을 때가 있다.

㉠ 폐쇄성 증상

가장 흔한 증상이다. 전흉부의 식후 불편감에서부터 연하곤란, 오심, 구토 등의 증상을 보인다. 때로는 위의 완전폐쇄나 염전 등의 중독한 증상을 보인다. 만일 심한 통증이 있으면 위의 감돈(incarceration)이나 임박한 교액(strangulation) 등을 의심해야 한다.

㉡ 출혈성 증상

횡격막위로 탈장된 위가 제대로 음식이동을 시키지 못함으로서 위산과 음식의 정체가 일어나기 때문에 위궤양이 종종 생긴다. 궤양으로 인한 출혈은 대개 만성적이고 허니아 수술 후에는 거의 대부분 자연치유가 된다.

㉢ 호흡기 증상

흉강내에 확장된 허니아낭으로 인해 폐가 기계적 압박을 받음으로서 호흡곤란 등의 증상이 생길 수 있다.

③ 진단소견

㉠ 방사선 검사

단순 흉부 X-선사진에서 심장 뒤에 보이는 공가-물 음영(air-fluid level)으로 종종 진단이 시작된다. 확진은 상부위장관조영술로 한다.

㉡ 계측검사(manometry)

하부식도괄약근의 압력 및 PH검사로 활주형 열공허니아의 동반 여부를 검사한다.

④ 치 료

㉠ 수술적응증

일단 식도주위형 열공허니아의 진단이 되면 중독한 합병증이 생기기 전에 즉시 수술을 해주어야 한다.

㉡ 수술방법

개흉술 또는 개복술을 사용할 수 있다. 수술은 탈장장기를 복부로 환원시킨 다음 허니아낭을 절제하고 횡격막 결손부위를 봉합시켜준다.

### 3) 합병형 열공허니아 (combined hiatal hernia, type Ⅲ)

제 1형과 제 2형이 합병된 형태를 말한다.

### 4) 다장기형 열공허니아 (multiorgan hiatal hernia typeⅣ)

이외에 대장이나 소장 등 다른 장기들도 함께 식도주위 허니아낭(hernia sac) 안으로 탈장되는 경우를 말한다.

# Ⅲ. 식도협착

## 1. 부식성 협착(caustic stricture)

### 1) 정 의

식도의 부식성협착이란 부식성 화학물질을 잘못 섭취한 결과 식도에 화학적 화상(chemical burn)을 초래하고 이로 인해 식도협착이 생긴 상태를 말한다. 화학적 손상의 정도는 가벼운 상피성 화상(epithelial burn)으로부터 식도벽 전체의 괴사에 이르기까지 다양하게 일어 날 수 있다.

### 2) 발생빈도

부식성식도협착의 정확한 발생빈도는 알기 어렵다. 국내에서는 과거에는 부식제 음독으로 인한 식도협착환자가 많이 발생하였지만 근래에 와서는 많이 감소하였다.

### 3) 발병원인

(1) 소아에서는 대부분 실수로 부식성 화학물질을 삼켜서 생기고, 성인에서는 주로 자살목적으로 섭취하였을 때 발생한다.

(2) 원인 화학물질

① 알칼리성 부식제가 가장 흔한 원인이다. 그 중에서도 과거에 비해 빈도는 다소 줄었지만 여전히 가성소오다(잿물, lye)의 음독이 가장 흔한 원인이다.

② 그 밖에 식초에 쓰이는 빙초산, 표백제, 황산, 염산, 질산, 암모니아 등의 다양한 부식제에 의한 식도협착이 보고 되고 있다.

### 4) 병리소견

#### (1) 식도손상의 정도

부식제에 의한 식도손상의 정도는 화학물질의 종류, 농도, 섭취량, 식도와의 접촉시간 등에 따라 좌우된다. 이중 화학물질의 종류에는 알칼리성 부식제와 산성부식제의 두 종류가 있다.

① 알칼리성 부식제(alkaline caustics)

식도조직과 저촉하면 액화괴사(liquefaction necrosis)를 일으키면서 손상을 쉽게 초래한다. 따라서 식도 심부조직의 손상을 쉽게 초래한다. 알칼리성 부식제의 이러한 특성은 부식제 섭취

후 표면세척 치료의 효용성을 감소시키는 중요한 원인이 된다.

② 산성 부식제(acidic caustics)

식도표면에서 응고괴사(coagulation necrosis)를 일으키기 때문에 부식제의 심부침투는 잘 생기지 않는다. 또 산성부식제는 이동시간이 빠르며 식도의 편평상피도 산성부식제에 비교적 저항성이 있기 때문에 산성부식제에 의한 식도손상은 가벼운 것이 보통이다. 그리고 산성부식제는 식도를 통과한 뒤 보통 위 유문(pylorus)에서 경련을 유발시키면서 정체되기 때문에 이 부근의 손상을 주로 일으킨다.

#### (2) 전암성 질환(precancerous lesion)

① 부식성 식도협착증환자에서는 정상인에 비해 약 1,000배 가량 식도암의 발생빈도가 높다. 전체 식도암 환자 중에서는 약 1~4%를 차지한다.

② 부식성병변으로부터 식도암이 발현하는 경우에는 장기간에 걸쳐 진행하는데 평균기간은 약 40년이다.

### 5) 임상양상 및 진단소견

(1) 증상은 가벼운 정도로부터 심한 쇽까지 다양하게 나타날 수 있다. 후두의 화상이 동반되는 경우에는 호흡곤란이 있을 수 있다.

(2) 식도파열의 위험성이 큰 어린 소아를 제외하고는 조기에(12~48시간 이내) 식도경검사를 실시하여 식도손상 여부 및 그 정도를 확인하여야 한다. 식도손상이 있는 경우 10~20일 간격으로 식도조영술을 시행하여 식도협착이 발생하는지 여부를 파악하여야 한다. 일반적으로 부식의 정도가 심한 경우에 협착도 빨리 생긴다.

### 6) 치료

#### (1) 초기 치료

① 원인 화학물질을 즉시 확인한다.

② 내시경을 이용하여 병변의 범위를 정확하게 평가한다. 특히 기도의 병변이 의심되면 후두경검사나 기관지경검사를 시행하여 그 정도를 확인하여야 한다.

③ 구강을 통한 음식물의 섭취를 금하고 정맥으로 수액을 공급한다.

④ 광범위 항생제를 투여한다. 부식성 식도병변이 확인되는 즉시 투여하여 환자가 통증 없이 침을 삼킬 수 있을 때까지 투여한다.

#### (2) 내과적 치료

① 환자가 통증 없이 침을 삼킬 수 있으면 물부터 시작하여 점차적으로 식사를 재개한다.

② 식도협착의 유무와 정도를 판단하기 위해 식도조영술을 3주째 실시한다.

③ 부우지확장술(bougienage)
식도협착이 증명된 경우에 시행하며 통상 부식제 섭취 후 첫 3주 정도가 지난 후 시행한다.

④ 스테로이드는 아직 그 치료효과가 증명되지 않은 상태이므로 사용에 대해서는 이견이 있다.

⑤ 식도내 스텐드(intraluminal stent)
식도내 스텐트를 삽입하여 협착을 방지해 보려는 시도도 있다.

#### (3) 외과 치료

비외과 치료법으로 식도협착을 충분히 해소시키지 못하는 경우에는 수술을 시행한다. 수술 방법에는 다음과 같은 방법들이 있다.

① 위장조루술 및 역행성 확장 (gastrostomy with retrograde dilatation)

② 결장을 이용한 식도재건술 (colon interposition procedure)
통상 좌측 결장을 대체 식도로 이용하여 인두와 위장사이를 연결시킨다. 이때 협착이 된 식도를 제거하느냐 아니냐에 대해서는 논란이 있다. 앞에서 언급했듯이 협착식도는 식도암의 전암상태이기는 하나, 식도암으로 발전하는데 오랜 시간이 필요하고, 때로는 협착식도 주위의 염증으로 인하여 식도제거 자체가 환자에게 수술 후 합병증을 높일 수 있기 때문에 일반적으로는 소아나 젊은 연령층의 협착식도는 제거를 원칙으로 하고, 노령의 환자에서는 식도를 제거하지 않고 대장을 이용한 우회술만 해주는 경우가 일반적이다.

③ 위전위술 및 가브릴리우 위간의 사용 (gastric transposition and use of the Gavriliu gastric tube)

## 2. 역류성 식도염(reflux esophagitis)

하부식도괄약근의 압력감소로 인한 위식도결합부의 기능부전 때문에 산 또는 알칼리 분비물의 식도역류로 생기는 식도염이다. 산성 소화액의 역류가 흔한 원인이지만 알칼리성 분비물도 식도염을 일으킨다. 특히 산성분비물과 알칼리성 분비물이 합병되면 식도점막에 가장 심한 손상을 준다. 위식도역류로 인한 심각한 합병증으로는 바레트식도(Barette's esophagus)와 소화성 식도협착(peptic esophageal stricture)이 있다.

### 1) 바레트식도

#### (1) 정의

하부식도의 편평상피가 원주상피(columnar epithelium)로 대체되어 있는 병변을 말한다.

#### (2) 발생빈도

많은 경우 증상이 없기 때문에 정확한 발생 빈도를 알기는 어렵다. 진단이 되는 경우 평균 연령은 50~60세이다.

#### (3) 발병원인

과거에는 선천성인 원인으로 생각하였으나 지금은 하부식도의 위산역류로 인해 발생하는 것으로 생각한다.

#### (4) 임상양상 및 진단소견

① 흉통, 역류, 연하곤란 등 위식도역류에 관한 증상들이 나타날 수 있다.

② 합병증
식도협착, 점막궤양, 출혈 등의 합병증 외에 전암성 병변(precancerous lesion)으로도 작용해 형성장애(dysplasia)와 선암종(adenocarcinoma)이 발생할 수 있다.

③ 진단은 많은 경우 식도조영술로 이루어지고 식도경검사와 생검으로 이를 확진할 수 있다.

**(5) 치 료**

① 내과치료는 바레트식도 자체에는 효과가 없다.

② 외과치료로 항역류술(antireflux operation)을 시행하여도 바레트식도 자체를 완전히 없애주거나 선암종의 발생을 예방할 수는 없다. 따라서 항역류술의 적응증은 바레트식도가 없는 일반적인 위식도 역류에서와 같이 위식도 역류의 증상에 따라 적용한다. 수술 후에는 선암종의 발생 가능성 때문에 주의 깊게 추적관찰을 하여야 한다.

### 2) 소화성 협착

**(1) 형 태**

위식도역류에 의한 식도협착은 기본적으로 다음과 같은 세 가지 형태가 있다.

① 하부협착(low stricture)

식도위결합부에서 생기는 협착으로 가장 흔한 형태이다. 종종 식도길이를 짧게 만든다.

② 상부협착(high stricture)

바레트식도와 연관되어 편평상피와 원주상피간의 접합부에서 발생하는 협착이다. 식도길이는 보통 정상이다.

③ 긴 협착(long stricture)

가장 드문 형태로 식도 하반부의 1/2 또는 1/3을 침범한다. 산후 구토, 수술 후 비위장관(nasogastric tube) 흡인, 폐쇄성 십이지장궤양에 의한 구토 등의 원인에 의해 발생한다.

**(2) 치 료**

① 부우지확장술

수술치료로 만족할만한 결과를 얻는 것이 어렵기 때문에 부우지확장술을 많이 사용한다. 부우지확장술을 역류된 음식물을 중화시킬 수 있는 약물치료와 함께 시행하면 많은 환자에서 좋은 결과를 기대할 수 있다.

② 수 술

바레트식도와 연관된 소화성 식도협착은 식도확장술 및 항역류술로 비교적 좋은 결과를 얻을 수 있지만, 식도길이가 짧아진 식도위결합부의 협착은 문제가 까다롭다. 현재 절제술, 우회술, 식도길이 연장술 및 항역류술 등의 다양한 술식들이 소개되고 있으나 만족스런 결과는 얻지 못하고 있다.

# Ⅳ. 양성종양

## 1. 일반사항

식도의 양성종양은 악성종양에 비해 드물어서 전체 식도종양 중 10% 미만의 발생빈도를 보인다. 발생연령층은 일반적으로 악성종양보다 젊은 연령층에서 잘 생긴다. 임상증상은 없을 때도 있고 증상이 있는 경우에도 악성에 비해 장기적인 경과를 보인다.

## 2. 종 류

### 1) 평활근종(平滑筋腫 ; leiomyoma)

**(1) 발생빈도**

① 식도의 양성종양 중 가장 흔해서 전체 양성종양의 약 2/3를 차지한다.

② 여자보다 남자에서 더 잘 생긴다.

#### (2) 병리소견

① 식도벽 내에서 생기는데(intramural), 특징적으로 덮고 있는 점막은 온전하다.

② 보통 단독으로 생기고 다발성인 경우는 드물다.

③ 식도의 어느 부위에서든지 생길 수 있지만 특히 하부 1/3부위에서 많이 생긴다.

#### (3) 임상양상 및 진단소견

① 증상은 주로 종양의 크기에 좌우되는데, 직경 5 cm 미만의 종양은 거의 증상이 없는 것이 보통이다.

② 증상이 있는 경우에는 연하곤란과 흉골 뒤쪽의 압박감 또는 팽만감이 주가 된다.

③ 식도조영술

종양이 있는 장소에서 점막은 온전하나 충만결손(filling defect)이 보이는 특징적인 소견이 나타난다.

④ 식도경검사

종양부위의 점막이 온전하기 때문에 평활근종이 의심될 때는 생검(biopsy)을 시행하면 안된다. 점막손상이 생기면 수술절제를 까다롭게 만들 수 있기 때문이다.

#### (4) 치 료

① 증상이 있는 경우, 종양의 직경이 5 cm 이상인 경우, 추적검사 중 종양의 크기가 계속 커지는 경우, 진단이 불확실한 경우 등에서는 수술절제가 원칙이다.

② 종양의 위치에 따라 좌측 또는 우측 개흉술을 선택한다. 수술은 식도근육층의 종절개를 통해 근육층에 위치하고 있는 종양을 제거한다(enucleation). 이 때 점막에 손상이 가지 않도록 주의하여야 한다. 최근에는 흉강경을 이용한 절제도 시도되고 있다.

### 2) 유경강내종양(有莖腔內腫瘍 ; pedunculated intraluminal tumor)

#### (1) 병리소견

점막폴립, 연골종, 지방종, 섬유지방종, 점액섬유종 등이 여기에 속하는데 이중 섬유지방종(fibrolipoma)이 가장 흔하다.

#### (2) 임상증상

연하곤란이 보통 주증상이다. 그 밖에 드물지만 입으로 종양이 역류되는 인상적인 증상이 나타날 수도 있다.

#### (3) 치 료

① 일부 종양에서는 식도경에 의한 종양제거가 가능하다.

② 일반적으로는 수술이 필요하다. 수술은 경부절개술 또는 개흉술을 통해 식도를 종절개로 열고 종양을 제거한다. 식도종절개시에는 종양의 경(pedicle)을 잘 볼 수 있도록 종양근원부의 반대측을 절개한다.

### 3) 식도낭 및 중복식도 (esophageal cyst and duplication of the esophagus)

#### (1) 식도낭

평활근종과 같이 식도벽 내에 생기며 방사선소견도 평활근종과 동일하다. 수술 역시 평활근종과 같은 기준으로 시행한다.

(2) **중복식도**

(제16장. 소아에서의 식도질환 참조)

### 4) 기타 양성종양

식도에는 그밖에 드물지만은 편평유두종(squamous papilloma), 과립세포종양(granular cell tumor), 혈관종(hemangioma) 등 다양한 종류의 양성종양이 발생할 수 있다.

# V. 식도암

## 1. 발생빈도

1) 지역과 인종에 따라 발생빈도의 차이를 보인다. 중국, 일본 등의 아시아 국가는 구미 국가 등에 비해 발생빈도가 높은 것으로 보고 되고 있다. 한국에서는 2005년도 통계청 발표 '한국인의 사망원인통계'에 의하면 식도암으로 1년간 인구 10만명당 2.9명이 사망하여 암 중에서는 폐암(28.4명), 위암(22.6명), 간암(22.5명), 대장암(12.5명), 췌장암(7.0명), 자궁암(5.6명), 전립선암(3.7명), 백혈병(3.0명)에 이어 9번째 사망원인을 차지 하였다.

2) 식도암은 주로 고령의 환자에서 잘 생기는 병이다. 호발연령은 50~70세 사이이다.

## 2. 발병원인

1) 식도암의 발병원인은 하나의 뚜렷한 요인이 있다기보다는 여러 가지 요인들에 의한 것으로 지역적이거나 문화적인 특성에 따라 좌우될 수 있는 것으로 보고 있다.

### 2) 유발가능인자

(1) 흡연과 과도한 알콜 섭취가 가장 큰 두 가지 원인이다. 니트로사민(nitrosamine)의 섭취도 중요한 요인으로 지적되고 있다.

(2) 전암성 병변(precancerous lesions)

다음 병변들이 있는 경우에는 정상인보다 높은 식도암 발생빈도를 보인다.

① 부식성 식도협착
② 바레트식도
③ 아칼라지아
④ 플러머-빈손증후군
(Plummer-Vinson syndrome)
⑤ 변지증(tylosis)

## 3. 병리소견

### 1) 조직학적 종류

(1) **편평세포암종(squamous cell carcinoma)**

식도의 악성종양 중 가장 흔하다.

(2) **선암종(adenocarcinoma)**

대부분 위에서 생겨 이차적으로 식도를 침범한 경우이다. 일차성 선암종은 드물고 주로 바레트 식도의 원주상피에서 발생한다. 구미의 식도암의 가장 흔한 형태이다.

(3) **그 밖의 드문 악성종양들**

① 타액선종양과 조직학적으로 유사한 것으로 선양낭성암종(adenoid cystic carcinoma)과 점액표피양암종(mucoepidermoid carcinoma)

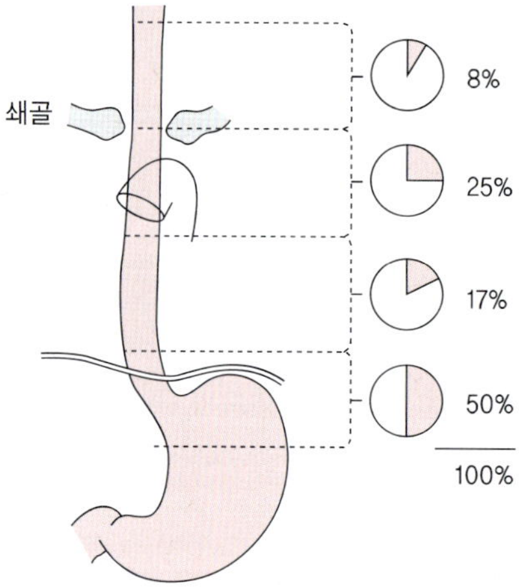


그림 15-5. 식도 및 식도위결합 악성종양의 해부학적 위치별 발생분포.

이 있다. 이들은 점막하 분비선(submucosal gland)에서 발생한다.

② 대부분 식도 악성종양이 궤양성인데 비해 폴립모양인 것도 있다. 암육종 (carcinosarcoma)이 가장 흔하고 가육종(pseudosarcoma)등도 이에 속한다.

③ 희귀한 또 하나의 육종으로 평확근육종(leiomyosarcoma)이 있는데 양성 평활근종과는 달리 궤양성이다.

④ 이외에도 소세포암종(small cell carcinoma), 흑색종(melanoma), 그리고 식도정맥류를 닮은 드문 종양인 정맥류양암종(varicoid carcinoma) 등이 발생할 수 있다.

### 2) 발생부위

식도위결합부 근처에서 발생하는 악성종양은 거의 대부분 위에서 연유된 선암종으로 전체 식도 악성종양의 약 반을 차지한다. 나머지 악성종양 중 약 10% 미만이 경부에서 생기고 나머지는 모두 흉곽 내 식도에서 발생한다(그림 15-5).

### 3) 국소침범 및 원격전이

#### (1) 국소침범

식도는 해부학적 특성상 장막(serosa)이 없고 점막하 림프분포가 풍부하기 때문에 국소침범과 원발병소와 떨어진 위성병변이 잘 일어난다.

① 경부식도암의 경우 미주신경, 기관, 척추, 경동맥, 경정맥, 그리고 갑상선 등에 종종 전파된다.

② 흉부식도암의 경우에는 기관 및 기관지, 심막과 심장, 폐혈관, 척추, 그리고 드물게는 대동맥까지 침범할 수 있다.

#### (2) 림프전이

① 식도암의 치료방침을 결정하는데 중요한 역할을 한다. 식도 림프계는 점막하(submucosa)에 위치하는데 길이로 상당거리를 진행한 다음 식도암이 근육층을 뚫고 식도주위 림프계와 연결된다. 따라서 식도암에서는 원격림프절 전이가 흔하다.

② 경부식도암은 경부림프절 특히 전경정맥 림프절과 쇄골상부림프절에 잘 전이된다. 흉부식도암은 위치에 따라 국소 및 종격동림프절과 복부림프절, 쇄골상부림프절에 잘 전파된다.

#### (3) 혈행성 원격전이

간전이가 가장 흔하고 그 외 폐, 흉막, 신장, 부신, 골 등에서 원격전이가 생긴다.

## 4. 임상양상 및 진단소견

### 1) 증 상

(1) 식도는 쉽게 확장되는 특성이 있는데다 종양이 식도내강을 거의 대부분 막고 있을 때 조차도 연하가 가능한 장기이다. 그리고 중력에 의한 작용 또한 식도 폐쇄부위의 음식물 통과를 도와준다. 따라서 식도암은 병변이 상당히 진행될 때까지 증상이 없는 것이 보통이다. 식도암에서 본격적인 증상이 발생하기 전에 조기진단을 하는 것이 중요한 것도 이런 이유 때문이다.

(2) 증상이 생긴 경우 가장 흔한 증상은 연하곤란이다. 대개 고형음식의 연하곤란에서 시작하여 점차 진행되어 나중에는 물이나 침조차 삼키기 힘들게 된다. 체중감소와 허약감이 뒤따른다.

### 2) 식도조영술

진단률이 높다. 보통 식도내강의 윤상협착과 함께 불규칙하고 누더기같은 점막양상을 보인다. 양성폐쇄성병변과는 달리 폐쇄부위 근위부의 식도확장은 보통 뚜렷하지 않을 때가 많다.

### 3) 전산화단층촬영

비관혈적인 방법으로 식도암의 병기결정(staging)에 가장 정확한 방법이다. 흉부와 상복부검사로 기관지침범이나 간 및 부신전이의 여부를 파악할 수 있다.그러나 전산화단층촬영술로는 종양의 식도벽 침윤정도나 대동맥의 침범여부를 정확하게 알기는 어렵고, 복강림프절(celiac node)의 전이를 파악하는데도 신빙성이 적다.

### 4) 식도경검사

식도경검사는 조직학적 진단을 위해서뿐만 아니라 병변의 해부학적 범위를 파악하기 위해서도 반드시 시행하여야 한다.

### 5) 식도 초음파 검사

식도초음파 검사는 종양의 식도벽 침윤정도를 가장 잘 진단할 수 있는 방법이다. 또한 식도주위의 림프절의 비후도 진단할 수 있다. 그러나 식도암이 진행되어 식도폐쇄가 이미 있으면 내시경 자체가 통과할 수 없으므로 진단이 불가능하다는 문제점이 있다.

## 5. 식도암의 병기결정

현재 식도암의 병기결정에 사용되는 기준은 UICC 및 AJCC에서 권유하고 있는 TNM 병기결정 방법이 가장 보편적으로 사용되고 있다(표 15-1, 2).

### 1) T 병기

종양의 식도벽 침윤정도에 따라 T1에서 T4까지 나눈다.

### 2) N 병기

주위 림프절전이로 결정한다. 경부식도종양의 경우 쇄골상방의 림프절이 국소림프절이며, 흉부식도종양의 경우 종격동 림프절과 위주위 림프절이 국소림프절이다. 따라서 경부식도종양에서 종격동 림프절의 전이가 있으면 원격전이로 분류되며, 흉부식도종양에서 쇄골상 림프절이나 celiac axis 림프절이나 총간동맥 림프절에 전이가 있으

표 15-1. 식도암의 TNM 단계별 정의

| Primary Tumor (T) | |
|---|---|
| TX | primary tumor cannot be assessed |
| T0 | No evidence of primary tumor |
| Tis | Carcinoma in situ |
| T1 | Tumor invades lamina propria or submucosa |
| T2 | Tumor invades muscularis propria |
| T3 | Tumor invades invades adventitia |
| T4 | Tumor invades adjacent structures |
| **Regional Lymph Nodes (N)** | |
| NX | Regional lymph nodes cannot be assessed |
| N0 | No regional lymph node metastasis |
| N1 | Regional lymh node metastasis |
| **Distant Metastasis (M)** | |
| MX | Distant metastasis cannot be assessed |
| M0 | No distant metastasis |
| M1 | Distant metastasis |
| Tumors of the lower thoracic esophagus | |
| | MIa Metastasis in celiac lymph nodes |
| | MIb Other distant metastasis |
| Tumors of the midthoracic esophagus : | |
| | MIa Not applicable |
| | MIb Nonregional lymph nodes and/or other distant metastasis |
| Tumors of the upper thoracic esophagus : | |
| | MIa Metastasis in cervical nodes |
| | MIb Other distant metastasis |

면 역시 원격전이로 병기가 결정된다.

### 3) M 병기

식도는 원격전이를 타장기 전이와 원격림프절 전이로 구분하여 병기를 정한다.

표 15-2. 식도암의 병기결정

| | | | |
|---|---|---|---|
| Stage 0 | Tis | N0 | M0 |
| Stage Ⅰ | T1 | N0 | M0 |
| Stage ⅡA | T2 | N0 | M0 |
| | T3 | N0 | M0 |
| Stage ⅡB | T1 | N1 | M0 |
| | T2 | N1 | M0 |
| Stage Ⅲ | T3 | N1 | M0 |
| | T4 | Any N | M0 |
| Stage Ⅳ | Any T | Any N | M1 |
| Stage ⅣA | Any T | Any N | M1a |
| Stage ⅣB | Any T | Any N | M1b |

## 6. 치 료

### 1) 치료방법의 선택

식도암의 치료방법에는 다는 악성종양의 치료방법과 같이 크게 수술절제, 방사선치료, 화학요법의 세 가지 방법이 있다. 이중 어떤 방법이 가장 효과적이냐에 대해서는 아직 이론이 많다. 이론이 많다는 것은 아직까지 좋은 치료 성적을 거두지 못하고 있다는 의미도 된다. 어떤 그룹에서는 수술절제만을 시행하기도 하고 다른 그룹에서는 수술로는 어차피 치료성적이 좋지 않기 때문에 모든 환자에서 방사선치료만을 시행할 것을 주장하기도 한다. 또 다른 그룹에서는 병합요법(combined therapy)을 강조하여 방사선 치료 + 수술이나 또는 화학요법 + 방사선치료 + 수술의 방법을 주장하기도 한다. 그러나 화학요법 단독으로는 수술절제가 불가능한 일부 경우를 제외하고는 거의 사용되지 않는다. 일반적으로 병기1기의 초기 식도암의 경우 수술적 치료가 우선적으로 적용되고 있다.

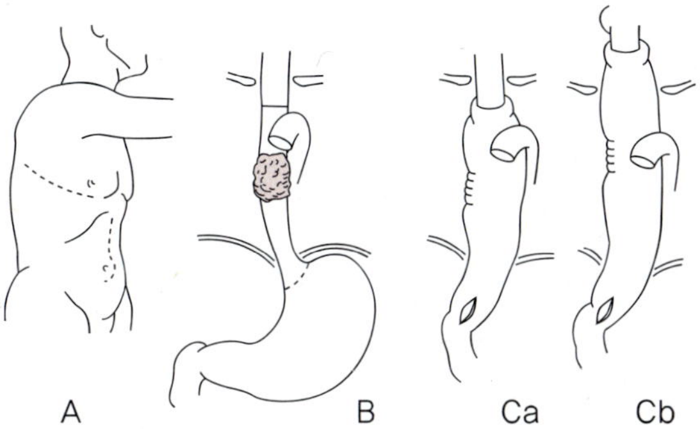


그림 15-6. 대동맥궁 높이 이상에 위치한 식도암에 대한 수술법의 모식도. A.우측개흉술과 개복술을 동시에 시행하여, B. 병변부위를 절제한다. C. 흉곽내(Ca) 또는 경부(Cb)에서 식도위문합술을 시행한다.

### 2) 수술방법

#### (1) 식도위절제 후 식도위문합술 (esophagogastrectomy with esophagogastrostomy)

가장 보편적으로 사용되는 방법이다. 병변 부위에 따라 다른 수술접근법을 사용한다.

① 하부식도 및 식도결합부의 식도암

좌측 개흉술을 통해 병변부위를 절제하고 흉곽내에서 식도위문합술을 시행한다.

② 대동맥궁 높이나 그 상부에 위치한 식도암

이 위치의 식도암은 해부학적으로 좌측 개흉술로는 접근이 어렵다. 다라서 우측 개흉술과 개복술을 같이 시행하여 병변부위를 절단한 후 흉곽내 또는 경부에서 식도위문합술을 시행한다(그림 15-6).

③ 경부 식도암

개흉술을 하는 방법이 있고, 개흉술을 피하기 위하여 복부와 경부절개만을 시행하여 식도와 위를 박리하여 후종격을 통해 경부로 올린 위를 경부에서 문합하는 방법이 있다.

#### (2) 식도위절제 후 결장간치술 (esophagogastrectomy with colon interposition)

식도절제후 대용장기로 결장을 사용하여 간치시키는 방법이다(그림 15-7). 결장은 식도의 대용장기로 많이 사용되는 장기로 보통 좌측결장이 사용된다. 이 방법에서는 문합이 경부에서 이루어지기 때문에 문합부누출(anastomotic leak)이 있는 경우에도 종격염(mediastinitis)같은 중독한 합병증을 피할 수가 있다는 장점이 있다.

#### (3) 림프절 절제술의 범위

식도암에서의 림프절 절제술의 일반적 범위는

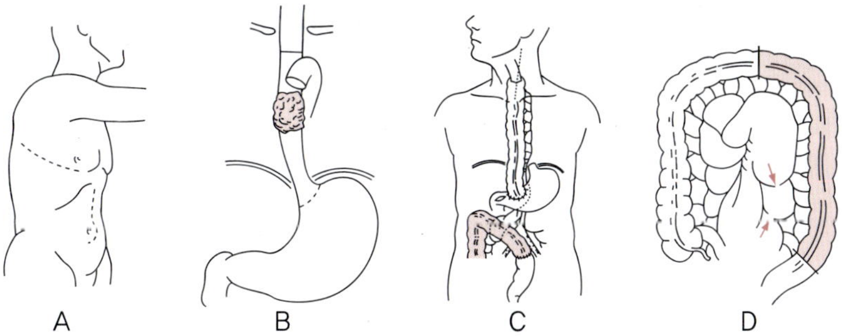


그림 15-7. 식도위절제후 결장간치술의 모식도. A. 수술절개, B. 식도암의 절제, C. 대용식도로서의 좌측 결장의 절제, D. 수술완료 후의 모습.

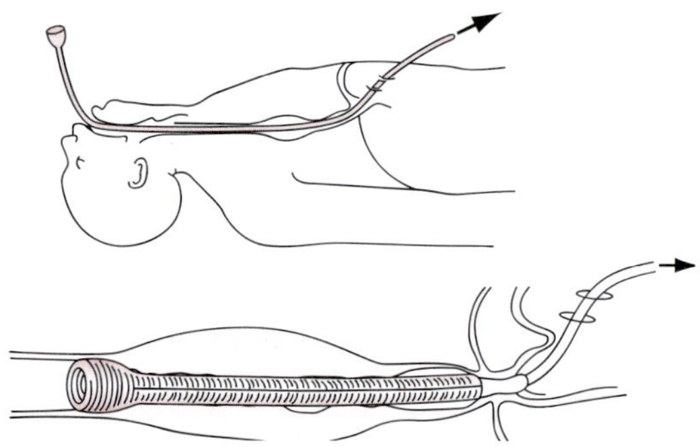

그림 15-8. 셀레스틴 튜브삽입을 보여주는 모식도.

식도주위 종격동 림프절 및 복부 림프절이었다. 그러나 최근 흉부 림프절 전이의 가장 흔한 장소로 되돌이후두신경 림프절이 보고되고, 따라서 이 부위의 림프절 절제술이 강조되고 있다. 또 경부 림프절 전이가 있는 환자에서는 경부 림프절 박리술을 같이 시행하는 삼중부위 림프절 박리술(three field lymph node dissection)에 대한 좋은 성적이 일부 보고되고 있다.

#### (4) 고식수술(palliative operation)

절제 불가능한 식도암환자에서 연하곤란을 해소시켜 음식물 섭취를 도울 목적으로 시행한다.

① 셀레스틴 튜브(Celestin tube)

가장 보편적으로 사용되는 방법으로 식도내에 튜브를 삽입하여 음식물 섭취를 가능하게 해준다(그림 15-8).

② 식도 스텐트 삽입

환자가 음식물을 섭취할 수 있도록 해주는 방법이다. 때로는 종양자체나 방사선치료에 의해 식도기관루가 발생하였을 경우 이를 막아주기 위해 사용된다.

③ 우회수술(byass operation)

위분문(cardia)에 절제 불가능한 암이 있을 경우 위기저부(fundus)를 흉곽내에 끌어올려 상부 식도와 측측문합법으로 연결해 주는 방법이다.

④ 레이저 치료

절제 불가능한 식도암에서 최근 시행되고 있는 방법으로 부분적으로는 좋은 결과들이 보고되고 있다.

⑤ 위루술(gastrostomy)

연하기전을 회복시키지도 못하고 증상완화도 시켜주지 않기 때문에 일시적인 방편 외에는 사용하지 않는 것이 좋다.

### 3) 방사선 치료

식도암에 대해 방사선 치료를 시행하는 경우는 증상완화를 위한 고식적인 목적일 수도 있고 치료목적의 보다 적극적인 경우(radical treatment)일 수도 있다. 앞서 말한 대로 식도암 치료의 제일 선택방법으로 방사선 치료를 권하는 학자도 있으나 아직 정립된 이론은 아니다. 다만 경부식도암의 경우 방사선 치료가 가장 큰 효과를 볼 수 있는 부위로 알려져 있다.

#### (1) 고식적 치료

통상 2주 동안 2,000~3,000 cGy의 방사선조사(irradiation)를 한다.

#### (2) 치료목적의 조사

5,000~6,000 cGy의 방사선조사를 4주 이상의 기간에 걸쳐 시행한다. 이 정도의 조사량에서는 방사선 폐렴(radiation pneumonitis)이나 식도협착 등의 합병증이 발병할 가능성이 항상 있기 때문에 주의를 요한다.

### 4) 화학요법

여러 가지 화학요법들이 시도되고 있지만 아직 좋은 효과는 보지 못하고 있다.

### 5) 병합요법

병합요법의 효과에 대해서는 아직 완전한 결론이 나있지 않은 상태이다. 대표적이 병합요법의 방법으로는 다음과 같은 방법들이 있다.

(1) 방사선 치료와 외과절제술을 병합하는 방법

(2) 외과절제술에 방사선치료와 화학요법을 함께 병합하는 방법 : 수술적 절제 후에 방사선 치료 및 화학요법을 병행하여 치료하는 방법과 통상 수술 3~4주 전에 3,000~4,500 cGy의 방사선 치료 및 화학요법을 병행하여 치료한 다음 절제 수술을 시행하는 방법이 있다. 그러나, 아직 치료 효과는 확립되어 있지 않다.

# VI. 기타 식도질환

## 1. 식도천공

(제 5장, 흉부외상-VI 식도의 손상 참조)

## 2. 식도망과 식도륜

### 1) 식도망(食道網 ; esophageal web)

#### (1) 정 의

경부식도에 생기는 식도망은 뚜렷한 독립 병변으로 간주되고 있다. 흔히 첫 기술자들의 이름을 따 패터슨-켈리 증후군(Paterson-Kelly syndrome) 또는 플러머-빈손 증후군(Plummer-Vinson syndrome)으로도 불린다. 그리고 철결핍성 빈혈과 종종 연관되기 때문에 철결핍성 연하곤란증(sideropenic dysphagia) 이라고도 부른다.

#### (2) 임상양상

① 선천성 식도망과 후천성 식도망으로 나눈다. 선천성의 경우 식도의 어느 부위에서나 발생하나 대개 중하부에서 많고, 후천성의 경우 대개 경부식도에서 발생한다. 선천성 식도망은 후천성에 비하여 조직이 두껍고 거칠며 대개 윤상이다.

② 조직학적으로는 정상 점막 및 점막하 조직으로 구성되어 있고, 편평상피로 덮여있다.

③ 선천성의 경우 고형식을 시작하면서 연하곤란의 증상을 보인다. 후천성의 경우 증상이 없는 경우가 대부분이나, 연하곤란, 설염(glossitis), 그리고 철결핍성으로 저색소성 빈혈(hypochromic anemia)등의 임상증상이 나타나는 경우도 있다. 병변은 다양한 임상양상을 보인다. 예를 들어 모든 환자에서 다 철결핍성 빈혈이나 영양실조가 있는 것도 아니고, 패터슨-켈리 증후군의 임상양상을 가지고 있는 모든 환자가 다 식도망을 가지고 있는 것도 아니다.

④ 패터슨-켈리 증후군은 전암성질환으로 환자의 약 10%에서 구강이나 하인두, 또는 식도에서 암이 발생될 수 있는 것으로 보고되고 있다.

#### (3) 치료

철분의 투여와 함께 식도협착에 대해서는 식도

확장술을 시행한다. 식도확장술로 확장이 되지 않는 두터운 식도망의 경우 절제술을 시행한다.

### 2) 식도륜(食道輪 ; esophageal ring)

#### (1) 정의

하부식도에 고리처럼 보이는 막상 또는 횡격막 구조를 말한다. 이 고리구조는 비후되거나 섬유화되어 연하곤란증상을 일으킬 수가 있다. 이 병변은 첫 기술자의 이름을 따 샤츠키륜(Schatzki ring)이라고도 부른다.

#### (2) 병리소견

식도륜은 식도위결합부에서 점막의 고리로 나타나는 형태로 식도망과의 조직학적 차이는 식도륜에서는 점막하조직의 섬유화가 있다는 것이다. 식도륜에도 식도망과 마찬가지로 식도근육은 없다. 식도륜은 식도위결합부에서 발생하므로 상부는 식도의 편평상피로 덮여 있고, 하부는 위의 원주상피로 덮여 있다.

#### (3) 임상양상

① 대부분 증상이 없을 때가 많다. 증상이 있을 때는 특히 고형음식을 먹을 때 생기는 간헐적인 연하곤란이 주증상이다.

② 항상 식도열공허니아와 동반된다. 발병원인은 확실하지는 않지만 역류성 식도염과 관계가 있을 것으로 추정하고 있다.

#### (4) 치 료

① 연하곤란이 있는 경우 식도확장으로 고리를 파괴시켜 준다.

② 동반되는 열공허니아가 증상이 있어 수술을 받는 경우에는 허니아 수술시 식도확장술을 병행한다. 식도륜 자체에 대한 수술적 점막절제는 종종 염증성 협착을 유발하므로 피해야 한다.

## 3. 말로리-바이스증후군 (Mallory-Weiss syndrome)

### 1) 정 의

구토에 의해 야기된 식도위결합부의 점막열상(mucosal laceration)을 말한다.

### 2) 발병원인

뵈르하베증후군(Boerhaave syndrome)과 유사한 발생기전으로 심한 구토시 갑작스런 복압의 상승이 원인이 된다. 환자는 종종 알콜중독과 관련된 만성 구토증이 있다.

### 3) 병리소견

위장상부가 보통 침범되며 위분문(cardia)의 대만(greater curvature)이 가장 흔히 침범된다.

### 4) 임상양상 및 진단소견

(1) 통증은 없이 위장관출혈이 생긴다. 출혈증상은 혈변보다는 토혈(hematemesis)의 형태로 보통 나타난다.

(2) 진단소견

① 내시경으로 식도위결합부의 점막열상을 증명하여 확진한다.

② 방사선검사나 선택적복강동맥조영술은 정확성이 떨어진다.

③ 때로는 외과탐색(surgical exploration)으로

확진을 하기도 한다.

### 5) 치료

(1) 위장관 출혈에 대한 대증적 요법을 먼저 시작한다. 드물지 않게 출혈이 저절로 멈춰 재발하지 않는 경우도 있다. 만일 출혈이 지속되면 즉시 수술을 시행한다.

(2) 수술은 개복술을 한 뒤 근위부 위장의 횡절개술로 위분문을 노출시킨다. 점막열상부위가 확인되면 봉합사로 지혈하면 되다. 수술예후는 좋다.

## 4. 드문 게실성 병변과 후천성 누관

### 1) 드문 게실성 병변

#### (1) 흉부 중앙의 식도게실

① 식도의 운동장애와 연관되는 쩬커게실이나 횡격막상부게실과는 달리 흉부중앙에서 생기는 식도게실은 드물면서 다른 임상양상을 보인다.

② 운동장애와 연관될 수도 있지만 보통은 종격림프절의 육아종상 감염에 의해 생기는 견인성 게실(traction diverticulum)이다.

③ 증상은 없는 경우가 대부분이고 합병증이 발생하는 드문 경우를 제외하고는 거의 수술치료를 요하지 않는다.

#### (2) 식도벽내 게실증 (intramural diverticulosis of the esophagus)

① 아주 드문 병변으로 연하곤란이 가장 흔한 증상이다.

② 종종 다른 식도질환에 이차적으로 발생하며 점막하선(submucosal gland)의 만성염증과의 연관성도 제기되고 있다.

③ 치료는 성행질환의 치료가 우선이다.

### 2) 후천성 누관(acquired fistula)

식도는 때때로 인근 장기들과 후천성으로 누관을 형성할 수가 있다. 원인은 대부분 악성종양의 침범 때문인데, 연결장기들은 하부호흡기관을 비롯하여 드물게는 대동맥, 심장, 대정맥등이다. 식도와 기관지관분지계 사이에 누관이 있을 경우 식도의 개통성만 제대로 유지되어 있으면 대부분 누관은 저절로 막힌다. 만일 외과치료가 필요한 경우에는 개흉술을 통해 누관을 찾은 뒤 이를 분단해주면 된다.

## 5. 염증질환

### 1) 칸디다증(candidiasis, moniliasis)

면역억제요법, 스테로이드, 항생제 사용 등으로 인한 합병증으로 최근 증가추세에 있다. 통증이 심한 연하곤란이 주증상이고 바륨조영술상 자갈돌모양의 식도(cobblestone esophaqus)를 보인다. 치료는 대증요법과 함께 전술한 유발요인들을 제거해준다. 만일 이것으로 증상이 완화되지 않으면 니스타틴(nystatin)을 경구 투여한다.

### 2) 기타 염증질환

결핵, 매독, 헤르페스 등의 감염이 드물지만 올 수 있다.

## 6. 외부압박질환

혈관륜(vascular ring), 특발성 종격섬유증(idiopathic mediastiual fibrosis) 등의 외부요인에 의해 식도압박이 생길 수가 있다. 또 그 밖에 드물지만 폐암 등 각종 악성종양, 경추의 비후돌기(hypertrophic spur), 갑상선비대 등도 식도압박을 일으킬 수가 있다.

# 16 소아의 식도 질환

## Ⅰ. 식도폐쇄 및 기관식도루

### 1. 정 의

식도폐쇄(食道閉鎖; esophageal atresia)란 선천적으로 식도의 폐쇄가 생긴 상태를 말한다. 식도폐쇄는 대부분(약 90%) 기관식도루(氣管食道瘻; tracheoesophageal fistula, TEF)를 동반하나 그렇지 않은 경우도 있다.

### 2. 발생학

태생기 3주의 배아(embryo)에서는 짧고 좁은 관형태의 전장(foregut)이라는 식도의 선행구조가 나타나기 시작한다. 이 전장에서 폐아(lung bud)라는 구조가 중앙 복면(ventral surface)에서 발달하기 시작한다. 이후 전장은 계속되는 분화과정을 거쳐 4주말의 배아에서는 식도와 장차의 호흡관 사이에 완전한 분화가 일어나게 된다. 따라서 바로 이 태생기 3~4주간에 어떤 발달이상이 오게 되면 식도폐쇄 및 기관식도루가 발생할 수 있는 것이다.

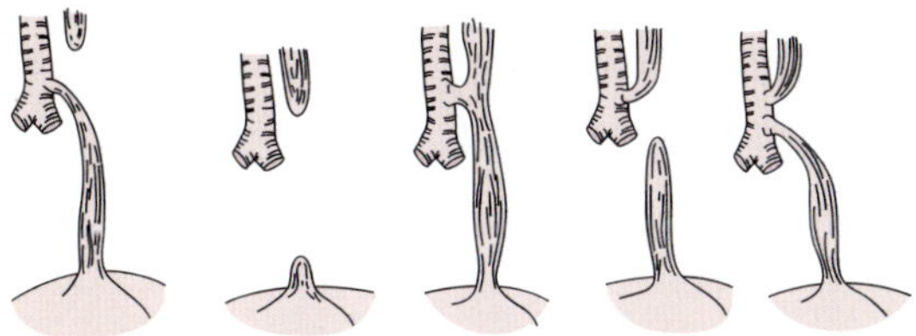


그림 16-1. 식도폐쇄의 종류(본문 및 표 16-1 참조).

### 3. 발생빈도

식도폐쇄는 식도의 선천성 이상 중에서 가장 흔한 병변이다. 전체적인 발생빈도는 1,500~3,000명의 출생아에서 1명 정도로 보고 되고 있다. 보고에 따라 발생빈도에 차이가 큰 것은 많은 환자가 정확한 진단이 되지 않은 상태에서 폐렴 등의 단순한 병명으로 사망하기 때문으로 추정되고 있다.

### 4. 종 류

다음과 같은 5가지 형태가 있다. 이중 원위부 기관식도루를 동반한 식도폐쇄가 가장 많이서 전체의 85~90%를 차지한다(표 16-1)(그림 16-1).

표 16-1. 식도폐쇄의 종류

A. 원위부 기관식도루를 동반한 식도폐쇄
(esophgeal atresia with distal tracheoesophageal fistula)
B. 기관식도루가 없는 식도폐쇄
(esophageal atresia without tracheoesophageal fistula)
C. 식도폐쇄가 없는 기관식도루(H-형)
(tracheoesophageal fistula without esophageal atresia, H-type)
D. 근위부 기관식도루를 동반한 식도폐쇄
(esophageal atresia with proximal tracheoesophageal fistula)
E. 이중 기관식도루를 동반한 식도폐쇄
(esophageal atresia with double tracheoesophageal fistula)

## 1) 원위부 기관식도루를 동반한 식도폐쇄

### (1) 병리해부소견

① 폐쇄된 상부식도는 보통 흉곽상부까지만 존재한다.

② 하부식도는 기관분기부 또는 그 직상부에서 기관과 연결된다.

③ 동반기형

㉠ 중독한 다른 기형들이 흔히 동반되어 환자상태에 큰 영향을 미친다. 발생순으로 위장관, 심장 비뇨기계통 기형들이 존재할 수 있다.

㉡ 척추결손(vertebral defects), 항문폐쇄(anus imperforation), 기관식도루(tracheoesophageal fistula), 요골 및 신장 형성이상(radial and renal dysplasia)이 동시에 동반되는 경우가 흔히 있는데, 이 상태를 이들 병들의 영문 머리글자를 각각 따서 VATER 증후군이라고도 부른다.

### (2) 임상양상 및 진단소견

① 가장 뚜렷한 증상은 상부식도폐쇄로 인해 출생 직후부터 타액 역류가 생기는 것이다. 그리고 급유 때마다 음식물의 역류가 일어난다. 역류로 인해 폐흡인이 생기게 되면 기침이나 심하면 질식현상이 생기게 된다.

② 원위부의 기관식도루를 통해 위액이 기도로 역류되어 폐렴과 무기폐 등의 폐합병증이 생긴다. 그리고 출생 후 폐저항이 증가함에 따라 기관식도루를 통해 공기가 위장으로 유입됨으로서 위팽창이 점점 진행된다.

③ 진 단

㉠ 카테타검사

비위장관(nasogastric tube)을 삽입할 때 카테타가 폐쇄된 식도 때문에 더 진행하지 못하는 것으로 쉽게 진단할 수 있다.

㉡ 식도조영검사

수용성 조영제를 인두(pharynx)에 주입하여 후전 및 측면사진을 촬영하면 폐쇄된 상부식도를 명확히 증명할 수 있다. 이때 위의 공기팽창이 나타나면 기관식도루가 있다는 것을 알 수 있다.

### (3) 치 료

① 수술 전 처치

식도폐쇄가 진단되면 즉시 (1) 영아 가온기(infant warmer)를 사용하고, (2) 위액 역류를 방지하기 위해 30도 정도 머리를 세운 자세, 즉 반쯤 앉은 자세를 취해주고, (3) 정맥주사를 시작하고,

(4) 항생제를 투여하고, (5) 상부식도에 카테터를 거치하여 흡인시켜준다. 그 밖에 수술 전 위루술(gastrostomy)을 시행하기도 한다.

② 치료방법

치료방법을 결정하는 기준으로는 1962년 Waterston 등이 제안한 환자의 체중과 전신상태에 기초를 한 세 단계의 범주 (category)가 흔히 사용되고 있다. 즉 (1) 범주 A는 환자체중이 2.5 kg 이상이고 전신상태가 양호할 때이고, (2) 범주 B는 체중이 1.8 kg에서 2.5 kg 사이면서 전신상태가 양호할 때, 또는 체중은 2.5 kg 이상이나 중등도의 폐렴이나 다른 선천성 기형이 있을 때를 말하고, (3) 범주 C는 체중이 1.8 kg 미만일 때 또는 체중은 1.8 kg 이상이나 심한 폐렴이나 다른 선천성 기형이 있을 때를 말한다.

㉠ 범주 A의 치료방법

여기에 속하는 환자에서는 즉시 한번에 수술(primary repair)을 해주는 것이 원칙이다. 수술은 제 4늑간을 통한 보통의 후측방 개흉수술을 통해 병변에 접근한 다음 기관식도루를 폐쇄시키고 상부식도와 하부식도를 연결시켜 준다.

㉡ 범주 B의 치료방법

단기간 수술을 연기한 후 환자의 전신상태를 좋게 만든 다음, 한번에 수술을 시행하는 것이 원칙이다. 구체적으로는 먼저 위루술 및 앞서 말한 수술 전 처치법들을 시행하여 환자의 상태를 안정시킨다. 그러나 위루술로 위를 감압(decompression)시키더라도 기관식도루를 통해 위액역류가 일어날 수 있기 때문에 이러한 조처는 단기간의 효과밖에 기대할 수 없다. 따라서 환자상태가 안정되는 즉시 근본적인 수술을 해주어야만 한다.

㉢ 범주 C의 치료방법

한번에 수술하기에는 위험성이 너무 높기 때문에 수술 성공률을 높이기 위하여 이단계 수술(staged repair)을 시행한다. 구체적으로 일차수술에서는 기관식도루를 폐쇄시키고 위루술을 통한 급식과 상부식도의 지속적인 흡인을 시행한다. 이후 환자상태가 안정되면 이단계 수술로 개흉술을 통해 상부식도와 하부식도를 연결시켜 준다. 이밖에 일차수술시 기관식도루폐쇄 대신 위분리(gastric division)를 하는 방법이라든지, 또는 정맥영양요법을 위루술이나 상부식도흡인 등과 병행하면서 환자가 충분히 자랄 때까지 기다려보는 방법 등도 소개되고 있다.

## 2) 기관식도루가 없는 식도폐쇄

### (1) 병리해부소견

식도와 기관과의 연결은 없이 식도폐쇄만 있는 경우다. 이때 하부식도는 횡격막 위에 간신히 올라와 있는 정도이다. 따라서 이 형태에서는 바로 일차적인 식도연결이 불가능하다.

### (2) 임상양상 및 진단소견

① 다른 식도폐쇄와 마찬가지로 타액과 음식물의 역류가 일어난다.

② 위장관에는 공기가 들어갈 수 없기 때문에 배가 쏙 꺼져있는 소견을 보인다.

③ 방사선사진

폐쇄된 상부식도와 횡격막하부에 공기가 없는 것이 특징적인 소견이다.

### (3) 치 료

① 진단 즉시 좌측 경부에서 식도조루술(esophagostomy)을 시행하여 타액의 폐내흡인을 예방하고, 위루술(gastrostomy)로 급식을 시행한다. 이후 약 1년 후에 대장이나 위로 식도대체수술을 시행해 준다.

② 다른 방법으로는 위루술과 상부식도관 흡인으로 치료하면서, 2~3개월 동안 매일 상부식도의 부우지법(bougienage)을 시행하여 상부식도 길이를 늘려주어 상부식도와 하부식도의 연결을 도모하는 방법이 있다. 그러나 이 방법은 부우지법과 연관된 여러 가지 합병증 등이 발생할 가능성이 높기 때문에 그렇게 많이 사용되지는 않고 있다.

### 3) 식도폐쇄가 없는 기관식도루(H-형)

#### (1) 병리해부소견

① 기관식도루의 위치는 대부분 상부기관과 상부식도 사이에 존재한다. 한 보고에 따르면 적어도 70%의 환자에서 기관식도루는 제 2 흉추 이상에서 발견된다고 한다. 따라서 이 형태의 기관식도루를 수술하기 위해서는 보통 경부절개술이 필요하다.

② 기관식도루는 짧고 기관의 뒤쪽 막성부위(membranous portion)에서 생긴다.

#### (2) 임상양상 및 진단소견

① 음식물 섭취시에 기침이나 질식(choking)이 거의 항상 생긴다. 액체섭취가 가장 어렵다. 환자가 울거나 기침을 하게 되면 공기가 누관을 통해 식도와 위로 빠져나가 간헐적인 위팽창이 생긴다. 폐렴이 흔히 동반된다.

② 흉부 X-선사진

흡인성 폐렴의 소견이 보인다.

③ 식도조영술

기관식도루가 위쪽에 위치하고 있기 때문에 이를 증명하는 것이 어려울 때가 많다. 하부식도를 풍선으로 막아서 식도를 조영시키는 방법을 사용하기도 한다.

④ 이 밖에 기관경을 사용하기도 한다. 식도경은 진단율이 낮다.

#### (3) 치 료

① 경부 기관식도루의 치료

보통 우측경부를 접근하여 기관식도루를 찾은 뒤 이를 절단한다.

② 흉부 기관식도루의 치료

우측 개흉술로 기관식도루를 찾아 절단한다.

### 4) 기타 식도폐쇄증

근위부 기관식도루를 동반한 식도폐쇄와, 이중 기관식도루를 동반한 식도폐쇄는 둘 다 매우 드문 병변이다. 치료방법들은 앞서 말한 방법들과 같다.

# II. 기타 선천성 식도질환

## 1. 선천성 식도협착

### 1) 정 의

식도협착은 위식도역류나 부식제 섭취 등에 의해 이차적으로 오는 것이 보통이지만 드물게 선천성으로 생길 수가 있다.

### 2) 병리해부소견

선천성 식도협착은 3가지 형태가 있는데, 식도망(esophageal web)의 형태나 또는 연골성 기관지잔유물(cartilaginous bronchial remnant)이 지속적으로 존재하는 형태, 섬유성근비후(fibromuscular hypertrophy)의 형태로 나타난다. 연골성 기관지 잔유물이 지속적으로 존재하는 형태에서는 대개 하부 식도에서 기관이나 기관지와 동떨어져 발생하고, 식도망은 식도의 어디에서나 발생할 수 있으나 식도폐쇄와 동반될 때는 하부에서 생기는 경향이 있다. 섬유성근비후의 형태에서는 대개 협착부위가 길고, 점진적으로 좁아지는 형태를 보이며, 역시 하부에서 잘 생긴다.

### 3) 임상양상 및 진단소견

① 식도망에서는 보통 액체음식은 넘어갈 정도의 구멍이 있다. 따라서 첫 증상은 보통 고형음식을 섭취할 때의 연하곤란으로 나타난다.
② 식도폐쇄나 항문기형 등과 잘 동반된다.
③ 식도조형술이나 식도경으로 진단한다.

### 4) 치 료

식도망의 경우 대개 식도확장술(bougienage)로 치료를 하나 이 방법이 여의치 않을 때는 개흉술로 병변부위를 절제한다. 연골성 기관지잔유물이 지속적으로 존재하는 형태에서는 식도확장술로 잘 치료되지 않으므로 수술적 절제가 필요할 경우가 많다. 윤상(ring)의 연골성 기관지잔유물이 있는 경우에는 수술적 절제가 필요하다. 긴 길이의 비후성 협착의 경우 식도근절개술(myotomy)을 시행한다.

## 2. 중복식도(esophageal duplication)

### 1) 발생빈도

정확한 발생빈도는 알 수 없으나 임상적으로 발견되는 경우는 드문 병변이다.

### 2) 병리해부소견

① 중복식도는 편평상피로 싸여 있으면서 근육층과 점막하층으로 이루어진 관상 구조이다. 대부분 식도내강과는 연결되지 않으나, 때로는 정상식도의 전장을 따라 평행하여 위치하기도 한다.
② 주로 종격낭(mediastinal cyst)이나 상부위장관의 게실(diverticulum) 형태로 나타난다. 때로는 큰 중복식도가 횡격막 아래의 장기(보통 위)와 연결되기도 한다.

### 3) 임상양상 및 진단소견

① 대부분 증상이 없이 흉부 X-선사진에서 우연히 발견된다. 증상이 있는 경우에는 식도압박으로 인한 연하곤란이나 흉곽 내 압박으로 인한 호흡기 증상 등이 나타난다.
② 중복식도가 위점막으로 싸여있는 경우에는 출혈이 생길 수 있다.
③ 흉부 X-선사진, 식도조영술, 흉부 전산화 단층촬영술 등으로 진단한다. 척추침범이 의심될 때는 자기공명영상법(MRI)을 시행하기도 한다.

#### 4) 치 료

식도벽과 가깝게 위치하고 때로는 복부내 장기와도 연결되기 때문에 수술절제가 다소 까다로울 수 있으나 대부분 개흉술을 통해 용이하게 제거할 수 있다. 점막의 침범은 없기 때문에 식도절제를 하지 않고 제거가 가능하다.

## 3. 식도운동장애

### 1) 위식도역류

위식도역류(gastroesphageal reflux)에 관해서는 앞서 말한 성인의 식도질환에서 상세히 기술하였지만 영소아에서의 위식도역류에 관해서 간단히 언급하기로 한다.

#### (1) 발병원인

하부식도괄약근의 발육부전과 식도의 신경지배 이상 두 가지를 중요한 발병원인으로 생각하고 있다.

#### (2) 임상양상 및 진단소견

① 음식물 역류가 가장 흔한 증상이다. 그 외 때때로 상부위장관출혈, 무호흡발작, 폐렴, 심지어 급사까지 생길 수 있다.

② 진단소견은 성인에서와 대동소이하다.

#### (3) 치료

① 비수술치료

진단이 되면 먼저 비수술치료를 시행한다. 영아에서는 바로한 자세나 또는 엎드린 상태에서 머리를 올린 자세(elevated prone position)를 유지시켜 주는 것이 중요하다. 소아에서는 제산제, 식이요법과 함께 침대에서는 머리를 올려준다. 비수술치료로 80~90%의 환자에서 증상완화를 기대할 수 있다.

② 수술적응증

㉠ 영아에서는 (1) 내과치료에 듣지 않는 만성 음식역류, (2) 성장장애, (3) 역류와 연관된 만성적이고 반복되는 폐렴, (4) 내과치료에도 반복되는 무호흡발작이 있으면 수술적응이 된다.

㉡ 소아에서는 (1) 만성 식도염, (2) 반복되는 폐흡인, (3) 역류와 관계된 심한 신경장애, (4) 식도협착이 있을 때 수술적응이 된다.

③ 수술방법

니센 위저추벽성형술(Nissen fundoplication)을 주로 시행한다(제 15장, 그림 15-4참조). 때로는 변형된 Thal 위저추벽성형술을 시행하기도 한다.

### 2) 아칼라지아

#### (1) 발생빈도

어른에 비해 소아에서 생기는 경우는 아주 드물다.

#### (2) 임상양상 및 진단소견

성인의 아칼라지아와 대동소이하다.

#### (3) 치 료

성인과 같이 식도확장술과 수술의 두 가지 치료법이 있다.

# 17 심장의 외과해부학

## 1. 심장의 위치와 심장골격

### 1) 심장의 위치

심장은 종격동(mediastinum)에 위치하는 장기로 1/3은 우측에 그리고 2/3는 좌측에 존재한다. 심장의 장축(long axis)은 비장으로부터 우측 어깨를 향한 선이 이루고 있고, 단축(short axis)은 심장의 방실고랑(atrioventricular sulcus)에 일치하는 선으로서 장축과 수직에 가까운 사선을 이루고 있다 심장의 기저부(base)는 심방과 대혈관들로 이루어지는 부위를 말하고, 심첨부(apex)는 위장하부쪽으로 돌출되어 있는 심장의 첨부를 일컫는다(그림 17-1).

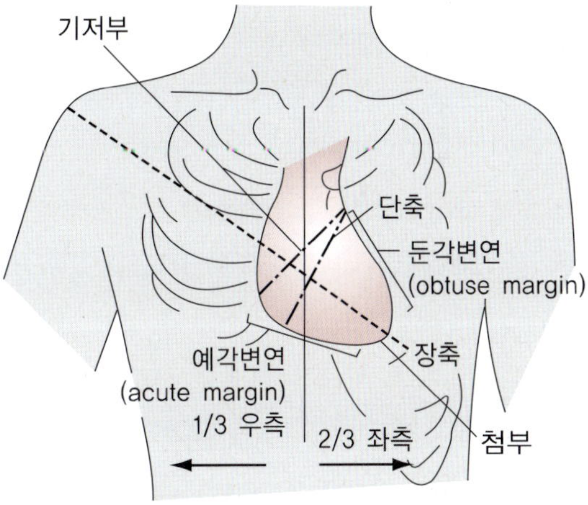

그림 17-1. 흉곽내 심장의 위치를 나타내는 모식도

### 2) 심낭내에서의 심방, 심실 및 대혈관들의 상호위치 관계

심장과 심장에 연결되어 있는 대혈관들의 상호위치 관계를 이해하는 것은 심낭내에서의 심장을 3차원적으로 이해하는데 도움이 된다. 심장은 가슴쪽으로는 흉골과 등쪽으로는 척추와 인해있나. 심장의 구조물을 척추와 인접한 등쪽부터 앞 가슴쪽으로 이동하면서 살펴보면 우선 좌우로 길쭉하고 전후로는 납작한 좌심방이 척추 바로 앞에 위치하면서 네 개의 폐정맥을 맞이하고 있다. 좌심방은 승모판을 통해 원추모양(cone shape)의 좌심실과 연결된다(그림 17-2A1). 좌심실 역시 척추와 상당한 부분이 인접해 있으면서 단지 심첨부위가 약간 좌하부쪽으로 경사지어져 있다. 좌심실은 대동맥판을 통해 상행대동맥과 연결되는데 상행대동맥은 척추 바로 앞쪽에 얹혀져 있어 정중 구조물(midline structure)이라 할 수 있다. 대동맥판은 판막 일부가 승모판막과 직접 붙어있어 이를 대동맥판-승모판 연속(aorto-mitral continuity)이라 일컬으며 그 결과 해부학적으로 좌심실의 입구부와 출구부는 유리컵에 깔때기와

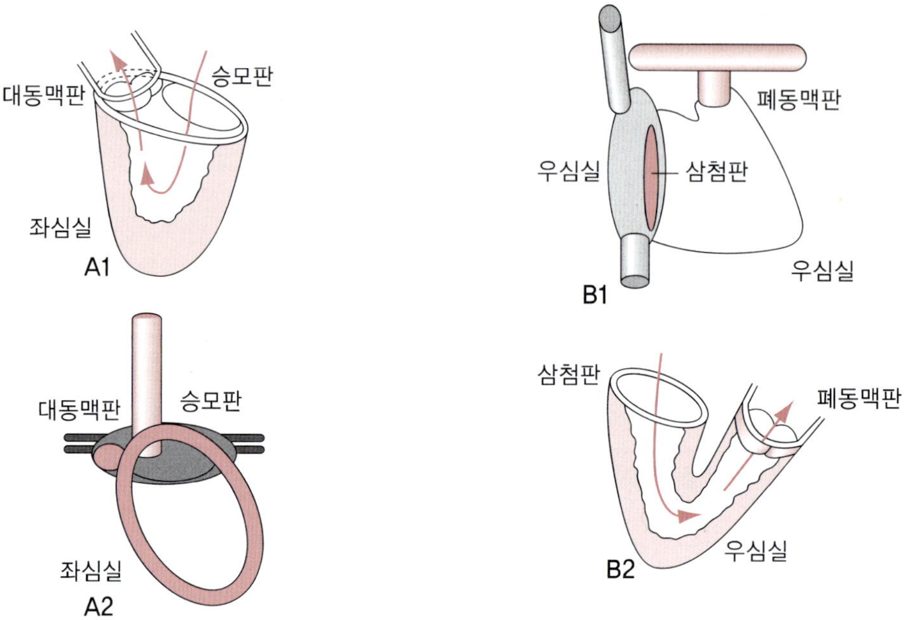


그림 17-2. 심장방실과 대혈관의 상호위치관계, 좌측심장(A), 우측심장(B).

빨대를 꽂아 놓은 형상을 하고 있어서 혈액의 유입과 유출이 매우 효율적으로 이루어질 수 있도록 만들어져 있다(그림 17-2 A2). 우심실은 원추모양의 좌심실을 앞쪽에서 마치 삼각형 모양의 앞치마로 감싼 것 같은 형상을 하고 있어서 대부분이 앞쪽 흉골과 연해 있다. 삼각형의 밑변에 해당되는 아래쪽은 횡격막에 의해서 접혀 있어 예각변연(acute margin)을 만들며 이 부위가 관상동맥의 예각변연동맥(acute marginal artery)이 지나가는 부위가 된다(그림 17-1). 삼각형의 좌변은 좌심실과의 경계부위로서 관상동맥의 좌전하동맥(left anterior descending artery)이 지나가며 우변은 삼첨판륜이 붙어있는 방실구의 일부가 되며 우심방과 연결되어 있다(그림 17-2 B1). 우심방은 상하로 길쭉하여 위로부터 내려오는 상대정맥혈과 아래로부터 올라오는 하대정맥혈을 맞이하기 쉽게 만들어져 있으며 좌우로 납작하여 우폐와 우심실사이에서 많은 공간을 차지하지 않으면서 효율적으로 용적 방(chamber)으로서의 역할을 할 수 있도록 고안되어 있다. 우심실 삼각형의 꼭지점 부위는 T-자 모양의 폐동맥이 연결되어 있는데 좌심판막들과는 달리 삼첨판과 폐동맥판은 연속성이 없이 심실누두부주름(ventricular infundibular fold)이라는 근구조물(muscular structure)이 사이에 끼어들어 있다. 그 결과 폐동맥은 상행대동맥에 비해 왼쪽 앞쪽으로 튀어나와 위치하게 될 뿐 아니라 우심실의 입구부와 출구부를 마치 긴 원통을 구부려 놓은 것 같은 형상으로 만들어 낮은 압력으로 혈류를 훑어내기에 적합한 구조를 하고 있다(그림 17-2 B2).

### 3) 심장골격(cardiac skeleton)

#### (1) 정의

심장골격이란 심장의 기본 골격을 이루고 있는

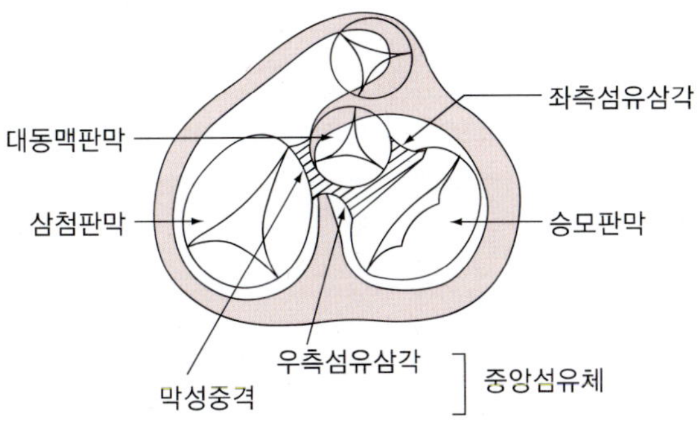


그림 17-3. 심장골격의 모식도. 심장을 횡으로 절개한 후의 모습

단단한 섬유성 구조물을 말하는데, 심장판막들의 판막첨(leaflet)들을 지지하면서 판막첨들을 심근에 부착시켜 주는 역할을 한다(그림 17-3). 심장골격은 특히 대동맥판막륜과 승모판막륜 사이의 단단한 섬유연속성(aortic-mitral fibrous continuity)이 주성분이 된다. 이 연속성 섬유조직의 양쪽 끝에 존재하는 보다 단단한 비후부위를 각각 우측 및 좌측 섬유삼각(fibrous trigone)이라고 부른다.

(2) **중앙섬유체(central fibrous body)**

심장골격 중 가장 강한 부위로 승모판막, 삼첨판막, 대동맥판막의 판막륜들이 합치는 부분을 말한다. 중앙섬유체는 우측 섬유삼각과 막성중격(membranous septum)의 두 부분으로 구성되어 있다.

## 2. 심방, 심실과 대혈관들

### 1) 우심방

우심방은 부속지(appendage)와 정맥동(sinus venarum, venous component)의 두 부분으로 나뉘어진다. 부속지는 육주형성(trabeculation)이 잘 되어 있으나, 정맥성분은 매끈한 면을 가지는데 체정맥(systemic vein)의 환류가 일어나는 곳이 이 부분이다. 부속지와 정맥동을 나누는 경계선을 우심방 내부에서는 우심방분계릉(crista terminalis)이라 부르고(그림 17-4), 우심방 외부에서는 우심방 분계구(sulcus terminalis)라 부른다. 긴 우심방분계릉의 존재는 우심방의 특징이며 심방위치(atrial situs) 결정에 가장 중요한 단서이기도 하다. 심방의 바닥에 해당되는 심방중격은 태생기 심방지붕의 점진적인 함입(invagination)으로 형성되는 이차중격과, 이차중격 하부변연인 난원와연(limbus of fossa ovalis)을 통해서 보이면서 좌심방 쪽의 심방중격을 형성하는 일차중격으로 형성되어 있으며 좌심방쪽의 일차공(primary foramen)을 통해 좌우심방의 교통이 가능하다. 여기서 이차중격은 심방근의 함입의 결과로 형성되기 때문에 이차중격에 구멍을 만들 경우 좌심방이 아닌 심장외부가 될 수 있으며 따라서 진정한 의미의 심방 중격은 난원와연 일부와 일차중격을 포함하는 생각보다는 작은 부위이다.

### 2) 좌심방

① 심장의 가장 뒤쪽에 위치하는 방으로 우심방과 같이 정맥환류를 받는 부분과 부속지로 나누어진다. 매끈한 벽을 가진 정맥환류 부분은 네 개의 폐정맥들로부터 정맥환류를 받는다. 그러나 우심방과는 달리 갈고리 모양의 좁은 입구를 가진 부속지 부위와의 경계를 제외하면 두 부분을 뚜렷이 경계 짓는 구조는 없다.

② 우심방과 좌심방의 형태학적 특성의 비교

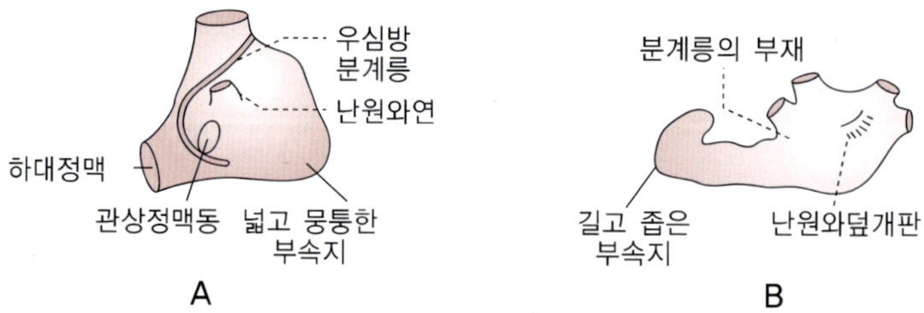


그림 17-4. 우심방(A)과 좌심방(B)간의 감별성 특징 (본문참조).

표 17-1. 우심방과 좌심방의 형태학적 특성의 비교.

| Anatomic features | Right atrium | Left atrium |
|---|---|---|
| Veins | Inferior vena cava, constant | Pulmonary veins, variable |
| | Superior vena cava, variable | |
| | Coronary sinus, variable Appendage | |
| Appendage | Broad, triangular | Narrow, finger-like |
| Pectinate muscle | Many, long | Few |
| Crista terminalis | Present | Absent |
| Septal surface | Septum secundum | Septum primum |
| Conduction system | Sinoatrial node | None |
| | Atrioventricular node, and bundle | |

(그림 17-4 A, B)

우심방으로는 하대정맥과 상대정맥 및 관상정맥동이 있어 정맥혈들이 유입되며 하대정맥 입구에 존재하는 유스타기안 판막(Eustachian valve), 관상정맥동 입구에 존재하는 테베시안 판막(Thebesian valve) 등의 정맥판막이 존재한다. 그러나 중력과 같은 방향으로 혈류 유입이 일어나는 상대 정맥의 입구에는 뚜렷한 판막이 없는 것은 특이하다. 좌심방으로는 네 개의 개별 폐정맥이 유입되는데 판막은 존재하지 않는다. 우심방 부속지는 삼각형이면서 넓은 기저부를 가지나 좌심방 부속지는 좁고 긴 입구를 가지고 있으며 그 끝은 손가락이나 갈고리 모양을 하고 있다. 우심방을 안쪽에서 보면 육주와 거친 근성(muscular) 표면을 보이는 빗살모양의 근주(pectinate muscle)가 삼첨판 전판막첨(anterior leaflet)에 해당되는 판륜을 앞쪽으로 돌면서 관상정맥동 직전까지 발달해 있으나 좌심방 부속지는 부속지에만 국한되어 존재한다. 우심방에는 정맥혈 유입로인 정맥동(sinus venarum)과 빗살상 근주부위를 경계짓는 우심방분계릉을 볼 수 있으나 좌심방에는 없다. 심방중격은 태생기 심방지붕에서 함입되어 내려오면서 만들어지는 이차중격으로 이루어져 있고 좌심방의 심방중격은 일차중격으로 이루어져 있어 이것이 우심방쪽의 난연와연(limbus of fossa ovalis)과 마주치면서 마치 판상밸브(flap valve)처럼 작용하여 좌우・우좌단락 또는 단락 제지역할 등을 한다. 전도체계는 우심방은 동방결절과 방실결절을 가지고 있으나 좌심방에는 전도체계가 존재하지 않는다(표 17-1).

### 3) 우심실

#### (1) 구 분

우심실은 등쪽에 위치하는 원추모양의 좌심실을 앞쪽에서 감싸는 형태로 마치 납작한 풀무모양과 흡사하여 삼첨판과 폐동맥판을 연결하는 튜브가 접힌 것 같은 형상을 하고 있다. 접힌 곳의 우심실 내부에서 보이는 굴곡을 심실누두부주름(ventricular infundibular fold)라고 부르며 우심실 출구부 중격의 일부를 이루면서 삼첨판과 폐동맥판을 분리시키고 있다(그림 17-2 참조). 이러한 우심실은 심실중격, 전방자유벽(anterior free wall)으로 이루어져 있어서 정사면체에 가까운 모양을 하고 있다. 여기에 삼첨판 및 삼첨판 신장기구, 폐동맥판이 입구 및 출구통로를 담당하고 있다. 우심실에는 육주의 형성이 많으며 그 크기와 굵기 역시 다양한데 이는 좌심실과의 형태학적인 구별점으로 가장 중요한 것이다 . 특히 심실중격의 대부분을 차지하는 크고 잘 발달되어 있는 Y-자 모양의 큰 육주가 있는데 Y자의 기둥에 해당하는 중격연주(中隔緣柱 ; trabecular septomarginalis)와 Y자의 두 가지에 해당되는 상심실릉(上心室稜 ; crista supraventricularis)으로 구성되어 있다(그림 17-5, 17-6). 중격연주 Y의 한 가지(branch)는 후연장분지(posterior limb)로 일컬어지며 후하방향으로 연장되어 삼첨판막의 내측유두근(medial papillary muscle, muscle of Lancisi) 및 기타 삼첨판막 중격판막첨의 건삭들을 내며 동시에 삼친핀과 대동맥판을 분리시긴다. 다른 한 가지(branch)는 전상방으로 연장되어 전연장분지(anterior limb)라 불리며 폐동맥을 지지해 준다. 중격연주 근위부 끝에는 조절대(moderator

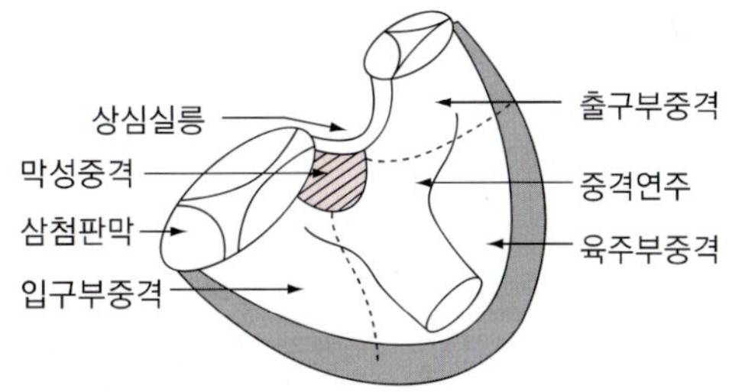


그림 17-5. 우심실쪽에서 본 심실중격의 해부학적 구조.

band)라는 육주가 우심실강을 가로 질러 심첨부 자유벽과 연결된다. 이들 육주가 링모양을 형성한다하여 원추부링(conus ring)이라 칭하기도 한다. 조절대에서는 삼첨판막의 전유두근(anterior papillary muscle)이 기시하며 중격에 도달한 전기적인 자극이 자유벽으로 쉽게 전달되도록 하는 전기전도 통로 역할을 하는 것으로 알려져 있다.

#### (2) 심실중격(그림 17-5)

선천성 심질환 중 심실중격에 이상이 있는 질환은 대단히 많으며 따라서 그 해부학적 구조와 용어에 대한 이해는 매우 중요하다. 심실중격의 형태학적인 분류에는 크게 두가지 방법이 있다.

첫째, 미국의 심장병리학자인 Van Praagh 등이 도입한 분류로 심실중격을 혈류유입이 이루어지는 우심실유입로(right ventricular inflow tract)와 혈류가 나가는 통로인 우심실유출로(outflow tract)로 나누는 분류이다. 유입로는 방실중격(atrioventricular septum)의 심실부분에 해당되는 방실통로(atrioventricular canal 또는 atrioventricular junction), 심첨부에서 가는 육주형성을 보이는 우심실동(right ventricular sinus 또는 body)으로 구성되어 있다. 유출로는 원추체(conus)또는 누두부(infundibulum)라 불리기도 하며 뚜렷하고 보다

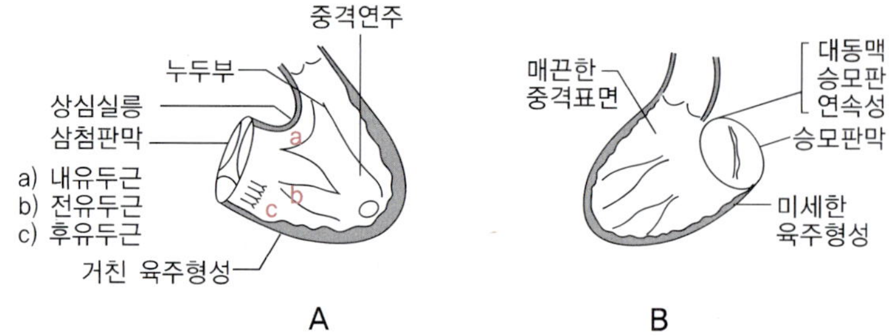


그림 17-6. 우심실(A)과 좌심실(B)간의 감별성 특징(본문 참조).

큰 육주(trabeculation)로 형성되어 있는데 근위부와 원위부로 나눈다. 근위부는 중격대(septal band), 근위누두부(proximal infundibulum), 근위원추체(proximal conus) 등으로 부르며 앞서 말한 중격연주에 해당된다. 원위부는 측벽대(parietal band), 원위누두부(distal infundibulum), 원위원추체(distal conus) 등으로도 일컬으며 이는 앞서 말한 상심실릉에 해당된다(그림 17-6A).

둘째는 영국의 심장병리학자인 Anderson 등의 분류로 우심실중격은 막성중격(membranous septum)과 근성중격(muscular septum)으로 이루어진다. 근성중격은 다시 입구부중격(trabecular septum), 육주부중격(trabecular septum), 출구부중격(outlet septum)의 세 부위로 나누어진다. 입구부중격은 Van Praagh의 개념과 같으며 삼첨판막 중격판엽의 건삭(chordae tendinae)들의 기저부를 연결하는 선이 인접 육주부중격과 경계이다. 육주부와 출구부의 경계는 명확하지 않으나 중격연주의 기둥에 해당하는 부위가 육주부중격이고 상심실릉에 해당하는 부위가 출구부중격이라 생각하면 무방하다. 출구부중격은 누두부중격(infundibular septum), 원추부(conus)라고도 불리며 좌우심실유출로를 나누는 중격이라고 이해하면 된다.

### 4) 좌심실

#### (1) 구 분

우심실에서와 같이 입구부, 심첨 육주부, 출구부의 3부분으로 나누어 볼 수 있다.

① 입구부

승모판막 및 긴장장치(건삭과 유두근)를 포함한다. 유두근은 좌심실 자유벽(free wall)의 전측방(anterolateral)과 후내방(posteromedial)에서 서로 가깝게 위치하고 심실중격에는 존재하지 않는다.

② 심첨 육주부

육주로 이루어져있는데 우심실의 육주와는 달리 미세한 양상을 보인다. 육주부의 심근 자체는 우심실에서와 같이 얇은 벽을 이루고 있다.

③ 출구부

대동맥판막을 지지하고 있다. 우심실에서와는 달리 완전한 근육상 구조는 아니고 근육과 함께 일부는 막성중격으로 구성되어 있다.

#### (2) 우심실과 좌심실의 형태학적 비교(표 17-2)

우심실의 육주는 조잡하고 숫자는 적으며 곧으나, 좌심실의 육주는 가늘고 숫자가 많으며 경사지어져 있다. 그리고 우심실의 유두근들은 숫자가 많고 작으며 중격과 자유벽에 모두 기시하고 있으나 좌심실의 유두근은 크고 두 개 밖에 없으

표 17-2. 우심실과 좌심실의 형태학적 특성의 비교.

| Anatomic features | Right ventricle | Left ventricle |
|---|---|---|
| Trabeculae carneae | Coarse | Fine |
| | Few | Numerous |
| | Staight | Oblique |
| Papillary muscles | Numerous | Two |
| | Small | Large |
| | Septal and free wall | Free wall origins only |
| Atrioventricular leaflets | Three | Two |
| Infundibulum | Well developed | Absent |
| Atrioventricular Fibrous continuity | Absent | Present |
| Coronaries | One(right coronary artery) | Two (left anterior descending & circumflex arteries) |
| Conduction system radiation | One | Two |

며 자유벽에만 기시하고 있다. 삼첨판은 세 개의 판막첨으로 구성되어 있고 판막첨의 폭이 모두 비슷하며 폐동맥판과 직접 붙어 있는 부분이 없다. 승모판은 두개의 판막첨 폭이 서로 다르며 판막첨의 일부가 대동맥판과 직접 연속되어 있다. 우심실에는 누두부가 잘 발달되어 있으나 좌심실에는 누두부가 없다. 우심실은 단일 관상 동맥(우관상동맥)의 공급을 받으나 좌심실은 이중관상동맥의 공급을 받는다(좌전하동맥과 회전동맥). 전도체계 역시 우심실은 단일 전도체계이나 좌심실은 다발성 전도체계를 가지고 있다.

### 5) 대동맥과 폐동맥

#### (1) 대동맥

① 대동맥판막의 세 판막첨은 관상동맥의 기시여부에 따라 삭삭 우관상동맥첨(right coronary cusp), 좌관상동맥첨(left coronary cusp), 그리고 비관상동맥첨(noncoronary cusp)으로 부른다. 판륜수준에서의 대동맥 판막은 정상적으로는 폐동맥판막의 우측 후방에 위치한다.

② 대동맥에서는 체동맥과 관상동맥이 나온다. 그러나 드물긴 하지만 관상동맥은 폐동맥으로부터도 나올 수 있기 때문에, 대동맥의 확실한 특징은 상완두동맥(brachiocephalic arteries)이 기시한다는 점이다.

#### (2) 폐동맥

동맥은 폐동맥 분지들을 낸다. 폐동맥에서는 어떤 경우에도 상완두동맥이 기시하지 않는다.

## 3. 심장전도조직

### 1) 동결절(洞結節 ; sinus node)

우심방분계구(sulcus terminalis)상에서 상대정맥과 우심방부속지의 접합부위의 전측방에 위치한다(그림 17-7). 심외막(epicardium) 바로 밑에서 표재성으로 존재하는데 크기는 약 15 × 5 × 1.5 mm이다

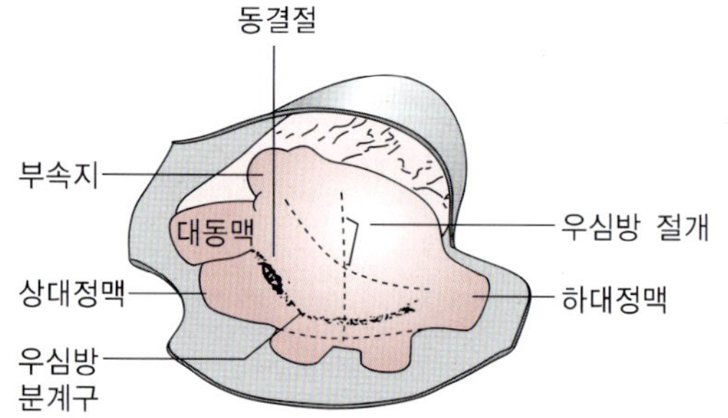


그림 17-7. 동결절의 위치를 나타내는 모식도. 점선들은 동결절의 위치에 따라 우심방 및 좌심실 절개시 동결절을 피해 안전하게 절개할 수 있는 방향을 보여준다.

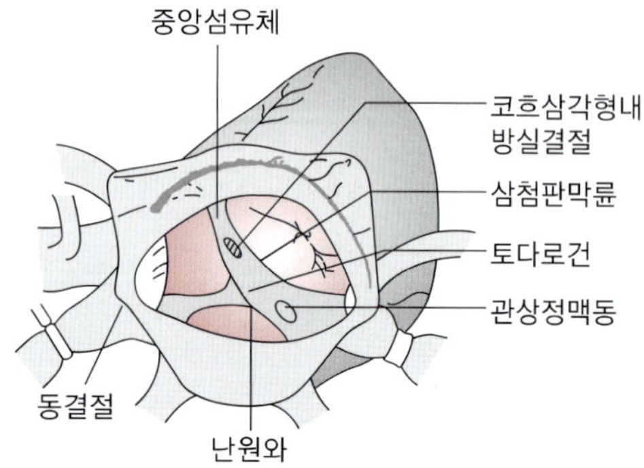


그림 17-8. **코흐 삼각형 내에 위치한 방실결절의 위치를 보여주는 모식도.** 심장의 위치는 수술대에서 집도의가 바라보는 방향이다.

### 2) 결절간 경로(internodal pathways)

동결절과 방실결절 사이에서 전기자극이 주로 전도되는 경로를 말한다. 그러나 이러한 경로의 정확한 해부학적, 전기생리학적 존재 여부와 위치 등에 대해서는 아직 명확히 규명되지 못하고 있다.

### 3) 방실결절(房室結節 ; atrioventricular node)

방실결절은 우심방을 열고 볼 때 코흐 삼각형(Koch's triangle)이라는 구역내에 위치하고 있다(그림 17-8). 코흐 삼각형이란 삼첨판륜, 관상 정맥동의 입구, 그리고 토다로건(tendon of Todaro)의 세 변으로 구성된 삼각형을 말한다. 여기서 토다로건은 하대정맥의 유스타키오판막과 관상정맥동의 테베시우스판막의 접합부로부터 삼첨판의 전방-중격 교련까지 뻗쳐있는 섬유성 구조를 가르킨다. 코흐 삼각형은 심장수술시 방실결절의 위치를 파악하는데 중요한 단서가 된다.

### 4) 히스줄기(His bundle)와 각(脚 ; bundle branch)

방실결절이 코흐 삼각형의 첨부에서 중앙섬유체 (central fibrous body)부근을 통과하여 심실쪽으로 관통하면서 히스줄기가 된다. 히스줄기의 가지치기 직전까지의 관통하는 부위는 변형된 근성 섬유조직이다. 이 줄기는 심방의 전기활동을 심실로 전달하는 유일한 전도 통로로 관통각(penetration bundle)이라 부르고 또 우각과 좌각으로 가지치기 전이라 하여 무지각(nonbranching bundle)이라고도 한다. 히스줄기가 심방에서 심실로 뚫고 내려오는 길은 심실부위 막성심실중격과 맞닿아 있는 근성중격능성(muscular septal crest)의 등언저리이며 일단 근성심실중격과 맞닿게 되면 히스줄기는 우각(right bundle branch)과 좌각(left bundle branch)으로 나뉘어진다. 우각은 얇고 가는 코드같은 구조로 근성심실중격 능선의 우심실쪽의 심실근육 속으로 주행한다. 반면 좌각은 얇은 부채 모양으로 좌심실 쪽의 심실중격을 심내막직하층(subendocardial)으로 얇게 펴져나가면서 전, 중, 후, 섬유속(anterior, middle, posterior fascicle)으로 갈라진다. 우각과 좌각 모두 심첨부로 주행한 후 풀킨예섬유(purkinje fibers)로서 심근내에 분포된다. 특히 우심실의 조절대

(moderator band)는 심실중격까지 전달된 전기활동을 자유벽으로 급속히 전달하는 통로 역할을 담당하는 것으로 알려져 있다.

### 4. 관상동맥(제 42장. 관상동맥질환-Ⅰ. 관상동맥의 해부학 참조)

### 참고문헌

1. James TN : Anatomy of the human sinus node. Anat Rec 141 : 109, 1961.
2. Anderson RH, Becker AE. Surgical anatomy. In : Stark J, de Leval M, 2nd eds. Surgery for congenital heartdefects, London : WB Saunders Co, 1994 : 13-36.
3. Becker AE, Anderson RH. Basic consideration. In : Becker AE, Anderson RH(eds) : Pathology of congenital heart disease. 1st ed. London, Butterworths Co Ltd, 1981 : 1-29

# 18 심장챔버의 분석방법 및 심장의 위치이상

## Ⅰ. 심장챔버의 분석방법

### 1. Van Praagh 그룹의 분절분석법 (segmental analysis)

선천성심장질환을 다루는 학문은 그 특성상 형태와 관련된 학문이라 해도 과언은 아니다. 심장질환의 형태를 이해하고 이를 적절히 분류하는 것은 특히 선천성 심장기형에 있어 외과적 치료법의 바탕이 되는 지식 중의 하나이다. 심장질환을 형태학적 측면에서 심장챔버별로 분석하고 이를 기술하는 방법에는 여러 가지가 있지만 가장 보편적으로 사용되는 방법에는 Van Praagh(미국) 그룹과 Anderson(영국)그룹의 체계적인(systematic) 또는 순차적인(sequential)접근법이 그 양대 산맥을 이루고 있다. 두 그룹간의 설명의 근본적인 차이점은 전자의 경우 발생학을 근거로 인접 구조물이 공간적으로 어떤 상호 관계(relation)를 가지고 있는가에 역점을 둔 반면 후자는 상호간의 공간적인 관계(spacial relationship)보다 중요한 것으로 인접 구조물이 어떻게 서로 연결(connection)이 되어 있는가에 역점을 두고 있다는 것이다. 그러나 두 해석은 결국 같은 사물에 대하여 보는 관점만 약간 달리 했다고 볼 수도 있으며 두 그룹간의 해석에 근본적인 차이가 있는 것은 아니다. 우선 Van Praagh 그룹은 심장의 형태학적 구조를 크게 주심장분절 (main cardiac segments)와 연결심장분절(connection cardiac segments)로 이분하였다. 그리고 전자를 세 개의 독립된 분절(segment) 즉 1) 심방분절(atrium), 2) 심실분절(ventricle), 3) 대혈관(great arteries, 대동맥과 폐동맥) 분절들로 나누고, 후자를, 4) 방실통로(atrioventricular canal), 5) 누두부(infundibulum)로 나누어 각 분절들을 각각 분석한 뒤 이를 전체적으로 체계화시킴으로써 각종 심기형의 체계적인 기술을 시도하였다.

#### 1) 심방의 분석

**(1) 위 치(位置 ; situs)의 정의**

어떤 장기의 절대적인 위치(visceral situs)는 정상적으로 우측 또는 좌측으로 결정되어 있다는 사실을 근간으로 신체 내 장기의 배열상태를 결정하는 것이다. 여기에는 다음과 같은 세 가지 종류가 있다(그림 18-1).

① 정 위(正位 ; situs solitus)

비대칭성인 장기에서 형태학적 우측구조는 우측에, 형태학적 좌측구조는 좌측에 각각 정상적으

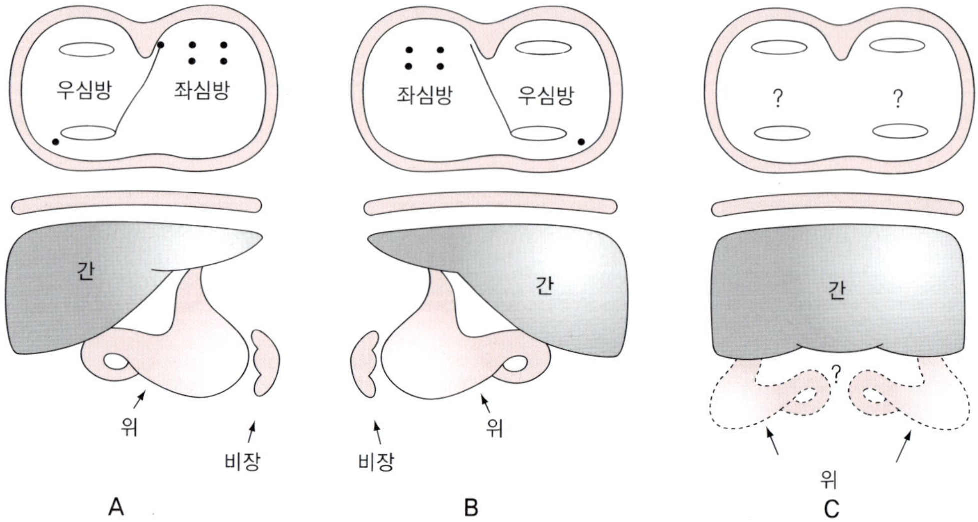


그림 18-1. 장기심방위치(visceroatrial situs)의 3가지 형태 A. 정위, B. 역위 C. 모호위 (본문참조).

로 위치하고 있는 경우를 말한다. 예를 들어 복부에서 위가 좌측에 있고 간이 우측에 있으면 복부정위(abdominal situs solitus)라 부른다. 또 흉부에서 형태학적 좌, 우기관지가 각각 정상적으로 좌, 우측에 위치하고 있으면 흉부정위(thoracic situs solitus)가 된다. 심방의 경우 형태학적 우심방이 우측에 그리고 형태학적 좌심방이 좌측에 있으면 심방정위(atrial situs solitus)가 되는 것이다.

② 역 위(逆位 ; situs inversus)

정위의 거울상(mirror image)이다. 다시 말하면 비대칭 장기에서 좌우 관계가 정위에서와 정반대인 경우를 말한다.

③ 모호위(situs ambiguus)

정상적으로 비대칭이어야 하는 장기가 비대칭성을 잃는 경우(loss of lateralization)를 말한다. Van Praagh 그룹에서는 형태학적으로 완벽히 똑같은 우심방이 거울을 마주보는 형태로, 오른쪽에 하나 왼쪽에 하나 존재하는 것은 보고된 적이 없으므로 설사 비대칭성을 잃었다 할지라고 이를 우심방이성(right atrial isomerism) 또는 양측성 우중복위(bilateral right-sidedness) 등으로 표현하는 것은 잘못이라고 주장한다. 그러나 무비증(asplenia) 또는 다비증(polysplenia)과 흔히 연관하여 무비증에서는 심방이성의 두 개의 심방이 모두 우심방 모양(right atrial isomerism)을 보이는 경향이 있고, 다비증에서는 심방이성상의 두 개의 심방이 모두 좌심방 모양(left atrial isomerism)을 보이는 경향이 있는 것도 사실이다.

### (2) 심방위치의 분석

① 복부장기의 위치에 의한 방법

심방의 위치는 대부분 복부장기의 위치와 일치하기 때문에 복부장기의 위치를 분석함으로서 심방의 위치를 대개 알 수 있다. 복부장기의 위치 분석에 가장 많이 사용되는 방법은 단순 X-선 사진으로, 만일 사진상 위와 간이 각각 좌측과 우측에 있으면 복부정위, 위와 간이 정상과 반대로 위

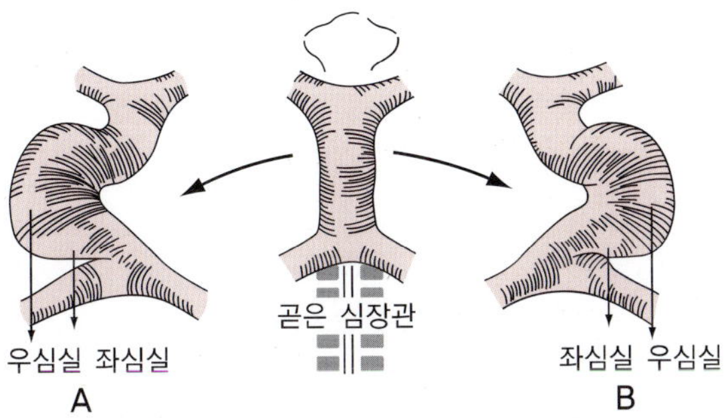


그림 18-2. 태생기시 곧은 심장관에서 심실루우프가 형성되는 과정. A. D 루우프, B. L 루우프(본문참조).

치하고 있으면 복부 역위, 그리고 위와 간이 중앙에 위치하고 있으면 복부 모호위라고 부른다. 그런 뒤에 심방의 위치는 복부장기의 위치에 준해서 부른다.

② 흉부장기의 위치에 의한 방법

비관혈적인(noninvasive) 방법으로는 심방위치 분석에 가장 믿을 만한 방법으로, 복부장기에 의한 분석보다 더 정확하다. 흉부 X-선사진에서 기관지의 형태를 분석하여, 만일 동맥 위쪽에 위치한 짧은 우측기관지가 정상적으로 우측에 위치하고 동맥 아래쪽에 위치한 긴 좌측기관지는 좌측에 위치하고 있으면 흉부장기 정위가 된다. 심방의 위치는 여기에 준해서 심방정위가 있는 것으로 추정한다. 역위 및 모호위의 경우도 마찬가지이다.

③ 심방위치의 직접 분석에 의한 방법

아주 드물긴 하지만 흉부장기의 위치도 심방위치와 일치하지 않는 경우가 있다. 이때는 관혈적인 방법으로 심혈관조영술시에 하대정맥(IVC)이 유입되는 쪽을 확인하여 이를 우심방의 위치로 정할 수 있다. 그러나 실제 적용상의 문제는 있지만 심방위치의 확인에 가장 정확한 방법은 무엇보다도 수술 또는 부검시에 심방부속지(artial appendage)의 형태학적 확인을 통해 우측방이나 좌심방의 정확한 위치를 파악하는 방법이다. 심방부속지는 우심방과 좌심방에 따라 각각 뚜렷한 형태학적 차이를 보인다(제 17장. 심장의 외과해부학 참조).

## 2) 심실의 분석

### (1) 심실루우프 및 손모양

① 심실루우프(ventricular loop)

태생기의 발육 과정에서 심장은 곧은 심장관(straight cardiac tube) 형태에서 구부러지는 (bending) 단계를 거친다. 이때 만일 심장관이 우측으로 구부러져서 형태학적 우심실이 형태학적 좌심실의 우측에 위치하게 되면 이 상태를 우측을 뜻하는 D-loop라고 부른다. 이는 정상적인 심장에서의 정상적인 심실위치가 된다. 반면 반대로 심장관이 좌측으로 구부러져 형태학적 우심실이 형태학적 좌심실의 좌측에 위치하게 되면 좌측을 의미하는 뜻에서 L-loop라고 부른다(그림 18-2).

② 손모양(handedness)

전술한 D-loop와 L-loop는 각각 우측 손모양(right-handedness)과 좌측 손모양(left-handedness)으로 표현되기도 한다. 손모양(handedness)이란 그림 18-3에서와 같이 어떤 심장에서 어느 쪽 손바닥을 우심실의 중격표면에 놓아야 엄지손가락은 우심실의 혈류입구(inlet) 즉 삼첨판막쪽을 가리키고 나머지 손가락들은 혈류출구(outlet) 즉 폐동맥판막쪽을 가리키게 되느냐를 따지는 말이다(그림 18-3). 다시 말해서 D-loop의 심실을 가진 심장에서는 우측 손바닥을 우심실중격에 놓아야 엄지손가락이 삼첨판막쪽을 그리고 나머지 손가

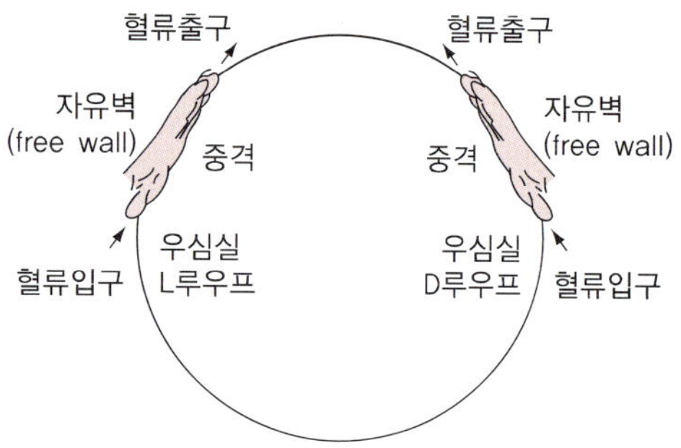


그림 18-3. 심실루우프와 손모양과의 관계를 나타내는 모식도. 손모양에 대한 개념이 있으면 심실의 위치에 관계없이 심실루우프가 D-루우프인지 L-루우프인지를 쉽게 알 수 있다(본문 참조).

락들은 폐동맥판막쪽을 가르키게 되기 때문에 이를 우측 손모양이라고 부르는 것이다. 반면 L-loop의 심실을 가진 심장에서는 우심실중격에 좌심실손바닥을 놓아야 엄지손가락들이 삼첨판막쪽을 그리고 나머지 손가락들은 폐동맥 판막쪽을 가리키므로 이를 좌측손모양이라 부르는 것이다.

#### (2) 심실위치의 분석

심장초음파검사나 심실조영술로 각각의 심실들의 위치를 확인할 수 있다. 심실조영술은 관혈적이기는 하나 정확한 방법이다. 형태학적 우심실은 거친 육주형성(coarse trabeculation)을 보이는 삼각형의 형태로 나타난다. 반면 형태학적 좌심실은 미세한 육주형성(fine trabeculation)을 보이는 타원형의 형태로 나타난다.

### 3) 대혈관의 분석

#### (1) 대혈관 판막들의 관계

대동맥판막의 폐동맥판막에 대한 위치 관계는 이론적으로 360도 원을 중심으로 무한한 관계가 존재할 수 있는데, 기본적으로는 다음과 같은 네 가지 관계가 존재한다.

① 정 위(solitus)

정상 심장에서와 같이 대동맥판막이 폐동맥 판막의 우측 후방에 위치하는 경우이다.

② 역 위(inversus)

정위의 거울상으로 대동맥판막이 폐동맥판막의 좌측 후방에 위치한다.

③ D-전위(D-transposition)

대동맥판막이 폐동맥판막의 우측 전방에 위치한다.

④ L-전위(L-transposition)

대동맥판막이 폐동맥판막의 좌측 전방에 위치한다.

#### (2) 대혈관의 위치분석

심장초음파검사나 혈관조영술에 의해 분석한다.

### 4) 방실통로(atrioventricular canal)의 분석

심방과 심실사이의 연결 분절인 방실통로는 삼첨판과 승모판, 방실통로의 중격(septum of AV canal)으로 구성되어 있다. 방실통로의 중격은 심방중격의 일차공(ostium primum)부분과 심실중격의 방실통로(AV canal)부분으로 구성되어 있어 이 부분이 완전히 소실되면 완전 방실중격결손증이 된다(제 24장 방실중격결손 참조). 방실통로의 위치(situs)는 심실과 일치하므로 심실이 정위이면 따라서 정위이다. 방실통로의 역할은 세 가지로 1) 실방역류 방지, 2) 체순환과 폐순환의 분리, 3) 방실전기전도 차단(electrical insulation)이다. Van Praagh 그룹은 방과 실이 방실통로에 의해서 분리되어 있으므로 방과실 사이의 위치관계는 Anderson 그룹의 방실연결(AV connection) 개념

보다는 방실정렬(AV alignment)로 기술하는 것이 바람직하다고 하였다. 방실정렬에는 일곱 가지가 있다.

① 일치(concordant) : 우심방은 우심실로 개구하고 좌심방은 좌심실로 개구하는 경우를 말한다.

② 불일치(discordant) : 우심방이 좌심실로 개구하고 좌심방은 우심실로 개구하는 경우를 말한다.

③ 폐쇄(atresia) : 삼첨판이나 승모판이 폐쇄를 보이는 경우이다. 이때 폐쇄된 판막이 우측 또는 좌측 어디에 있던 중요하지 않다. 형태학적으로 어떤 판막이 폐쇄되어 있는가에 따라 승모판폐쇄 또는 삼첨판 폐쇄가 결정된다.

④ 양심실걸치기(straddling) : 삼첨판 또는 승모판의 건삭이나 유두근이 좌우양심실을 모두 걸치고 있는 경우(bicameral insertion)를 말한다. 심실이 누두부만 가지고 있을 경우도 있으므로 biventricular insertion이란 표현은 바람직하지 않다. 혼동하기 쉬운 용어로 올라타기(overriding)가 있는데 이는 방실판막의 판륜이 심실중격을 올라타고 있어 양방에 걸치고 있는 경우로 건삭이나 유두근까지 반드시 양실걸치기는 아니라는 점에서 구별된다.

⑤ 중복입구(double-inlet) : 삼첨판과 승모판이 함께 하나의 심실로 열려 있는 형태다. 개구하는 심실의 형태에 따라 중복입구 우심실 또는 중복입구 좌심실이 된다.

⑥ 공통입구(common-inlet) : 공통방실판막(common AV valve)이 주로 또는 전적으로 심실과 정렬된 경우를 말한다.

⑦ 양출구(double-outlet) : 두개의 심방이 있는 상태에서 한 심방이 양심실에 연결되는 형태를 말한다. 양대혈관우심실기시증(DORV) 또는 양대혈관좌심실기시증(DOLV)과 유사한 개념이다.

### 5) 누두부(infundibulum)의 분석

누두부는 원추체(conus)라고도 하는데 아래로는 심실과 위로는 대혈관을 연결시켜주는 분절을 말한다. 원위부 또는 반월판막 직하부 누두를 측벽대(parietal band)라 부르는데 누두부중격(infundibular septum)과 동의어로 쓰인다. 반면 근위 누두부의 조절대(moderator band)와 중격대(septal band)를 합쳐서 중격연주(trabecular septomarginalis)라 부른다. 여기서 말하는 연결분절의 하나로서의 누두부는 심실과 대혈관들을 연결시켜준다는 의미에서 원위누두부를 말하는 것이며 네 가지 형태가 있다.

① 폐동맥하(subpulmonary) : 정상 누두부는 폐동맥 직하부에 존재하며 왼쪽 앞쪽에 있으면서 폐동맥판과 방실판막 사이에 섬유성 연속(fibrous continuity)을 차단하고 있다. 반면 정상심장에서는 대동맥 직하부에는 누두부가 없다.

② 대동맥하(subaortic) : 전형적인 대혈관전위증에서는 대동맥직하부 누두부가 존재하며 대동맥판과 방실판막사이의 섬유성 연속을 차단한다.

③ 양측성(bilateral) : 누두부는 폐동맥 및 대동맥 직하부에 동시에 존재할 수도 있다. Taussing- Bing 기형이 대표적이며 이 경우

두 개의 대혈관은 방실판막과 섬유성연속을 모두 상실하고 있다.

④ 없거나 매우 부실한 누두부 : 누두부가 양 대혈관 하부에 모두 없거나 부족한 경우도 있다. 그 결과 대동맥-방실판막 및 폐동맥-방실판막의 섬유성 연속이 모두 존재한다.

### 6) 종합적인 분절분석법(segmental analysis)

앞서 설명한 분절의 분석을 통해 모든 심장기형을 한 체계 속에서 다음과 같이 체계적으로 기술할 수 있다.

#### (1) 부 호(symbols)

분절분석법에서는 세 개의 분절의 형태학적 양상을 각각 나타내는 세 종류의 부호를 사용한다.

① 첫째 부호는 장기 및 심방의 위치(viscero-atrial situs)를 가리킨다.

S = solitus(정위), I = inversus(역위),
A = ambiguus(모호위)

② 둘째 부호는 심실의 루프를 가르킨다.

D = D-loop, L = L-loop, X = 중간 형태나 불확실한 경우

③ 셋째 부호는 대동맥판막의 폐동맥판막에 대한 관계를 가리킨다.

S = solitus, I = inversus,
D = D-transposition, L = L-transposition

#### (2) 실제 보기

| | |
|---|---|
| 정위 상태의 정상심장 | {S, D, S} |
| 역위 상태의 정상심장 (거울상) | {I, L, I} |
| 완전대혈관전위(complete TGA) | {S, D, D} |
| 역위 상태의 완전대혈관전위 | {I, L, L} |
| 수정형 대혈관전위(corrected TGA) | {S, L, L} |

## 2. Anderson 그룹의 분절 분석법

Anderson그룹은 심장챔버의 위치관계를 나타내기 위해서는, 1) 각 챔버 자체의 형태학적 특성(morphology)이 기술되어야 하고, 2) 챔버 상호간의 연결(connection)에 대한 이해가 필요하고, 3) 각 챔버가 다른 챔버와 어떤 관계(relation)로 위치하며 신체 내에서 심장은 어떻게 놓여 있는지에 대한 이해가 필수적이라 하였다. 순차적인 챔버 위치 지정을 위해서 Anderson 그룹도 역시, 1) 심방위치 (atrial situs), 2) 방실접합부(atrio-ventricular junction) 및 심실의 형태(ventricular morphology), 3) 심실-대혈관의 연결 관계의 세 분절 분석법으로 심장의 형태를 기술하였다.

### 1) 심방위치(atrial situs)

비록 Van Praagh 그룹은 형태학적 우심방이 좌우에 거울을 보는 것과 같이 완전히 같은 모양으로 존재하는 심장은 보고된 적이 없다고 하였으나 Anderson 그룹은 해석을 달리하였다. 달리 말해서 우심방을 형태학적 우심방이라고 정의하기 위하여 우심방에 유일한 형태학적 특성이 있다고 본 것이다. 즉 빗살무늬근(pectinate muscle)이 길게 삼첨판 전판륜 주위를 돌아 관상정맥동 직전까지 내려와 있다면 형태학적 우심방이라고 정의하고 좌심방 부속지에 국한되어 있으면 형태학적 좌심방이라 정의하는 것이다. 또한 복부장기, 흉부장기 및 심방이 일치한다는 개념으로 심방의 위치를 네 가지로 분류 하였다.

① 정위(situs solitus) : 심방정위에서는 상엽으

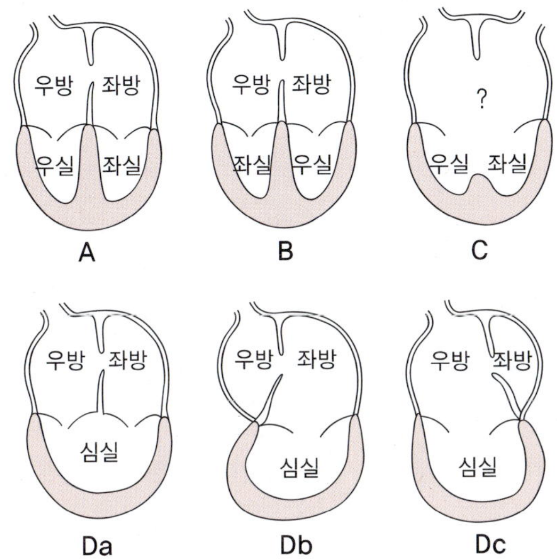


그림 18-4. 심방과 심실의 연결관계의 종류를 나타내는 모식도. A. 일치연결, B. 불일치연결, C. 모호한 연결, D. 단심실 연결, (Da) 양입구 (double inlet)연결 (Db) 우측연결부재, (Dc) 좌측연결부재 (우방 : 우심방, 좌방 : 좌심방, 우실 : 우심실, 좌실 : 좌심실)

로 이루어진 폐, 간, 담낭이 오른쪽에 있고 이들을 형태학적 우측 구조(morphologically right structure)라 한다.

② 역위(situs inversus) : 정위의 거울상을 의미한다.

③ 우중복위(right isomerism) : 신체의 좌우측이 모두 우측구조물로 되어 있는 경우를 말한다.

④ 좌중복위(left isomerism) : 신체의 좌우측이 모두 좌측 구조물로 되어 있는 경우를 말한다.

### 2) 방실접합부(atrioventricular junction) 및 심실의 형태

Van Praagh 그룹이 심실과 방실연결분절을 따로 기술한데 비해 Anderson 그룹은 심방위치의 분석의 다음 단계로 심방(들)이 어떤 형태의 심실과 어떻게 연결되는가를 한꺼번에 분석하였다. 연결양상을 다섯 개의 형(type)과 여섯 개의 방식(mode)이 있다. 전자는 심방근과 심실근이 서로 어떻게 연결되어 있는가에 대한 기술이고 후자는 방실판막의 형태를 기술하는 방법이다.

#### (1) 심방과 심실의 연결형태(그림 18-4)

① 일치연결(concordant connection)

우심방은 우심실과 그리고 좌심방은 좌심실과 정상적으로 연결되어 있는 경우를 말한다.

② 불일치 연결(discordant connection)

우심방은 좌심실과 좌심방은 우심실과 연결되어 있는 경우를 말한다.

③ 모호한 연결(ambiguus connection)

심방모호위가 있는 상태에서의 연결을 말한다.

④ 양입구 연결(double-inlet connection)

심방들이 하나의 심실에만 연결되는 경우를 말한다.

⑤ 좌/우 무연결(absent right or left connection)

삼첨판 폐쇄/ 승모판 폐쇄 등 좌측 또는 우측 심방과 심실의 연결이 없는 경우를 말한다.

#### (2) 방실연결 방법 (mode of atrioventicular connection)

① 두 개의 열린 판막
② 공통 판막
③ 좌측 폐쇄판막
④ 우측 폐쇄판막
⑤ straddling valve
⑥ overriding valve

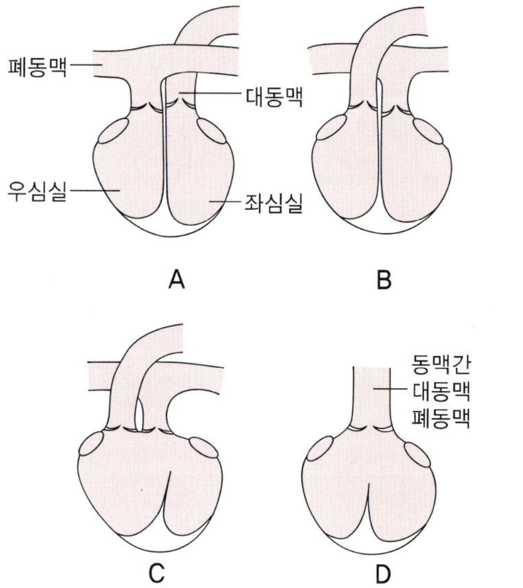


그림 18-5. 심실과 대혈관들의 연결관계를 나타내는 모식도, A. 일치연결, B. 불일치 연결, C. 양출구 연결, D. 단일출구 연결.

### 3) 심실과 대혈관들의 연결

심실과 대혈관들의 연결도 심실근과 대혈관이 어떻게 연결되었는가를 기준으로 네 개의 형으로 분류하였고 대혈관 판막들이 어떤 형태를 가지고 있는가를 세 개의 방법으로 기술하였다.

#### (1) 심실과 대혈관들의 연결 형태(types of ventriculoarterial connection)(그림 18-5)

① 일치연결(concordant connection)

우심실은 폐동맥과 그리고 좌심실은 대동맥과 정상적으로 연결되는 관계를 말한다.

② 불일치연결(discordant connection)

우심실은 대동맥과 좌심실은 폐동맥과 연결되는 관계를 말한다.

③ 양출구연결(double outlet connection)

양대혈관들이 한 심실에서 기시하는 경우를 말한다. 이때는 보통 대동맥 또는 폐동맥이 어떤 심실에서 50% 이상 나오면 정의상 그 심실에서 나오는 것으로 규정한다(50% 규칙).

④ 단일출구연결(single outlet connection)

공통 동맥간(truncus arteriosus)이 있거나 또는 심실과 연결된 대혈관이 하나만 있는 경우에 해당된다. 후자의 경우 폐동맥판폐쇄증(pulmonary atresia)이 있는 경우가 예가 된다.

#### (2) 심실-대혈관 판막의 연결 방법 (mode of ventriculoarterial connection)

① 공통판막(common, truncal valve)

② 올라타기 판막(overriding valve)

③ 닫힌 판막(imperforate valve)

* 실제 보기

정상심장
　심방-심실 일치연결
　심방-대혈관 일치연결
완전 대혈관전위(complete TGA)
　심방-심실 일치연결
　심실-대혈관 불일치연결
수정형 대혈관전위(corrected TGA)
　심방-심실 불일치연결
　심실-대혈관 불일치연결

## II. 심장의 위치이상

1. 심장은 전술한대로 각 분절상에서 위치이상을 일으킬 뿐만 아니라 전체적으로도 위치이상을 일으킬 수 있다. 심장이 전체적으로 위치이상을 보이는 경우를 특별히 심장의 위치이상(cardiac

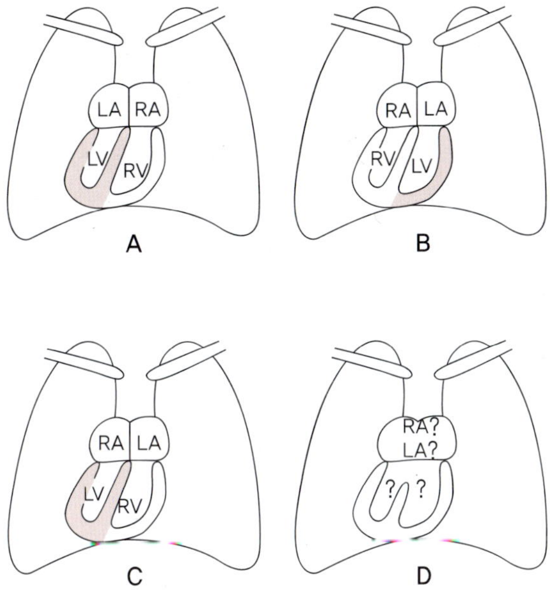


그림 18-6. 우심증의 종류. A. 거울상 우심증, B. 정상심장에서의 우심증, C. 수정대혈관전위에서의 우심증, D. 단심실에서의 우심증.

malposition)이라고 부른다. 심장은 원칙적으로 흉곽의 좌측(좌심증 : levocardia), 중간(중심증 : mesocardia), 우측(우심증 ; dextrocardia) 어디든 위치할 수가 있고 심지어 흉곽 바깥쪽에서도 생길 수 있다(이소심장 ; ectopia cordis). 여기서는 우심증에 관해서만 언급하기로 한다.

## 2. 우심증

우심증(dextrocardia)은 정의상 심첨부(cardiac apex)가 우측으로 향해있는 심장을 말한다. 이에는 여러 가지 형태가 있을 수 있는데 가장 흔한 4가지 형태는 다음과 같다(그림 18-6).

① 진통적인 거울상 우심증(mirror-image dextrocardia)

② 정상적인 심장에서 심첨부만 우측으로 이동한 우심증(dextroversion)

③ 선천성 수정대혈관전위(correted TGA)에서의 우심증

④ 단심실에서의 우심증

### 참고문헌

1. Van Praagh R : The segmental approach to diagnosis in congenital heart disease : Birth Defects. Original Ariticle Series 8 : 4, 1972.
2. Macartney FJ. Classification and nomenclature of congenital heart defects. In : Stark J, de leval M, 2nd ed. Surgery for congenital heart defects, London : WB Saunders Co, 1994-12.

# 19 개심술시의 체외순환법과 심근보호법

## Ⅰ. 체외순환법

### 1. 서 론

체외순환(體外循環 ; extracorporeal circulation)은 심장의 내부를 수술하기 위하여 심장의 기능을 일시적으로 정지시켜야 하는 개심술(開心術 ; open hear surgery)을 시행하기 위한 필수 불가결한 방법이다. 즉 심장의 혈액펌프작용과 허파의 가스교환 기능을 환자의 혈관계에 연결된 심폐기(pump-oxygenator)란 기계장치로 일시적으로 대행하는 기법을 말한다. 이러한 기법을 심폐우회술(cardiopulmonary bypass ; CPB) 이라고도 칭한다. 다시 말하면 심장으로 들어오는 체정맥환류(systemic venous return)를 자연심장 대신 인공심폐기로 보내어 그 곳에서 산소화 과정을 거친 다음, 자연심장의 힘을 빌리지 않고 기계적인 펌프의 힘으로 다시 동맥으로 되돌려 보내는 방법을 말한다.

### 2. 심폐기(heart-lung machine, pump-oxygenator)의 구성성분들(그림 19-1)

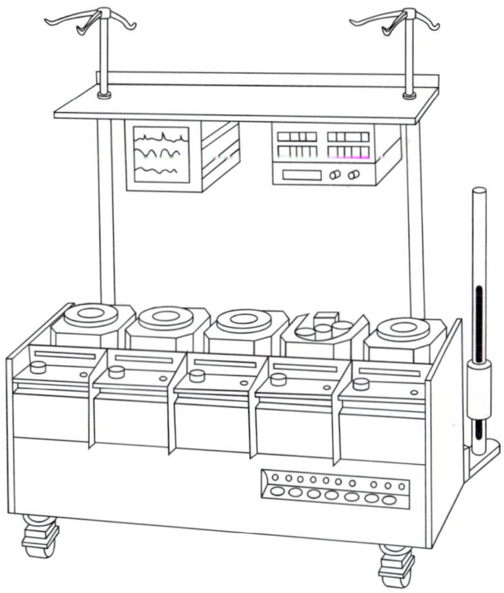

그림 19-1. 전형적인 5-head pump 심폐기의 모식도.

체외순환을 위한 심폐기의 기본운용은 전술한 대로 먼저 체정맥환류혈을 심폐기로 보낸 다음 산화기(oxygenator)에서 산소화를 시키고, 산소화된 혈액을 동맥펌프에 의해 환자의 동맥계로 되돌려 보내는 것이다. 이를 위해서는 정맥캐뉼라, 산화기, 동맥펌프, 동맥캐뉼라 등의 기본 구성 성분과 함께 혈액저장기, 열교환기, 여과기, 심상내 흡입장치, 셀세이버(cell saver)등의 장치가 필요하다.

### 1) 정맥캐뉼라(venous cannula)

(1) 통상 두 개의 캐뉼라로 우심방을 통하여 상대정맥(SVC)과 하대정맥(IVC)으로 각각 삽관하여 체정맥환류를 시킨다. 경우에 따라 우심방부속지를 통해 우심방에 하나의 캐뉼라만 삽입할 수도 있다. 정맥환류는 펌프를 사용하지 않고 중력에 의한 방법이 주로 사용된다. 그러나 경우에 따라서 음압을 주어 배혈을 하기도 한다.

**(2) 완전 심폐우회술(total CPB)과 부분 심폐우회술(partial CPB)**

완전 심폐바이패스는 모든 체정맥환류가 정맥캐뉼라를 통해 자연심장 대신 심폐기로 가는 상태를 말하고, 부분 심폐바이패스는 체정맥환류의 일부분은 정맥캐뉼라를 통해 심폐기로 가고 나머지 일부분은 자연심장으로 환류되는 상태를 말한다.

### 2) 혈액저장기, 저혈조(blood reservoir)

혈액저장기 또는 저혈조는 정맥환류량이 과도할 때 이를 일시적으로 저장하는 역할뿐 아니라, 저장소가 항상 일정한 수준으로 혈액으로 채워져 있도록 함으로써 심폐우회 회로내로 공기가 들어가지 못하도록 하는 역할도 한다. 또 혈액저장기는 만일 수술시 정맥환류가 일시적으로 차단이 되는 응급상황이 발생했을 때 5~10초 동안 관류에 필요한 혈액을 공급해 줄 수 있는 안전장치 역할을 할 수 있다.

### 3) 산화기(oxygenator)

산화기는 환류된 정맥혈의 가스교환이 일어나는 장치고, 여기에는 기포형산화기(bubble oxygenator)와 막형산화기(membrane oxygenator)의 두 종류가 있다.

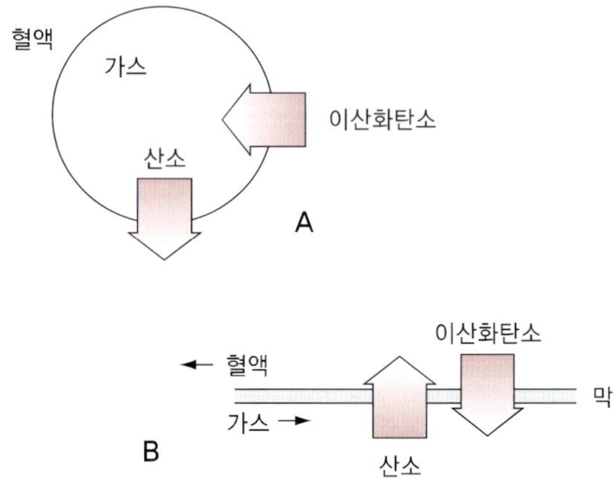


그림 19-2. 기포형산화기(A)와 막형산화기(B)에서 가스교환 기전.

**(1) 기포형산화기**

정맥혈액이 산포관(diffusion plate)을 통해 생성된 수많은 작은 산소기포들(oxygen bubbles)과 직접 접촉함으로써 가스교환이 일어나게 하는 산화기이다(그림 19-2A). 막형산화기에 비한 단점때문에 최근 사용 예가 드물다.

**(2) 막형산화기**

혈액과 가스가 직접 접촉하는 대신, 실리콘수지나 테프론 등 산소 및 이산화탄소에 투과성인 막상구조를 사이에 두고 가스교환이 일어나는 산화기로서, 인체의 가스교환 방식과 보다 접근된 형태이다. 현재 대부분의 개심술에서 사용되고 있다(그림 19-2B).

### 4) 열교환기(heat exchanger)

체외순환시에는 여러 가지 이유로 저체온법이

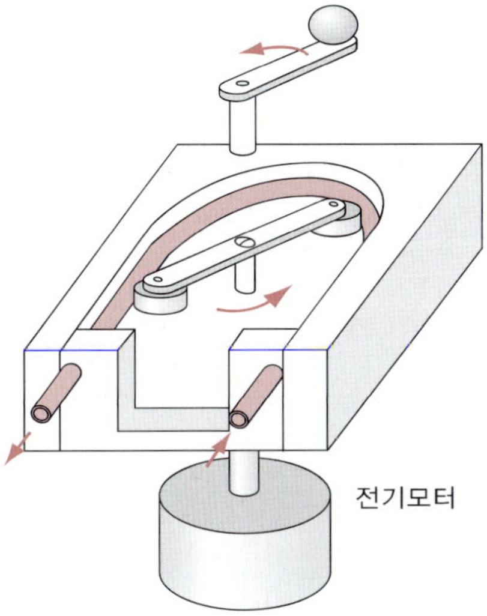


그림 19-3. 롤러펌프의 모식도.

필요하다. 이를 위해 심폐기에는 환자의 혈액을 냉각시키고 다시 이를 가온시킬 수 있는 장치가 필요하다. 열교환기는 이런 목적을 위한 장치로서 내부에서 냉각 또는 가온된 물을 순환시켜 관류혈액을 냉각 또는 가온시킴으로써 환자의 체온을 조절하게 된다.

### 5) 동맥 펌프(arterial pump)

산화된 혈액을 환자에게 되돌려 보내는 장치다. 일반적으로 롤러펌프(roller pump)와 원심성펌프(centrifugal pump)의 두 종류가 사용된다. 임상에서 주로 사용되고 있는 롤러펌프는 두 개의 롤러의 작용으로 혈액을 이동시키게 되고, 원심성펌프는 급속히 회전하는 추진기(impeller)에 의해 혈액을 원심성으로 이동시키게 된다(그림 19-3, 19-4).

### 6) 여과기(filters)

혈액내의 작은 입자나 가스에 의한 색전증을 방지하기 위하여 심폐기회로내, 특히 동맥선

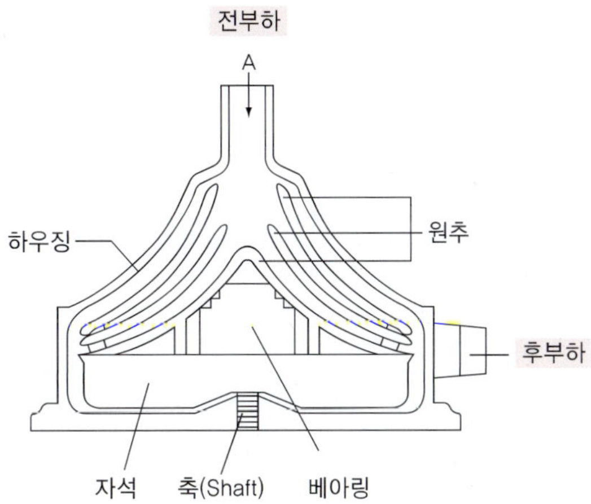


그림 19-4. Biomedicus 원심성 펌프의 모식도.

(arterial line)내에 여과기를 장치한다.

### 7) 동맥캐뉼라(arterial cannula)

체외순환을 취한 동맥삽관은 체표면적에 따라 적절한 크기의 캐뉼라를 선택한 다음, 상행대동맥에 실시한다. 만일 상행대동맥류(ascending aortic aneurysm)의 수술 등에서와 같이 상행 대동맥에서 마땅한 삽관장소가 없을 때에는 대퇴동맥을 사용한다.

### 8) 심장 내 흡인장치 (intracardiac suction devices)

#### (1) 종 류

심장내 혈액흡인장치에는 수술시 좌측심장의 확장을 방지할 목적으로 심장 내에 넣는 벤트캐뉼라(vent cannula)와, 수술 중 심장외로 배출되는 혈액을 흡입하여 심폐기로 보내는 역할을 하는 심장절개흡인기(cardiotomy sucker)가 있다. 벤트 캐뉼라의 삽입장소는 필요에 따라 우상폐정맥, 좌심방부속지, 좌심실첨부, 개방성 난원공 또는 심방중격 천자, 주폐동맥 등에 의한 다양한 경

로를 사용하여 삽입할 수 있는데, 일반적으로 좌심 감압(left heart decompression)을 목적으로 우상폐정맥 또는 우심방중격을 통한 삽입이 가장 많이 이용된다.

#### (2) 혈액손상

심장내 흡인장치들은 과도한 흡인압에 의한 전단력(shear stress) 때문에 체외순환 도중 혈액손상을 가장 많이 일으키는 부분이다. 심장수술 중 요구되는 흡인량에 알맞게 펌프의 흡인압을 조절함으로써 혈액손상을 최소화시킬 수 있다.

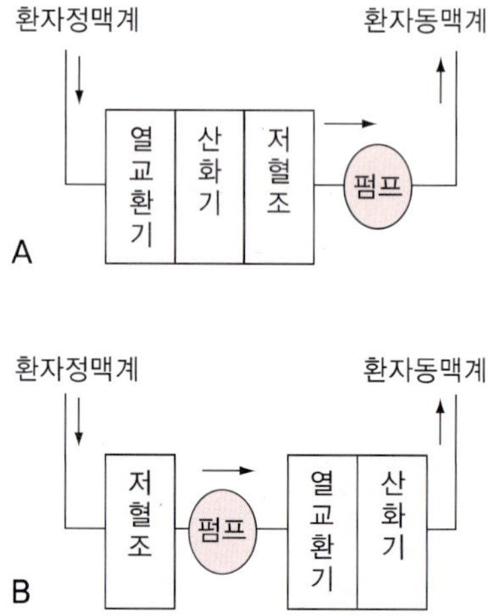


그림 19-5. 기포형 산화기와 막형 산화기를 사용했을 때의 심폐바이패스 회로 구성. A. 기포형 산화기, B. 막형산화기.

### 9) 셀세이버(cell saver)

심장수술시 헤파린을 투여하기 전이나, 또는 체외순환 종료 후 헤파린 중화제인 프로타민(protamine)을 투여한 후의 혈액은 인공물질인 심폐기와 접촉시 혈액응고가 일어나게 된다. 따라서 이 기간 중에 출혈되는 혈액들은 심폐기에서 이용할 수가 없다. 셀세이버는 이렇게 심폐기에서 이용 불가능한, 출혈된 환자의 자가혈액을 가능한한 보존하여 필요시 환자에게 재수혈(autotransfusion)을 해주기 위한 목적으로 개발된 장치이다. 셀세이버로 얻을 수 있는 혈액의 양은 환자의 크기와 수술의 상태에 따라 차이는 있지만 보통 한 사람에서 1~5단위의 농축적혈구(packed red blood cells) 정도이다.

## 3. 체외순환의 운용

### 1) 심폐기의 조립

보통 수술 시작 45~60분전 심폐기 관류기사(perfusionist)는 전술한 심폐기의 구성 성분들을 사용가능한 상태로 조립해 놓아야한다(그림 19-5~19-7).

### 2) 심폐기 충전(priming)

#### (1) 심폐기 충전액 (priming solution)

체외순환을 준비하기 위해서는 먼저 심폐기 순환회로를 수액혈액으로 채워 주어야 하는데 이를 심폐기 충전액이라고 한다. 성인에서는 빈혈이 없는 한 대개 심폐기 충전액에 혈액을 필요로 하지 않고 하트만용액등 정질액(crystalloid)이나 알부민 또는 혈장(plasma)등의 교질(colloid)을 독립적으로 또는 병합하여 사용한다. 성인에서 필요한 충전액의 양은 보통 2,000mL이다. 영아나 작은 소아에서는 심폐기의 충전에 필요한 양이 성인에 비해 상대적으로 많기 때문에 회로 내 혈액의 과도한 희석을 방지하기 위해 대부분 혈액의 첨가가 요구된다.

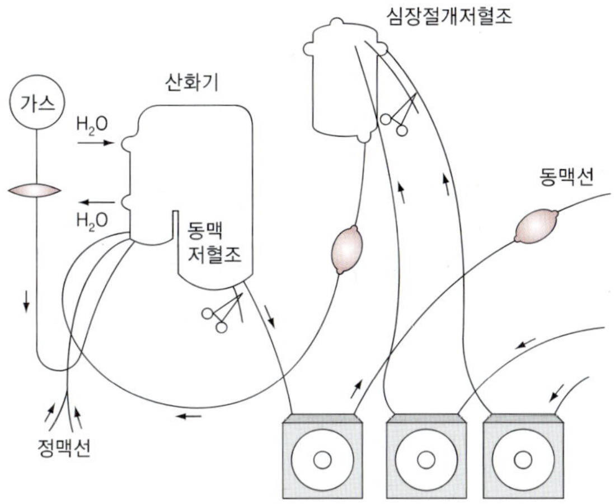


그림 19-6. 기포형 산화기를 사용했을 때의 전형적인 회로 모식도. 심장절개 저혈조는 독립되어 위치하고 있다.

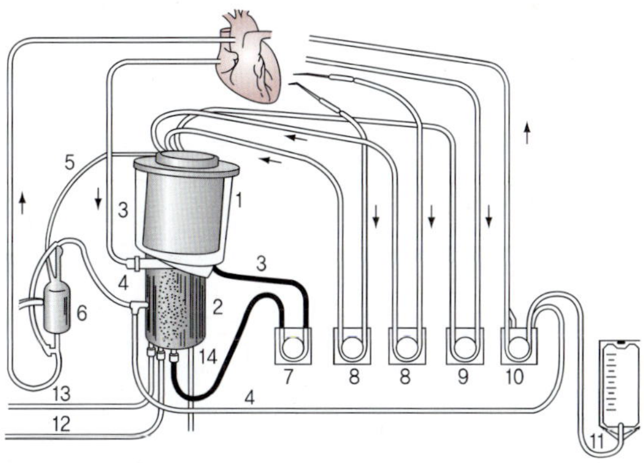

그림 19-7. 막형 산화기를 사용한 심폐바이패스회로 조립의 전형적인 예. 1. 저혈조, 2. 산화기, 3. 정맥선, 4. 동맥선 5. 재순환선, 6. 동맥여과기, 7. 동맥펌프, 8. 심장절개흡인기 펌프, 9. 벤트펌프, 10. 혈액성 심마비액 주입장치 펌프, 11. 정질성 심마비액, 12, 13. 열교환기 물 공급 및 유출선, 14. 가스선

**(2) 혈희석(hemodilution)**

① 체외순환시의 비혈액성 충전액의 첨가는 자연적으로 환자의 혈액이 희석되는 효과를 가져오게 된다. 혈희석은 (ㄱ) 관류액의 점도를 줄여 특히 저체온시 미세혈관 순환을 용이하게 할 뿐 아니라 (ㄴ) 사용되는 혈액의 양을 줄여 간염이나 AIDS 감염의 위험성이나 혈액손상의 양을 줄일 수 있고, 또 (ㄷ) 요량의 증가 및 기타 신기능의 향상 등 여러 가지 이점이 있어 체외순환시 널리 이용되고 있다.

② 혈희석의 적당한 수준 즉 환자의 적정 적혈구용적(hematocrit)의 정도는 대개 혈액의 정상 산소운반능력의 약 2/3 정도를 제공해 줄 수 있는 20~25%선이다.

### 3) 헤파린의 투여 및 중화

체외순환시 환자의 혈액이 체외의 인공표면과 접촉하는 것을 그대로 방치하면 혈액의 응고기전이 활성화되어 혈액응고가 일어나게 된다. 따라서 체외순환시에는 혈액응고를 방지하기 위해 반드시 항응고제로서 헤파린을 사용한다. 헤파린은 항트롬빈 III(antithrombin III)의 작용을 증가시킴으로써 혈액응고를 방지하는 작용을 한다. 체외순환이 종료된 후에는 수술 후 출혈을 방지하기 위해 잔존 헤파린의 효과를 중화시킬 목적으로 프로타민(protamine)을 투여한다. 프로타민은 급성거부반응(anaphylaxis) 또는 혈관이완작용 등의 결과로 빨리 주입하면 급성 저혈압의 위험성이 있기 때문에 항상 천천히 주입하여야 한다.

### 4) 체외순환시 외부에서 통제할 수 있는 변수들

자연적인 신체의 생리기전과는 달리 체외순환시에는 많은 변수들을 직접적으로 외부에서 조절할 수가 있다.

**(1) 관류속도(perfusion flow rate)**

체외순환시 조직의 요구에 합당하게 적절한 관류속도를 유지하는 것은 매우 중요하다. 적절한 관류속도에 대해서는 다소간 이론이 있는데, 일반적으로 마취 중인 정상체온(37℃)의 환자에서는 체표면적 1 $m^2$당 평균 2.2 L/min의 관류속도면 말초조직의 대사성 산증을 피할 수 있는 적정 속도로 간주되고 있다. 실제 임상적으로는 다소의 여유를 두어 2.5 L/min/$m^2$를 많이 사용한다. 저체온법을 사용하는 경우에는 대사요구가 감소하기 때문에 비례적으로 적은 양의 관류속도로도 효과적인 체외순환이 가능하다.

**(2) 관류액의 온도와 환자의 체온**

① 저체온법의 장점

체외순환하에 개심술을 시행하는 경우 대부분 저체온법(hypothermia)을 병행한다. 저체온법의 가장 큰 목적은 신체의 대사율(산소소모량)을 감소시키는 데에 있는데, 통상의 중등도 저체온법의 장점은 다음과 같다.

a. 냉각 심정지액(cardioplegic solution)에 의해 정지된 심장의 재가온(rewarming) 속도를 감소시킨다.
b. 수술시 편의상 저속관류가 필요한 경우에 안정성을 유지해 준다.
c. 만일 기계장치의 잘못으로 일시적인 관류차단이 생겼을 때 이에 대한 안전장치가 될 수 있다.

② 저체온법의 종류 및 완전순환정지

저체온법을 사용할 때 적정온도의 선택은 집도의가 수술의 종류와 성격을 감안하여 결정하게 된다. 저체온법의 정도에는 비인두(nasopharyngeal)체온을 기준으로 할 때 (1) 경도(mild)의 저체온법(28~35℃), (2) 중등도(moderate)의 저체온법(23~27℃), (3) 심도(deep)의 저체온법(15~22℃) (4) 초(profound) 저체온법(15℃ 미만) 등의 종류가 있다. 심도의 저체온법 이하의 체온에서는 수술의 필요에 따라 일시적으로 완전히 순환을 정지시킨 상태(total circulatory arrest)에서 수술을 시행할 수도 있다. 보통 약 45분까지의 완전순환정지는 안전하다.

③ 저체온을 만드는 방법

저체온 상태를 만드는 방법에는 심폐기에 의해 관류액을 냉각시키는 방법(perfusion hypothermia)과 신체 외부에서 환자의 체표면을 냉각시키는 방법(surface hypothermia), 그리고 이 두 가지를 병합해서 사용하는 방법(combined hypothermia) 등 3가지가 있다. 보통 관류액에 의한 냉각방법이 많이 사용된다.

**(3) 동맥압의 파형(waveform)**

우리 몸의 동맥압은 정상적으로 박동성(pulsatility)을 보이나, 롤러펌프나 원심성 펌프로 형성되는 동맥압의 파형은 비박동성이다. 체외순환시 비박동성의 관류형태는 박동성 관류에 비해 기술적으로 쉬운 장점이 있으나 이론적으로 비정상적인 생리상태임에 틀림 없다. 그러나 실제적으로 수 시간의 보통 체외순환 관류에 있어서는 비박동성 관류(nonpulsatile perfusion)가 특별한 문제를 일으킨다는 증거는 아직 발견되지 않고 있다.

**(4) 기타의 변수들**

이밖에 체외순환시에는 체정맥압(systemic venous pressure), 폐정맥(좌심방)압, 관류액의 적혈구분획(hematocrit), 관류액의 화학성분과 산소, 이산화탄소 등을 외부적으로 조절할 수 있다.

## 4. 체외순환 후 발생할 수 있는 합병증

### 1) 중추신경계

체외순환시 뇌는 (1) 저혈압으로 인한 허혈성 손상이나, (2) 드물지만은 헤파린의 사용으로 인한 출혈성 손상, 그리고 (3) 공기색전증 등에 의한 색전성 손상 등으로 장애를 일으킬 수 있다.

### 2) 심 장

각종 원인에 의한 심근의 손상으로 저심박출증(low output syndrome)이 오거나, 또는 심근의 흥분성 증가나 전도조직의 손상으로 부정맥이 생길 수 있다.

### 3) 심장탐폰, 심장압전 (心臟壓塡 ; cardiac tamponade)

심장주위에 혈액의 축적으로 심실의 충진과 수축에 장애를 줌으로써 생긴다. 수술 후 심낭의 봉합 여부와 흉관(chest tube)의 존재 여부에 관계없이 생길 수 있다. 심박출량의 감소, 중심정맥압 상승, 기이맥(paradoxical pulse), 종격동음영의 확장 등의 소견을 보인다.

### 4) 심낭절개술후 증후군 (postpericardiotomy syndrome)

심낭수술후 발열, 흉막염성 흉통, 백혈구과다증, 심낭삼출액(pericardial effusion), 심낭막마찰음(pericardial friction rub) 등의 소견이 나타난다. 수술 후 1주일에서 수개월 사이에 발생할 수 있는데 1~2주안에 잘 생긴다. 대부분 자연 치유되며, 필요시 아스피린을 사용하면 잘 반응하고 조금 심한 경우에는 단기간의 스테로이드를 사용하기도 한다. 정확한 발병원인은 모르지만 자가면역 기전으로 추정하고 있다.

### 5) 출 혈

체외순환 후에는 각종 원인으로 과도한 출혈이 생길 수 있다. 출혈의 종류에는 크게 재수술로 지혈해 주어야 하는 외과적출혈(surgical bleeding)과, 혈액제재나 약물치료가 필요한 비외과적 출혈(nonsurgical bleeding)의 두 가지 종류가 있다. 비외과적 출혈의 원인에는 (1) 헤파린 효과의 지속, (2) 혈소판이상, (3) 혈액응고인자의 결핍, (4) 섬유소용해(fibrinolysis) 항진, (5) 미만성 혈관내 응고항진(DIC) 등이 있다.

### 6) 폐

무기폐, 기흉, 폐렴, 흉막삼출액, 저산소혈증 등이 흔히 생긴다. 그 외 폐부종, 성인형 호흡부전증후군(ARDS) 등 드물지만은 중독한 합병증들이 생길 수 있다.

### 7) 신 장

체외순환 후에는 여러 가지 원인으로 급성신부전증이 올 수 있지만 가장 흔한 원인은 저심박출증에 이차적으로 오는 것이다. 그러나 체외순환시 적절한 관류속도를 유지해 주는 한편 혈희석법의 이용, 이뇨제의 적절한 사용, 혈액손상으로 인한 혈색소뇨(hemoglobinuria)의 예방 및 적절한 관리 등으로 대부분에서 신장의 손상을 방지할 수 있다.

#### 8) 위장관

체외순환 후 위장관의 합병증은 드물다. 가능한 합병증으로는 위염이나 궤양으로 인한 위장관 출혈, 장간막경색증(mesenteric infarction), 급성 췌장염 등이 있다.

#### 9) 삽관(cannulation)에 따른 합병증

대동맥 삽관 후에 동맥박리(aortic dissection)가 생기거나, 또는 동맥경화성 플라크(plaque)가 떨어져 나가 색전증이 생길 수도 있다. 대퇴동맥 삽관의 경우 삽관측 하지의 허혈이 초래될 수도 있다. 정맥삽관시 삽관장소의 출혈이나 삽관 후 캐뉼라의 폐색으로 인한 정맥환류상의 문제 등이 생길 수 있다.

## II. 심근보호법

### 1. 서 론

심장수술시 수술자체는 기술적으로 문제가 없는 경우라도 수술중에는 심장이 허혈상태 또는 비생리적인 상태에 있으므로 심근손상(myocardial damage)을 받기 쉽다. 수술 시간이 길어질수록 이러한 위험은 점차 증가한다. 심근손상은 수술 후 치료경과를 길게 하고 사망이나 합병증의 빈도를 높일 수도 있다. 심장수술시의 심근손상은 주로 수술 중 심근보호(myocardial protection)의 잘못으로 인한 심근의 에너지 공급과 요구 사이의 불균형으로 생기게 되는데, 이때 심근손상에 가장 취약한 부위는 좌심실의 심내막하부(subendocardium)이다. 이 부위는 좌심실의 바깥쪽 심근이나 또는 심비대가 없는 우심실에서와는 달리 심장수축시기에 좌심실근육의 강한 수축성 압박으로 내부의 혈관이 닫히기 때문에 심장확장기시에만 혈류를 받게 된다. 이러한 특성 때문에 혈류공급의 문제가 있을 때 다른 부위에 비해 쉽게 심근손상을 일으키게 되는 것이다.

### 2. 수술 중 심근보호의 방법

#### 1) 지속적인 관상동맥관류법 (continuous coronary perfusion)

수술 중 지속적으로 관상동맥을 관류시켜 주는 방법이다. 구체적으로 다음과 같은 방법들이 있다.

**(1) 무 작업성 박동성 심장(empty beating heart)**

대동맥을 차단하지 않고 완전 심폐바이패스(total CPB)만을 시행하는 방법이다. 이 방법에서 심장은 박동은 유지하나 심장으로의 정맥환류는 관상정맥동(coronary sinus)을 통한 환류 이외에는 차단되기 때문에 심장내부는 혈액이 거의 비어있는 상태를 유지하게 된다. 그러나 이 방법은 관상정맥동 배혈로 인해 수술 시야가 나빠질 뿐 아니라 박동하는 심장에서 수술을 해야 하는 어려움이 크다. 따라서 이 방법은 수술의 시간이 짧고, 좌측심장을 열지 않아 외부로부터의 공기유입에 의한 색전증(air embolism)의 가능성이 없는 수술에서는 한정된 가치가 있으나 박동심장에서의 기능 평가가 필요한 삼첨판성형술 등 꼭 필요한 경우를 제외하고는 흔히 사용되지는 않는다.

#### (2) 관상동맥 삽관을 통한 지속관류 (individual coronary perfusion)

체외순환후 대동맥을 차단한 뒤, 차단 아래쪽의 대동맥을 열고 관상동맥 입구에 캐뉼라를 삽관하여 이를 통해 혈액을 지속적으로 관류시키는 방법이다. 역시 요즘 거의 사용하지 않는다.

#### (3) 저체온 심실세동상태의 심장 (hypothermic fibrillating heart)

체외순환하에 심실을 전기적으로 자극하여 세동상태로 만들어 주는 방법이다. 저체온법을 함께 사용한다. 이 방법으로는 심장은 박동하지 않으나 세동상태의 심근이 충분히 이완되지 못해 수술시야가 좋지 못하고, 또 심실세동 상태에서는 좌심실 심내막하부의 관류가 쉽게 장애를 일으킬 수 있기 때문에 역시 드물게 사용된다.

### 2) 간헐적인 대동맥차단법 (intermittent aortic cross-clamping)

체외순환하에 빈 박동성 심장을 만든 뒤, 간헐적으로 대동맥차단을 시켜 이 기간 중에 수술을 시행하는 방법이다. 대동맥차단은 일정한 간격으로 풀면서 지나치게 긴 심근허혈(myocardial ischemia)을 방지한다. 수술시야나 심근보호의 측면 등에서 단점이 많아 역시 요즘 거의 사용되지 않는다.

### 3) 초저체온법에 의한 심근혈류차단법 (profound hypothermic myocardial ischemia)

저체온법 자체는 현대적 심근보호법에서 효과적인 심근보호를 위해 반드시 병용되는 방법이지만, 이 방법은 체외순환시 대동맥을 차단한 뒤 저체온법 자체만으로 심근을 보호하는 방법이다. 저체온은 체외순환에 의한 냉각관류법이나, 또는 국소적으로 냉각 식염수용액을 심낭강(pericardial cavity)에 채우는 방법의 두 가지를 단독 또는 병합 사용하여 얻는다. 이 방법은 전술한 방법들에 비해서는 비교적 좋은 수술환경을 마련해 주지만 역시 어느 정도의 심근손상을 일으킬 수 있어 잘 사용되지 않는다.

### 4) 심근보호액(cardioplegic solution)에 의한 심근보호법

고농도의 포타슘(15~30 mEq/L)을 함유한 심정지용액을 간헐적으로 주입하여 심장의 지속적인 확장기성 심정지(diastolic arrest)상태를 유지시키는 방법으로, 약물적 방법이라고도 부른다. 심근보호의 가장 효과적인 방법으로 현대적 개심술에서 대부분 사용되고 있는 방법이다.

#### (1) 심정지용액의 주입방법

① 전방성 주입법(antegrade infusion)

보통의 저체온 체외순환하에서 대동맥을 차단한 뒤 4℃로 냉각된 심근보호액을 대동맥근부(aortic root)에 삽입한 카테타를 통해 신속히 주입한다. 관상동맥으로 주입된 심근보호액에 의해 심장은 즉시 이완 상태로 심정지가 된다. 이때부터 수술을 시작한다. 심근보호액을 주입한 후 시간이 경과하거나(대개 20~30분) 또는 심장의 기계전기적인 움직임이 보이면 심근보호액을 재차 주입한다.

② 역행성 주입법(retrograde infusion)

우심방 또는 관상정맥동(coronary sinus)을 통해 심근보호액을 주입하여 역행성으로 관상동맥과 심근에 심정지용액을 보내는 방법이다. 관상동맥협착증이 있거나 대동맥수술이 필요한 경우 심근보호에 장점이 있을 수 있다는 이론적인 장점이 있으나, 테베지안 체계로의 스틸현상으로 우심보호가 잘 되지 않는 다는 보고가 있다. 다만 급성으로 관상동맥의 심한 협착 또는 폐색이 생겼을 때나 박동심장에서 시행하는 관상동맥우회술시의 관상혈관 관류 목적으로는 흔히 쓰인다.

**(2) 혈성 심근보호액과 정질성 심근보호액**

정질액(crystalloid solution)을 사용하는 비혈액성 심정지용액(asanguinous cardioplegia)은 사용하기 쉽고 수술시야가 좋다는 장점이 있다. 그러나 최근 심근보호의 측면에서 산소를 함유하고 있는 혈성 심정지용액(blood cardioplegia)을 많이 사용하고 있다.

## 참고문헌

1. 김원곤, 노준량, 심폐바이패스의 이론과 실제, 고려의학, 1996.
2. Jonas RA : Section 2 Cardiopulmonary bypass 1st ed. London, Arnold Co Ltd, 2004 : 117-75.
3. 이정렬, 임홍국, 김용진, 노준량, 서경필. 소아개심술에서의 변형초여과법. 대흉외지 1999;32 (6) : 518-24.

# 20 심방중격결손 및 무개관상정맥동 증후군

## Ⅰ. 심방중격결손

### 1. 정 의

#### 1) 심방중격결손

심박중격결손(心房中隔缺損 ; atrial septal defect, ASD)이란 심방중격에 여러 가지 크기의 결손이 생겨있는 선천성 심장기형으로, 좌심방으로부터 우심방으로 혈류의 좌-우단락(left-to-right shunt)을 초래한다. 심방중격결손에는 크게 일차공 심방중격결손(ostium primum ASD)과 이차공 심방중격결손(ostium secundum ASD)의 두 가지가 있는데, 단순히 심방중격결손이라 부를 때는 보통 후자를 의미한다. 일차공 심방중격결손은 보다 복잡한 발생기전을 갖는 방실중격결손(AVSD)이라는 심장기형에 속하는 병변이기 때문에 다른 장에서 따로 언급하기로 한다(제 24장. 방실중격결손 참조).

#### 2) 심방중격결손과 난원공개존(卵圓孔開存)의 차이

난원공(foramen ovale)은 태아의 혈액순환에서, 태반으로부터 하대정맥(IVC)을 거쳐 우심방으로 들어오는 산화혈액(oxygenated blood)의 약 1/3을 우심실 대신 좌심방을 거쳐 좌심실로 보내는 역할을 한다. 난원공은 보통 출생 후 바로 자연 폐쇄가 되는데 정상 성인의 약 20%에서는 폐쇄되지 않은 채 잔존하게 되어 이를 난원공개존(patent foramen ovale ; PFO)이라 부른다. 난원공개존은 해부학적으로 상부 난원와연(the limbus fossa ovalis)과 난원와판막사이에 존재하는 구멍으로, 판막의 덮개기전(flap valve mechanism)에 의해 정상적인 좌심방-우심방 압력 차이에서는 혈류의 단락이 일어나지 않는다. 따라서 임상적으로는 아무런 문제가 없는 구조이다. 결론적으로 난원공개존은 엄격한 의미에서는 심방중격상에 존재하는 결손임에는 틀림없으나 병적인 심방중격결손과는 근본적으로 다른 구조이다.

### 2. 발생빈도

① 전체 선천성 심장기형의 10~15%를 차지하는 흔한 심장기형중의 하나이다. 특히 성인에서는 가장 흔히 발견되는 선천성 심장기형이다.

② 여자에서 약 2배 정도 더 잘 생긴다.

③ 한국의 한 통계에 의하면 심도자법, 수술,

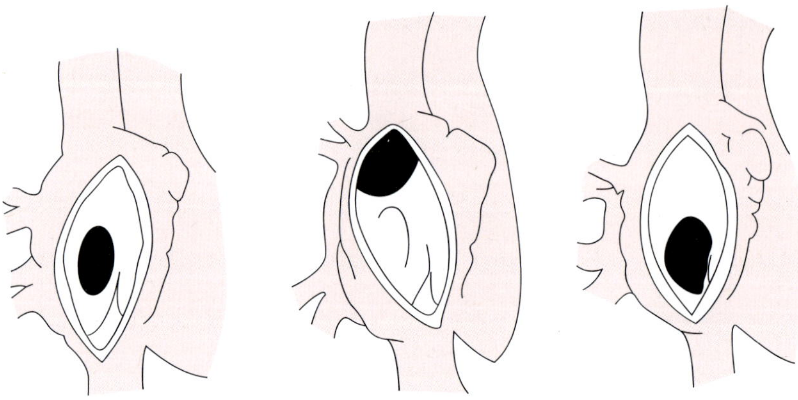


그림 20-1. 심방중격결손의 종류. A. 난원와형. B.정맥동형. C. 하대정맥형

또는 부검을 통하여 확인된 총 3,478례의 환자중 심방중격 결손은 전체 선천성 심장기형의 10%를 차지하여 심실중격결손(VSD), 팔로사징(TOF), 동맥관개존(PDA)에 이어 4번째의 발생빈도를 보였다. 연령별로 15세 이상의 성인 환자군에서는 폐동맥 협착과 동반된 1.7%를 포함하여 모두 26.7%로 역시 가장 흔한 선천성 심장기형이였다.[1] 1993년부터 2005년 사이 대한흉부외과 년간수술통계에 의하면 심방중격결손증은 선천성 심장수술환자의 19%를 차지하였다.[2]

## 3. 병리해부소견

### 1) 심방중격결손(이차공형)의 그림 분류 (그림 20-1)

#### (1) 난원와형, 난원공형 (fossa ovalis type, foramen ovale type)

① 심방중격의 중간부위에 결손이 생기는 형태로, 이차공 심방중격결손 중 가장 흔하다(약 2/3)

② 결손의 크기는 다양하다. 결손의 크기가 너무 커서 좌심방과 우심방이 마치 하나의 심방을 이루는 것처럼 보일 때가 있는데, 이때를 공통심방(common or single atrium)이라고 부르기도 한다.

③ 때로는 결손주위의 심방중격조직이 아주 얇아지면서 창(窓)모양의 구멍(fenestration)들을 만들어 다발성 심방중격결손 같은 양상을 보이기도 한다.

#### (2) 정맥동형(sinus venosus type)

① 상대정맥형(SVS type)또는 고위형(high defect)이라고도 부르며 이차공 심방중격결손의 약 10%를 차지한다.

② 상대정맥과 우심방의 접합부위에 결손이 위치하며, 태생기의 정맥동(sinus venosus)이라고 부르는 구조의 발육이상으로 기인한다.

③ 정맥동형의 가장 특징적인 임상소견 중의

하나는 거의 대부분에서 부분폐정맥연결이상(PAPVC)을 동반한다는 사실이다. 부분폐정맥연결이상에는 여러 가지 형태가 있는데 정맥동형 심방중격결손에서는 주로 우상엽의 폐정맥들이 상대정맥(SVC)으로 연결되는 이상을 보인다.

**(3) 하대정맥형(IVC type)**

① 저위형(low defect)이라고도 부르며 이차공 심방중격결손의 약 20%를 차지한다.

② 결손은 하대정맥 입구 근처에 위치한다.

### 2) 심장챔버 및 판막의 변화

① 주로 우심방과 우심실이 커진다.

② 우심실이 커짐에 따라 상대적으로 좌심실의 전체적인 형태에 변화를 일으키게 되고, 이 결과 심방중격결손 환자의 약 20%에서 승모판탈출증(mital prolapse)이 생긴다.[3] 승모판탈출증 환자의 일부에서는 승모판 폐쇄부전이 생길 수도 있다.

### 3) 동반질환

**(1) 흔한 동반질환**

폐동맥협착, 부분폐정맥연결이상, 심실중격결손, 동맥관개존, 승모판막질환 등과 흔히 연관된다.

**(2) 뤼탕바쉬에 증후군(Lutembacher syndrome)**

비교적 드문 병변으로 심방중격결손과 승모판협착이 연관되는 것을 말한다. 이때 승모판협착은 통상 류마티스성이다.

**(3) 홀트-오람 증후군(Holt-Oram syndrome)**

손의 골격발육부전을 동반한 심방 또는 심실중격결손이 있는 드문 유전성 심장질환으로서, 상염색체 우성형질(autosomal dominant)로 유전된다. 심장수증후군(心臟手症候群 ; heart-hand syndrome)으로도 불린다.

## 4. 병태생리

### 1) 좌-우단락(left-to-right shunt)

심방중격결손에서 결손을 통한 혈류단락의 정도는 (1) 결손의 크기, (2) 심장이완기 좌심실과 우심실의 상대적인 유순도(compliance)의 차이에 의해서 결정된다. 정상적인 상태에서는 우심실 유순도가 좌심실 유순도에 비해 크기 때문에 심방중격결손을 통한 혈류의 단락은 항상 좌-우단락의 형태로 나타난다.

### 2) 폐동맥고혈압(pulmonary hypertension)

좌-우단락으로 인한 폐동맥혈류의 증가는 폐동맥고혈압을 초래하게 된다. 그러나 심방중격결손에서는 보통 20~30대 전에서는 폐동맥 고혈압이 잘 생기지 않는다. 이는 심실중격결손이나 동맥관개존 같은 다른 좌-우단락 병변과는 뚜렷이 대조되는 소견이다. 이 이유는 심방중격결손에서는 원인은 확실하지 않지만 특징적으로 좌-우단락을 통해 증가된 폐동맥의 혈류를 상당 기간 동안 폐동맥이 잘 감당해내기 때문이다. 이에 따라 심방중격결손에서는 심부전증 역시 소아기에서는 거의 생기지 않는다.

## 5. 임상양상 및 진단소견

### 1) 증 상

영아기나 소아기에는 대부분 특별한 증상이 없다. 성인에서 증상이 나타나는 경우에는 운동시 호흡곤란이나 피로감 또는 심계항진(palpitation) 등의 소견으로 나타난다.

### 2) 이학적 소견

(1) 신체발육은 보통 정상이다.

(2) 진동음(thrill)은 대부분 만져지지 않는다.

(3) 청진소견

① 부드러운 수축기 박출성잡음(systolic ejection murmur)이 좌상부흉골연에서 들린다. 이 심잡음은 폐동맥판막을 통한 증가된 혈류 때문에 생긴다.

② 제 2심음은 넓게 분리된 고정성분열(fixed splitting)을 보이는 것이 특징이다

### 3) 심전도

(1) 우측편위(RAD)와 우심실비대(RVH)의 소견을 보인다.

(2) 우측 흉부유도 V1에서 RBBB with rsR'(불완전 우각블록)형이 나타날 때가 많다.

### 4) 흉부 X-선사진

(1) 우심방과 우심실이 주로 커진 심비대,

(2) 폐혈관상의 증가

(3) 주폐동맥분절(MPA segment)의 확대 등의 소견이 보인다.

### 5) 심장초음파검사

#### (1) 2D에코도

심방중격결손의 위치나 크기에 대한 확진이 가능하다. 특히 늑골하 4챔버영상(subcostal 4 chamber view)에서 잘 보인다. 그러나 부분폐정맥연결이상이 동반된 경우 이를 진단하는데는 신뢰도가 떨어진다.

#### (2) M-mode 에코도

우심실이 커져있는 것과 심실중격의 역동성운동(paradoxical septal motion)을 관찰할 수 있다.

### 6) 심도자법 심혈관조영술(cardiac catheterization and cineangiography)

심장초음파검사로 확진이 가능하기 때문에 최근 많은 심장센타에서는 심도자법을 생략하는 경우가 많다. 그러나 동반심기형이 의심될 때, 또는 폐동맥고혈압의 여부나 승모판막의 상태를 정확히 파악할 필요가 있을 때는 심도자법을 시행하기도 한다.

## 6. 자연경과

### 1) 자연폐쇄 (spontaneous closure)

심방중격결손은 심실중격결손에 비해 드물기는 하지만 자연폐쇄가 일어날 수 있다.

### 2) 합병증

성인환자에서는 심방세동이나 심방조동같은 심방부정맥이 발생할 수 있다. 그러나 특징적으로

감염성 심내막염은 생기지 않는다.

### 3) 자연수명

치료 받지 않은 환자에서의 자연수명은 40세 전후로 추정되며 대부분 진행성 심부전증으로 사망한다.

## 7. 외과치료법

### 1) 수술적응증

(1) 일반적으로 유의한 좌-우 단락이 있는 경우 즉 Qp/Qs 1.5 : 1 또는 2 : 1이상일 때 수술적응이 된다.

(2) 심방중격결손에서는 비교적 드물긴 하지만 폐동맥고혈압이 진행되어 높은 폐혈관저항(10 units/$m^2$ 이상)이 있을 때는 수술의 금기사항이 된다. 그러나 환자가 고령이라도 연령 자체는 수술금기사항이 아니다.

### 2) 수술시기

보통 2~6세 사이의 소아기에 실시한다. 내과치료로도 잘 반응하지 않는 극히 드문 경우를 제외하고는 영아기에서는 수술을 시행하지 않는다. 소아기를 지나서는 폐혈관저항이 수술금기가 될 정도로 높지 않은 한 발견 되는대로 수술을 시행한다.

### 3) 수술방법

(1) 개심술(open hear surgery), 즉 인공심폐기를 이용한 통상의 체외순환하에서 심장을 열고 심방중격결손을 직접 노출한 상태에서 수술한다.

(2) 심방중격결손의 폐쇄는 구멍의 크기에 따라 일차적인 봉합(primary closure)을 하거나 (그림 20-2). 구멍의 크기가 크고 부분 폐정맥연결이상과 합병되어 있을 때는 심낭편(pericardial patch)이나 대크론(dacron), 고어텍스(Gore-Tex) 등 인조물질로 만들어진 첨포(patch)를 사용하여 폐쇄하기도 한다.

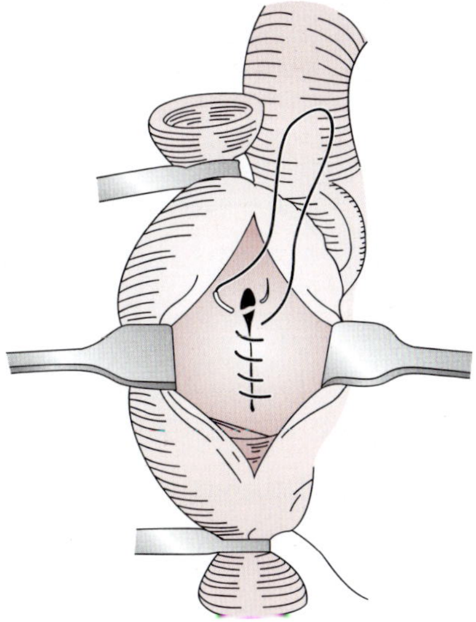

그림 20-2. 심방중격결손의 일차봉합 장면.

## 8. 경피적 카테터 폐쇄법 (percutaneous catheter closure)

카테터에 의해 특수장치를 삽입하여 결손을 폐쇄시키는 방법인데, 현재 일부 병원에서 시도되고 있다.[4]

# II. 무개관상정맥동 증후군

## 1. 정 의

무개관상정맥동 증후군(無蓋冠狀靜脈洞 症候群

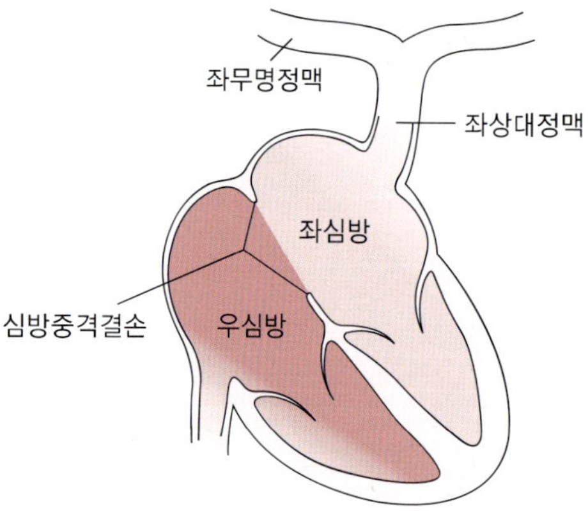


그림 20-3. 좌상대정맥(left SVC)이 남아 있는 완전무개관상정맥동형의 모식도.

; unroofed coronary sinus syndrome)이란 관상정맥동과 좌심방 사이의 공통벽(common wall)의 전부 또는 일부분이 결손을 보이는 드문 심기형을 말한다.

## 2. 발생빈도

드문 병변이다.

## 3. 병리해부소견

### 1) 완전 무개관상정맥동형 (completely unroofed coronary sinus)

(1) 관상정맥동과 좌심방 사이의 공통벽이 완전히 결손된 형태이다. 따라서 관상정맥동은 없어지고 그 자리에 대신 관상정맥동형 심방중격결손(coronary sinus ASD)이 생긴다. 관상정맥동이 없기 때문에 각각의 관상정맥들은 독립적으로 좌심방으로 환류된다. 일부에서는 우심방으로 직접 환류되기도 한다.

(2) 완전 무개형에는 좌상대정맥이 존속되어 있는 경우(persistent left SVC)와 그렇지 않은 경우의 두 가지가 있다. 전자의 경우가 흔한데, 이때 좌상대정맥은 정상적인 경우의 연결로인 관상정맥동이 없기 때문에 대신 좌심방의 좌측상방에 연결된다(그림 20-3).

### 2) 부분 무개관상정맥동형 (partially unroofed coronary sinus)

관상정맥동의 중간 부위나 말단부에서 부분적인 결손이 생겨 좌심방과 교통하는 형태로 아주 드물다.

## 4. 병태생리

주된 형태인 좌상대정맥 존속을 동반한 완전무개관상정맥동형에서는, 좌심방으로 환류되는 좌상대정맥에 의하여 우-좌단락이 생기게 된다. 이에 따라 발생하게 되는 경도의 청색증이 무개관상 정맥동 증후군의 병태생리 및 자연경과를 결정하게 된다.

## 5. 임상양상 및 진단소견

좌상대정맥 존속이 있는 경우에는 우-좌단락에 의한 경도의 청색증이, 그리고 없는 경우에는 관상정맥동형 심방중격결손을 통한 좌-우단락이 임상양상을 결정한다. 진단방법은 심장초음파검사, 심도자법 및 심혈관조영술 등을 사용하나 최종 확진은 통상 수술장에서 이루어지는 경우가 많다.

## 6. 자연경과

청색증과 적혈구증가증(polycythemia), 그리고 우-좌단락으로 인한 뇌색전증(cerebral embolism)과 뇌종양(cerebral abscess)의 발병 가능성 등으로 정상인에 비해 수명감소가 있을 것으로 추정된다.

## 7. 외과치료법

### 1) 수술적응증

(1) 좌상대정맥 존속이 있는 경우에는 이로 인한 청색증과 뇌색전증 등의 위험성 때문에 수술적응이 된다.

(2) 좌상대정맥 존속이 없고 관상정맥동형 심방중격 결손만 있는 드문 형태에서는 보통의 심방중격결손의 수술적응을 따른다.

### 2) 수술방법

(1) 좌심방으로 환류되는 좌상대정맥 존속이 있는 경우에는, 심방중격을 절제한 후 패취를 이용하여 좌상대정맥이 우심방으로 환류 되게끔 한다. 또는 심방중격을 완전히 절제하지 않고 성형수술을 통해 좌상대정맥이 우심방으로 환류 되게 하는 술식을 사용하기도 한다. 일부에서는 좌상대정맥을 통한 정맥환류가 많지 않을 경우에는 좌상대정맥을 바로 결찰해주는 방법을 사용하기도 한다.

(2) 관상정맥동형 심방중격결손만 있는 경우에는 보통의 심방중격결손에서와 같이 봉합 폐쇄시켜 준다.

## 참고문헌

1. 홍창의, 윤용수, 최정연, 이영우, 지제근 : 한국인의 선천성심질환. 대한의학협회지 26 : 721, 1983.
2. 대한흉부외과학회 년간수술통계(1993~2005), 대한흉부외과학회.
3. Leachman RD, Cokkinos DV, Cooley DA : Association of ostium secundum atrial septal defects with mitral valve prolapse. Am J Cardiol 38 : 167, 1976.
4. Rome JJ, Keane JF, Perry SB, et al : Double umbrella closure of atrial defects. Circulation 82 : 751, 1990.
5. Atrial septal defect In : Castaneda A, et al. eds. Surgery of the neonate and infants. Philadelhia : WB Saunders Co,, 167-87, 1994.
6. Jonas RA : Atrial septal defect. In Jonas RA[ed]. Comprehensive surgical management of congenital heart disease. 1st ed. London, Arnold Co Ltd, 2004: 225-42.

# 21 폐정맥연결이상

## I. 부분폐정맥연결이상

### 1. 정 의

부분폐정맥환류이상(partial anomalous pulmonary venous return, PAPVR) 또는 부분폐정맥연결이상(部分肺靜脈連結異常 ; partial anomalous pulmonary venous connection, PAPVC)이란 정상적으로는 모두 좌심방으로 연결되어야 하는 폐정맥들중 일부가 우심방이나 또는 그 체정맥(systemic vein)으로 이상 연결된 상태를 말한다. 부분폐정맥연결이상은 단독으로 나타날 수도 있고 심방중격결손과 합병되어 나타날 수도 있다.

### 2. 발생빈도

전체 선천성 심장기형의 1% 미만을 차지한다.

### 3. 병리해부소견

1) 부분폐정맥연결이상은 좌측에서보다 우측에서 2배 정도 더 빈번이 발생하고, 때로는 양측에서 동시에 생길 수도 있다.

2) 부분폐정맥연결이상의 종류

**(1) 정맥동증후군(sinus venosus syndrome)**

가장 흔한 형으로 우상폐정맥(right superior pulmonary vein)이 상대정맥이나 또는 상대정맥과 우심방 접합부로 연결되는 형이다. 거의 대부분에서 정맥동형 심방중격결손과 연관된다.

**(2) 만도증후군(彎刀症候群 ; scimitar syndrome)**

우측 폐정맥의 전부 또는 일부가 하대정맥으로 이상연결되면서 흉부 X-선상 심장의 우측하부 가장자리를 따라서 아라비아식칼, 즉 만도(彎刀)모양의 특징적인 수직 음영을 만든다. 이 때 보통 우측폐의 형성부전(hypoplasia)이 동반되고 이곳의 동맥혈 공급은 하행대동맥에서 나오는 비정상적인 체동맥으로부터 이루어져 폐분리증(pulmonary sequestration)을 만든다.

**(3) 기 타**

이밖에 우측폐정맥이 우심방으로 연결되거나, 그밖에 좌측 및 양측 폐정맥이 이상 연결되는 형태 등이 있다.

## 4. 병태생리

부분폐정맥연결이상에서의 기본 병태생리는 심방중격결손에서와 같이 좌-우단락을 통한 증가된 폐동맥혈류이다. 이때 좌-우단락의 양은 (1) 이상연결되는 폐정맥의 수, (2) 심방중격결손의 동반여부 및 크기, (3) 폐혈관저항등에 의해 결정된다.

## 5. 임상양상 및 진단소견

### 1) 증 상

대부분 뚜렷한 증상이 없다.

### 2) 이학적 소견

(1) 심방중격결손에서와 비슷하다.

(2) 청진소견

① 좌측 상부흉골연에서 수축기 박출성 잡음이 들린다.

② 심방중격결손과 연관될 때는 제 2심음이 넓게 벌어지고 고정되지만 심방중격결손이 없을 때는 정상적인 제 2심음을 보인다.

### 3) 심전도 및 흉부 X-선사진

심방중격결손과 유사한 소견을 보인다.

### 4) 심장초음파검사

부분폐정맥연결이상의 확진에는 신뢰성이 떨어진다.

### 5) 심도자법 및 심혈관조영술

정확한 해부학적 이상을 파악할 수 있다.

## 6. 자연경과

1) 심방중격결손에서와 같이 비교적 늦은 나이에 폐동맥고혈압이나 폐혈관폐쇄성질환(pulmonary vascular obstructive disease, PVOD)이 발생할 수 있다.

2) 만도증후군환자에서는 분리증이 있는 폐(sequestrated lung)에서 폐감염이 흔히 발생할 수 있다.

## 7. 외과치료법

### 1) 수술적응증

(1) 심방중격결손에서와 같이 유의한 좌-우단락양이 있을 때, 즉 Qp/Qs가 2 : 1 이상이면 수술적응이 된다. 수술시기도 심방중격결손에 준한다. 만도증후군이 있는 경우에는 폐분리증에 의한 합병증이 생길 가능성이 있어 Qp/Qs가 2 : 1이하일 때도 수술하기도 한다. 이때는 비정상 체동맥의 결찰과 함께 해당 폐엽을 절제해준다.

(2) 동반병변없이 폐엽 하나의 부분폐정맥연결이상만 있을 때는 통상 수술하지 않아도 된다.

### 2) 수술방법

통상의 체외순환에 의한 개심술을 시행하는데, 이상연결되는 폐정맥들의 위치에 따라 구체적인 수술방법이 달라진다.

**(1) 상대정맥으로 이상 연결될 때**

첨포(patch)를 사용하여 이상연결 폐정맥과 심방중격결손 사이에 통로(tunnel)를 만들어주고 첨포에 의한 상대정맥의 폐색가능성을 예방하기 위

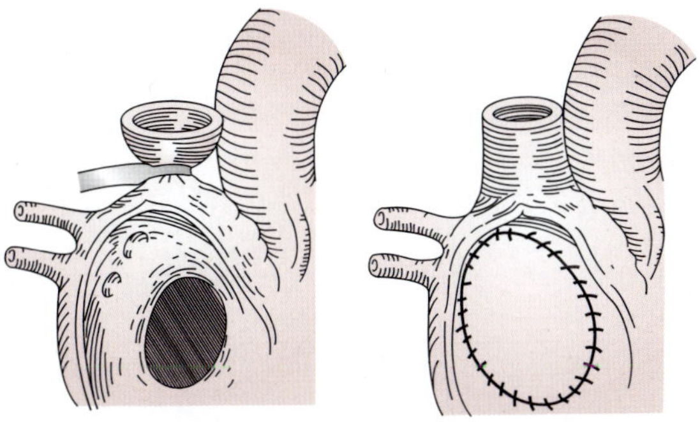

그림 21-1. 부분폐정맥연결이상의 수술 장면의 한 모식도. 우측 폐정맥을 포함하여 심방중격결손을 막게 되면, 폐정맥 혈류는 첩포(patch)의 아래쪽을 통하여 심방 중격 결손을 통해 좌심방으로 유입하게 된다.

해 심낭막이나 인조물질로 상대정맥을 확장시켜 준다. 또는 상대정맥을 폐정맥이상 연결보다 원위부에서 절단한 뒤 심방내에서 우상폐정맥이 좌심방으로 유입되도록 첨포로 새로운 통로를 만들어 주고 절단된 상대정맥 끝은 우심방 부속지에 단단 문합해준다. 후자의 방법은 폐정맥 및 체정맥 통로 협착의 가능성을 모두 배제할 수 있다는 장점이 있다.

#### (2) 우심방으로 이상연결될 때

심방중격결손을 확장한 뒤 첩포를 이용하여 이상연결 폐정맥이 좌심방으로 유입되도록 봉합해 준다(그림 21-1).

#### (3) 하대정맥으로 이상연결될 때

만도증후군이 있는 경우에는 이상 체동맥의 결찰과 함께 해당 폐엽의 절제를 시행한다. 만일 폐병변 없이 폐정맥의 이상연결만 있을 때는 해당 폐정맥을 우심방에 이식해준 뒤 심방내 터널을 만들어 해당 폐정맥의 혈류를 좌심방으로 가게 해준다.

## II. 전폐정맥연결이상

### 1. 정 의

전폐정맥연결이상(全肺靜脈連結異常 ; total anomalous pulmonary venous connection, TAPVC), 전폐정맥환류이상(total anomalous pulmonary venous return)이란 모든 폐정맥들이 좌심방과 정상적인 연결 없이 우심방 및 그 체정맥(systemic vein)중의 하나에 연결되는 선천성 심기형을 말한다. 체정맥 및 폐정맥환류가 모두 우심장(right heart)으로 일어나므로 좌우심장 사이의 교통이 없으면 생명을 유지할 수 없다. 폐정맥환류로에 협착이 있으면 수술적인 교정 이외에는 방법이 없으므로 선천성 심기형중 진정한 의미에서의 응급수술이 필요한 질환이다.

### 2. 발생빈도

1) 전체 선천성 심장기형의 약 1%를 차지한다.[1,2] 한편 1993년부터 2005년 사이 대한흉부외과 년간수술통계에 의하면 부분폐정맥연결이상을 포함한 폐정맥연결이상이 선천성심장수술환자의 2%를 차지하였다.[3]

2) 남자에서 약 2 : 1로 발생빈도가 높다.

3) 한국의 또 다른 통계에서는 전체 선천성 심장기형의 약 0.6%를 차지하는 것으로 보고 되고 있다.[4]

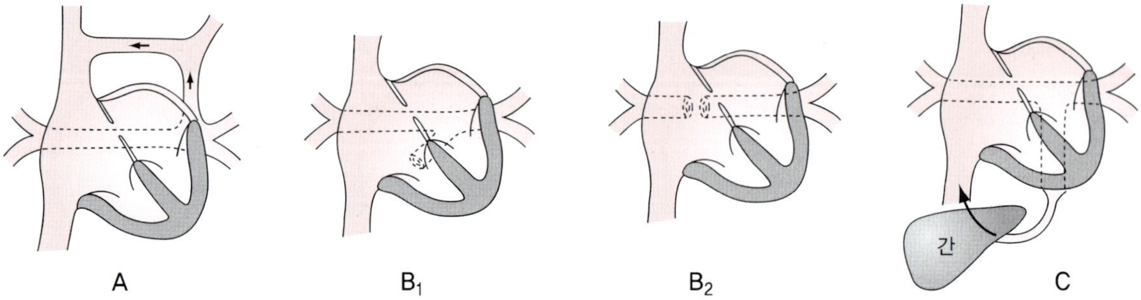


그림 21-2. 전폐정맥연결이상의 분류. A. 심장상부형, B. 심장형 : 전체폐정맥이 관상정맥동으로 연결되거나($B_1$),우심방으로 연결된다($B_2$) C. 심장하부형.

## 3. 병리해부소견

### 1) 심방간 통로

폐정맥들이 모두 우심방쪽으로 환류되기 때문에 환자가 생존하기 위해서는 우심방과 좌심방을 연결하는 통로가 반드시 존재하여야 한다. 이때 심방간의 연결통로는 작은 난원공개존(PFO)에서부터 큰 심방중격결손(ASD)까지 다양한 크기로 존재한다.

### 2) 심장챔버

우심방은 크고 좌심방은 작다. 이는 좌심방이 정맥부분과 심근으로 된 심방의 조합으로 이루어지지 못하고 정맥에 해당되는 부분이 없어져서 우심의 일부와 붙거나 공통폐정맥통로(common pulmonary venous channel)를 만드는데 사용되었기 때문이다.

### 3) 분 류

전폐정맥연결이상은 폐정맥들의 연결부위에 따라 통상 다음과 같은 4가지의 형태로 나눈다[5](그림 21-2).

**(1) 제 I 형, 심장상부형 (type I, supracardiac type)**

폐정맥들이 합쳐 좌심방 뒤에서 공통폐정맥통로(common pulmonary venous cahnnel)을 형성한다. 이 공통폐정맥통로가 수직정맥(vertical vein)과 좌측무명동맥(left innominate vein)을 통해 상대정맥(SVC)으로 연결된다. 전폐정맥이상연결 중 가장 흔한 형태로 45% 정도가 이에 속한다.

**(2) 제 2형, 심장형 (type II, cardiac type)**

공통폐정맥통로가 관상정맥동(coronary sinus)으로 들어가거나 또는 폐정맥들이 각각 독립적으로 우심방으로 들어간다. 25%가 이 형태이다.

**(3) 제 3형, 심장하부형 (type III, infracardiac type)**

공동폐정맥통로가 하행정맥(descending vein)으로 모아져 횡격막을 통해 하행한 후 문정맥(portal vein), 정맥관(ductus venosus), 간정맥(hepatic vein) 또는 하대정맥(IVC) 등으로 연결된다. 나머지 25%가 이 형태이다.

**(4) 제 4형, 혼합형 (type IV, mixed type)**

상기 세 가지 형들의 혼합형이다. 예를 들면 한

쪽 폐의 폐정맥들은 체정맥 중의 하나에 연결되고 다른 쪽의 폐정맥들은 관상정맥동에 연결된다.

## 4. 병태생리

### 1) 기본 병태생리

체정맥과 폐정맥환류가 모두 우심으로 들어오기 때문에 심방간 교통이 있어야 살 수 있고 이로 말미암아 혈류혼합(mixing)에 의한 청색증이 오게 된다. 전폐정맥연결이상의 병태생리를 결정하는 가장 중요한 요소는 이상연결된 폐정맥들에 폐쇄(obstruction) 여부이다. 폐쇄성 병변의 여부에 따라 전폐정맥연결이상은 병태생리학적으로 크게 (1) 비폐쇄형(nonobstructive type)과 (2) 폐쇄형(obstructive type) 두 가지로 나누어 볼 수 있다. 일반적으로 폐쇄형은 비폐쇄형에 비해 나쁜 임상경과를 보인다. 폐정맥폐쇄와 폐혈류과다는 체동맥압과 비슷한 폐동맥고혈압은 물론 폐울혈을 일으키고 급기야는 폐부종으로 악화될 수 있다. 그러나 실제로 우심실압이 체동맥압의 85% 이하이면 폐쇄형일 가능성은 희박하다. 이는 폐혈류과다에 의한 폐동맥고혈압이 폐정맥 폐쇄가 없을 경우 우심실압을 체동맥보다 높게 만들지는 못하기 때문이다. 전폐정맥연결이상의 분류상 심장하부형은 거의 대부분 폐쇄형에 속한다. 그리고 상대적으로 빈도는 낮지만 심장상부형이나 심장형의 일부에서도 폐쇄증상이 동반될 수 있다. 간혹 좌폐기관지와 좌폐동맥사이에 좌폐정맥이 끼어서 좌폐정맥폐쇄가 좌폐동맥고혈압을 악화시키고 동시에 폐정맥을 더욱 눌러서 폐동맥폐쇄를 더욱 악화시키는 악성 순환고리(vicious cycle)를 만들 수도 있다.

### 2) 비폐쇄형의 병태생리

#### (1) 혈류역학적 소견

대체적으로 큰 심방중격결손(ASD)과 유사한 소견을 보인다. 즉 우심방에서 합류된 체정맥과 폐정맥의 혼합 환류혈액은 심방간의 통로를 통해 좌심방으로 가기보다는 삼천판막을 통해 우심실 쪽으로 통상 더 많이 간다. 그 결과 심방중격결손에서와 같이 우심방, 우심실, 폐동맥, 폐정맥들이 커진다.

#### (2) 동맥산소포화도

폐동맥혈류가 많기 때문에 동맥산소포화도는 높아 청색증은 없거나 가벼운 경우가 많다. 그리고 우심방에서 폐정맥환류와 체정맥환류가 완전히 혼합되기 때문에, 대동맥과 폐동맥의 산소포화도는 같게 유지된다.

### 3) 폐쇄형의 병태생리

#### (1) 혈류역학적 소견

폐정맥의 폐쇄성 병변으로 폐정맥고혈압이 야기되면서 이차적으로 폐동맥과 우심실의 고혈압이 생기고 심해지면 폐부종(pulmonary edema)과 심근기능의 저하가 생기게 된다.

#### (2) 동맥산소포화도

비폐쇄형에 비해 동맥산소포화도는 훨씬 낮다. 그러나 우심방에서 폐정맥환류와 체정맥환류가 완전히 혼합되기 때문에 대동맥과 폐동맥의 산소포화도는 같다.

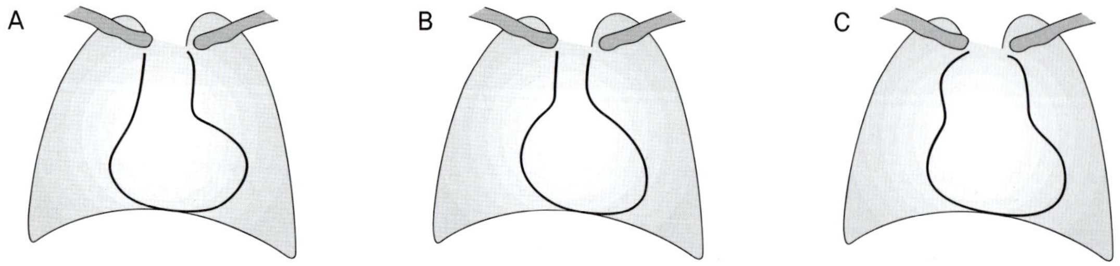


그림 21-3. 대표적인 청색성 심장기형에서의 단순 흉부 X-선사진소견. A. 팔로사징(TOF)에서의 장화모양 심장, B.완전 대혈관전위(TGA)에서의 달걀모양 심장, C. 전폐정맥연결이상(TAPVC) 심장상부형에서의 눈사람 모양 심장.

## 5. 임상양상 및 진단소견

### A. 비폐쇄형 환자군

#### 1) 증상

심방중격결손에서와 유사한 증상을 보이나 보통 더 빨리 진행되는 경과를 보인다. 소아기를 넘겨 생존하는 경우가 많은데 운동시 호흡곤란이나 피로감, 빈번한 호흡기 감염등의 증상을 나타낸다. 청색증은 뚜렷하지 않은 경우가 많다.

#### 2) 이학적 소견

(1) 우심실의 과운동성으로 전흉부 융기(precordial bulge)가 나타난다.

(2) 청진소견

제 2심음의 고정분열(fixed splitting)을 보이나 폐동맥성분(P2)은 강하지 않다. 분마음(奔馬音 ; gallop rhythm)이 들릴 수 있다.

#### 3) 심전도

우측편위와 우심실비대, 또는 우심방비대의 소견이 나타난다 수 년 이상 진행된 경우에는 제 1도 심장블록이 나타날 수 있다.

#### 4) 흉부 X-선사진

(1) 우측심장이 커진 심비대 소견을 보이고 폐혈관상은 증가되어 있다.

(2) 눈사람모양(snowman configuration)

심장상부형에서는 특징적인 눈사람 모양 또는 8자(figure-of-8)모양의 음영을 보인다. 이 소견은 4개월 이하의 어린 영아에서는 드물게 나타난다(그림 21-3).

#### 5) 심장초음파검사

2D 에코도와 도플러 에코도 및 천연색혈류영상을 이용하면 거의 모든 에에서 진단 및 형태학적 분석이 가능하다. 특히 상태가 좋지 않은 환자에서는 심도자법을 무리하게 시행하기 보다는 심장초음파검사만의 소견으로 수술하는 것이 권장되고 있다.

#### 6) 심도자법 및 심혈관조영술

정확한 해부학적 진단이 가능하기 때문에 아직까지 많이 시행되고 있다. 그러나 상태가 나쁜 환자에서는 무리한 시행을 삼가야 한다.

## B. 폐쇄형 환자군

### 1) 증 상

출생 후 신생아기에 바로 중독한 상태에서 급속호흡이나 청색증 등의 증상을 보인다 치료받지 않으면 대부분 3~6개월 내에 사망한다.

### 2) 이학적 소견

(1) 중등도 이상의 청색증과 급속호흡, 흉부 퇴축(chest retraction) 등의 소견을 보인다.

(2) 간비대가 보통 존재한다.

(3) 심장 자체의 이학적 소견은 뚜렷하지 않을 때도 있다.

(4) 청진소견

크고 하나로 된 제 2심음과 분마음(gallop rhythm)이 존재한다. 심잡음은 보통 안 들릴 때가 많은데 들리는 경우에는 통상 좌상부 흉골연에서 수축기잡음이 들린다.

### 3) 심전도

우측편위 및 우심실비대의 소견을 보인다.

### 4) 흉부 X-선사진

(1) 심장 크기는 보통 정상이다.

(2) 폐정맥울혈(pulmonary venous congestion)의 소견을 보인다.

### 5) 심장초음파검사, 심도자법 및 심혈관조영술

비폐쇄형에서의 소견 참소.

## 6. 자연경과[6]

### 1) 비폐쇄형

전체 환자의 약 25~30%가 여기에 속하며, 외과적 치료 없이는 약 50%가 1년 내에 사망한다. 조기에 폐동맥고혈압이 생기며 성장장애와 함께 심부선승이 나타난다. 일부 환자에서는 초기에는 폐동맥고혈압이 없을 수 있지만 결국 청년기전에는 발생하게 된다.

### 2) 폐쇄형

전체 환자의 약 60~70%가 여기에 속한다. 외과적 치료 없이는 대부분 생후 3개월 이내에 사망한다. 특히 심장하부형에서는 수주 내에 사망한다.[7]

## 7. 외과치료법

### 1) 수술적응증

(1) 전폐정맥연결이상을 가진 환자들은 그냥 두면 대부분 초기 영아기에 사망하기 때문에 진단 그 자체가 수술의 적응증이 된다. 특히 폐쇄성 병변이 있는 환자에서는 폐부전증(respiratory failure), 저심박출증(low output syndrome), 산증(acidosis) 등의 진행을 막기위해 지체없이 수술을 시행하여야 한다.

(2) 영아기를 넘어 발견된 환자에서도 가급적 빨리 수술을 해주어야 한다. 만일 비가역성 폐쇄성 폐혈관질환이 생긴 경우에는 수술의 금기가 된다. 이때 수술금기의 기준은 심실중격결손에서와 같다.

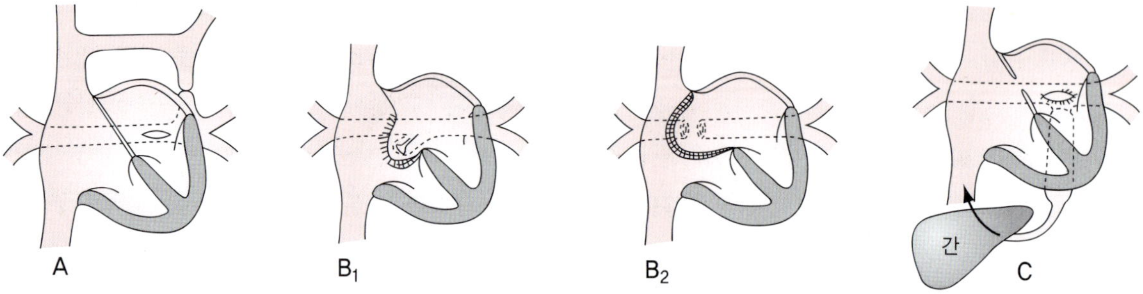


그림 21-4. 전폐정맥연결이상의 수술방법. A. 심장상부형. $B_1$ 및 $B_2$. 심장형. C. 심장하부형(본문참조).

### 2) 수술방법

정중흉골절개술을 통한 통상의 체외순환하에서 시행한다. 구체적인 수술방법은 전폐정맥연결이상의 형태에 따라 달라진다(그림 21-4). 원칙적으로 좌심방과 이상연결정맥 또는 공통폐정맥통로를 연결해 주어야하므로 좌심방 접근방법에 따라 세 가지로 나눌 수 있다. 첫째 후방접근법(posterior approach)으로 심첨부를 환자의 머리쪽으로 들면서 좌심방을 심장 바깥쪽에서 접근하는 방법으로 수술시야는 좋으나 심실을 조수의 손을 빌려 눌러야하므로 심근손상의 가능성과 저온도유지가 힘들다는 단점이 있다. 둘째 우심방 접근법으로 시야도 좋고 좌심방과 공통폐정맥통로의 문합방향을 맞추기도 쉬우나 좁은 심방간 교통을 통해서 가장 왼쪽 문합부위를 봉합하기가 쉽지 않으며 방실결절 손상의 위험이 있다. 셋째 좌심방 천장으로 접근하는 방법으로 심장상부형과 심장형에만 적용이 가능하다.

#### (1) 심장상부형

수직정맥을 결찰해 주고, 공통폐정맥통로와 좌심방 사이를 측측문합(side-to-side anastomosis)으로 연결시켜준다. 심방중격결손은 폐쇄시킨다.

#### (2) 심장형

① 관상정맥동으로 이상연결된 경우

관상정맥동을 심방간통로(난원공개존, 심방중격결손) 쪽으로 절개하여 관상정맥동과 좌심방사이를 연결시킨 다음, 심방간 통로를 확장시켜 준다. 그런 뒤에 확장된 심방간 통로와 절개된 관상정맥동의 입구를 큰 심막첩포(pericardial patch)나 고어텍스첩포로 막아준다.

② 우심방으로 이상연결된 경우

심방간 통로를 크게 확장시켜준 다음, 심막첩포를 사용하여 폐정맥들의 환류가 좌심장으로 향하도록 우심방과 좌심방을 나누어 주고 심방중격을 큰 첩포로 막아준다.

#### (3) 심장하부형

공통폐전맥과 좌심방 사이를 연결해준다. 복부로 내려가는 이상연결 부분은 상단부에서 결찰해준다.

#### (4) 혼합형

앞서 말한 방법들을 병용한다.

### 3) 풍선심방중격절개술 (balloon atrial septostomy)

심방간의 연결통로가 작은 경우 수술전 심도자법시 풍선심방중격절개술을 시행하여 심방간의 통로를 넓혀 줌으로써 수술전 환자의 상태를 좋게 해줄 수 있다. 그러나 실제 그렇게 유용하게 많이 시행하지는 않는다.

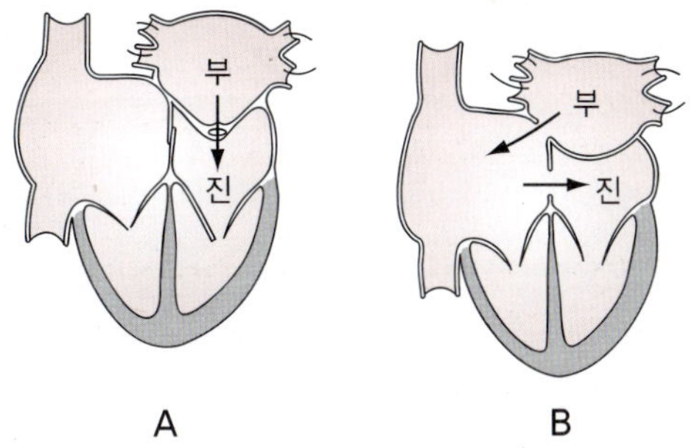


그림 21-5. 삼심방심의 여러 가지 형태 중 두 가지 대표적인 예(본문참조)(부 : 부좌심방챔버, 진 : 진성좌심방챔버).

# Ⅲ. 삼심방심

## 1. 정 의

삼중방심, 삼방심 또는 삼심방심(三心房心 ; cor triatriatum)이란 좌심방이 섬유근육성 막(fibromuscular membrane)에 의해 두 부분으로 나누어지는 드문 심기형을 말한다. 이때 좌심방의 위쪽 즉 근위부에 위치하는 챔버는 공통폐정맥챔버(common pulmonary venous chamber) 또는 부좌심방챔버(accessory LA chamber)로 폐정맥들의 환류가 일어나는 부분이고, 아래쪽 즉 원위부에 위치한 챔버는 진성 좌심방챔버(true LA chamber)로 좌심방부속지와 승모판막이 부착되는 부분이다. 삼심방심은 태생기시 총폐정맥이 좌심방으로 합류되는 과정의 실패로 생긴다.

### 1) 종류[8](그림 21-5)

#### (1) 전통적 또는 전형적 형태 (classical or typical type)

① 부좌심방챔버와 진성 좌심방챔버 사이에 직접적인 교통이 있는 경우를 말한다. 이때 챔버 사이의 교통은 섬유근육성 막에 존재하고 있는 작은 구멍들에(하나 또는 다발성) 의해서 이루어진다.

② 이 형태에는 진성 좌심방과 우심방 사이에 심방간 통로가 대부분 없거나 간혹 있는 경우(그림 21-5A), 부좌심방챔버와 우심방 사이에 통로가 있는 경우, 그리고 부좌심방챔버가 비정상적인 정맥연결을 통해 우심방과 교통하는 경우 등이 있다.

#### (2) 비전형적인 형태(atypical type)

섬유근육성 막에 의해 진성 좌심방챔버와 부좌심방챔버가 완전히 분리되어 두 챔버 사이의 직접적인 교통이 없는 경우를 말하는데(그림 21-5B), 전폐정맥연결이상(TAPVC)과 같은 양상을 보인다(II. 전폐정맥연결이상 참조).

## 2. 병태생리

### 1) 전형적 형태

폐정맥환류에 대한 폐쇄증상으로 승모판협착(mitral stenosis)과 비슷한 병태생리를 보인다. 중상이 나타나는 시기와 정도는 폐쇄의 정도에 좌우된다. 보통 심한 폐쇄증상으로 생후 수주내에 심한 폐울혈(pulmonary congestion)이 흔히 생긴다. 그러나 드물게 가벼운 폐쇄증만 있는 경우에는 20~30대까지 별 문제없이 지낼 수도 있다.

### 2) 비전형적 형태

비폐쇄형 전폐정맥연결이상과 같은 병태생리를 보인다.

## 3. 임상양상 및 진단소견

### 1) 증상

대부분의 환자에서 생후 수년 내에 호흡곤란이나 빈번한 호흡기감염의 병력을 보인다.

### 2) 이학적 소견

(1) 청진소견

제 2심음 중 폐동맥성분($P_2$)이 항진되고, 비특이적인 수축기잡음이 들릴 수 있다.

(2) 병이 진행되면 말초부종, 간비대, 복수 등의 우심부전 증상이 나타날 수 있다.

### 3) 심전도

우측편위 및 우심실비대 소견을 보인다. 때로는 우심방비대 소견도 보인다.

### 4) 흉부 X-선사진

폐정맥울혈이나 폐부종 소견, 주폐동맥 확장, 우심비대가 주가 된 심비대 등의 소견이 보인다.

### 5) 심장초음파검사

좌심방 내에서 비정상적으로 선상(linear)의 막상 구조를 발견할 수 있다.

### 6) 심도자법 및 심혈관조영술

확진 및 정확한 해부학적 평가가 가능하다.

### 7) 자연경과

치료하지 않은 경우 생후 1년 내에 사망한다. 그러나 폐정맥이 환류되는 부좌심방 챔버가 심방중격결손을 통해 우심방과 교통하는 경우에는 감압(decompression)이 되기 때문에 상대적으로 좋은 자연경과를 보일 수 있다.

## 4. 외과치료법

### 1) 수술적응증

**(1) 전형적 형태**

나쁜 자연경과를 감안하여 진단과 함께 영아기에 신속하게 수술을 해주어야 한다. 영아기를 넘어서 발견된 만성 증상을 가진 환자에서도 진단과 동시에 수술을 해준다.

**(2) 비전형적 형태**

생후 수개월 이내에 심한 증상을 일으키는 형태들에서는 역시 신속히 수술해 주어야 한다.

### 2) 수술방법

(1) 정중흉골절개술을 통해 통상의 체외순환하에서 시행한다.

(2) 우심방절개후 심방중격결손을 통해 좌심방

에 접근하거나 또는 좌심방을 직접 절개한 후, 협착성 막상구조(membranous structure)를 절제해준다. 심방중격결손은 패취봉합을 하고 비정상 정맥연결로가 있는 경우에는 이를 결찰해준다.

## 참고문헌


1. Bharati S, Lev M Congenital anomalies of the pulmonary veins. Cardiovasc Clin 5 : 23, 1973.
2. Keith JD, Rowe RD, Vlad P : Heart Disease in Infancy and childhood. 2nd ed. New York : Macmillan, p.493, 19.493, 19.493, 19.493, 19.493, 19.493, 19.493, 1967.
3. 대한흉부외과학회 년간수술통계(1993~2005), 대한흉부외과학회.
4. 홍창의, 윤용수, 최정연, 이영우, 지제근 : 한국인의 선천성심질환. 대한의학협회지 26 : 721, 1983.
5. Darling RC, Rothney WB, Craig JM : Total pulmonary venous drainage into the right side of the heart Lab Invest 6 : 44, 1957.
6. Gathman GH, Nadas AS : Total anomalous pulmonary venous connecton : clinicaland physiologic observations of 75 pediatric patients. Circulation 42 : 143, 1970.
7. Seo JW, Lee HJ, Choi JY, CHoi YH, Lee JR. Pulmonary veins in total anomalous pulmonary venous connection with obstruction : Demonstration using silicone rubber casts. Pediatric Pathology 11 : 711-20, 1991.
8. Kirklin JW, Barratt-Boyes BG : Cor triatriatum In : kirklin JW, Barratt-Boyes BG(eds) : Cardiac Surgery(2nd ed), Churchill Living stone, p.678, 1993.
9. Jonas RA : Anomalies of the pulmonary veins. In Jonas RA[ed]. Comprehensive surgical management of congenital heart disease. 1st ed. London, Arnold Co Ltd, 2004: 402-13.
10. Lee JR, Kim YJ, Rho JR, Seo JW, Lee HJ, Choe GY, Yun YS, Suh KP. Total anomalous pulmonary venous connection-7 autopsy analysis. Seoul J Med 1990 ; 31 : 281-91.
11. 이정렬, 김창영, 김홍관, 이정상, 김용진, 노준량. 총폐정맥이상연결증을 동반한 단심증 환아의 수술결과 및 위험인자 분석. 대흉외지 2002 ; 35 (12) : 862-70.
12. Lee JR, Lee JH, Kang CH, Noh JI, Seo JW. Unilateral pulmonary vein stenosis with life-threatening hemoptysis. Korean J Thorac Cardiovasc Surg 2005 ; 38(10) : 725-8.

# 22 심실중격결손

## 1. 정 의

심실중격결손(心室中隔缺損 ; ventricular septal defect, VSD)은 심실중격에 결손이 있는 심장기형을 말한다. 심실중격결손은 단독으로 나타날 수도 있고 또는 팔로사징(TOF), 완전방실중격결손(complete AVSD), 완전대혈관전위(complete TGA), 수정대혈관전위(corrected TGA)등의 복잡심기형에서 전체 병변의 한 구성요소로 나타날 수도 있다.

## 2. 발생빈도

1) 선천성 심장기형중 가장 흔한 병이며 전체 선천성 심장기형의 25~30%를 차지한다.

2) 한국의 한 통계보고에서도 역시 전체 선천성 심장기형 중 27.4%로 가장 빈발하였다.[1] 연령별로 15세 이하의 소아 환자군에서는 37.3%를 차지하였다. 그리고 성인 환자군에서는 26.1%로 심방중격결손에 이어 두 번째로 높은 발생비도를 보였다. 1993년부터 2005년 사이 대한흉부외과학회 년간수술통계에 의하면 심실중격결손증이 선천성 심장수술환자의 32%를 차지하였다.[2]

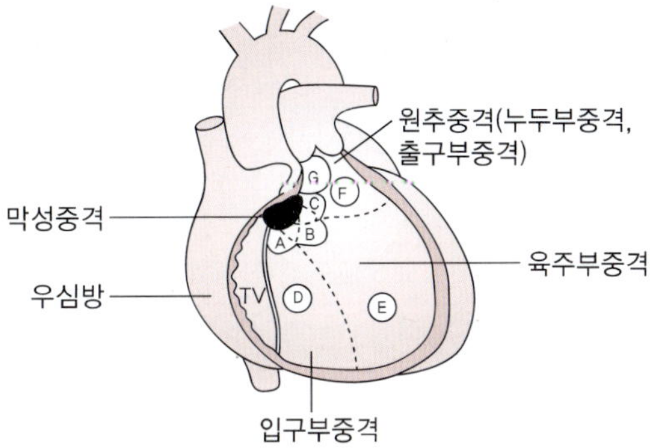


그림 22-1. 심실중격결손의 분류. 우심실의 앞쪽벽을 제거한 후 심실중격을 노출시킨 모습이다. (1) 막주위형 : A. 입구연장형, B. 육주연장형, C. 출구연장형, (2) 근육형 : D. 입구형, E. 육주형, F. 누두부형, (3) 동맥하형 : G. 동맥하형.

## 3. 병리해부소견

### 1) 심실중격의 해부학적 이해(그림 22-1)

단독 또는 복합심기형의 일부로 발생하는 심실중격결손은 가장 흔한 선천성 심기형이므로 병변에 대하여 무엇보다도 정확하게 이해하고 있어야 한다. 심실중격결손이 가장 흔한 심기형일 수 밖에 없는 이유는 완벽한 심실중격이 형성되기 위해서는 발생학적으로 심장튜브(heart tube)의 여러 부위 즉 방실통로의 심실부분(ventricular part of atrioventricular canal, 입구부중격). 심실 기원의 심실간중격(interventricular septum, 육주부중격), 심장팽대(bulbus cordis) 기원의 원추중격(conal septum, 출구부중격)이 심장튜브의 구부러짐(bending)과 비틀림(twisting) 과정을 거쳐 마치 카메라의 조리개가 닫히 듯이 서로 완벽하게 닫혀져야 하므로 이러한 복잡한 발생학적 과정상에 구멍을 남겨 놓을 가능성이 많기 때문이다. 심실중격결손을 정확하게 이해하기 위해서는 심실중격의 해부학에 대한 지식이 필수적이다. 특히 모든 분류나 용어가 우심실쪽에서 바라본 중격을 중심으로 정의되어 있고, 수술 역시 우심실 쪽으로 접근하는 경우가 대부분이기 때문에 우심실쪽에서 본 심실중격의 해부학을 정확하게 이해해야 한다. 그림 22-1 모식도는 심실중격의 해부학을 그 기원과 연관지어 이해 할 수 있는 가장 쉬운 방법이다. 심실은 중격에 의해 좌우로 나누어지며 좌/우 심실은 1) 심방으로부터 유입된 혈류를 받아들여서 2) 심실 고유의 기능인 펌프작용을 이용하여 3) 유출 통로를 통해 혈액을 박출하는 기능을 수행한다. 다행히도 심실중격은 이러한 분업구조를 수행하기에 매우 알맞은 해부학적 구조를 가지고 있다. 우심실중격을 살펴보면 첫째 혈류유입을 담당하는 입구부중격(inlet septum)이 있는데 이 부위는 삼첨판 중격판첨(septal leaflet)의 유두근들의 기저부가 중격에 붙는 부위들을 연장한 선까지로 경계지워지며 형태학상 육주가 적어 매끄러운 표면을 형성하고 있어서 혈류의 유입이 용이하도록 설계되어 있다. 둘째 펌프 작용을 위한 수축력의 확보를 위해서 육주형성(trabeculation)이 풍부하고 심실중격의 가장 큰 부분을 차지하고 있는 육주부중격(trabecular septum) 또는 근위누두부(proximal infundibulum) 등으로 불리는 근성중격(muscular septum)이 있다. 셋째 유출로에 해당되는, 출구부중격(outlet septum), 원추중격(conal septum), 누두부중격(infundibular septum) 등으로 불리는 부분이 있다. 이 부위는 수축에 관여하기 보다는 그냥 혈액유출을 위한 피동적인 도관(passive conduit)의 역할을 한다고 할 수 있다. 넷째 막성 중격(membranous septum)이라는 것이 있는데 이는 방실통로(atrioventricualr canal)의 심실중격 부분의 일부로 삼첨판륜의 전-중격 교련(anteroseptal commissure)의 심실쪽 바로 밑이 그 위치이다.

## 2. 심실중격결손의 해부학적 분류

**(1) Soto 등의 분류법(그림 22-1)**

심장 방사선과 의사인 Soto 등에 의해 1980년에 소개된 분류법이다. 해부학적 기준지표(land mark)로 제 18장에서 설명한 Andersom) 그룹의 3분절 분석에 기초를 두고 있다. 외과적 임상에서 흔히 사용되는 분류법이다.[3]

① 막주위형 (perimembranous type)

a. 가장 흔한 형태로 심실중격결손의 70~80%를 이룬다.

b. 심실중격결손의 변연(margin) 중 일부가 막성심실중격이거나 또는 막성중격이 있어야 하는 자리의 중격결손을 말한다. 이 경우 막성중격을 사이에 두고 삼첨판과 대동맥판의 연속이 존재한다. 이 특징은 막주위형 심실중격결손과 구별이 힘든 유사형태의 심실중격결손증과의 중요한 감별점이기도 하다.

c. 결손의 연장방향에 따라 다음과 같이 세분된다.

㉠ 입구부 연장형(inlet extension)

㉡ 육주부 연장형(trabecular extension)

㉢ 출구부 연장형(outlet extension)

② 근(육)형(muscular type)

a. 심실중격결손의 변연이 근성중격만으로 둘러싸여 있는 경우를 말한다.

b. 결손의 위치에 따라 3가지 종류가 있다.

㉠ 입구부 근형(inlet muscular type)

㉡ 육주부 근형(trabecular muscular type)

㉢ 누두부(출구부) 근형 (infundibular(outlet) muscular type)

③ 동맥하형(subarterial type)

a. 반월판막(semilunar valve) 즉 대동맥과 폐동맥의 판막륜이 누두부중격에 위치한 심실중격결손의 지붕(roof)을 이루고 있을 때를 말한다.

b. 심실중격결손의 5~10%가 이 형에 해당한다.

c. 대동맥판폐쇄부전의 합병

결손이 누두부중격 근처 반월판막과 가깝게 존재할 경우 심실중격결손을 통한 빠른 젯트혈류는 베르누이 효과를 일으켜 대동맥판막의 비관상판첨(non-coronary cusp)과 우관상판첨(right coronary cusp)을 우심실로 이탈시킴으로써 대동맥판돌출(prolapse), 폐쇄부전(insufficiency)을 종종 일으킬 수 있다. 이때 돌출된 판첨이 심실중격결손의 일부를 막아 임상적으로 실제 크기보다 작은 심실중격결손으로 저평가될 우려도 존재한다. 따라서 동맥하형 심실중격결손이 의심될 경우는 대동맥판의 평가가 필수적이나.

**(2) KirKlin의 분류법**[4]

외과 의사가 제안한 유일한 분류로 다소 미흡한 부분도 없지는 않으나 명료한 정의 때문에 사용하기 쉽고도 간단하다.

① 제Ⅰ형(Type Ⅰ)

Soto의 분류상 동맥하형 또는 누두부근형이 이에 해당된다.

② 제Ⅱ형(Type Ⅱ)

Soto의 분류상 막주위형에 해당된다.

③ 제Ⅲ형(Type Ⅲ)

방실관형(AV canal type)이라고도 부르는데 Soto의 분류상 막주위형의 입구연장형과 감별이 모호한 경우가 많은데 전자는 전도각(conduction bundles)들이 결손의 전상방으로, 후자는 후하방으로 지나간다.

④ 제Ⅳ형(Type Ⅳ)

Soto의 분류상 누두부근육형을 제외한 근육형을 말한다.

**(3) Van Praagh 그룹의 분류법**

발생학적 기원을 바탕으로 정의된 심실중격의 해부학적 기준지표를 중심으로 심실중격결손증을 분류하였다.

① 방실통로형 결손(atrioventricular canal defect = inlet septal defect)

방실통로의 심실중격에 해당되는 부위의 일부 또는 전부가 결손을 보이는 경우를 말한다. Soto의 막주위 입구부연장형, Kirklin의 제 Ⅲ 형과 동일하다.

② 원추심실형 결손(conoventricular defect)

막싱중격을 중심으로 원추중격(conal septum)과 심실 중격(ventricular septum)의 일부로 연장된 결손을 말한다. 간혹 원추중격과 심실중격은 온전하면서 막성중격에만 구멍이 있는 경우도 있다. 그러나 대부분은 전방, 하방 또는 상방으로 연장되어 있으며 경우에 따라서 분리된 원추중격이 전방 또는 후방으로 부정렬되어(anterior or posterior malaligned) 유출로 협착을 유발하기도 한다. Soto의 막주위 출구부연장형, 육주부연장형, Kiklin의 제 II형과 동일하다.

③ 원추중격형 결손(conal septal defect)
원추중격 또는 누두부중격 내의 결손을 말한다. Soto의 동맥하형, 출구부근형, Kirklin의 제 I형과 동일하다.

④ 근형(muscular defect)
결손이 모두 근성중격으로만 둘러싸여 있는 경우를 말한다. 단 원추 중격에 있는 결손은 원추중격결손에 속한다. Soto의 입구부근형, 육주부근형에 해당되며, Kirlin의 제 IV형과 동일하다.

### 3) 동반 심혈관기형

일반적으로 수술대상이 되는 심실중격결손의 약 반에서 다른 심혈관기형이 동반되는 것으로 알려져 있다. 흔한 것으로는 동맥관개존, 대동맥축착, 선천성 대동맥협착, 선천성 승모판질환, 심방중격결손, 폐동맥협착 등이 있다.

### 4) 폐쇄성(폐색성) 폐혈관질환 (pulmonary vascular obstructive disease PVOD)

#### (1) 정의 및 발생기전

심실중격결손 등의 좌-우 단락 병변에서는 증가된 폐동맥혈류로 인해 폐동맥고혈압이 생기게 된다. 폐동맥고혈압은 처음에는 주로 과도한 폐동맥혈류에 연관된 양상(과운동성; hyperkinetic)으로 나타나나, 시간경과에 따라 폐동맥의 증가된 혈류와 압력이 폐소동맥의 기질적 변화를 일으키면서 폐혈관저항을 증가시키게 된다.

이런 상태가 지속되어 폐혈관저항(pulmonary vascular resistance)의 증가가 계속되면 마침내는 결손을 통한 혈류단락의 방향의 좌-우단락에서 우-좌 단락으로 바뀌게 되고 이에 따라 청색증도 나타나게 된다. 이러한 상태를 임상적으로는 아이젠멩거증후군(Eisenmenger syndrome)이라고 부르는데, 병리학적으로는 말초 혈관들의 폐쇄성 동맥내막염(endarteritis obliterance)으로 나타난다. 폐쇄성 폐혈관질환(PVOD)이란 폐혈관에서의 이러한 기능적 상태를 기술하기 위해 흔히 사용되는 용어이다.

#### (2) 폐혈관질환의 병리

폐혈관질환으로 인한 폐혈관상의 구조적 변화는 Heath & Edward의 병리적 등급(grade)에 의해 전통적으로 기술되고 있다. 즉 제 1등급에서 제 6등급까지의 등급중에서 제 1등급과 제 2등급은 각각 중막비대(medial hypertrophy)와 내막증식(intimal hyperplasia)의 소견으로 가역성 변화를 뜻한다. 그리고 제 3등급과 제 4등급은 각각 내막증식에 의한 혈관폐쇄와, 전반적인 혈관확장을 나타내는데 통상 제 4등급부터는 비가역성인 것으로 생각되고 있다. 제 5등급과 제 6등급은 말기 변화로서 제 5등급은 혈관종성 형성(angiomatoid formation), 그리고 제 6등급은 괴사성 동맥염(necrotizing arteritis)을 나타낸다.

## 4. 병태생리

### 1) 기본 병태생리

좌 → 우 단락 (left-to-right shunt)을 가지는 병변은 공통적인 병태생리가 있다. 좌 → 우 단락병변의 대표격인 심실중격결손의 이해에 가장 중요한 사실은 정상적인 심장에서의 폐혈관저항은 대단히 낮아서 체혈관저항의 1/15 내지 1/20에 불과하다는 사실이다. 이런 상태에서 좌심실압은 항상 우심실압보다 높기 때문에, 단락의 방향은 좌에서 우가 되는 것은 너무도 당연한 현상이다. 그런데 폐혈관저항이 워낙 낮기 때문에 결손을 통해 우심실로 새어 들어온 혈액이 우심실에 용적과부하(volume overload), 압력과부하(pressure overload) 등을 유발하기보다는 우심실은 그냥 혈류가 흘러지나가는 통로 역할만 하고 가장 먼저 혈류의 공격을 받는 부분은 오히려 저항이 낮은 폐혈관이 된다. 결국 폐울혈의 증상이 나타날 수 밖에 없으며 그 결과 임상적으로 잦은 상기도 감염, 호흡부전 등의 증상이 나타나게 된다. 이렇게 폐혈관을 통한 과혈류는 역시 저항이 낮은 폐모세혈관, 폐정맥을 통과하여 좌심방에 이르게 되고 결국 좌심쪽으로 용적과부하 현상을 유발하게 된다. 이로 인해 소위 울혈성 심부전(congestive heart failure)이 오게 되고 임상적으로는 심비대, 심부전 등의 증상이 나타난다. 결과적으로 심장의 작업 효율이 떨어지고 심부전이 초래되어 말초순환장애까지 발생하므로 단락량이 큰 환자에서는 성장장애(failure to thrive)가 동반되게 된다. 이러한 증상의 정도는 좌-우 단락의 양에 따라 결정되고, 좌-우 단락의 양은 (1) 심실중격결손의 크기, (2) 폐혈관저항, (3) 심실중격결손증의 형태, (4) 환아의 연령등에 의하여 결정되는데 이중 심실중격결손의 크기가 가장 중요한 요인이 된다.

### 2) 심실중격결손의 크기에 따른 병태생리

크기에 따른 심실중격결손의 분류는 다소간 임의적인 요소는 있지만 임상적으로 유용한 분류방법이다.

#### (1) 큰 심실중격결손(large VSD)

① 정 의

결손의 크기가 대동맥판막링(aortic valve ring)의 크기와 같거나 더 클 때, 또는 체표면적 1 m$^2$ 당 2 cm 이상되는 경우를 말한다. 이 경우 심실은 마치 큰 구멍을 공유하는 하나의 심실 같은 양상을 보여 보통 우심실압이 좌심실압과 비슷해진다. 폐혈류의 양은 폐혈관저항에 좌우된다.

② 병태생리

시간 경과에 따라 폐혈관저항이 증가하면서 다음과 같은 양상을 보인다.

㉠ 경도의 폐혈관저항 증가

폐활관저항이 체표면적 1 m$^2$당 5 U 미만일 때를 말한다. 이때는 폐혈류가 크게 증가하고(Qp/Qs가 2이상), 폐동맥이 커지며, 폐동맥압이 올라간다. 좌측심장으로 돌아오는 혈류의 양에 따라서 증가하여 좌심방비대, 좌심실의 확장기 과부하가 생기며, 종종 심부전을 일으킨다.

㉡ 중등도 폐혈관저항 증가

폐혈관저항이 체표면적 1 m$^2$ 5~7 U 사이일 때를 말한다. 이때는 좌-우단락의 양이 줄면서 좌심실의 용적과부하(volum overload)가 감소하게 된다. 따라서 심부전증도 일시적으로 개선되고 심비대도 감소하면서, 전반적인 상태가 일시적인 호전을 보이게 된다.

㉢ 심한 폐혈관저항 증가(아이젠멘거 증후군) 폐혈관저항이 체표면적 1 $m^2$당 10 U 이상일 때를 말한다. 우심실과 좌심실간의 압력차가 소실되거나 역전되어 좌-우단락과 우-좌단락이 비슷하게 생기는 균형단락(balanced shunt)이나 거꾸로 우-좌단락(reversed shunt)이 생기게 된다. 임상적으로 청색증, 객혈, 심부전증 등이 나타나고 결국 사망에 이르게 된다.

**(2) 작은 심실중격결손(small VSD)**

우심실의 수축기압을 의미있게 증가시키지 못할 정도로 작은 결손을 말한다. 이때는 폐동맥혈류의 증가가 심하지 않으며(Qp/Qs 1.75 이하), 폐동맥고혈압도 생기지 않는다. 따라서 좌심실에 대한 혈역학적 부담도 없다.

**(3) 중증도 심실중격결손(moderate VSD)**

중증도 심실중격결손은 절대적인 크기의 개념만으로는 정의를 내리기 어렵다. 대개 혈류에 대한 제한성(restrictive)을 보이지만 우심실 수축기압을 좌심실압의 반 정도로 증가시킬 수 있는 크기의 결손을 말한다. 폐혈류는 보통 Qp/Qs 2.0 이상을 보인다.

## 5. 임상양상

심실중격결손 환자의 임상경과는 결손의 크기와 폐혈과저항의 정도에 따라 좌우된다.

### 1) 증 상

**(1) 작은 결손**

특별한 증상 없이 정상적인 성장을 한다.

**(2) 중등도 또는 큰 결손**

운동능력의 감소, 반복되는 폐렴, 성장장애, 그리고 심부전증 등이 영아기때부터 흔히 나타난다.

### 2) 이학적 소견

(1) 작은 결손을 가진 환자에서는 특별한 소견이 없다. 그러나 큰 결손에서는 체중이 잘 늘지 않고 심부전증의 소견을 보인다. 아이젠멩거 증후군이 생긴 경우에는 청색증, 북채손가락(clubbed finger) 등의 소견이 나타난다.

(2) 좌하부 흉골연에서 수축기성 진동음(thrill)이 촉진될 수 있다. 좌-우 단락의 양이 많을 때는 전흉부(precordium)의 융기 및 과운동성이 관찰된다.

(3) 천진소견

① 좌하부 흉골연에서 크고 거칠은 전수축 기성 잡음(pansystolic murmur)이 들린다.

② 중증도 크기 이상의 결손에서는 확장기 럼블(diastolic rumble)이 들린다.

③ 폐동맥혈류의 증가로 폐동맥압이 상승하면 제 2심음의 폐동맥 성분($P_2$)이 항진되어 들린다.

### 3) 심전도

**(1) 작은 결손**

정상소견을 보인다.

(2) **중등도 결손**

좌심실비대의 소견을 보이고 좌심방비대 소견이 보일 수도 있다.

(3) **큰 결손**

양심실비대 또는 좌심방비대의 소견이 보일 수 있다.

(4) **아이젠멘거증후군**

우심실비대의 소견이 보이다.

### 4) 흉부 X-선사진

(1) 폐혈관상(pulmonary vascularity)의 증가와, 좌측심장이 주로 커진 심비대가 나타난다. 폐혈관상의 증가와 심비대의 정도는 좌-우 단락의 양에 직접적인 연관이 있다.

(2) 폐쇄성 폐혈관질환이 발생한 경우에는 주폐동맥과 폐문(hilum)의 폐동맥들이 현저히 커지는 반면 말초 폐야(peripheral lung field)에는 혈관상이 보이지 않는다.

### 5) 심장초음파검사

2D 에코도와 도플러에코도를 병행하면 높은 진단률을 보인다. 작은 결손의 경우도 도플러 특히 천연색도플러(color Doppler)를 이용하여 용이하게 진단할 수 있다.

### 6) 심도지법 및 심혈관조영술

최근 심장초음파검사법의 발달로 단순한 심실중격결손에서는 심도자법과 심혈관조영술을 시행하지 않는 경우가 많다. 그러나 동반 심기형이 의심되거나 폐혈관저항을 계산해야할 필요가 있는 경우, 또는 다발성 심실중격결손의 정확한 위치 확인을 위해서는 아직까지 심도자법의 유용성이 인정되고 있다.

## 6. 자연경과

### 1) 자연폐쇄(spontaneous closure)

심실중격결손을 가진 환자의 상당수에서 결손의 자연폐쇄가 일어난다. 자연폐쇄는 작은 결손에서 더 잘 생기고 생후 1년 내에 가장 빈번히 일어난다. 또 심실중격결손이 처음 관찰된 환자의 연령과 자연폐쇄의 확률 간에는 반비례 관계를 보인다. 즉 생후 1개월에 큰 심실중격결손이 관찰된 환자에서는 약 80%에서 궁극적으로 자연폐쇄가 일어나는데 비해, 생후 3개월에서는 60%, 생후 6개월에서는 50%, 그리고 생후 12개월에서는 약 25%의 자연 폐쇄율을 보인다.[5,6] 자연폐쇄가 일어나는 기전은 주로 삼첨판막 주위의 심실중격결손에서 삼첨판막첨이나 건삭(chordae tendineae)들이 결손 가장자리에 부착되면서 섬유성 상흔(fibrous scar)을 만들어 폐쇄를 일으킨다. 이때 작아진 구멍과 함께 그 주변으로 류(aneurysm)를 동반하는 경우가 많으므로 결손 폐쇄시에는 류의 끝보다는 원래의 심실중격 결손을 찾아서 폐쇄시켜야 한다.

### 2) 폐쇄성 폐혈관질환(PVOD)

큰 결손을 치료하지 않고 그냥 두면 빠르면 생후 6~12개월에 진행된 폐혈관질환이 생길 수 있다. 그러나 본격적인 우-좌 단락(아이젠멘거 증후군)은 보통 10대 이전에는 잘 생기지 않는다.

### 3) 감염성 심내막염(infective endocarditis)

드물게 나타날 수 있는데 심실중격결손 환자의 약 0.3%에서 발생한다.[7] 20세 이상의 남자에서 잘 생기고 큰 결손보다는 중등도 이하의 결손에서 잘 생긴다. 항생제 치료에 대한 반응은 좋다.

### 4) 조기사망(premature death)

큰 결손을 가진 환자에서는 영아기에 심부전증이나 반복되는 폐렴으로 조기 사망할 수 있다. 영아기를 지나서는 보통 10대까지는 심실중격결손으로 사망하는 경우는 드물다. 그 이후에는 주로 아이젠멘거 증후군의 합병증으로 객혈, 적혈구증가증(polycythemia), 뇌종양이나 뇌경색, 또는 우심부전증 등으로 사망한다. 작은 결손을 가진 환자는 거의 조기 사망하지 않는데, 유일한 위험은 전술한 감염성 심내막염이다. 이 또한 약물치료에 잘 반응한다.

### 5) 대동맥판폐쇄부전 및 누두부협착

일부 환자에서는 심실중격결손을 통해 대동맥판막첨이 탈출하여 대동맥판폐쇄부전이 생길 수 있다. 대동맥판폐쇄부전이 생긴 경우에는 보통 점진적으로 진행되어 10대 후반경에 심해진다. 또 큰 결손을 가진 일부 환자에서는 이차적으로 누두부협착(infundibular stenosis)이 발생하여 좌-우 단락의 양을 감소시킬 수 있다. 드물게는 이로 인해 단락의 방향이 우-좌 단락으로 바뀌기도 한다.

## 7. 외과치료법

### 1) 수술적응증 및 수술시기

약 30%의 환자는 내과적으로 치료되지 않는 심부전이나 성장장애(failure to thrive)로 생후 1년 미만에 수술을 받는다. 그러나 대부분의 막주위형 심실중격결손이나 근육형 심실중격결손은 자연폐쇄의 가능성이 있으므로 강심제나 이뇨제 등으로 치료가 안되는 경우에만 수술의 적응증이 된다. 그러나 거대한 방실 통로형 결손이나 부정렬 원추심실결손(malaligned conoventricular defect)은 기다려도 자연폐쇄를 기대하기 힘들므로 발견 즉시 수술하는 것이 좋다. 그러나 출생 직후 증상이 심하지 않았더라도 출생 3개월 전후로 폐혈관저항이 급격히 감소하면서 좌우 단락량이 급속히 증가하고 갑자기 심부전에 빠지는 경우가 흔하므로 중등도이상의 결손일 경우 주의 깊은 관찰이 요구된다. 폐혈관 저항이 높은 환자의 경우 1세 이전의 환자에서는 폐혈관저항/체혈관저항의 비가 0.7 이상이라도 여전히 가역적일 가능성이 높으므로 수술의 적응증이 된다. 그러나 1세 이후의 환자에 대하여는 폐혈관저항/체혈관저항의 비가 0.7 이상이면 100% 산소흡입 등 폐혈관저항의 가역성 여부에 대한 정밀 평가가 요구된다.

증상이 없는 심실중격결손은 1세 근처에 심장정밀검사를 시행하여 폐동맥압이 체동맥압의 반을 넘으면 불가역성 폐쇄성폐혈관병변을 방지하기 위하여 수술하여야 하며, 가능하면 조기에 교정하는 것이 아이젠멘거증후군을 예방할 수 있는 최선의 방법이다.

### 2) 수술금기

폐혈관저항이 10 units/$m^2$ (체표면적) 이상(이때 Qp/Qs 는 보통 1.5 미만이다)이면서, 임상적으로 이에 합당한 다음과 같은 소견들이 보일 때는 수술의 금기가 된다. 그러나 정밀검사상 폐혈관 저항의 가역성은 반드시 확인하여야 한다.

**(1) 청진소견**

수축기잡음이 부드러워지거나 없어지고 심첨부의 확장기잡음이 상실된다.

**(2) 흉부 X-선사진**

폐혈관상의 증가소견이 관찰되지 않으며 좌심실의 크기는 정상이거나 정상에 가깝다.

**(3) 심전도**

적어도 중등도의 우심실비대 소견이 보인다.

### 3) 수술방법

**(1) 교정수술(corrective surgery)**

인공심폐기를 사용한 통상의 체외순환하에서 직시 하에 심실중격결손을 폐쇄한다.

① 결손의 접근 경로

개심술시 심실중격결손에 접근하는 경로에는 우심방, 우심실, 폐동맥, 좌심실 등의 방법이 있는데, 주로 우심방에 의한 접근 경로가 가장 많이 사용되고 있다. 폐동맥 절개에 의한 방법은 제 1형 심실중격결손에서 종종 사용된다. 아주 드문 형태인 다발성(스위스 치즈형) 결손에서는 좌심실에 의한 접근법도 가능하다.

② 결손의 폐쇄방법

심실중격결손의 폐쇄는 대부분 데크론 (dacron), 고어텍스(Gore-Tex) 등의 인공물질로 만든 첩포(patch)나 자가심낭편(autopericardial patch)으로

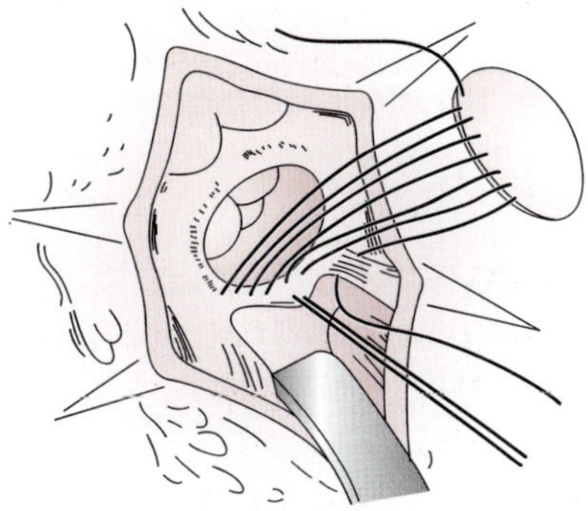

그림 22-2. 심실중격 결손의 패취봉합수술 장면. 결손의 후하측의 변연으로는 심장 전도로가 통과하므로 조심하여야 한다.

봉합한다(그림 22-2). 간혹 결손의 크기가 작은 경우에는 일차봉합(primary closure)을 시행한다.

**(2) 폐동맥 밴딩(pulmonary artery banding)**

① 목 적

폐동맥밴딩이란 간단히 말해서 과도한 폐동맥 혈류를 가진 환자에서 폐동맥을 좁혀줌으로서 과도한 폐동맥혈류에 의한 합병증을 예방하는데 목적이 있는 술식이다(그림 22-3). 과거에는 영아기에 시행하는 교정수술의 위험성이 높았기 때문에 이 시기에 심한 증상이 있거나 또는 폐쇄성 폐혈관질환의 진행이 예상될 때는 일단 폐동맥밴딩을 시행하여 환자를 안정시킨 다음 환자가 어느 정도 자란 후 이차로 교정수술을 시행해주는 방법을 많이 사용하였다. 그러나 최근에 와서는 영아기나 신생아기 환자에서의 일차 교정수술 성적이 현저히 향상되었을 뿐 아니라 폐동맥밴딩 자체의 사망률이나 합병증도 무시할 수 없을 정도이기 때문에, 대부분의 경우 나이에 관계없이 바로 교정수술을 시행하고 폐동맥밴딩은 거의 사용하지 않고 있다.

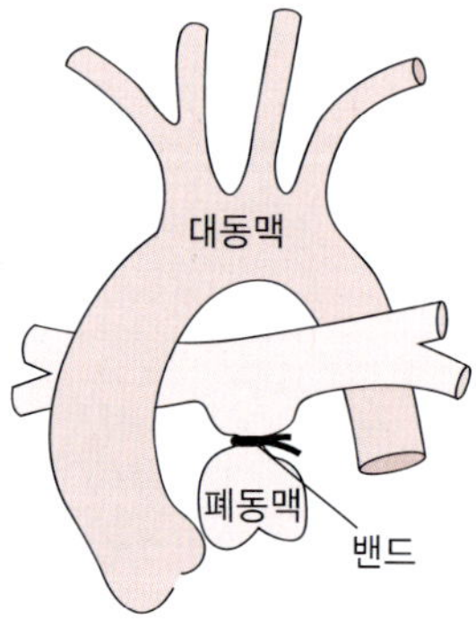


그림 22-3. 폐동맥밴딩수술 장면.

② 적응증

현재 심실중격결손에 대한 폐동맥밴딩의 적응증은 다발성 심실중격결손에 국한된다. 이 형에서는 결손 폐쇄시 좌심실절개술이 필요하기 때문에 어린 영아기에 수술을 요하는 경우 좌심실의 절개에 따른 심각한 수술 후 좌심실 기능장애가 예상된다. 따라서 이런 환자들에서는 일단 폐동맥 밴딩을 시행한 뒤 3~5세 때 가서 좌심실 절개를 통하여 결손을 폐쇄시켜주는 방법을 택한다.

## 8. 경피적 카테터 폐쇄법 (percutaneous catheter closure)

일부 기술이 축적된 병원에서 수술의 위험성이 큰 한정된 경우에서 시행되고 있다.[8,9] 주로 심첨부에 위치한 근육형 심실중격결손의 수술에 유용한 것으로 알려져 있는데 보다 확실한 유용성 검증은 추가 연구 및 보고가 필요한 상태이다.

### 참고 문헌

1. 홍창의, 윤용수, 최정연, 이영우, 지제근 : 한국인의 선천성심질환 대한의학협회지 26-721, 1983.
2. 대한흉부외고학회 년간수술통계(1993~2005), 대한흉부외과학회.
3. Soto B, Becker AE, Moulaer AJ, Lie JT, Anderson RH : Classification of ventricular septal defects. Br Heart J 43 : 332-343, 1980.
4. Kirklin JW, Harshbarger HG, et al. : Surgical correction of the ventricular septal defect Anotomic and technical considerations. J Thorac Cardiovasc Surg 33-45, 1957.
5. Kirklin JW, Barratt-Boyes BG: Ventricular septal defect. In : Kirklin JW, Barratt-Boyes BG(eds) : Cardiac Surgery (second ed). Churchill Livingstone, p.764, 1993.
6. Blackstone EH, Kirklin JW, Bradley EL, DuShane JW, Appelbaum A : Optimal age and results in repair of large ventricular septal defects. J Thorac Cardiovasc Surg 72 : 661, 1976.
7. Corone P, Doyan F, Gaudeau S, et al. : Natural history of ventricula septal defect : A study involving 790 cases. Circulation 55 : 908, 1977.
8. Bridges ND, Perry SB, Keane JF, et al. : Preoperative transcatheter closure of congenital muscular ventricular septal defects. N Eng J Med 324 : 1312, 1991.
9. Lock JE, Block PC McKay RG, et al : Transcatheter closure of ventricular septal defects. Circulation 78 : 361, 1988.
10. Jonas RA : Ventricular septal defect. In Jonas RA[ed]. Comprehensive surgical management of congenital heart disease. 1st ed. London, Arnold Co Ltd, 2004 : 242-55.
11. 이정렬, 김관창, 임홍국, 김웅한, 김용진, 노준량, 배은정, 노정일, 윤용수. 제I 형 심심중격결손증에서 대동맥판막병변. 대흉외지 2004; 37 (6) : 492-8.
12. 이정렬, 임홍국, 성숙환, 김용진, 노준량, 서경필. 소아연령군에서의 부분흉골소절개를 통한 최소침투적 심장수술. 대한흉외지 1998; 31 : 466-71.
13. Lee JR, Chang JM, Lim C, Lee C, Kim YJ, Rho JR. Lower sternotomy access for congenital heart surgery. Heart Surgery Forum 2002;5 (suppl 3) : 1-4.

# 23 동맥관개존증

## 1. 정 의

동맥관개존(動脈管開存 ; patent ductus arteriosus, PDA)이란 출생 후 정상적으로는 자연폐쇄가 되어야 할 태아의 동맥관(fetal ductus arteriosus)이 폐쇄되지 않고 잔존하고 있는 상태를 말한다(그림 23-1). 개방성동맥관이라고도 부른다.

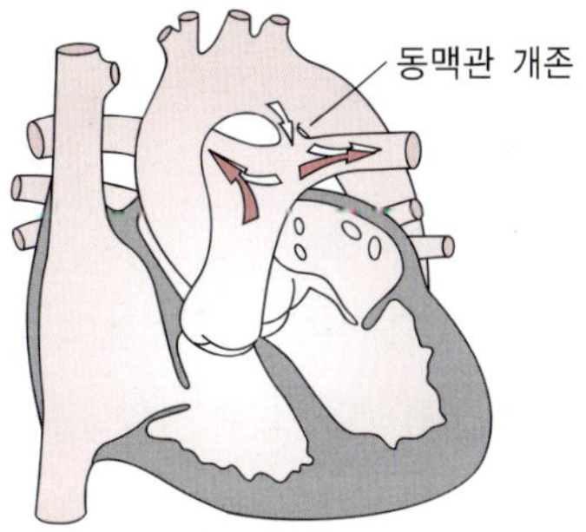


그림 23-1. 동맥관개존의 모식도.

## 2. 발생빈도

1) 선천성심질환의 5~10%를 차지하며 신생아 200명중 1명 빈도로 발생하는 흔한 병이다. 조산아 및 저체중아에서 특히 발생 빈도가 높다.

2) 치료를 하지 않은 동맥관 개존환자의 30%는 생후 1년 이내에 심부전, 상기도 감염에 의한 호흡부전이 발생한다.

3) 유전적인 요인이 있을 수 있다. 특히 산모가 풍진(rubella)에 걸렸을 때 흔히 동맥관개존환자가 출산된다.

4) 남녀간의 발생빈도는 1 : 2로 여자에서 많다.

5) 한국의 통계에서는 전체 선천성 심장기형의 16.5%로 심실중격결손, 팔로사징에 이어 세 번째로 높은 발생빈도를 보인다.[1] 한편 1993년부터 2005년 사이 대한흉부외과학회 년간수술통계에 의하면 동맥관개존증은 선천성심장수술의 10%를 차지하였다.[2]

## 3. 병리해부소견

### 1) 동맥관개존의 형태

(1) 동맥관개존은 상부 하행대동맥과, 근위부 좌측폐동맥 사이를 연결하는 혈관통로로 존재한다. 통상 대동맥측이 폐동맥측보다 크다.

(2) 동맥관개존은 단독으로 존재할 수도 있고 다른 심기형에 합병될 수도 있다. 다른 심기형에 합병되는 경우에는 종종 복합심기형의 한 부분으로 폐순환이나 체순환을 책임지는 유일한 통로 역할을 하기도 한다. 이때는 오히려 동맥관이 폐쇄되기 시작하면 폐순환 또는 체순환 장애가 초

래되어 환자의 상태가 급격히 나빠지게 되나. 따라서 이런 경우에는 혈관확장제인 프로스타글란딘($E_1$)을 정주하여 동맥관의 개방성을 최대한 유지시켜 주어, 교정수술전의 환자상태를 최적으로 만들어 주는 것이 중요하다.

### 2) 동맥관의 자연폐쇄 기전

#### (1) 동맥관의 기능

동맥관(ductus arteriosus)은 발생학적으로 제 6 동맥궁(the sixth aortic arch)에서 기인하는 구조이다. 동맥관은 태생기 폐동맥과 대동맥간을 연결하여 우심실에서 구출되는 혈류의 거의 대부분을 혈관저항이 높고 환기 능력이 없는 폐로부터 우회시켜, 하행대동맥을 통해 가스교환이 일어나는 태반으로 보내는 역할을 한다.

#### (2) 동맥관의 자연폐쇄의 기전과 시기

출생 직후 동맥관은 폐쇄과정을 거치는데 그 기전과 과정을 살펴보면 다음과 같다. 태생기에 국소적으로 또는 전신적으로 생성되는 프로스타글란딘 $E_2$ (prostaglandin $E_2$, $PGE_2$)와 프로스타글란딘 $I_2$ (prostaglandin $I_2$, $PGI_2$)들이 동맥관 근육층을 최대로 이완시켜 저항이 낮은 태반으로부터 유입된 혈액이 무리 없이 순환될 수 있도록 해주고 있다. 출생 직후 폐혈류가 증가하여 프로스타글란딘의 대사가 증가됨과 아울러 프로스타글란딘 공급로 중의 하나인 태반혈관이 폐쇄되고 순환 혈관수축물질이 증가한다. 폐순환이 시작되는 동시에 폐의 팽창으로 폐혈관저항이 감소하고 폐혈류와 동맥혈 산소분압이 증가하는데, 여기에 반응하여 동맥관 중층의 평활근이 수축하면서 두꺼워진 내막이 동맥관내강 쪽으로 융기를 일으키면서 출생 후 24시간내에 기능적인 폐쇄(functional closure)가 일어난다. 이후 수주(대개 2주 이내) 이내 내막하층(subintimal layer)의 퇴화(degeneration)와 섬유화(fibrosis) 과정이 진행되면서 해부학적인 폐쇄(anatomic closure)가 완료된다.

## 4. 병태생리

### 1) 동맥관개존이 단독으로 있는 보통의 경우

기본 병태생리는 일반적으로 심실중격결손에서와 유사한 양상을 보인다. 구체적으로는 (1) 동맥관개존의크기, (2) 폐혈관저항도의 정도, (3) 증상이 나타나는 연령, (4) 동반심기형의 존재 등에 좌우된다.

### 2) 미숙아(premature infant) 동맥관개존의 병태생리

미숙아 동맥관개존증의 병태생리는 일반적인 동맥관개존과 다른 양상을 보이므로 언급이 필요하다. 태아가 성숙되면 될 수록 혈관수축효과가 혈관이완효과보다 우세해지는데 이는 동맥관폐쇄를 가속하는 기전 중의 하나이기도 하며, 합목적으로 출생 후 신체가 알아서 직렬순환(series circuitry)에 대비하는 과정이기도 하다. 따라서 거꾸로 태아가 미숙하면 할수록 동맥관이 개존되어 있을 확률이 높은 것은 당연하다. 실제로 체중 1200 gm 이하 조산아의 80%가 동맥관개존을 가지고 있다. 게다가 미숙아는 출생 직후 인공호흡과 이뇨제의 도움이 필요한 경우가 많은데 이런 것들은 모두 $PGE_2$나 그 대사물질의 생성을 촉진한다. 또한 미숙아의 대부분은 표면활성화물질

(surfactant)의 부족으로 호흡부전증후군의 양상으로 폐질환을 보인다. 그 결과 폐혈관저항이 상승되고 있고 다양한 좌우 단락량을 보인다. 이런 환자를 표면활성화물질로 치료하면 폐상태가 호전되면서 동맥관에 폐울혈이 증가되어 다시 폐상태가 악화되고 심부전에 빠짐은 물론 하행대동맥에서 폐동맥으로 향하는 역행성 대동맥혈류로 말미암아 심부전이 악화되고 장허혈로 인한 괴사성 소장결장염을 유발할 수도 있다. 또한 뇌혈류에도 문제를 일으켜 횡격막 운동장애를 초래하기도 한다. 이러한 일차적인 폐질환과 동맥관개존에 대하여 인공호흡기 보조로 오래 끌면 결국 만성적인 폐질환으로 이행되어 기관지폐 이형성증(bronchopulmonary dysplasia, BPD)을 만들어 불가역적인 상태가 될 수 있다.

## 5. 임상양상 및 진단소견

### 1) 증 상

(1) 작은 동맥관개존에서는 특별한 증상이 없이 정상발육을 한다. 중등도 크기의 동맥관개존에서도 10~20대에 좌심실부전이 생기지 않는 한 보통 증상이 없다.

### 2) 이학적 소견

(1) 큰 동맥관개존의 경우 보통 과역동성 순환의 결과로 정흉부의 과운동성이나 도약성 맥박(bouncing pulse)이 관찰된다. 이때 맥압(pulse pressure)도 넓어질 수 있다.

(2) 수축기성 진동음(thrill)이 좌상부흉골연에서 들릴 수 있다.

**(3) 청진소견**

① 좌상부 흉골연이나 좌측 쇄골하부에서 지속성 기계양 잡음(continuous machinery murmur)이 들리는 것이 특징적인 청진소견이다. 그러나 작은 영아에서나 또는 폐동맥 고혈압이 있는 경우에는 지속성 잡음 대신 좌상부 흉골연에서 수축기 잡음만 들릴 수 있는데 이런 동맥관개존을 비전형적 동맥관개존(atypical PDA)이라 부르기도 한다.

② 단락의 양이 많은 경우에는 심첨부에서 확장기 럼블(diastolic rumble)이 들린다.

**(4) 차등청색증(differential cyanosis)**

폐쇄성 폐혈관질환(PVOD)이 온 경우, 또는 심한 대동맥축착 또는 단절 등이 동반되어 상행대동맥혈류가 하행대동맥으로 흘러들어가기 힘든 경우에는 동맥관개존을 통해 역단락 즉 우-좌 단락이 생기게 된다. 이때는 동맥관개존을 통해 하행대동맥 이하 즉 신체 하반부에만 청색증이 생기게 되어 이를 차등청색증이라고 부른다.

### 3) 심전도

대체적으로 심실중격결손과 유사한 양상을 보인다.

**(1) 작거나 중등도 크기의 동맥관개존**

정상 또는 좌심실비대의 소견을 보인다.

**(2) 큰 동맥관개존**

양심실비대의 소견을 보인다.

**(3) 폐쇄성 폐혈관질환**

우심실비대의 소견을 보인다.

### 4) 흉부 X-선사진

(1) 좌심방 좌심실비대(상행대동맥 포함)가 주로 되는 심비대(cardiomegaly) 소견과 폐혈관상의 증가를 보인다.

(2) 작은 동맥관개존에서는 정상소견을 보일 수도 있다.

(3) 폐쇄성 폐혈관질환이 생긴 경우에 D 에코도와 도플러 에코도의 사용으로 거의 대부분에서 확진검사법으로 시행될 수 있다.

### 5) 심도자법 및 심혈관 조영술

일반적으로는 시행할 필요가 없다. 다만 심한 폐동맥고혈압의 의심되는 나이 든 환자일 경우, 비전형적인 소견을 보이는 일부 경우, 또는 동반 심기형이 있는 경우 등에서 선택적으로 시행한다.

## 6. 자연경과

### 1) 큰 동맥관개존

초기에는 심부전증이 주된 문제이다 만일 폐동맥고혈압 상대가 지속되면 결국 폐쇄성 폐혈관질환이 발생하게 된다.

### 2) 작거나 중등도 크기의 동맥관개존

특별한 증세가 없으며 심잡음 때문에 신체검사 때 우연히 발견되는 경우가 대부분이다. 그러나 감염성 심내막염은 큰 동맥관개존에서 보다 작은 동맥관개존에서 더 잘 생긴다.

## 7. 외과치료법

### 1) 수술적응증

동맥관 크기의 대소를 막론하고 출생 수주 이후의 동맥관개존이 자연폐쇄되는 일은 극히 드물다. 따라서 일단 진단이 되면 수술을 하는 것이 원칙이다. 증상이 있으면 즉시 수술하고 만일 증상이 없더라도 3개월 이전에 선택적인 수술을 하는 것이 좋다. 특히 미숙아의 동맥관개존은 진단 즉시 인도메사친(indomethacin) 등으로 내과적인 폐쇄를 적극적으로 시도하여야 하며 반응하지 않으면 수술적으로 결찰을 시도해야 한다. 심한 폐쇄성 폐질환이 있으면 수술의 금기가 될 수도 있다.

### 2) 수술방법

**(1) 좌측개흉술(left thoracotomy)에 의한 방법**

동맥관개존이 단독으로 있을 때 가장 보편적으로 사용되는 방법이다. 일단 동맥관을 노출시킨 뒤에 주로 이를 봉합사로 결찰(ligation)하여 폐쇄시킨다. 때로는 동맥관을 분리한 뒤 이를 봉합(division and suture)하는 방법을 사용하기도 한다. 외과적으로 봉합사만을 이용한 결찰은 동맥관의 크기가 클 경우 잔존단락이 남을 가능성이 있으므로 혈관클립(hemoclip)을 함께 적용하는 것이 바람직하다(그림 23-2).

**(2) 정중흉골절개술(median sternotomy)에 의한 방법**

① 동맥관에 석회화(calcification)가 되어 있을 때는 직접 결찰이나 분단에 따른 파열의 위험성을 줄이기 위해 정중흉골절개술로 체외순환을 실

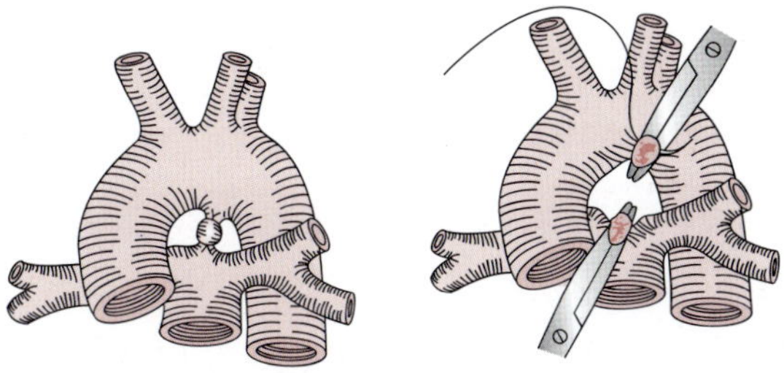

그림 23-2. 동맥관개존의 수술법. A. 결찰법, B. 분단법. 동맥관 개존 조직은 매우 약하므로 파열의 위험이 있다.

시하여 폐동맥을 열고 내부에서 동맥관개존의 출구를 봉합 폐쇄한다. 이때 필요한 경우 저체온법과 짧은 시간 동안의 완전수환정지를 이용하는 경우도 있다. 이때 반회후두신경(recurrent laryngeal nerve) 손상을 조심하여야 한다.

② 동맥관개존이 교정을 요하는 다른 심장기형과 합병되어 있을 때도 체외순환을 이용하여 동시에 교정한다. 이때 동맥관의 폐쇄는 통상 폐동맥을 열지 않고 바깥쪽에서 동맥관을 결찰하는 방법을 사용하나, 때로는 폐동맥을 열고 봉합하기도 한다.

#### (3) 흉강경(thoracoscopy)에 의한 폐쇄법

개흉술을 시행하지 않고 흉부에 작은 절개창을 통해 흉강경을 삽입한 상태에서 흉강경을 통해 동맥관을 폐쇄시키는 방법이다.

## 8. 경피적 카테터 폐쇄법 (percutaneous catheter closure)

경피적으로 카테터를 삽입한 뒤 이발론 플러그(Ivalon plug)나 또는 특수장치를 준비하여 동맥관을 비수술적으로 폐쇄시키는 방법이다. 외과적 폐쇄법과 비교한 정확한 평가 가치에 대해서는 아직 이론이 있다.

### 참고문헌

1. 홍창의, 윤용수, 최정연, 이영우, 지제근 : 한국인의 선청성심질환. 대한의학협회지 26 : 721, 1983.
2. 대한흉부외과학회 년간수술통계(1993~2005), 대한흉부외과학회.
3. Jonas RA : Patent ductus arteriosus, aortopulmonary window, sinus of Valsalva fistulas, aortoventricular tunnel. In Jonas RA[ed]. Comprehensive surgical management of congenital heart disease. 1st ed. London, Arnold Co Ltd, 2004 : 187-206.

# 24 방실중격결손

## Ⅰ. 전체적인 고려사항

### 1. 정 의

#### 1) 방실중격결손

방실중격결손(房室中隔缺損 ; atrioventricular septal defect, AVSD)이란 심방중격의 하부(inferior portion of the atrial septum)의 결손, 심실중격의 입구부(inflow portion of ventricular septum)의 불완전한 형성을 동반하는 심기형군이다(그림 24-1). 여기에는 부분형(partial) 또는 불완전형(incomplete), 중간형(intermediate), 완전형(complete)의 종류가 있다. 다른 말로는 심내막융기결손(心內膜隆起缺損 ; endocardial cushion defect, ECD), 또는 방실통로결손(房室通路缺損 ; atrioventricular canal defect) 등이 있다.

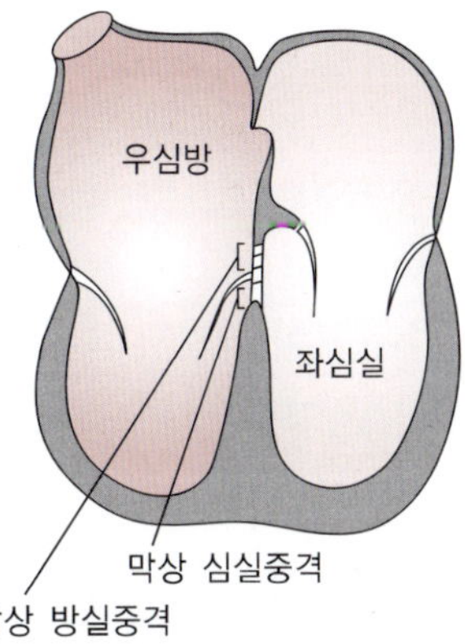


그림 24-1. 좌심실과 우심방 사이에 있는 방실중격의 모식도. 막상 방실중격(membranous atrioventricular septum)의 뒤쪽으로는 근육성 방실중격이 이어진다.

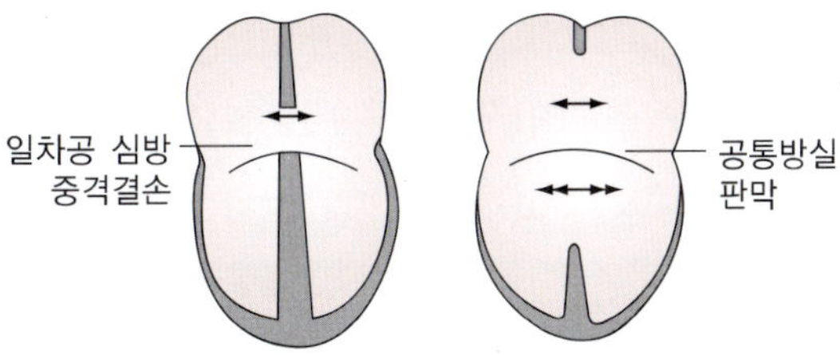


그림 24-2. 부분방실중격결손(A)과 완전방실중격결손(B)의 모식도(↔ : 심박중격결손, ←←.→→ : 심실중격결손)

#### 2) 부분 및 완전 방실중격결손(그림 24-2)

##### (1) 부분 또는 불완전 방실중격결손 (partial AVSD or incomplete AVSD)

좌우심실이 공통판막이 아닌 분리된 방실판막의 입구를 가진다는 의미에서 부분 또는 불완전형 방실중격결손이라 불린다. 좌우의 독립된 방실판막(atrioventricular valve)이 존재하면서 주걱모양으로 움푹 파인 심실중격릉(ventricular septal crest)에 붙어있고, 이차공 심방중격결손(ostium primum ASD)이 주 병변을 이루는 형태이다. 간

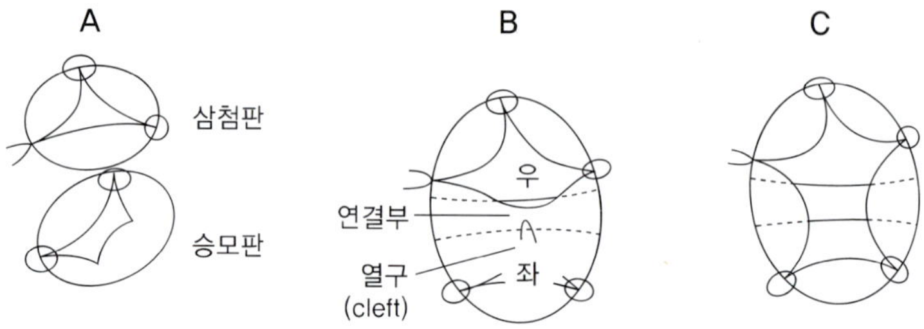


그림 24-3. 정상심장(A)에서는 승모판과 삼첨판이 안경모양으로 배열되어 있으나 부분방실중격결손(B)과 완전방실중격결손(C)에서는 계란모양의 공통방실연결부를 보인다. 또 부분 또는 완전형 모두 기본적으로 대개는 5개의 판막첨으로 이루어져 있는데 부분형에서는 중앙에서 판막첨의 연결로 인해 두 개의 독립된 방실판막구를 가지게 된다(우 : 우심실, 좌 : 좌심실).

혹 중간형(intermediate type) 또는 이행형(transitional) 방실 판막이란 용어가 사용될 때가 있는데 정의상 약간의 혼돈이 있기는 하다. 즉 부분 방실중격결손 중 심실간교통(inter-ventricular communication) 까지 동반하는 경우를 말하기도 하고(심장방사선과학에서 쓰이는 정의), 공통방실판막을 가지고 있으면서 전엽(anterior leaflet)과 후엽(posterior leaflet)이 완전방실중격과는 달리 서로 붙어 있는 경우를 칭하기도 한다(심장병리학에서 쓰이는 정의).

**(2) 완전방실중격결손(complete AVSD)**

하나의 공통 방실판막이 존재하면서 일차공형의 심방중격결손과 방실통로 심실중격결손을 동반한 형태이다.

## 2. 발생빈도

1) 전체 선천성 심장기형의 약 1~4%를 차지한다.

2) 한국의 통계에 의하면 전체 선천성 심장기형의 1.4%를 차지한다.[1] 한편 1993년부터 2005년 사이 대한흉부외과학회 년간수술통계에 의하면 부분방실중격결손을 포함한 방실중격결손증은 선천성심장수술환자의 3%를 차지하였다.[2]

3) 완전방실중격결손에서는 약 30%에서 다운증후군(Down syndrome)이 동반된다. 부분방실중격결손에서는 동반되는 경우가 드물다.

## 3. 방실중격결손증의 5가지 형태학적 특징

1) 정상 심장에서 방실중격(atrioventricular septum)이 있어야 할 자리에 결손이 있다.

2) 방실중격결손의 결과로 심방과 심실의 중격구조 사이에 연결성이 없어져 공통방실 연결구(common atrioventricular junction)가 존재하게 된다. 따라서 정상 심장에서 볼 수 있는 바와 같은 안경 모양의 좌우 방실연결부 대신에 계란 모양의 공통방실연결부를 갖게 된다(그림 24-3).

3) 계란모양의 공통방실연결부의 결과로 대동맥판막이 정상에서와 같이 좌우방실구(atrioventricular sulcus) 사이에 쐐기형으로 위치하는 대신 공통방실연결부의 전상방에 위치하게 된다.

4) 공통방실연결부에서의 판막첨(valve leaflets)들은 정상심장에서의 승모판막과 삼첨판막들과는

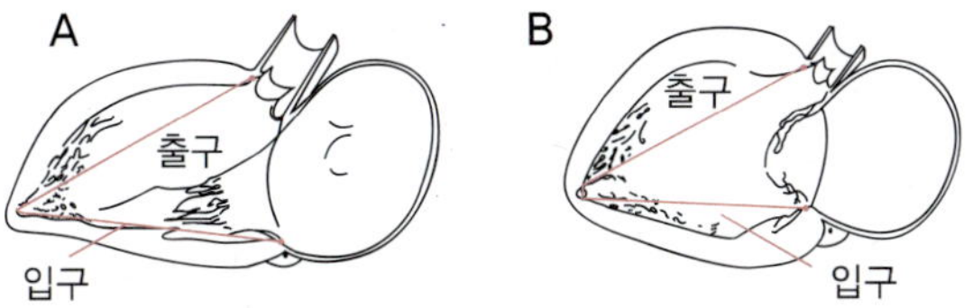


그림 24-4. 정상심장(A) 및 방실중격결손(B)에서의 출구 및 입구길이의 비교. B에서 출구 길이가 입구 길이보다 길다.

달리 기본적으로 그림에서와 같이 5개 이상의 판막첨으로 이루어져 있다[3](그림 24-3 참조).

5) 정상심장에서는 좌심실의 입구와 출구의 길이가 같지만 방실중격결손에서는 출구의 길이(outlet dimension)가 입구의 길이(inlet dimension)보다 훨씬 길어진다(그림 24-4).

## II. 부분방실중격결손

### 1. 병리해부소견

다음과 같은 두 가지 특징적인 소견이 존재한다.

#### 1) 일차공 심방중격결손(ostium primun ASD)

좌우 방실판막 즉 승모판막과 삼첨판막의 바로 직상부에 위치하는 심방중격결손이다.

#### 2) 전승모판막첨 열구(anterior mitral cleft)

부분방실중격결손에서의 승모판막첨 열구(裂溝)는 두 개의 판막첨으로 이루어진 정상 승모판막에서 생긴 열구와는 다른 구조이다. 즉 부분방실중격결손에서는 정상과 달리 좌측에 3개의 판막첨이 있다고 보고, 열구는 이들 판막첨 사이의 한 기능적 교련부(functional commissure)로서 존재한다고 보는 것이다(그림 24-3 참조).

### 2. 병태생리

#### 1) 일차공 심방중격결손

일차공 심방중격결손의 병태생리는 이차공 심방중격결손에서와 비슷하여 폐동맥혈류의 증가와 함께 우심방과 우심실이 확장되는 소견을 보인다.

#### 2) 승모판폐쇄부전

승모판막첨의 열구에 의한 폐쇄부전으로 좌심방으로 역류된 혈류는, 동반된 심방중격결손을 통해 바로 우심방으로 들어가는 감압(decompression) 현상을 보이기 때문에 혈역학적 측면에서는 보통 큰 문제가 되지 않는다.

#### 3) 폐혈관질환

완전방실중격결손에 비해 폐동맥고혈압이나 폐쇄성 폐혈관질환은 덜 온다.

### 3. 임상양상 및 진단소견

#### 1) 증 상

소아에서는 증상이 없는 경우가 많다. 일부 진행된 환자에서 호흡곤란이나 심부전증의 증상을 보일 수 있다.

#### 2) 이학적 소견

승모판 폐쇄부전으로 인한 수축기 심잡음이 심첨부에서 들릴 수 있는 것을 제외하고는 이차공 심방중격결손과 비슷한 소견을 보인다.

### 3) 심전도

(1) -20도에서 -150도까지 범주의 좌전반차단 (left anterior hemiblock) 또는 좌측편위 (left anterior hemiblock) 또는 좌측편위 (left axis deviation)의 소견이 특징적인 소견이다.

(2) 우심실비대 또는 우각차단(RBBB) 소견을 보인다.

(3) 약 50%의 환자에서 제 1도 방실차단의 소견을 보인다.

### 4) 흉부 X-선사진

이차공 심방중격결손에서와 동일한 소견을 보인다. 다만 승모판폐쇄부전이 심할 때에는 좌심방과 좌심실이 커지는 소견이 동반된다.

### 5) 심장초음파검사

2D에코도로 일차공 심방중격결손을 쉽게 진단할 수 있다. 또 도플러 에코도와 천연색 혈류영상(color flow imaging)을 병용하면 좌-우 단락과 함께 승모판폐쇄부전의 위치 및 정도를 정확히 알 수 있다.

### 6) 심도자법 및 심혈관조영술

(1) 좌우단락과 승모판 폐쇄부전의 정도를 정확히 파악할 수 있으나, 근래에 와서는 심장초음파검사법의 발달로 동반심질환이 있거나 폐혈관저항을 반드시 알아야 되는 경우를 제외하고는 꼭 시행할 필요는 없다.

(2) 거위목 모양(gooseneck configuration)

좌심실 조영술상 방실중격결손으로 인해 특징적으로 좌심실출구(LV outflow tract)가 거위목 모양으로 보인다(그림 24-5).

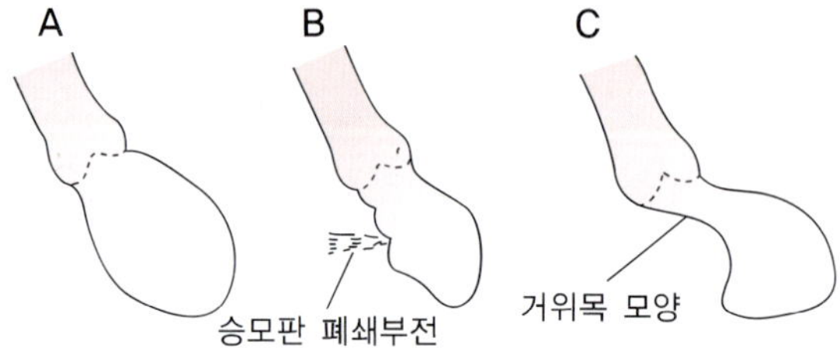


그림 24-5. 부분방실중격결손에서의 좌심실조영술 소견. A. 정상, B. 좌심실의 수축기시에 승모판 폐쇄. C. 확장기시에 승모판막이 좌심실 유출로 쪽으로 들어가 특징적인 거위목 모양을 보인다. 이 질환에서 좌심실 유출로 협착을 유발할 수 있는 특징적인 소견이다.

## 4. 자연경과

경도의 승모판폐쇄부전만 있는 경우에는 이차공 심방중격결손과 비슷한 자연경과를 보이지만, 중등도 이상의 승모판폐쇄부전이 있는 환자들에서는 이차공 심방중격결손에서보다는 일찍 폐동맥고혈압이나 심부전증이 생길 수 있다.

## 5. 외과치료법

### 1) 수술적응증

유의한 좌-우단락이 있을 때는 (Qp/Qs 〉 2 : 1), 보통 1~2세에 선택적으로 수술해준다. 그 이후에 발견된 환자는 진단과 함께 수술해준다. 그 이전이라도 내과적 치료에 잘 반응하지 않는 심부전증이나 심한 성장장애 등이 있으면 바로 수술해준다.

### 2) 수술방법

정중흉골절개술을 통해 통상의 체외순환하에서

시행한다. 구체적으로는 심방중격결손의 폐쇄와 함께, 승모판폐쇄부전이 있는 경우에는 전승모판막첨의 열구를 봉합해 주어 판막의 기능부전을 교정해준다. 일차공 심반중격결손의 폐쇄는 일차봉합으로는 어렵고 거의 대부분 심막이나 기타 인조물질의 첩포(patch)를 이용하여 폐쇄시켜 준다.

## III. 완전방실중격결손

### 1. 병리해부소견

#### 1) 특 징

완전방실중격결손은 다음과 같은 구성 성분들로 되어 있다.

**(1) 일차공 심방중격결손**

**(2) 큰 심실중격결손**

심실의 입구중격(inlet septum)이 움푹 패이는(scooping)의 형태로 생긴다.

**(3) 공통방실판막공**
**(common atrioventricular valve orifice)**

좌우심실에 공통적으로 연결되는 하나의 방실판막공이 존재한다. 이때 공통방실판막공은 중앙에서 일차공 심방중격결손 및 심실중격결손과 연결된다.

#### 2) 분 류

Rastelli 분류법이 흔히 사용된다. 즉 그림에서와 같이 좌상판막첨(left superior leaflet)이 심실

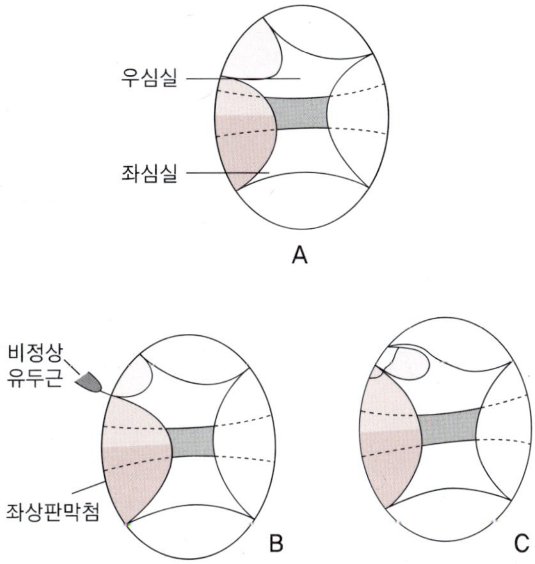


그림 24-6. 완전방실중격결손의 Rastelli 분류법(본문 참조).

중격릉(ventricular septal crest)을 지나 우심실쪽으로 어느 정도 넘어 가느냐에 (bridging) 따라 A, B, C 3가지 형태로 분류한다[4](그림 24-6).

**(1) A형 (Rastelli Type A)**

좌상판막첨이 전적으로 좌심실 위에 위치한다. 이때 좌상판막첨은 심실중격릉에 건삭(chordae tendineae)으로 부착된다. 대부분(약 80%)의 완전방실중격결손이 이형에 속한다.

**(2) B형 (Rastelli Type B)**

좌상판막첨이 중등도로 우심실 쪽으로 넘어간다. 가장 드문 형태로 이때 좌상판막첨의 건삭은 심실중격릉에 부착되지 않고 대신 우심실에 위치한 비정상적인 유두근(papillary muscle)에 부착된다.

(3) **C형 (Rastelli Type C)**

좌상판막첨이 현저하게 우심실쪽으로 넘어간다. 이때 좌상판막첨은 심실중격릉 위에서 건삭에 의한 부착없이 자유롭게 떠 있는 양상을 보인다. 이 형에서는 다른 심기형이 흔히 동반된다. 특히 폐동맥협착은 거의 대부분 이 형에서만 동반된다.

## 2. 병태생리

완전방실중격결손에서의 병태생리는 심방중격결손과 심실중격결손 및 판막폐쇄부전의 영향이 병합된 것으로 볼 수 있다. 즉 심실중격결손에 의해(부분적으로는 승모판폐쇄부전에 의해) 좌심방과 좌심실이 용적과부하(volume overload) 양상을 보이는 한편 심방중격결손에 의해서는 우심방과 우심실의 용적과부하 양상을 보여, 결국은 양심실과 양심방이 다 커지는 양상을 보인다. 이때 심방 및 심실중격결손을 통한 좌-우 단락의 양은 폐혈관저항의 정도에 따라 결정된다.

## 3. 임상양상 및 진단소견

### 1) 증 상

대부분 영아기에 심부전증의 증상이나 성장장애 등이 나타난다. 일부 환자에서는 초기에는 경도의 심부전증만 있어 수년 후 늦게 발견되기도 하나 이때는 대개 심한 폐쇄성 폐혈관질환을 동반하게 된다.

### 2) 이학적 소견

(1) 빈맥 및 빈호흡 등의 소견을 보인다.

(2) 좌하부 흉골연에서 수축기 진동음(thrill)이 촉진되고 전흉부의 과운동성도 보통 관찰된다.

(3) 청진소견

① 폐동맥판막을 통한 혈류 증가 때문에 폐동맥부위에서 수축기 박출성잡음이 들린다.

② 승모판폐쇄부전의 정도에 따라 심첨부에서 전수축기성 심잡음이 종종 들린다.

③ 삼첨판막을 통한 확장기 심잡음이 들리는 경우도 많다.

### 3) 심전도

(1) -20도에서 -150도 까지 범주의 좌전반차단(left anterior hemiblock) 또는 좌측편위(left axis deviation)의 소견이 특징적인 소견이다.

(2) 제 1도 방실차단이 흔히 나타난다.

(3) 우심실비대와 우각블록(RBBB) 소견이 항상 나타나며, 많은 경우 좌심실비대 소견이 함께 나타난다.

### 4) 흉부 X-선사진

심장의 4챔버를 모두 포함한 심비대가 항상 존재하고 폐혈관상의 증가를 보인다.

### 5) 심장초음파검사

2D 에코도, 도플러 에코도 및 천연색 혈류영상법 등으로 공통방실판막구의 크기, 건삭의 부착, 우심실과 좌심실의 크기 등 외과적으로 중요한 대부분의 정보를 얻을 수 있다.

### 6) 심도자법 및 심혈관조영술

부분방실중격결손에서와 같이, 중요한 동반심

기형이 의심되거나 폐혈관저항의 계산이 필요하지 않은 경우에는 꼭 시행할 필요는 없다. 좌심실 조영술상 역시 특징적인 거위목 기형(gooseneck deformity)을 보인다.

## 4. 자연경과

1) 영아기에 일찍 심부전증이 나타나고 반복되는 폐렴소견이 흔히 보인다.

2) 외과적 치료 없이는 대부분의 환자가 2~3세에 사망한다.

3) 생존하는 환자도 결국 폐쇄성 폐혈관질환이 생겨 10~30대에 사망한다.

## 5. 외과적치료법

### 1) 수술적응증

내과적 치료에 반응하지 않는 심부전증, 성장장애, 또는 폐혈관저항이 상승하는 경우에는 나이에 관계없이 영아기 초기에 바로 수술한다. 환자의 상태가 비교적 좋을 때도 폐쇄성 폐혈관질환의 발현을 막기 위해 가능하면 생후 6개월 내에 수술해 준다. 왜냐하면 6개월 이후에는 불가역성 폐혈관 폐쇄성 병변의 기회가 높아지고, 최근에는 6개월 이전에 수술하는 것이 수술 자체도 비교적 안전하게 수행할 수 있기 때문이다. 심한 폐쇄성 폐혈관질환이 있는 경우에는 수술의 금기인데 기준은 심실중격결손에서와 같다.

### 2) 수술방법

**(1) 교정수술**

정중흉골절개술을 통한 통상의 체외순환하에서 시행한다. 수술의 기본 원칙은 공통방실판막을 좌,우 두 개의 방실판막으로 나누어주고 심방중격결손과 심실중격결손을 각각 폐쇄시켜 주는 것이다(그림 24-7). 구체적으로는 수술을 시행할 때 심방과 심실중격결손을 각각 두 개의 패취를 사용하여 시행하는 방법(two-patch technique)과 하나의 패취만을 사용하는 방법(one patch technique)의 두 가지 방법이 있다. 전자는 판막에 절개를 가하지 않기 때문에 양쪽 방실판막의 모양을 잘 유지시켜줄 수 있는 장점이 있고, 후자는 판막에 절개를 가하기는 하나 심실중격릉 끝부분을 잘 볼 수 있으므로 수술시야 확보면에서 유리할 뿐 아니라 방실 전도 차단도 방지할 수 있는 장점이 있다.

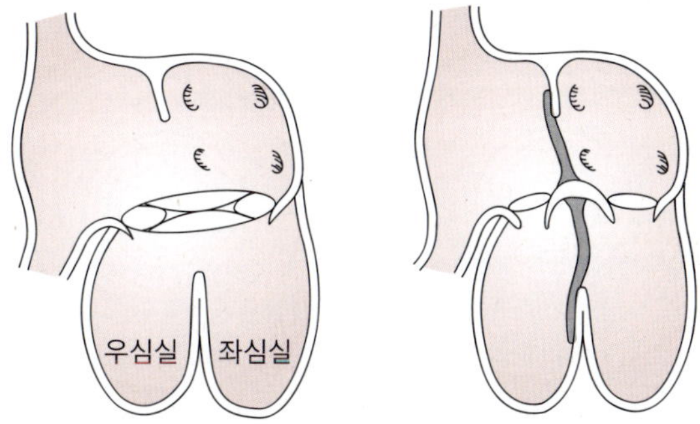

그림 24-7. 완전방실중격결손의 수술모식도. A. 수술 전, B. 수술 : 심방중격결손과 심실중격결손을 패취로 봉합하고 공통방실판막을 두 개의 방실판막으로 나누어준다.

**(2) 폐동맥밴딩**

상기도 감염을 동반한 심부전으로 심폐우회술의 위험이 높은 경우나 다발성 심실중격결손등 함께 교정하기 힘든 병변이 동반되었든가 또는 좌우 심실 크기가 균형을 이루고 있지 않아 성장 후 양심실 또는 단심교정 여부의 결정이 힘든 경우 폐동맥밴딩의 적응증이 되나 거의 쓰이지 않는 추세이다.

## 참고문헌


1. 홍창의, 윤용수, 최정연, 이영우, 지제근 : 한국인의 선천성심질환. 대한의학협회지 26 : 721, 1983.
2. 대한흉부외과학회 년간수술통계(1993~2005). 대한흉부외과학회.
3. Carpentier A : Sugical anotomy and management of the mitral component of atrioventricular canal defects. In : Anderson RH, Shinebourne EA(eds) : Pediatric Cardiolohy 1977. Edinburgh, Churchill Livingstone, p.477, 1978.
4. Rastelli GC, Kirklin JW, Titus JL : Anatomic observations on complete form of persistent common atrioventricular canal with specific reference to atrioventricular valves. Mayo ClinProc 41 : 296, 1966.
5. Jonas RA : Complete atrioventricular tunnel. In Jonas RA[ed]. Comprehensive surgical management of congenital heart disease. 1st ed. London, Arnold Co Ltd, 2004 : 386-401.
6. 김현조, 김기출, 이정렬, 김용진, 서경필, 노준량. 완전방실중격결손증을 동반한 복잡심기형의 해부학적 교정술에 관한 연구. 대흉외지 1996 ; 29 : 263-270.
7. 이정렬, 김홍관, 이정상, 김용진, 노준량, 배은정, 노정일, 최정연, 윤용수. 완전방실중격결손증에 대한 외과적 교정의 16년 수술결과. 대흉외지 2002 ; 35(12) : 854-61.
8. 이정렬, 박천수, 임홍국, 김용진, 노준량, 배은정, 노정일, 윤용수. 부분방실중격결손증에 대한 외과적 교정의 장기 결과. 대흉외지 2003(12) : 36 : 911-20.

# 25 우심실유출로 협착

## 1. 정 의

우심실 유출로 협착 또는 폐동맥협착(肺動脈狹窄 ; pulmonary stenosis)은 판막(valvular), 판막하부(subvalvular, infundibular), 및 판막상부(supravalvular)에서 3가지 형태로 나타날 수 있다(그림 25-1). 이중 판막형 폐동맥협착이 전체 폐동맥협착증의 90% 이상을 차지한다. 폐동맥협착은 단독으로 나타나기도 하고 다른 심기형과 합병되어 나타나기도 한다.

## 2. 발생빈도

전체 선천성 심장기형의 3~8%를 차지하는데, 한국의 통계에 의하면 전체 선천성 심장기형의 3.6~4.1%를 차지한다.[1,2]

## 3. 병리해부소견

### 1) 판막협착

#### (1) 판막

잘 형성된 3개의 폐동맥판막이 교련부를 따라 융합되어 전체적으로는 돔(dome) 형태를 보인다. 이때 판막륜(annulus)의 크기는 대개 정상이나 판

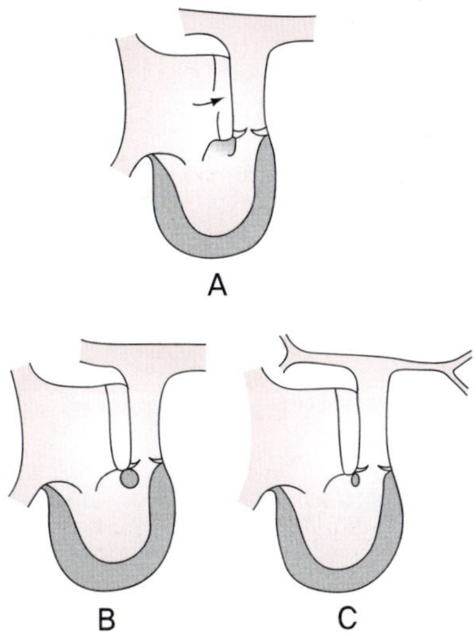


그림 25-1. 폐동맥협착의 종류. A. 판막협착 (이 보기에서는 심방중격결손이 동반되어 있다.). B. 판막하부협착 (누두부 협착으로 조직의 섬유화나, 근육의 비후 등으로 발생), C. 판막상부협착 (폐동맥 자체의 협착).

막협착부의 원위부 폐동맥에서 확장소견(post-stenotic dilatation)을 보인다. 확장의 정도는 반드시 판막협착증이 심한 정도에 비례하지는 않는다.

#### (2) 난원공개존(patent foramen ovale)

환자의 약 3/4에서 난원공개존이 있다. 우심실의 압력이 심하게 상승하고 우심실 탄성이 감소하면 난원공개존을 통해 우심방에서 좌심방으로 우-좌 단락이 생기게 되고 이로 인한 청색증도 생길 수 있다.

### 2) 판막하부협착

누두부(infundibulum)또는 폐동맥판막협착 등에서 이차적으로 생긴다. 이중에서 우심실양분증(右心室兩分症 : double chamber right ventricle, DCRV)이란 우심실내의 이상 비후근육밴드(anomalous hypertrophied muscle band)와 누두부(infundibulum)의 두 부분으로 분리 되는 심기형을 말한다. 이강우심실(二腔右心室)이라고도 불린다.

이강우심실의 누두부 챔버는 특징적으로 크고 얇은 벽을 가지고 있다. 동챔버(sinus chamber)는 비후되고 두꺼운 벽을 가지고 있으며, 보통 삼첨판막 근처에 위치하는 중등도 크기 이하의 심실중격결손(VSD)이 존재한다.

### 3) 판막상부협착

폐동맥 자체에서 협착이 생기는 경우를 말하는데 드물다. 종종 풍진증후군(rubella syndrome)이나 윌리암스 증후군(Williams' syndrome)과 연관된다.

## 4. 병태생리

### 1) 판막협착의 정도

압력차 즉 폐동맥과 우심실사이의 압력차로 나타낸다.

### 2) 세 종류의 임상증후군

일반적으로 폐동맥판막협착증은 다음과 같은 3종류의 임상증후군으로 나눈다.

#### (1) 단순 폐동맥판막협착증 (simple pulmonary valve stenosis)

폐동맥과 우심실간의 압력차가 80 mgHg 미만일 때를 말한다. 특히 25 mmHg 이하의 압력차를 보이는 경미한 협착증(trivial stenosis)에서는 뚜렷한 증상이 없으며 판막협착 자체도 더 이상 진행하는 경우가 드물다. 그러나 50 mmHg 이상의 압력차를 보이는 심한 협착증에서는 시간 경과에 따라 압력차가 더욱 진행하는 경향이 있다. 이때 이차적으로 누두부협착(infundibular stenosis)이 종종 생기는데 이 또한 시간경과에 따라 진행되는 것이 보통이다.

#### (2) 위험한 폐동맥판막협착증 (critical pulmonary valve stenosis)

우심실의 압력이 좌심실과 같거나 오히려 높을 때, 또는 우심실 압력이 80 mmHg 이상일 때를 말한다. 보통 생후 1개월 내에 심한 청색증과 산증이 나타나면서, 일반적으로 폐동맥판폐쇄(pulmonary atresia)와 구별하기 힘든 임상양상을 보인다. 폐동맥판폐쇄와 다른 점은 우심실-관정맥동(RV-coronary sinusoides)이 드물게 나타난다는 것이다.

#### (3) 형성부전성 폐동맥판막협착증 (dysplastic pulmonary valve stenosis)

폐동맥판막협착증의 한 형태로 폐동맥판막 형성장애증(pulmonary valvular dysplasia)으로도 불린다. 전형적인 폐동맥판막협착증과는 달리 판막첨들의 융합이 없는 것이 보통이고 폐동맥은 종종 형성부전양상을 보인다. 누난증후군(Noonan syndrome) 등과 종종 연관된다.

## 5. 임상양상 및 진단소견

### 1) 증 상

(1) 대부분의 환자에서는 특별한 증상이 없는 것이 보통이다. 경도의 협착증만 있는 경우에는 완전히 무증상일 수가 있다.

(2) 중등도로 심한 협착증에서는 운동시 호흡곤란 등의 증상이 나타날 수 있다.

(3) 심한 협착증 환자에서는 심부전증이 나타난다.

### 2) 이학적 소견

(1) 보통 정상적인 발육 상태를 보인다.

(2) 수축기성 진동음(thrill)이 좌상부 흉골연에서 촉진될 수 있다.

(3) 청진소견
잡음이 클수록 협착증의 정도가 심함을 의미한다.

### 3) 심전도

(1) 경도의 협착에서는 정상 심전도소견을 보인다.

(2) 중등도 이상의 협착에서는 우측편위(RAD)와 우심실비대(RVH) 소견을 보인다.

(3) 심한 경우에는 우심부하(RV strain)와 P pulmonale 소견을 보일 수 있다.

### 4) 흉부 X-선사진

(1) 심장의 크기는 대부분 정상이나, 심부전증이 생긴 경우에는 심비대가 생긴다. 폐동맥은 협착후 확장(poststenotic dilatation) 소견을 보인다.

(2) 폐혈관상(pulmonary vascularity)은 보통 정상이나 심한 협착증에서는 감소할 수도 있다.

### 5) 심장초음파검사

2D에코도로 폐동맥판막의 모양을 관찰할 수 있고 도플러 에코도로 협착의 정도를 정확히 알 수 있다.

### 6) 심도자법 및 심혈관조영술

심장초음파검사의 발달로 용도가 많이 감소되었다. 우심실과 폐동맥의 정확한 해부학적 상태를 판단할 수 있다. 특히 위험한(critical) 폐동맥판막협착과 폐동맥판폐쇄와의 감별에 유용하다. 심혈관조영술상 판막의 돔모양(doming)과 폐동맥의 협착 후 확장 소견을 용이하게 관찰할 수 있다.

## 6. 자연경과

### 1) 신생아기의 환자

신생아기에 위험한 폐동맥협착증을 보이는 환자에서는 거의 대부분 생후 2주 내에 증상이 나타나서 심한 저산소증으로 사망한다.

### 2) 영아기의 환자

중등도 이상의 협착증을 보이는 환자 특히 심한 협착증 환자에서는 심부전증이 흔히 나타나고 예후도 나쁘다.

### 3) 영아기를 넘은 환자

(1) 우심실과 폐동맥간의 수축기 압력차가 25 mmHg 이하인 경미한 협착증에서는 정상인과 동일한 자연수명을 보인다.

(2) 우심실과 폐동맥간의 수축기 압력차가 25~50 mmHg 사이인 중등도 협착증의 경우 일부 환자에서 협착증이 진행할 수 있으나 영아기 환자에 비해 가능성이 적다. 예후는 일반적으로 좋다.

(3) 우심실과 폐동맥간의 수축기 압력차가 50 mmHg 이상인 심한 협착증 환자에서는 협착의 진행과 함께 만성심부전증이 발현하여 종종 조기 사망한다.

## 7. 외과치료법

### 1) 수술적응증

(1) 위험한 폐동맥판막협착증을 가진 신생아기 환자에서는 진단과 함께 수술을 시행한다.

(2) 신생아기를 넘은 환자

① 심한 협착증환자는 수술한다.

② 중등도 협착증의 경우 영아기 환자에서는 수술의 필요성에 관해 다소간 논란이 있다. 그러나 나이든 환자에서는 협착증의 진행이 덜 되기 때문에 상대적으로 수술적응이 되는 경우가 적다.

③ 경미한 협착증은 수술의 적응이 되지 않는다.

### 2) 수술방법

#### (1) 응급 판막절개술

신생아기에 위험한 협착증이 있다고 진단되면 즉시 경피적 풍선확장술이나 외과적 방법으로 판막협착을 해소시켜 우심실을 신속히 감압시켜 주어야 한다. 수술방법은 개심술을 통해서 하거나(open valvotomy), 또는 환자의 중독한 상태를 고려하여 우심실을 통한 폐쇄적인 방법으로 판막절개술(closed valvotomy)을 시행하기도 한다. 때로는 개방판막절개술(open valvotomy)의한 방법으로 상대정맥과 하대정맥의 유입혈류를 일시적으로 차단한 상태에서 폐동맥을 열고 판막절개술을 시행하는 유입혈류차단법(inflow occlusion method)을 시행하기도 한다.

#### (2) 선택적 판막절개술(elective valvotomy)

신생아기를 넘은 환자에서는 통상 체외순환 하의 직시 하에 판막절개술을 시행한다. 그러나 최근 풍선확장술의 보편화로 인해 거의 시행되지 않고 있다. 다만 유의한 누두부협착이 동반된 드문 경우에는 이를 같이 해결하기 위해 개심술을 시행할 수가 있다.

#### (3) 형성부전성 판막 수술

형성부전성 판막의 경우에는 통상 개심술을 통해 판막을 완전히 절제한 뒤 경판막륜 패취(transannular patch)를 삽입해준다.

#### (4) 우심실양분증(이강우심실, DCRV)의 수술

체외순환하에서 우심실 또는 우심방을 절개한 후 이상근육밴드를 절제해준다. 이때 이상근육밴드에 의한 누두부와 동부(sinus portion) 사이의 통로를 심실중격결손으로 오인하여 이를 폐쇄하지 않도록 주의한다.

동반된 심실중격결손이 있으면 이를 폐쇄시켜 준다.

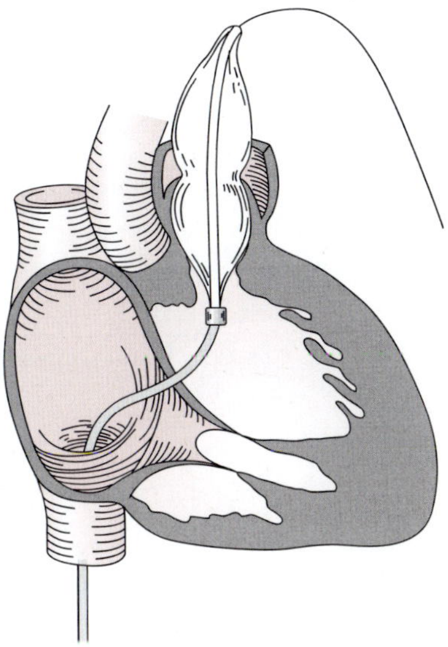

그림 25-2. 폐동맥판막협착증에 대한 경피적 풍선확장술의 모식도.

## 8. 경피적 풍선확장술 (percutaneous balloon dilatation)

1) 단순한 폐동맥판막협착은 근래에 와서 수술을 시행하지 않고 경피적으로 풍선을 삽입하여 좁아진 판막을 확장시키는 방법을 시행하는데 그 성공률이 높다. 보통 폐동맥전후의 압력차가 40 mmHg 이상이거나 협착증으로 인한 증상이 있을 때 시술의 적응이 된다. 또 위험한(critical) 협착증에서 초기 증상 완화의 방법으로도 종종 사용된다.

2) 풍선확장술의 기전은 협착된 부위에 풍선을 삽입하여 확장하면, 융합된 교련부나 판막첨의 얇은 부분이 파열되는 효과로 협착증이 해소되게 된다(그림 25-2).

### 참고문헌

1. 홍상의, 윤용수, 최정연, 이영우, 지제근 : 한국인의 선천성심질환, 대한의학협회지 26 : 721, 1983.
2. 이성행 : 한국심장재단이 지원한 선천성 심장병 환자 5,792명에 관한 보고서(1984. 3~1990. 3) 한국심장재단. 1992.

# 26 온전한 심실중격을 가진 폐동맥폐쇄증

## 1. 정 의

온전한 심실중격을 가진 폐동맥판폐쇄(肺動脈辦閉鎖 : pulmonary atresia with intact ventricular septum)란 심실중격결손은 없이 폐동맥판막의 폐쇄증만이 있는 상태를 말한다. 그러나 본 기형은 그저 폐동맥판 폐쇄뿐만 아니라 삼첨판형성부전, 우심형성부전, 관상동맥이상 등의 이상을 동반하므로 이로 인한 혈역학을 이해하여야 수술 전략을 세울 수 있다.

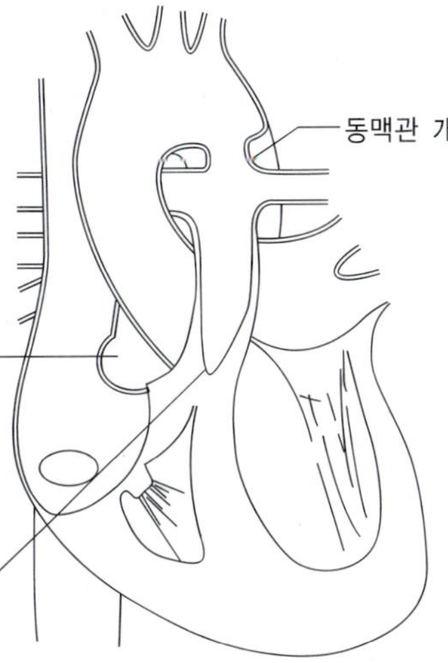


그림 26-1. 온전한 심실중격을 가진 폐동맥판폐쇄의 모식도. 폐혈류는 동맥관 개존에 의존하게 된다.

## 2. 발생빈도

드문 병변으로 전체 선천성 심장기형의 1% 미만을 차지한다.

## 3. 병리해부소견

### 1) 주요소견(그림 26-1)

#### (1) 폐동맥판막

폐동맥판폐쇄의 형태는 매우 다양해서 횡격막 모양(diaphragm-like)으로 보이기도 하고 주폐동맥기저부에 움푹 패인 흔적(dimple)만 보이기도 한다. 횡격막 모양 폐쇄의 경우는 세 개의 미숙한 교련이 붙어 있는 모양을 하고 있는 것이 대부분이다. 대개 폐동맥판하 누두부의 심한 형성부전을 같이 보이며 누두부가 아예 없는 경우도 있다(infundibular atresia).

#### (2) 폐동맥

폐동맥은 보통 정상에 가까운 크기를 보이나 폐동맥판륜이 작을수록 주폐동맥도 따라서 작은 것이 보통이다. 폐동맥혈류는 전적으로 동맥관개존(PDA)에 의존한다. 따라서 이 병변에서 동맥관이 자연 폐쇄되면 치명적인 결과를 초래할 수 있다.

#### (3) 우심실

우심실 내강의 크기는 다양하다. 대부분의 경우 심한 우심실의 비대로 인해 내강의 감소를 보이고 약 18%의 환자에서만 정상이거나 약간 커져있다. 심실의 입구부(inlet)는 항상 존재하나 50%의 환자에서는 육주부(trabecular portion)나 누두부(infundibular portion)가 내강내에서의 비후로 인해 막혀 있다.

#### (4) 삼첨판막

거의 대부분에서 발육부전, 폐쇄부전, 협착 등의 이상 소견을 보인다. 30%의 환자에서 삼첨판의 첨삭들이 짧고 서로 엉켜있으면서 첨삭간 공간이 없는 삼첨판협착도 동시에 가지고 있다. 간혹 삼첨판 일부가 근성(muscular)으로 변형되어 있거나 삼첨판이 엡스타인기형을 보이는 경우도 있다. 삼첨판륜의 형성부전의 정도는 일반적으로 우심실 발육 정도와 일치하므로 삼첨판륜 크기로 우심실 크기를 예측할 수 있는 지표로 사용하고 있다.

#### (5) 우심방

항상 커져있고 중격은 좌측으로 변위되어 있다. 특히 심한 삼첨판폐쇄부전이 있을 때는 더욱 커진다. 심방간 통로는 항상 존재한다. 대부분 적절한 크기의 난원공개존(PFO)의 형태로 존재하는데 이를 통해 심방수준에서 우-좌 단락이 일어난다.

#### (6) 관상동맥이상과 우심실동양혈관 (右心室洞様血管 ; RV sinusoids)

심실중격이 온전한 폐동맥판폐쇄에서는 관상동맥의 이상이 종종 관찰된다. 또 반 이상의 환자에서는 비후된 우심실내강과 관상동맥 사이에 직접적인 연결이 증명되는데, 이를 우심실동양혈관이라고 부른다.[1] 이를 통해 체동맥압보다 높은 우심실 압력 때문에, 우심실의 정맥혈이 관상동맥을 공급하는 경우에는 심근의 산소공급부족으로 인해 심근손상을 일으킬 수 있는 것으로 추정되고 있다. 특히 근위부 관상동맥의 협착성 또는 폐쇄성 병변을 동반하고 있는 경우에는 원위부의 관상동맥혈류는 전적으로 우심실의 우심실동양혈관에 의존하게 된다. 이런 관상동맥 순환을 우심실 의존성 관상순환(right ventricle dependent coronary ciculation, RDCC)이라 부른다. 삼첨판이 작으면 작을수록 우심실과 관상동맥 사이에 루성교통(fistulous communication)이 많다.

### 2) 분 류

#### (1) Greenwold의 분류법[2]

우심실의 크기에 따라 제 I 형(작은 우심실)과 제 II 형(큰 우심실)으로 나누는 방법으로 요즘 거의 사용하지 않는다.

#### (2) Bull의 분류법[3]

우심실을 입구부(sinus inlet), 육주부(trabecular), 출구부(outlet, conal, infundibular)의 세 부분으로 나눈 뒤(tripartite RV concept), 이들 세 부분의 존재 여부에 따라 병변을 분류하는 방법이다. 수술방법을 결정하는데 유용하여 최근 많이 사용되고 있다.

① 입구부, 육주부, 출구부가 모두 존재하는 경우
② 입구부와 육주부만 존재하는 경우
③ 입구부만 존재하는 경우

## 4. 병태생리

폐동맥판폐쇄증에서는 우심실과 폐동맥 사이에 직접적인 연결이 없다. 대신 폐동맥혈류는 전적으로 동맥관개존에 의존한다. 우심방으로 들어온 체정맥환류는 심방간의 통로를 통해 좌심방으로 가게 된다. 따라서 우심방은 우-좌 단락을 유지하기 위해 커진다. 좌심방으로 간 체정맥환류는 폐정맥환류와 혼합된 후 좌심실을 거쳐 체순환 및 폐순환을 공급하게 된다(그림 26-1 참조).

## 5. 임상양상 및 진단소견

### 1) 증 상

출생 직후부터 청색증이 나타나는데, 동맥관이 폐쇄되면 급격히 진행된다.

### 2) 이학적 소견

대부분 심잡음이 없거나 삼첨판폐쇄부전으로 인한 수축기잡음이 들린다. 동맥관개존으로 인한 지속성잡음은 거의 들리지 않는다. 제 2심음은 항상 하나로 들린다.

### 3) 심전도

우심방비대(RAE)와 함께 정상편위 또는 우측편위(RAD)의 소견을 보인다.

### 4) 흉부 X-선사진

(1) 폐혈관상이 감소하고 폐동맥분절(pulmonary artery segment)이 오목하거나 평편한 모양을 보인다.

(2) 심비대를 보인다.

### 5) 심장초음파검사

2D 심에코도로 확진이 가능하다. 우심실과 관상동맥간의 연결 여부도 2D에코도, 도플러 에코도, 천연색혈류영상법 등을 이용하면 파악이 가능하나, 근위부 관상동맥의 협착 여부는 알 수 없다.

### 6) 심도자법 및 심혈관조영술

우심실과 관상동맥 사이의 연결 및 관상동맥의 협착 여부를 정확히 파악할 수 있다. 또한 이를 통해 좌심실 심근의 관상동맥혈류가 우심실에 의존하고 있는지의 여부도 알 수 있다.

## 6. 자연경과

약 50%의 환자가 출생 2주 내에 사망하고 약 85%는 6개월 내에 사망한다.[4] 사망원인은 심한 저산소증과 대사성산증(metabolic acidosis)이고 보통 동맥관의 폐쇄 시기와 일치한다.

## 7. 외과치료법

### 1) 수술적응증

진단과 함께 수술적응이 된다.

### 2) 수술방법

#### (1) 일차수술

신생아기나 조기 영아기에서 일차수술의 목적은 적절한 폐혈류를 공급해 주는 동시에 우심실의 성장을 최대한 도모해 주는데 있다. 진단이 된 신생아에서는 진단과 함께 바로 프로스타글란딘

$E_1(PGE_1)$을 투여하여 동맥관의 폐쇄를 예방하여야 한다. 수술방법에는 (1) 판막절개술 (valvotomy), 판막제거술(valvectomy) 또는 경판막륜 우심실유출로첩포(transannlar RVOT patch) 삽입을 하는 방법, (2) 체-폐동맥 단락(systemic-pulmonary artery shunt) 수술을 시행하는 방법, 그리고 (3) 전술한 두 가지 방법을 병행하는 방법 등 크게 3가지가 있다. 이차 수술방법을 선택하는 지표는 아직 확정된바 없으나 여러 가지 방법이 보고되고 있다. 첫째 삼첨판의 크기가 기준이 된다. 삼첨판의 크기는 우심실 크기와 좋은 상관관계를 가지고 있음이 증명되어 있으므로 삼첨판의 Z값을 기준으로 수술방법을 결정한다. Z값이란 삼첨판 크기의 체표면적 기준 크기의 표준편차 값이다. 다시 말해서 Z값이 +1이면 삼첨판 크기가 평균치보다 1 표준편차만큼 크다는 것을 의미한다. Z값이 -4 이하이면 양심실교정이 힘들며 따라서 체-폐동맥 단락술만 하고 단심실 교정에 대비하고, -1.5 보다 작으면 우심실 유출로 첩포 확장술과 체-폐동맥 단락술을 동시에 시행하고, 그 이상이면 우심실유출로확장술만 시행한다. 둘째 우심실의존성 관상동맥순환이 없는 한 일차수술은 우심실 감압을 위한 우심실유출로 장술을 시행하고 우심실 크기가 정상 크기가 아닌 한 체-폐동맥 단락술을 시행한다. 우심실의존성 관상동맥순환을 보이는 환자는 체-폐동맥단락술만 시행한다. 기본적으로 심방간 교통은 체정맥 고혈압을 피하기 위하여 폐쇄시키지 않는다. 셋째 우심실 크기가 좌심실 크기의 1/3 이하면 체-폐동맥 단락술만 시행하고, 1/3에서 2/3이면 체폐동맥 단락술과 우심실유출로확장술을 병행하고, 이상이면 우심유출로 확장술만 시행한다.

**(2) 교정수술(definitive repair)**

일정 기간 후(생후 6개월 이후)에 우심실이 충분히 성장하면 단락의 폐쇄와 함께 심방간의 통로를 폐쇄시켜 준다. 일차수술시 판막절개술을 시행했던 환자에서는 우심실유출로 패취를 삽입하기도 한다. 만일 우심실이 잘 성장되지 않아 삼첨판막의 유의한 발육부전이 존재하면 좌심실만을 기능적 심실로 사용하는 폰탄수술법(Fontan operation)을 시행해 준다. 또한 우심실의 기능이나 크기가 폐순환펌프 역할을 하기에 충분치 않은 경우에는 소위 one and half ventricle 교정을 고려할 수도 있다.

## 참고 문헌

1. Moulton AL, Malm JR : Pulmonary stenosis, pulmonary atresis(wieh intact septum and with ventricular septaldefect), single pulmonary artery, and aneurysm of the pulmonary artery. In : Baue AE, Geha AS, Hammond GL, et al(eds) : Glenn's Thoracic and Cardiovascular Surgery (5th ed), Prentice-Hall International Inc, p.1140, 1991.
2. Greenwold WE, Dushane JW Burchell HB, et al : Congenital pulmonary atresia with intact ventricular septum : Two anatomic types. Ciculation 14 : 945, 1956.
3. Bull C, de Leval MR, Mercanti C, et al. : Pulmonary atresia and intact ventricular septum : A revised classification.Two anatomic types. Circulation 66 : 266, 1982.
4. Kirklin JW, Barratt-Boyes BG : pulmonary atresia and intact ventricular setum In : Kirklin JW, Baratt-Boyes BG(eds) : Cardiac Surgery (2nd ed) Churchill Livingstone, p1040, 1993.
5. 이정렬, 윤태진, 오삼세 등. 영아기에 발견된 심실중격이 온전한 폐동맥폐쇄증의 외과적 수술요법. 대한흉외지 29 : 1081-9, 1996.

6. Hanley FL, Sade RM, Backstone EH, et al. Outcomesin neonatal pulmonary atresia with intact ventricular septum. J Thorac Cardiovasc Surg 105 : 406-27, 1993.
7. 이정렬, 윤태진, 오삼세, 이석재, 김용진, 노준량, 서경필, 김혜순, 노정일. 영아기에 발견된 심실중격이 온전한 폐동맥폐쇄증의 외과적 수술요법-술전삼첨판륜 크기가 수술결과에 미치는 영향-. 대흉외지 1996; 29 : 1081-9.
8. Kwak JG, Kim WH, Kim DJ, Lee CH, Lee JR, Kim YJ, Rho JR. Mid-term results of neonatal surgical management of pulmonary atresia with intact ventricular septum. Korean J Thorac Cardiovasc Surg 2005; 38(12) : 815-20.
9. Jonas RA : Pulmonary atresia with intact ventricular septum. In Jonas RA[ed]. Comprehensive surgical management of congenital heart disease. 1st ed. London, Arnold Co Ltd, 2004 : 457-69.

# 27 팔로사징

## Ⅰ. 폐동맥협착을 동반한 팔로사징

### 1. 정 의

팔로사징(팔로四徵 ; tetralogy of Fallot, TOF)이란 우심실누두부(RV infundibulum)의 발육부전 및 좌측전방으로서의 전위(displacement)가 형태학적 특징인 선천성 심기형을 말한다. 누두부중격이 전위되면 누두부중격과 심실중격(누두부중격 이외의 심실중격)의 정렬이 어긋나(malalignment) 심실중격결손이 일반 심실중격결손과는 달리 심실중격과 수직을 이루는 방향으로 위치하게 되고 누두부중격의 전방변위로 말미암아 우심실유출로 협착은 물론 폐동맥 판륜부터 폐동맥 가지 전장에 걸쳐 형성부전을 동반하게 된다. 반면 대동맥 근부는 누두부 중격이 전방으로 밀렸기 때문에 커져 있으며 심첨부쪽으로 심실중격을 올라타고 있는 형태가 된다. 그 결과 우심실의 산소가 부족한 혈액과 좌심실의 산소가 덜 부족한 혈액이 모두 대동맥으로 박출되게 된다. 또한 누두부 전방변위로 인한 우심실유출로 협착은 우심실비후를 초래하게 된다. 이것이 팔로사징의 4가지 해부학적인 특징인 (1) 우심실유출로협착, 즉 폐동맥협착(pulmonary stenosis), (2) 심실중격결손(VSD), (3) 대동맥의 심실중격 올라타기 (대동맥 기승, overriding of aorta), 4) 우심실비대(RVH)가 형성되는 기전이다. 그러나 실제 팔로사징의 근본을 이루고 있는 병변은 앞서 말한 바와 같이 폐동맥협착과 심실중격결손의 두 가지이고 나머지 두 가지는 부수적인 이차성 병변이다(그림 27-1).

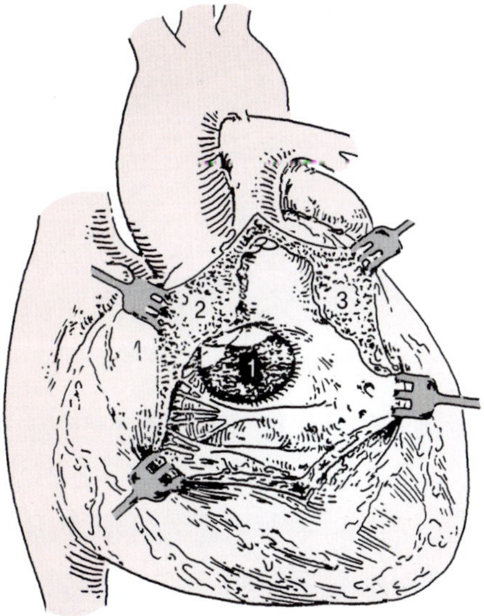


그림 27-1. 팔로사징의 중요 병리해부소견. 1. 큰 심실중격결손, 2, 3. 누두부협착. 누두부 중격이 앞쪽으로 전위되면서 좁아지게 된다. 아울러 누두부 위쪽의 작은 폐동맥과 폐동맥판막륜도 질환의 특징적인 소견 중의 하나이다.

## 2. 발생빈도

1) 전체 선천성 심기형의 약 10%를 차지하며, 청색성 선천성 심기형중 가장 흔하다.
2) 한국의 통계에서는 전체 선천성 심장기형의 17.7~20.3%를 차지한다.[1] 구미 국가들 보다는 비교적 높은 빈도를 보인다. 한편 1993년부터 2005년 사이 대한흉부외과학회 년간 수술통계에 의하면 활로씨사징은 선천성심장수술일 10%를 차지하였다.[2]

## 3. 병리해부소견

### 1) 팔로사징의 4가지 특징

#### (1) 우심실유출로협착 (RV outflow tract obstruction)

우심실유출로협착은 폐동맥, 폐동맥판막, 폐동맥판막륜, 누두부 등의 여러 부위에 올 수 있다. 가장 흔한 형태는 누두부협착과 판막협착이 합병된 경우이다. 판막협착은 심한 경우 판막폐쇄(pulmonary valve atresia) 소견까지 보일 수가 있다.

#### (2) 심실중격결손(VSD)

팔로사징에서의 심실중격결손은 좌심실과 우심실의 수축기압을 동일하게 만들 정도로 큰 것이 특징이다. 형태학적으로는 대부분 대동맥하의 막주위형(perimembranous type)이다.

#### (3) 우심실비후(RVH)

우심실유출로협착에 이차성으로 오는 병변이다.

#### (4) 대동맥의 심실중격 올라타기 (대동맥기승, overriding of aorta)

대동맥근부(aortic root)가 다양한 정도로 양심실위에 올라타고 있는(overriding) 형태를 취하며 대동맥근부가 우전방변위(dextro-rotation) 되어있다고 이야기하기도 한다. 그러나 실제로 대동맥근부가 발끝에서 보았을 때 시계방향으로 돌아있는지 아니면 우심실유출로 협착의 결과 큰 대동맥근부를 가진 근위대동맥이 오른쪽 앞으로 돌출되어 보이는 것인지에 대해서는 논란의 여지가 있다.

### 2) 기타 소견

#### (1) 제 3심실(third ventricle)

우심실유출로의 근육성 협착부위가 근위부에(proximal) 위치하여 우심실내에 마치 별개의 큰 누두부챔버(infundibular chamber)를 형성하고 있는 것처럼 보일 때, 이를 제 3심실이라고도 부른다. 근위부심실과 누두부심실 경계부위를 누두공(infundibular os)이라 부른다. 실제로 근위부 심실에 해당되는 부위가 심근수축의 주된 역할을 하는 부위이기 때문에 이 부분의 내강이 충분한 크기가 되도록 협착을 초래하고 있는 심근군을 제거하여 적어도 누두공 수준(infundibular os level)에서의 협착이 완전히 제거되어야 한다. 제 3심실로 불리는 누두부는 그저 혈류가 지나가는 통로의 역할을 할 뿐 수축에는 크게 기여하지 않는다.

#### (2) 우측대동맥궁(right aortic arch)

팔로사징 환자의 약 1/4에서 우측대동맥궁이

존재한다.

**(3) 팔로오징(pentalogy of Fallot)**

팔로사징에 심방중격결손(ASD)이 병합된 경우를 흔히 팔로오징이라고도 부른다.

## 4. 병태생리

팔로사징의 병태생리를 결정하는 가장 중요한 요소는 우심실유출로협착의 정도이다. 대부분의 환자에서는 유의한 우심실유출로협착으로인해 심실중격결손을 통한 우-좌 단락(right-to-left shunt)이 형성되어 임상적으로 청색증을 보이게 된다. 그러나 경도의 우심실유출로협착이 있는 경우에는 심실중격결손을 통한 단락의 방향이 단순한 심실중격결손에서와 같이 좌-우 단락(left-to-right shunt)또는 양방향성으로 나타나 임상적으로 청색증이 없는 소견을 보인다. 이런 경우를 비청색성 팔로사징(acyanotic TOF) 또는 핑크 팔로사징(pink TOF)이라고 부른다.

## 5. 임상양상 및 진단소견

### 1) 증 상

**(1) 청색성 팔로사징**

① 대부분의 환자에서 청색증, 운동시 호흡곤란, 저산소 발작 등의 증상을 보인다. 특히 폐동맥판폐쇄(pulmonary atresia)가 있는 경우에는 출생직후부터 심한 청색증을 보이며 이런 환자의 폐순환은 동맥관(ductus) 또는 대동맥폐동맥 혈관부행지(aortopulmonary collateral arteries)에 의존한다.

② 저산소 발작(hypoxic spells)

팔로사징을 가진 어린 영아에서 주로 생기는 증상이나 다른 청색증 심장기형들에서도 생길 수 있다. 발작적인 과호흡(hyperpnea)을 보이고, 흥분하면서 지속적으로 운다. 이때 청색증이 심해지고 심한 경우 경련 등이 생길 수 있고 간혹 사망에 이를 수도 있다. 기전은 아기가 울거나 배변을 하는 등 흉강내압이 상승하여 우심실유출로 박출이 힘들어지고 동시에 폐혈관 저항은 증가하면서 우심실누두부의 경련이 동반된다. 동시에 심실중격결손을 통한 우좌 단락량도 증가하여 청색증을 더 심화시키며 심장을 포함한 전신은 보다 심한 저산소증에 노출되게 된다. 이렇게 되면 체혈관 저항까지 상승시켜 심장수축을 더욱 어렵게 만든다. 생후 2개월에서 4개월 사이에 가장 많이 발생한다. 보통 아침에 발생하고 음식물섭취 후나 운 뒤에 또는 배변 후에 생긴다. 그러나 평상시의 청색증 정도와 저산소발작의 빈도와는 직접적인 상관관계는 없다. 나이가 들수록 빈도가 덜해진다.

**(2) 비청색성 팔로사진**

특별한 증상이 없는 경우가 보통이다.

### 2) 이학적 소견

(1) 비청색성 팔로사징을 제외하고는 청색증과 북채손가락(finger clubbing)의 소견을 보인다. 북채손가락은 작은 영아에서는 나타나지 않는다.

(2) 전흉부의 진동음(thrill)은 드물다.

(3) 청진소견

① 좌흉골연의 상부와 중간부위에서 수축기 박출형 잡음이 들린다. 우심실유출로 협착이 심할수록 수축기 잡음의 길이는 짧아진다.

폐동맥판폐쇄로 심한 청색증이 있는 신생아의 경우에는 때때로 동맥관개존의 연속성 잡음을 들을 수도 있다.

② 제 2심음은 보통 대동맥판막 성분만으로 하나로 들린다(single $S_2$).

③ 비청색성 팔로사징에서는 심실중격결손과 누두부협착에 의한 긴 수축기성 잡음이 전체 좌측흉골연에서 들린다. 이 경우 작은 심실중격결손의 청진소견과 유사한데, 심전도상 좌심실비대 대신에 우심실비대 또는 양심실비대의 소견이 있는 것으로 심실중격결손과 감별될 수 있다.

### 3) 심전도

우측편위(RAD)와 우심실비대(RVH)의 소견을 보인다. 그러나 비청색성 팔로사징에서는 QRS축이 정상일 수도 있고, 양심실비대의 소견을 보일 수도 있다.

### 4) 흉부 X-선사진

**(1) 청색성 팔로사진**

① 심장크기가 정상이고 폐혈관상이 감소된 소견을 보인다.

② 장화모양 심장(boot-shaped heart)
폐첨부가 위로 들리고 오목한 주폐동맥분절(concave MPA segment)로 이른바 장화모양의 심장을 보인다(그림 21-3 참조).

**(2) 비청색성 팔로사징**

크지 않은 단순 심실중격결손과 비슷한 소견을 보인다.

### 5) 심장초음파검사

2D 에코도로 심실중격결손과 대동맥우전위, 누두부협착 등을 관찰할 수 있다. 일반적으로 폐동맥의 상세한 해부학적 구조는 파악이 어렵다. 그러나 최근 심장초음파검사의 발달로 특히 심도자법의 위험성이 있는 어린 영아 환자에서 확진 방법으로 이용되는 추세이다.

### 6) 심도자법 및 심혈관 조영술

팔로사징의 형태학적 병변에 관해서 가장 정확히 파악할 수 있다.

## 6. 자연경과[3]

1) 주로 우심실유출로협착의 정도에 따라 결정된다. 청색성 팔로사징 환자의 약 1/4이 생후 1년 내에 사망하는데 생후 1개월 내에 사망하는 경우는 드물다. 그 후 3세까지 40%, 10세까지 70%, 40세까지 95%가 사망한다.

2) 30~40대의 팔로사징 환자들은 주로 우심실의 압력과부하, 만성저산소증, 적혈구증가증으로 인한 이차성 심근병증(secondary cardiomyopathy)으로 만성 심부전증이 와서 사망하게 된다.

3) 출생시 약 25%에 해당하는 비청색성 팔로사징도 시간경과에 따라 폐동맥협착이 진행되면서 수 주, 수 개월, 또는 수 년 내에 점차적으로 다양한 정도의 청색증이 생긴다.

4) 팔로사징의 자연경과 중 다음과 같은 합병증들이 생길 수 있다.

(1) 심한 청색증 및 저산소성 발작

(2) 뇌종양(brain absess)이나 뇌혈관사고(CVA)

(3) 감염성 심내막염

(4) 적혈구증가증(polycythemia)

(5) 폐동맥혈전증

(6) 혈액응고장애

(7) 상대적 철분결핍빈혈증(relative iron deficiency anemia)

## 7. 외과치료법

### 1) 수술적응증 및 수술시기

(1) 팔로사징은 진단 그 자체가 수술의 적응이 된다.

(2) 팔로사징의 수술시기는 현재 가능한한 조기에 완전교정술을 해주는 경향으로 바뀌고 있어 갈수록 권장 수술시기가 빨라지고 있다. 일반적으로 추천되는 수술시기는 심한 증상이 없더라도 심근과 폐의 비가역적 손상을 예방하기 위해 적어도 출생 후 6개월에서 1년 사이에 완전교정술을 한다.

(3) 증상이 심한 6개월 미만의 작은 영아환자에서는 다음과 같은 두 가지 선택이 있다. 최근 작은 영아에 대한 수술 교정의 경험이 많은 병원들을 중심으로 가급적 연령에 관계없이 조기에 교정수술을 해주려는 경향이 있다.[4]

① 일차로 고식적 단락수술을 하고 이차로 완전교정수술을 하는 방법

② 바로 완전교정수술을 하는 방법

### 2) 수술방법

**(1) 완전교정수술(total correction)**

① 정중흉골절개술을 통해 통상의 체외순환하에서 시행한다.

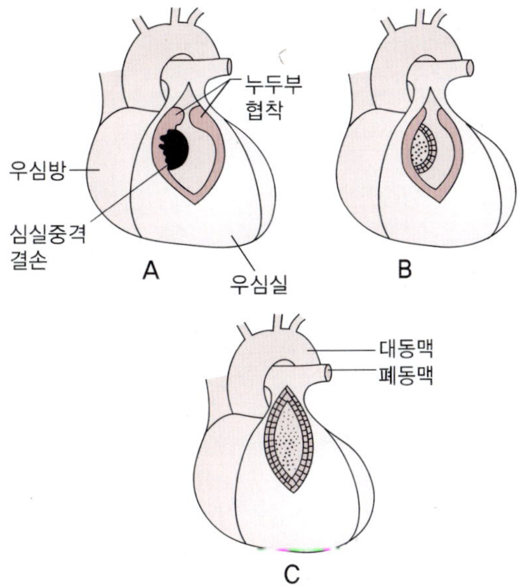


그림 27-2. 팔로사징에 대한 완전교정수술법의 모식도. A. 큰 심실중격 결손과 누두부 협착 등 우심실유출로 협착을 보이는 특징적인 팔로사징의 해부소견, B. 개심술을 통해 누두부 협착부를 절제하고 심실중격결손을 패취로 봉합해준다. C. 우심실유출로를 인조물질로 확장시켜준다.

② 수술은 우심실유출로협착의 해소와 함께 큰 심실중격결손을 폐쇄시켜 주는 것이 요체이다. 구체적으로 우심실유출로협착의 해소는 통상 비대한 누두부조직을 절제해주고 인조첩포(patch)로 우심실유출로를 확장시켜 준다. 이때 폐동맥판막의 협착이 있으면 판막절개술(valvotomy)을 시행해준다. 큰 심실중격결손은 테크론, 고어텍스 또는 자가심낭첩포로 폐쇄시켜 준다(그림 27-2).

**(2) 고식적 단락수술법 (palliative shunt operation)**

일차로 완전교정수술이 어려운 환자에서 청색증을 완화시킬 목적으로 시행하는 술식이다(그림

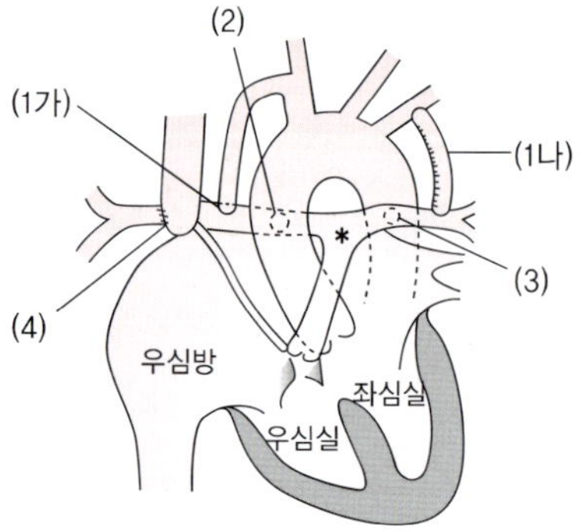


그림 27-3. 청색성 선천성 심장기형 환자에서 사용되는 고식적 단락수술의 종류. 1. 블렉록-타우시히 단락 : 전통적인 방법(1가, 쇄골하 동맥을 절제하여 바로 폐동맥에 연결)과 고텍스(Gore-Tex)인조혈관을 사용한 변형된 방법(1나), 2. 워터스톤 단락, 3. 포츠 단락. 4. 글렌단락 : 주로 삼첨판폐쇄의 고식적 수술에 사용된다(제33장. 삼첨판폐쇄 참조). (*폐동맥)

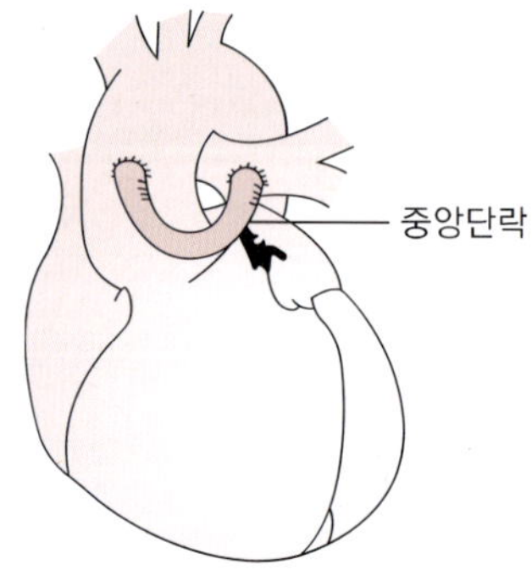


그림 27-4. 중앙단락의 모식도.

27-3).

① 블라록-타우시히 단락(Blalock-Taussig shunt, B-T shunt)

쇄골하동맥과 같은 쪽의 폐동맥과의 문합수술이다.(subclavian-pulmonary artery anastomosis). 쇄골하동맥을 단절한 후 폐동맥에 직접 연결시키는 정통적인 방법과(classic B-T shunt), 쇄골하동맥과 폐동맥간을 인조혈관을 사용하여 연결시키는 변형된 방법(modified B-T shunt)의 두 가지가 있다. 수술 후 과도하지 않은 폐동맥혈류가 유지되어 폐쇄성 폐혈관질환이 잘 오지 않는 장점 등으로 가장 많이 사용되는 단락수술이다. 대개는 측부개흉술로 시행하나 최근 정중흉골 절개하에 필요한 경우 심폐우회술하에 시행하기도 한다.

② 워터스톤 단락(Waterston's shunt)

상행대동맥과 우측 폐동맥을 문합시켜 주는 수술법이다. 수술 후 폐동맥고혈압 등의 문제로 요즘 거의 사용되지 않는다.

③ 포츠 단락(Potts' shunt)

하행대동맥과 좌측폐동맥을 문합시켜 주는 수술법이다. 수술 후 폐동맥고혈압의 발생 위험성과 함께 후일 단락의 폐쇄에 있어 기술상의 어려움 등으로 요즘 거의 사용되지 않는다.

④ 중앙 단락(central Davidson shunt) (그림 27-4)

정중흉골절개술을 통해 심낭막을 열고 상행대동맥과 주폐동맥간을 연결시켜 주는 방법이다. 수술 후 심막유착(pericardial adhesion)이 생겨 후일 완전교정수술시 장애가 되는 단점이 있다.

## II. 폐동맥폐쇄를 동반한 팔로사진

### 1. 정 의

심실중격결손을 동반한 폐동맥판폐쇄(pulmonary atresia with VSD)는 팔로사징(TOF)의 한 형태로 생각한다. 우심실과 폐동맥의 내강 사이에 연결이 없는 것이 특징이다.

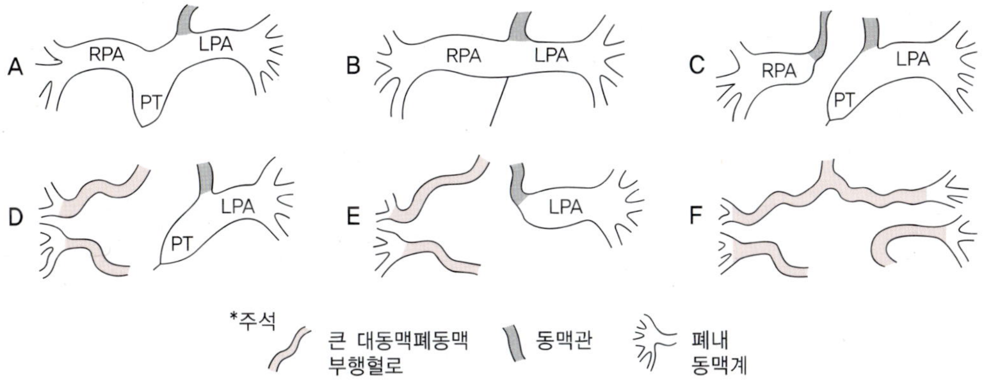


그림 27-5. 심실중격결손을 동반한 폐동맥판폐쇄에서 발견되는 폐혈관공급의 여러 가지 양상들. A. 폐동맥간(pulmonary trunk)에 연결된 합류(confluence)상태의 좌우폐동맥, B. 폐동맥간은 없이 합류상태의 좌우폐동맥, C. 좌우폐동맥이 합류되어 있지 않으면서 좌우폐동맥중 하나가 폐동맥간과 연결이 되어 잇는 경우, D. 좌우폐동맥중 하나가 없는 경우, E. 좌우폐동맥중 하나가 없으면서 폐동맥간도 없는 경우. F. 심막 내 폐동맥이 완전히 없는 경우 (PT : 폐동맥간, RPA : 우폐동맥, LPA : 좌폐동맥)

## 2. 발생빈도

팔로사징의 한 형태로 생각하고 있기 때문에 팔로사징의 발생빈도에 포함된다.

## 3. 병리해부소견

일반적인 형태는 보통의 팔로사징과 유사한 양상을 보이는데, 중요한 특징들은 다음과 같다(그림 27-5).

① 우심실과 폐 사이의 직접 혈류연결이 없다. 따라서 폐의 혈류는 동맥관개존(PDS), 부행혈로(collaterals) 등에 의존한다.

② 폐동맥의 이상이 흔히 동반된다. 여기에는 주폐동맥의 발육부전이나 부재, 좌우 폐동맥의 불연속성(discontinuity, nonconfluence), 폐동맥의 협착, 폐분절(pulmonary segment)에 대한 폐동맥분포의 결여 등이 포함된다.

③ 큰 대동맥폐동맥 부행혈로(aortopulmonary collaterals)가 존재한다. 부행혈로 중 가장 대표적인 것이다. 상부 또는 중간의 하행 대동맥에서 기시하는 1~6개의 큰 동맥으로 존재한다.

## 4. 병태생리

폐동맥의 합류(confluence) 및 분포양상에 따라 다음과 같은 3가지 환자군으로 나눌 수 있다.

### 1) 좌우 폐동맥이 합류성이면서 모든 폐분절에 정상분포를 보이는 경우

약 반의 환자가 여기에 해당된다. 폐동맥은 보통 경도의 발육부전만을 보인다. 이때의 폐혈류는 동맥관개존에 전적으로 의존한다. 따라서 동맥관의 자연폐쇄와 함께 상태가 급격히 나빠진다.

### 2) 좌우 폐동맥이 합류성이면서 대부분의 폐분절에 분포하는 경우

약 1/4의 환자가 여기에 속한다. 폐동맥은 중

등도 이상의 발육부전을 보인다. 약간의 대동맥 폐동맥 부행혈로가 존재한다. 이들 환자에서는 동맥관이 폐쇄됨에 따라 청색증 등의 증상이 발현될 수 있지만 첫 환자군 만큼 심하거나 진행이 빠르지는 않다.

### 3) 좌우 폐동맥이 종종 비합류성이면서 일부의 폐분절에만 분포하는 경우

나머지 약 1/4의 환자가 여기에 속한다. 대부분의 폐분절은 큰 대동맥-폐동맥 부행혈로(major aortopulmonary collateral ateries, MAPCA)에 의해 충분한 혈류를 공급받는다. 그러나 폐혈류가 과도한 경우는 드물어서 심부전증 등은 잘 생기지는 않는다. 따라서 이들 환자들은 청색증도 아주 미약하고 증상도 거의 없어 통상 15세까지는 거의 정상상태의 생활을 할 수 있다.

## 5. 임상양상 및 진단소견

### 1) 증 상

(1) 큰 대동맥폐동맥 부행혈로가 없는 경우에는 생후 수 일 내에 청색증이 빨리 나타나지만, 그 반대의 경우에는 청색증이 경미하다. 그러나 나이든 환자에서는 큰 대동맥폐동맥 부행혈로가 있더라도 보통 상대적으로 폐혈류가 불충분해지기 때문에 청색증, 적혈구증가(polycythemia)등이 나타난다.

(2) 큰 대동맥폐동맥 부행혈로가 있는 일부환자에서는 생후 4~6주 정도에 정상적인 폐혈관저항의 감소로 인한 폐혈류의 증가 때문에 심부전증이 생길 수도 있다.

### 2) 이학적 소견

(1) 보통의 팔로사징과 유사한 소견을 보인다.

(2) 청진소견

팔로사징에서 들리는 수축기잡음은 보통 들리지 않고 대신 동맥관개존이나 큰 대동맥폐동맥 부행혈로 등에 의한 지속성 심잡음이 종종 들린다.

### 3) 심전도, 흉부 X-선사진, 심장초음파검사, 심도자법 및 심혈관조영술

보통의 팔로사징증과 유사한 소견을 보인다.

## 6. 자연경과

### 1) 좌우 폐동맥의 합류성이면서 모든 폐분절에 정상분포를 보이는 경우

치료 없이는 약 50%의 환자가 6개월 내에 저산소증으로 사망하고, 90%의 환자가 1년 내에 사망한다.

### 2) 좌우 폐동맥이 합류성이면서 대부분의 폐분절에 분포하는 경우

50%의 환자가 3~5세 내에 그리고 90%의 환자가 10년 내에 사망하다.

### 3) 좌우 폐동맥이 종종 비합류성이면서 일부의 폐분절에만 분포하는 경우

보통 15세 전후부터 청색증이 심해지면서 대부분 30세 내에 사망한다. 아이젠멘거증후군(Eisenmenger syndrome)과 유사한 양상을 보인다.

## 7. 외과치료법

### 1) 좌우 폐동맥이 합류성이면서 모든 폐분절에 정상분포를 보이는 경우

(1) 나쁜 자연경과 때문에 가능한한 조기에 수술을 해준다.

(2) 수술방법은 우심실유출로의 경판막륜첩포(RVOT transannular patch) 삽입 또는 Rastelli형의 수술을 포함하여 보통의 팔로사징에서와 같은 수술을 시행한다. 이때 동맥관개존도 결찰 폐쇄시켜준다.

### 2) 좌우 폐동맥이 합류성이면서 대부분의 폐분절에 분포하는 경우

(1) 대부분 우심실과 폐동맥간에 심장외도관(extracardiac conduit)의 사용을 필요로 하기 때문에 보통 3~5세가 지나서 수술을 시행한다. 만일 그 이전에 심한 청색증으로 수술이 필요한 경우에는 체-폐동맥 단락수술을 시행해준다.

(2) 교정수술시 폐동맥에 연결되고 있는 큰대동맥폐동맥 부행혈로가 존재하는 경우에는 수술전에 경피적인 방법(percutaneous method)으로 폐쇄시키거나 또는 수술시 동시에 폐쇄시켜준다.

### 3) 좌우 폐동맥이 종종 비합류성이면서 일부의 폐분절에만 분포하는 경우

이 환자군에서는 대단히 높은 폐혈관저항과 항상 존재하는 큰 대동맥폐동맥 부행혈로의 존재 등으로 환자의 나이에 관계없이 일차 교정수술의 대상은 거의 되지 않는다. 다만 다음과 같은 방법들을 시도할 수 있다.

**(1) 다단계 수술법(multistage operation)**

① 우심실과 폐동맥사이에 심장외도관을 삽입한다.

② 폐동맥과 연결이 있는 큰 대동맥폐동맥부행혈로(redundant or communicating collaterals)는 수술전 경피적 방법으로 또는 수술중에 외과적 방법으로 결찰해준다.

③ 폐동맥과 연결되지 않은 큰 대동맥폐동맥부행혈로(non-redundant or communicating collaterals)는 수술 전, 수술 중 또는 수술후에 가능한한 많은 부분을 중앙 폐동맥에 한차례 또는 그 이상의 수술을 시행하여 외과적으로 연결시켜준다(unifocalization operations).

**(2) 추적관찰 및 필요시 단락수술**

이 환자군에서는 종종 15~30세까지 청색증이나 증상이 경미한 경우가 많기 때문에, 일단 아무술식도 시행하지 않고 있다가 청색증이나 증상이 심해지면 고식적으로 단락수술을 시행해주는 방법이다.

**(3) 심폐이식수술 또는 양폐이식수술과 동시에 심장교정수술을 시행하는 방법**

## 참고문헌

1. 홍창의, 윤용수, 최정연, 이영우, 지제근 : 한국인의 선천성심질환, 대한의학협회지 26 : 721, 1983.
2. 대한흉부외과학회 년간수술통계(1993~2005), 대한흉부외과학회.
3. Kirklin JW, Barratt-Boyes BG : Ventricular septal defect and pulmonary stenosis or

atresia. In : Kirklin JW, BarrattBoyes BG(eds) : Cardiac Surgery(2nd ed), Churchill Livingstone, p 884, 1993.

4. 백완기, 이정렬, 김용진, 노준량, 서경필. 유아기에서 활로4징증의 전교정. 대흉외지 1990;23(6): 1181-1188.
5. 이정상, 최준영, 이정렬, 김용진, 노준량, 서경필. Major Aorto-pulmonary Collateral Artery를 동반한 폐동맥 형성부전 및 심실중격 결손의 외과적 수술요법. 대흉외지 1990;23(6) 1263-75.
6. 이정렬, 김용진, 노준량, 서경필, 신생아 및 영아기 활로씨사징증의 완전교정술, 대흉외지 25 : 32-41, 1992.
7. 이정렬, 양지혁, 김용진, 노준량, 폐도맥폐쇄와 주대도액폐동맥 혈관 주행지를 동반한 활로씨 사징증 : 다양한 외과적 치료접근의 비교. 대흉외지 32 : 471-9, 1999.
8. Jonas RA : Tetralogy of Fallot with pulmonary stenosis. In Jonas RA[ed]. Comprehensive surgical management of congenital heart disease. 1st ed. London, Arnold Co Ltd, 2004 : 279-300.
9. 이정렬, 김용진, 노준량, 서경필. 신생아 및 영아기 활로씨 사징증의 완전 교정술. 대흉외지 1992; 25(1) : 32-41.
10. 이정렬, 양지혁, 김용진, 노준량. 폐동맥폐쇄와 주대동맥폐동맥혈관부행지를 동반한 활로씨 사징증 -다양한 외과적치료접근의 비교-. 대흉외지 199932(5) : 471-9.
11. 이정렬, 황호영, 장지민, 이철, 최재성, 김용진, 노준량, 배은정. 소아에서 폐동맥유출로 재건 후 시 행한 폐동맥판대치술. 대흉외지 2002; 35 (5 : 350-5.
12. Lee JR, Kim JS, Lim HG, Hwang HY, Kim YJ, Rho JR, Ahn C. Complete repair of tetralogy of Fallot in infancy. Interactive Cardiovasc Thorac Surg 2004; 3 470-4.
13. 지현근, 김영태, 이정렬, 김용진, 노준량, 서경필. 선천성 복잡 심기형 환자의 외과적 교정술 시 동종이식편의 적용에 관한 연구. 대흉외지 1995; 28 : 1038-44.
14. 오삼세, 지현근, 김용진, 이정렬, 노준량, 서경필. 복잡심기형 환자에서 우심실유출로 재건술 시 이첨판화 냉동보존 동종이식편의 적용에 관한 연구. 대흉외지 1997; 30(3) : 270-4.
15. Kim YJ, Choi YS, Lee JR, Rho JR. Ventricular outflow tract reconstruction with Polystan valved conduit. Asian Cardiovasc Thorac Ann 2001; 9(3) : 187-91
16. 이정렬, 황호영, 장지민, 이철, 최재성, 김용진, 노준량, 배은정. 소아에서 폐동맥유출로 재건 후 시행한 폐동맥판대치술. 대흉외지 2002 ; 35(5) : 350-5.
17. 이정렬, 곽재건, 최재성. 조기영아기에서의 블라록-타우시히 단락술의 수술결과. 대흉외지 2002; 35(8) : 573-9.
18. Lee JR,Choi CH, Min SK,Kim WH, Kim YJ, Rho JR, Bae EJ, Noh CI, Yun YS. Risk factor analysis and surgical indications for pulmonary artery banding. Korean J Thorac Cardiovasc Surg 2005; 38(8) : 538-44.

# 28 양대혈관우심실기시 및 양대혈관좌심실기시

## Ⅰ. 양대혈관 우심실기시

### 1. 정 의

#### 1) 양대혈관우심실기시

양대혈관우심실기시(兩大血管右心室起始 ; double outlet right ventricle, DORV)란 심장의 양대혈관 즉 대동맥과 폐동맥이 모두 우심실과 연결되어 있는 선천성 심기형을 말한다.

#### 2) 50% 규칙

대동맥이나 폐동맥이 어느 정도 우심실에서 나오는 경우를 우심실기시로 정의하느냐에는 이른바 '50%의 규칙(50% rule)'이 가장 보편적으로 적용되고 있다. 즉 폐동맥은 우심실에서 기시하고 대동맥의 50% 이상이 우심실과 연결되어 있을 때 양대혈관우심실기시증으로 정의한다는 뜻이다. 과거에는 대동맥-승모판불연속(aortomitral discontinuity)또는 승모판-폐동맥판 불연속(mitral-pulmonary discontinuity)의 여부가 진단의 기준으로 여겨지기도 하였으나 최근 들어 그렇게 중요한 소견으로 간주하지는 않고 있다.

### 2. 발생빈도

1) 전체 선천성심장기형의 1~2%의 발생빈도를 보인다.

2) 한국의 통계에서는 1.2~2.5%의 발생빈도가 보고 되고 있다.[1,2] 한편 1993년부터 2005년 사이 대한흉부외과학회 년 간 수술통계에 의하면 양대혈관 우심실기시증은 선천성 심장수술의 2%를 차지하였다.[3]

### 3. 병리해부소견

양대혈관우심실기시는 동반된 심실중격결손의 위치에 따라 다음과 같은 4가지 병리학적 형태로 분류된다(그림 28-1).

#### 1) 대동맥하 심실중격결손(subaortic VSD)

가장 흔한 형태로, 심실중격결손이 대동맥판막 가까이 위치하고 있는 경우를 말한다. 폐동맥협착이 없는 경우를 아이젠멘거형(Eisenmenger type) 양대혈관우심실기시증이라 한다. 대동맥하 심실중격결손형의 약 50%에서는 폐동맥 협착증(대부분 누두부협착증)이 합병되는데 이를 팔로형(Fallot type)이라고 부른다.

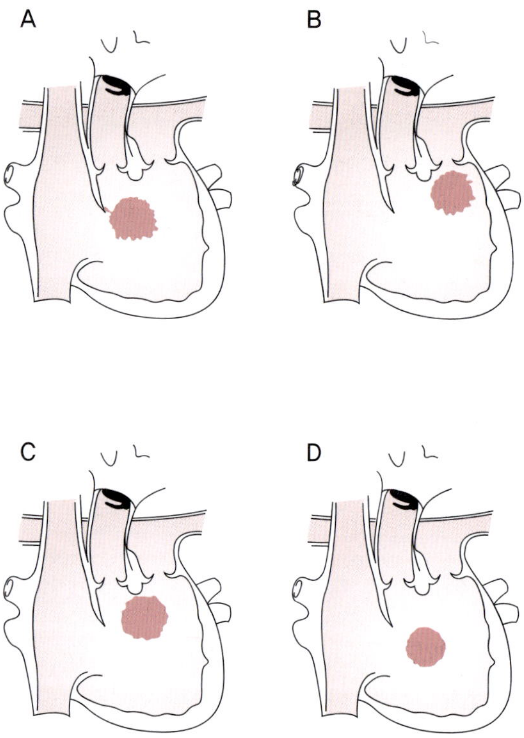


그림 28-1. 양대혈관우심실기시의 분류. A. 대동맥하 심실중격결손형. B. 폐동맥하 심실중격결손형. C. 양대혈관수임 심실중격결손형. D. 비수임 심실중격결손형.

#### 2) 폐동맥하 심실중격결손(subpulmonary VSD)

두 번째로 흔한 형태이며 심실중격결손이 폐동맥판막 가까이 있는 형태를 말한다. 타우시히빙기형(Taussing-Bing anomaly)은 엄격한 의미에서는 폐동맥하 심실중격결손에 누두부중격의 정렬이상(malalignment)을 동반한 경우이지만 폐동맥하 심실중격결손형을 직접 지칭하기도 한다.

#### 3) 양대혈관 모두와 가까운 수임형 심실중격결손(doubly committed VSD)

심실중격결손이 대동맥판막과 대동맥판막에 공통적으로 연관되어 가까이 있는 형태를 말한다.

#### 4) 양대혈관에서 먼 비수임형 심실중격결손 (non-committed VSD)

심실중격결손이 대동맥판막과 폐동맥판막에서 모두 떨어져 있는 형태를 말한다. 원거리 심실중격결손(remote VSD)으로도 불린다. 이 경우 방실중격결손을 동반하는 경우도 있다.

## 4. 병태생리

양대혈관우심실기시의 병태생리는 앞서 말한 심실중격결손의 위치와 폐동맥협착의 존재여부에 따라 결정된다.

#### 1) 폐동맥협착이 없는 대동맥하 심실중격결손 (아이젠멘거형)

큰 심실중격결손과 유사한 소견을 보인다. 즉 좌심실의 동맥혈은 심실중격결손을 통해 대동맥으로 가게 되고 우심실의 정맥혈은 폐동맥으로 향한다. 따라서 청색증은 거의 없으며 폐동맥혈류의 증가로 인해 폐동맥고혈압과 심부전증 증상을 일으키게 된다.

#### 2) 폐동맥협착이 있는 대동맥하 심실중격결손 (팔로형)

폐동맥협착과 심실중격결손의 존재로 팔로사징과 유사한 양상을 보인다.

#### 3) 폐동맥하 심실중격결손

완전대혈관전위(complete TGA)와 유사한 병태생리를 보인다. 즉 좌심실의 혈류는 폐동맥으로 향하고 우심실의 혈류는 대동맥으로 주로 간다.

#### 4) 양대혈관수임형과 비수임형 심실중격결손

경도의 청색증이 존재하면서 폐동맥혈류의 증가소견을 보인다.

## 5. 임상양상 및 진단소견

#### 1) 증상, 이학적 소견 및 기타 검사소견

양대혈관우심실기시의 형태에 따라 유사한 병태생리를 보이는 각각의 병변들과 비슷한 임상양상을 보인다.

#### 2) 심장초음파검사

2D 에코도로 다음과 같은 소견들이 관찰된다.

(1) 양대혈관이 모두 우심실에서 기시한다(50% 이상). 기시부에서 대동맥과 폐동맥은 정상심장에서의 나선경로(spiral course) 대신 평행 경로(parallel course)를 취한다.

(2) 좌심실에는 유출로가 없으며 심실중격결손이 항상 존재한다.

(3) 승모판막-대동맥판막 사이의 연결이 없다(mitral-aortic discontinuity).

#### 3) 심도자법 및 심혈관조영술

최근 심장초음파검사의 발달로 반드시 시행할 필요는 없다. 주로 폐혈관저항이 높을 것으로 예상되는 환자에서 이를 계산하기 위해 심도자법을 시행할 수 있다.

## 6. 자연경과

#### 1) 단순 양대혈관우심실기시(simple DORV)

폐동맥협착이 없는 단순 양대혈관우심실기시 환자에서는 큰 심실중격결손과 유사한 자연경과를 보인다. 이는 양대혈관수임형과 비수임형심실중격결손에서도 어느 정도 일치하는 소견이다. 그러나 심실중격결손에서와는 달리 결손의 자연폐쇄는 드물다. 만일 결손이 폐쇄되면 양대혈관우심실기시 상태에서는 혈역학상 오히려 환자가 사망하는 결과를 초래하게 된다.

#### 2) 폐동맥하 심실중격결손(subpulmonary VSD)

폐동맥하 심실중격결손형에서는 심실중격결손을 가진 완전대혈관전위와 유사한 소견을 보이지만 오히려 더 나쁜 자연경과를 나타낸다.

#### 3) 팔로형(Fallot type)

폐동맥협착이 존재하는 경우나 일부 양대혈관수임형이나 비수임형 심실중격결손에서는 팔로사징과 유사한 자연경과를 보인다.

## 7. 외과치료법

#### 1) 수술적응증 및 교정수술방법

어린 영아기 환자들에 대한 수술기법의 발달로 병원에 따라서 교정수술의 연령이 점점 낮아지고 있는 추세이다.

**(1) 대동맥하형 (simple DORV)과 양대혈관수임형(doubly-committed type)**

① 폐동맥고혈압이나 심부전이 있으면 즉시 수술해야하며 선택적인 수술은 생후 6개월에서 12개월 사이에 한다.

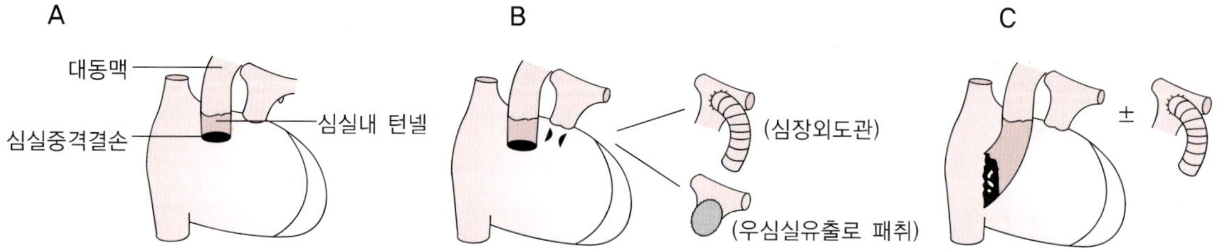


그림 28-2. 양대혈관우심기시의 몇 가지 수술모식도. A. 대동맥형에서의 심실내 턴넬교정법 (좌심실에서 구출된 혈액은 심실 중격 결손을 통하여 만들어진 턴넬에 의해 대동맥으로 흐르게 된다.) B. 팔로형에서의 심실내 턴넬과 우심실유출로 협착 해소, (팔로씨 사징증의 교정법과 유사하다.) C. 비수임형의 수술법 (본문참조)

② 수술은 우심실절개를 한 뒤 심실중격결손과 대동맥을 테크론 등 인조물질을 사용하여 연결시켜주는 심실내 턴넬교정법(intraventricular tunnel repair)을 시행한다(그림 28-2A)

### (2) 팔로형(Fallot type)

① 증상이 있으면 연령에 관계없이 바로 수술해준다. 증상이 없거나 가벼운 경우에도 가급적 2세 정도까지 수술을 해주는 것이 좋다.

② 수술방법은 기본적으로 팔로사징에서와 동일한 수술을 해준다(그림 28-2B).

### (3) 폐동맥하형(subpulmonary type)

① 혈역학은 완전대혈관전위와 비슷하므로 동맥전환술을 시행할 경우 비슷한 기준으로 수술시기를 선택해야 하나 대체로 생후 2~4주에 시행하는 예는 드물고 3~6개월 사이에 시행한다.

② 수술방법은 먼저 심실중격결손을 폐쇄하여 좌심실혈류를 전적으로 폐동맥으로 향하게 한 다음 동맥전환수술법(arterial switch operation)을 시행해 준다(제 29장. 완전대혈관전위의 외과치료법 참조).

### (4) 비수임형(noncommitted type)

기술적으로 수술하기 어려운 환자군으로 다음과 같은 가능한 수술방법들이 있다.

① 심실중격결손과 대동맥간을 연결시키는 심실내 턴넬교정법이 가능한 경우에는 이 방법을 사용한다. 이때는 폐동맥과 삼첨판사이의 공간이 심실중격결손을 통해 대동맥으로 턴넬하기에 충분해야 한다. 우심실-폐동맥 사이는 판막포함 심장외도관(valved extracardiac conduit)으로 연결시켜준다(그림 28-2C).

② 심실중격결손과 폐동맥간의 연결이 불가피할 경우에는 이를 심실내 턴낼로 연결시켜준뒤 동맥전환수술법을 시행해준다.

③ 일단 폐동맥밴딩을 시행한 뒤 후일 폰탄수술법(Fontan operation)을 시행한다(제 33장. 삼첨판폐쇄의 외과치료법 참조).

## 2) 고식적 수술법

최근 보다 어린 나이에 완전교정수술을 시행하려는 경향 때문에 고식적 수술법은 점차 적응례가 줄어들고 있다.

### (1) 폐동맥밴딩(pulmonary artery banding)

폐동맥협착이 없는 대동맥하형이나 폐동맥하형에서와 같이 증가된 폐동맥혈류가 문제가 되는 영아에서 어떤 이유로 교정수술을 못하는 경우에 시행할 수 있다.

(2) **체-폐동맥 단락**
(systemic-pulmonary artery shunt)

폐동맥협착이 심한 팔로형의 작은 영아에서 어떤 이유로 교정수술을 못하는 경우에 시행할 수 있다.

## II. 양대혈관 좌심실기시

### 1. 정의 및 병리해부소견

1) 양대혈관좌심실기시(兩大血管左心室起始 ; double outlet left ventricle, DOLV)란 양대혈관 즉 대동맥과 폐동맥이 각각 50% 이상 좌심실에서 기시하는 병변을 말한다.

2) 거의 대부분에서 심실중격결손이 존재한다. 그 외 가장 흔히 동반되는 병변은 폐동맥협착(pulmonary stenosis)이다.

### 2. 발생빈도

대단히 드문 병변으로 세계적으로 불과 수십례의 수술증례가 보고 되어 있을 뿐이다.

### 3. 임상양상 및 진단소견, 자연경과

1) 임상양상은 동반기형의 영향에 따라 크게 다음과 같은 3가지 양상을 보인다. 자연경과도 이에 유사하게 따르다.

① 폐동맥협착으로 인해 활로씨사징과 유사한 양상을 보이는 환자군
② 심실중격결손의 위치 때문에 완전대혈관전위와 유사한 양상을 보이는 환자군
③ 폐동맥협착 없이 큰 심실중격결손과 같은 양상을 보이는 환자군

2) 확진은 심혈관조영술에 의해 양대혈관들이 모두 좌심실에서 50% 이상 기시하는 것으로 증명된다. 현재 심장초음파 검사로 완전한 진단은 어렵다.

### 4. 외과치료법

#### 1) 교정수술

(1) 가능하면 심실내 턴넬수술법을 시행한다.

(2) 판막포함 심장외도관(valved extracardiac conduit)의 사용

심실중격결손은 막아주고, 폐동맥근위부를 폐쇄시킨 뒤 우심실과 폐동맥 사이를 도관으로 연결시켜준다.

#### 2) 고식적 수술

양대혈관좌심실기시의 교정수술에는 종종 심장외도관을 필요로 하기 때문에 3~5세 이전에는 수술이 어렵다(제 29장. 완전대혈관전위의 외과치료법 참조). 따라서 그 이전에 증상완화가 필요한 경우에는 다음과 같은 고식적 수술들을 시행할 수 있다.

(1) **단락수술**

폐동맥혈류가 감소되어 청색증이 심한 경우에는 블라록-타우시히 단락수술을 시행한다.

**(2) 폐동맥밴딩**

드물게 폐동맥혈류가 증가된 경우에는 폐동맥 밴딩을 시행한다.

## 참고문헌

1. 홍창의, 윤용수, 최정연, 이영우, 지제근 : 한국인의 선천성심질환, 대한의학협회지 26 : 721, 1983.
2. 이성행 : 한국심장재단이 지원한 선천성 심장병 환자 5,792명에 관한 보고서(1984. 3~1990. 3). 한국심장재단. 1992.
3. 대한흉부외과학회 년간수술통계(1993~2005), 대한흉부외과학회.
4. Jonas RA : Double outlet right ventricle. In Jonas RA[ed]. Comprehensive surgical management of congenital heart disease. 1st ed. London, Arnold Co Ltd, 2004: 413-28.
5. Lim HG, Lee JR, Bae EJ, Ahn C. Pulmonary root translocation for the repair of Taussig-Bing anomaly with interrupted  arch. Ann Thorac Surg 2005; 80(11) : 1943-5.

# 29 완전대혈관전위

## 1. 정 의

완전대혈관전위(完全大血管轉位 ; complete transposition of th great arteries, complete TGA)란 심방과 심실의 연결은 일치되어 있고 (concordant atrioventricular alignment) 심실과 대혈관 사이의 연결 관계가 불일치(discordant atrioventricular alignment) 되어 있는 심기형을 말한다. 즉 대동맥은 우심실에서 기시하고 폐동맥은 그 반대로 좌심실에서 기시한다. 심실중격결손증과 폐동맥심실유출로협착(좌심실유출로협착)이 흔히 동반된다(그림29-1).

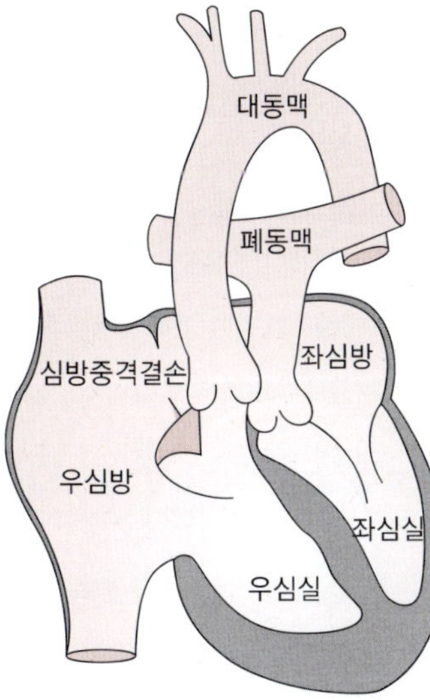


그림 29-1. 완전대혈관전위의 모식도.

## 2. 발생빈도

1) 전체 선천성 심장기형의 7~8%로 청색증 심장기형중 팔로사징에 이어 두 번째로 높은 발생빈도를 보인다.

2) 남자에서 약 2 : 1 또는 3 : 1로 발생빈도가 높다.

3) 한국의 통계에서는 선제 선천성 심상기형중 1~1.5%를 차지하고 있는 것으로 보고 되고 있다.[1, 2] 구미 국가들에 비해 큰 차이가 나는 것은 아마도 완전대혈관전위 환자의 대부분이 생후 1년 내에 사망하기 때문에 과거 국내에서 적절한 진단과 치료 과정을 밟지 못하고 통계에서 누락된 경우가 많을 것으로 추정된다.

4) 1993년부터 2005년 사이 대한흉부외과학회 년간 수술통계에 의하면 완전대혈관전위는 선천성 심장수술의 3%를 차지하였다.[3]

## 3. 병리해부소견

### 1) 심 실

태생기의 좌심실벽과 우심실벽의 두께는 거의

비슷하다. 이는 태생기에는 좌우 심장에 교통이 존재하며 양 대혈관 저항이 큰 차이를 보이지 않기 때문이다. 완전대혈관전위 환자에서는 출생 후 폐혈관저항이 급격히 감소하면서 폐동맥과 연결되어 있는 좌심실은 후부하감소에 적응하여 생후 수 주내에 마치 정상심장의 우심실 같이 얇아진다. 심실중격도 압력이 높은 형태학적 우심실에 눌리는 모습이 되어 간다. 심실중격결손과 폐동맥협착의 동반 등 폐동맥 심실(형태학적 좌심실)에 용적부하(volume overload) 또는 압력부하(pressure overload)를 받는 상황에는 이러한 좌심실 약화 과정이 지연될 수 있다.

### 2) 심실중격

정상심장의 심실중격은 좌심실이 원추형을 하고 있기 때문에 우심실 쪽으로 볼록(concave)하다. 그러나 대혈관전위증에서는 형태학적 우심실이 체동맥과 연결되어 압력이 높아진 결과로 중격을 폐동맥심실인 형태학적 좌심실쪽으로 조금 밀어내어 심실중격을 휘지 않고 수직으로 평평하게(flat) 만들어 결국 양심실은 횡으로 나란히 위치(side-by side relationship)하게 된다. 한편 정상 심장에서 원추중격(conal septum) 또는 누두부중격(infundibular septum)으로 불리는 부분은 폐동맥 아래쪽에만 존재하여 삼첨판과 폐동맥판이 서로 붙어있지 않도록 하고 있다. 그러나 대혈관전위증에서는 형태학적 우심실이 대동맥과 연결되어 있고 이 원추중격이 우심실쪽의 심실중격과 대동맥을 연결해 주고 있으므로 정상심장과는 달리 대동맥판과 삼첨판의 연속성을 깨뜨리고 있으며(aorto-tricuspid discontinuity) 반면 형태학적 좌심실과 폐동맥사이에는 원추중격이 없어 승모판과 폐동맥판이 일부 연속(mitral-pulmonary continuity)되어 있다.

### 3) 심방

심방의 형태는 정상이다. 우심방은 보통 커지는데 특히 심실중격결손이 동반되지 않은 경우에 커진다.

### 4) 대혈관

대동맥이 폐동맥 우측 앞쪽으로 전위되어 있다. 따라서 이 병변을 우측변위를 뜻하는 D(dextro)라는 부호를 사용하여 D형 완전대혈관전위(d-transposition of great arteries, D-TGA)라고도 부른다.

### 5) 동반심기형

(1) 완전대혈관전위의 약 75%에서는 심방간의 교통 즉 난원공개존(PFO)이나 심방중격결손(ASD)만이 존재한다.

(2) 약 25%의 환자에서 심실중격결손이 동반되고, 약 10%의 환자에서는 폐동맥협착 즉 좌심실유출로협착(LVOT obstruction)이 동반된다. 좌심실유출로폐쇄는 해부학적으로 오기도 하고 동적(dynamic)으로 오기도 한다. 심실중격이 온전한 경우 심실중격의 좌변위에 의한 동적인 폐쇄가 가장 많으며 승모판막의 수축기 이상운동에 기인한 동적인 폐쇄도 드물지 않다. 해부학적인 폐쇄는 심실중격결손을 동반한 경우에 많은데 누두부중격의 후방변위(posterior deviation)에 의한 경우가 가장 많고 승모판 신장기구의 이상기시에 의한 고정폐쇄도 흔하다.

(3) 기타 대동맥 축착증, 대동맥궁 형성부전,

대동맥궁단절 등이 5% 이하에서 동반된다.

## 4. 병태생리

### 1) 완전대혈관전위의 청색증

완전대혈관전위증에서는 체정맥으로부터 환원된 혈류가 우심방, 우심실을 거쳐 대동맥으로 박출되므로 청색증이 필연적이다. 동시에 폐정맥으로 환원된 혈류는 좌심방, 좌심실을 거쳐 다시 폐동맥으로 박출되므로 폐정맥으로 환원된 산소화된 혈류가 체동맥을 통과하여 전신에 산소를 공급할 기회를 전혀 가질 수 없다(그림 29-2). 따라서 환자가 완전대혈관전위만 가지고 있다면 순환의 비효율성은 100%라 할 수 있으며 환자는 생존할 수가 없다. 따라서 생존이 가능하기 위해서는 여러 수준에서의 체순환 및 폐순환사이에서의 해부학적인 교통을 통한 혈류혼합(intercirculatory mixing)이 필수적이다. 이러한 의미에서 완전대혈혈관전위를 해부학적인 의미에서의 단락병변이라 할 수 없으나 여러 교통을 통한 혈류 혼합이 발생한다는 의미에서는 생리학적인 단락병변이라 할 수 있다. 이때 우 → 좌 단락량과 좌 → 우 단락량은 항상 동일하며 이 단락양(shunt amount)이 실제 효율적인 순환(effective circulation)이 된다. 완전대혈관전위증 +심실중격결손증의 경우를 예로 들어 보면 심실중격결손을 통한 좌 → 우 단락량이 효율적인 체순환이고, 우 → 좌 단락량이 효율적인 폐순환이다. 또한 총체정맥환류(Qs)중 우 → 좌 단락을 뺀 대동맥혈류가 비효율적인 체순환이 되고 총폐전맥환류(Qp)중 좌 → 우 단락을 뺀 폐동맥혈류가 비효율적인 폐순환이 된다. 따라서 대동맥의 산소포화도는 체정맥으로 환원된 총혈류(Qs) 중 심실중격결손을 통한 우 → 좌 단락을 뺀 대동맥혈류인 비효율적인 체순환(ineffective systemic circulation)과 심실중격을 통한 좌 → 우 단락에 의해서 형성된 효율적인 체순환(effective systemic circulation)의 비에 의해서 결정된다고 할 수 있으며 이 비가 작을수록 대동맥의 산소포화도는 높아지게 된다.

### 2) 완전대혈관전위를 가진 태아의 순환

정상심장과 완전대혈관전위증의 태생기 혈역학의 유일한 차이는 상행대동맥의 동맥혈 산소분압이 하행대동맥산소분압보다 약간 낮다는 사실이다. 그 결과 심장과 뇌는 정상태아보다 조금 낮은 산소가 공급되나 그 차이는 분명하지 않다. 반면 폐동맥과 동맥관을 통한 하행대동맥은 산소가 조금 높은 혈류의 공급을 받음으로 인해서 폐혈관저항이 낮고 폐혈류가 증가되어 있다. 또한 간정맥과 하대정맥 환원혈의 산소포화도는 약간 높다. 심실중격결손증이 동반되어 있으면 심실중격을 통해 혈류의 산소포화는 약간 증가하여 관상동맥과 뇌혈관 산소 포화도가 약간 증가한다. 좌심실유출로협착도 있으면 좌심실에 도달한 혈액이 대부분 심실중격결손을 통해서 우심실로 단락되어 상행대동맥 산소포화도는 조금 더 상승할 수 있으나 폐혈류는 상행대동맥을 거쳐 내려온 혈류가 동맥관을 역행으로 들어와서 일어나고 태반혈류와 체순환을 위한 혈류는 대부분 우심실로부터 나오게 된다.

### 3) 완전대혈관전위의 출생후 순환

#### (1) 병렬순환(parallel circulation)

완전대혈관전위에서의 체순환은 대정맥-우심방

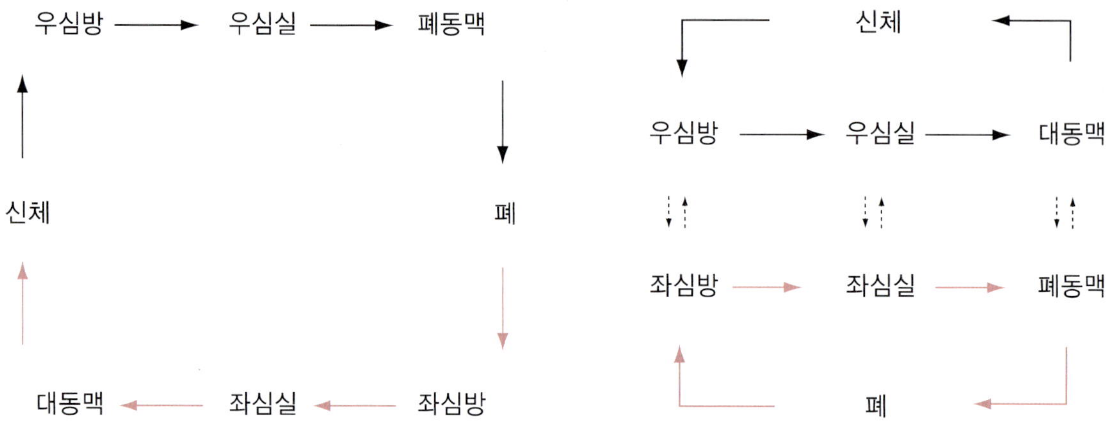


그림 29-2. 정상심장과 완전대혈관전위에서의 순환체계의 비교(흰 화살표는 산소화된 혈액을, 그리고 검은 화살표는 불포화된 혈액을 가리킨다). A. 정상심장에서의 연속된 순환체계, B. 완전대혈관전위에서의 평행된 순환체계(점선 화살표는 좌측심장과 우측심장간의 교통로를 나타낸다).

-우심실-대동맥-대정맥의 독립된 순환체계를 이루고, 폐순환 역시 폐정맥-좌심방-좌심실-폐동맥-폐정맥의 독립된 순환체계를 이루게 된다. 이러한 순환체계를 정상심장에서의 직렬순환 (serial circulation)에 반하여 병렬순환이라 부른다(그림 29-2).

### (2) 좌측심장과 우측심장간 교통

병렬순환에서는 좌우심장간 교통이 없으면 환자는 생존할 수 없게 된다. 따라서 생존한 완전대혈관전위 환자에게는 (1) 심방수준에서의 통로(난원공개존이나 심방중격결손), (2) 심실수준에서의 통로(심실중격결손), (3) 대혈관수준에서의 통로(동맥관개존)와 같은 좌우심장간의 교통 통로가 단독 또는 합병되어 존재하게 된다.

### (3) 세 가지 환자군

완전대혈관전위에서의 병태생리 및 임상양상은 앞서 말한 좌우심장간의 교통 통로를 통해 두 병렬순환 체계 사이에 얼마나 혼합이 잘 일어나느냐(degree of mixing)에 따라 주로 결정된다. 일반적으로 완전대혈관전위의 병태생리는 합병된 병변에 따라 다음과 같은 3가지 종류로 대별할 수 있다.

① 온전한 심실중격(intact ventricular septum)을 가진 완전대혈관전위

단순 완전대혈관전위(simple TGA)라고도 부른다. 좌우심장간의 혈류혼합이 통상 심방간의 교통을 통해서만 이루어지는데 수축기에는 체심실인 우심실에 붙어있는 우심방의 압력이 폐동맥심실인 좌심실에 붙어 있는 좌심방의 압력보다 높기 때문에 우 → 좌단락이 일어나고 이완기 때에는 좌심방압이 우심방압보다 높기 때무에 좌 → 우단락이 일어난다. 그러나 이 교통이 크지 않아 혼합이 충분치 못한(poor mixing) 환자가 대부분이며 따라서 동맥산소포화도가 낮고 조기에 심한 저산소증이 오는 경우가 흔하다. 고식적인 수술로 풍선심방중격확장술(balloon atrial septostomy)이나 외과적인 심방절제술(surgical atrial septostomy)을 시행하여야 한다.

② 큰 심실중격결손이나 큰 동맥관개존을 동반한 완전대혈관전위

좌우심장간의 혈류혼합이 보다 원활하다(good mixing). 폐동맥혈류가 많기 때문에 동맥 산소포화도는 정상에 가깝다. 폐혈류가 증가되어 심부전이 발생하게 된다. 또한 증가된 폐혈류로 인해 폐쇄성 폐혈관병변(pulmonary vascular obstructive disease)이 생길 수 있다.

③ 큰 심실중격결손과 좌심실유출로협착을 동반한 완전대혈관전위

좌심실 유출로의 협착으로 좌심실 혈류의 많은 부분이 폐동맥으로 가기가 어려워 심실중격을 통하여 우심실과 대동맥으로 가서 주로 체순환에 사용된다. 이런 환자군에서 가장 중요한 문제는 좌심실유출로의 협착정도이다. 좌심실 유출로협착이 심할 경우 일단 동맥관이 막히기 시작하면 저산소증과 대사성산증이 오게 되므로 체폐동맥단락술이 필요한 경우가 생기게 된다. 좌심실유출로협착이 극심할 경우 폐동맥폐쇄를 가진 활로씨사징에서와 같이 주대동맥 폐동맥혈관부행지가 발달해 있을 수도 있는데 이 경우는 산소화 된 혈류가 폐순환만을 맴돌면서 체순환 산소증가에는 기여하지 않을 수도 있다. 세 환자군 중 가장 드문 환자군이다.

## 5. 임상양상 및 진단소견

### A. 온전한 심실중격을 가진 완전대혈관전위

#### 1) 증 상

출생직후부터 나타나는 청색증이 빠르게 진행한다. 그리고 급속호흡과 빈맥이 나타나고 저산소증과 산증으로 조기 사망한다. 만일 심방중격결손의 크기가 크면 증상이 다소간 완화된다.

#### 2) 이학적 소견

청색증을 제외하고는 특징적인 소견은 없다. 심박수와 호흡수의 증가가 있다. 환자의 약 반이하에서 약한 수축기 박출성잡음이 좌중간 흉골연에서 들릴 수 있다.

#### 3) 심전도

출생시에는 종종 정상이다가 생후 1주일 경까지 우심방비대와 우측편위의 소견을 나타낸다.

#### 4) 흉부 X-선사진

다음과 같은 3가지 특징적인 소견을 보인다.

**(1) 계란모양의 심장음영 (egg-shaped cardiac silhoutte)**

상부종격이 좁아지면서 생긴다. 이는 완전대혈관전위에서 대혈관들의 위치와 스트레스로 인한 흉선의 수축 때문에 나타나는 소견이다(그림 21-3 참조).

**(2) 경도의 심비대**

**(3) 중등도의 폐혈관상 증가**

#### 5) 심장초음파검사

2D 에코도로 확진을 할 수 있다. 2D 에코도로는 그밖에도 삼첨판의 병변, 좌심실유출로폐쇄의 파악, 그리고 관상동맥의 형태까지도 파악할 수 있다.

#### 6) 심도자법 및 심혈관조영술

심장초음파 검사의 발달로 특히 신생아기 환자 등에서는 현재 반드시 시행할 필요는 없는 것으로 보고되고 있다. 그러나 적절히 시행하면 병변의 정확한 해부학적 형태와 혈역학적 소견의 분석이 가능하다.

### B. 큰 심실중격결손이나 큰 동맥관개존을 동반한 완전대혈관전위

#### 1) 증 상

보통 생후 2주 정도를 지나서 경도의 청색증이나 심부전증의 증상이 나타난다.

#### 2) 이학적 소견

(1) 급속호흡과 심박수의 증가, 그리고 간비대 등의 소견이 보인다. 심장은 온전한 심실중격을 가진 환자군에 비해 더 크고 활동적이다.

(2) 좌하부흉골연에서 큰 심실중격결손과 연관된 전수축기성 심잡음이 들린다. 동맥관개존이 있는 경우 일부 환자에서 지속성심잡음이 들릴 수 있다.

#### 3) 심전도

양심실비대의 소견을 보인다.

#### 4) 흉부 X-선사진

온전한 심실중격을 가진 환자군에 비해 심비대나 폐혈관상의 증가가 심하고 위종격도 더 넓어져 있다.

#### 5) 심장초음파검사, 심도자법, 심혈관조영술

(온전한 심실중격을 가진 환자군의 소견 참조)

### C. 큰 심실중격결손과 좌심실유출로협착을 동반한 완전대혈관전위

#### 1) 증 상

출생시부터 청색증이 있다.

#### 2) 이학적 소견

심장은 과운동성을 보이지 않는다. 폐동맥 박출성잡음(pulmonary ejection murmur)이 들리고 종종 하나의 심음이 존재한다.

#### 3) 심전도

양심실비대를 보인다.

#### 4) 흉부 X-선사진

정상에 가까운 심장크기를 보이고 폐혈관상은 감소되거나 정상소견을 보인다.

#### 5) 심장초음파검사, 심도자법, 심혈관조영술

온전한 심실중격을 가진 환자군의 소견 참조.

## 6. 자연경과

1) 전체적으로 매우 나쁜 자연경과를 보여 환자의 약 반이 생후 1개월 내에 사망하고 생후 1년까지는 약 90%가 사망한다.[4]

2) 환자군별로는 온전한 심실중격을 가진 환자군에서 예후가 가장 나쁘고 심실중격결손과 좌심

실유출로협착을 동반한 환자군에서 상대적으로 초기 예후가 좋다. 이는 이 군의 많은 환자에서 초기에는 좌심실유출로협착의 정도가 심하지 않기 때문이다.

## 7. 외과치료법

### 1) 수술적응증 및 수술시기

**(1) 온전한 심실중격을 가진 환자**

① 생후 4주 이내

진단과 함께 수술의 적응이 된다. 수술은 동맥전환수술법을 시행한다. 만일 청색증 등 증상이 심한 경우에는 풍선심방중격절개술을 시행하여 환자를 일단 안정시킨 다음 동맥전환수술법을 시행한다.

② 생후 4주 이후

생후 2개월 이전의 환자 중 좌심실 후벽두께, 심실중격의 변위 정도, 심실질량으로 좌심실의 체심실로서의 준비 여부에 따라 바로 동맥전환술을 시도할 수 있으며 준비가 안 되어 있는 경우는 단기간의 폐동맥밴딩을 일차로 시행한 후 1~2주후에 동맥전환수술을 시행한다. 간혹 폐동맥밴딩 후 심한 청색증과 심부전을 못 견디는 경우가 발생하는데 이때에는 체폐동맥 단락술을 함께 시행하여야 한다.

**(2) 심실중격결손을 동반한 환자**

생후 2개월까지는 무리 없이 직접 동맥전환수술을 시행할 수 있으나 그 이후 발견되는 환자중 심실중격결손의 크기에 따라 좌심실이 충분히 준비되지 못하여 폐동맥밴딩을 통한 좌심실준비 과정이 필요한 경우도 있다.

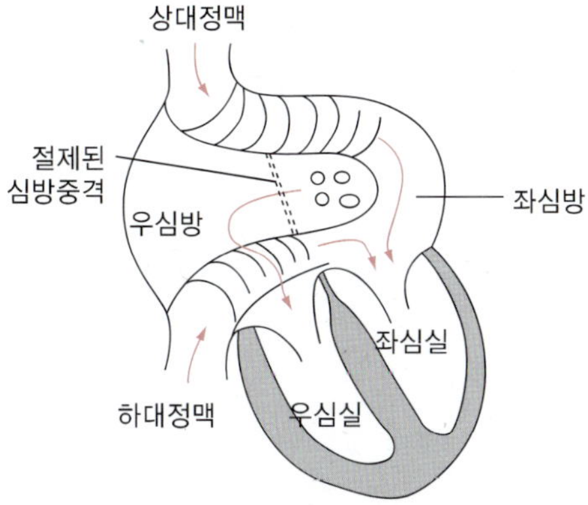


그림 29-3. 심방전환수술법중 Mustard 수술법의 모식도. 인조물질에 의한 조절판(baffle)으로 대정맥들의 혈류는 좌심실 쪽으로 가게하여 결국 폐동맥으로 향하게 하고, 폐정맥들의 혈류는 우심실쪽으로 가게하여 결국 대동맥으로 향하게 만든다.

**(3) 심실중격결손과 좌심실유출로협착을 동반한 환자**

생후 6개월 이전에 청색증 등 증상이 심한 경우 일차로 단락수술을 시행하고 18개월 후에 심실중격결손을 폐쇄하면서 Lecompte 수술법 또는 Rastelli형의 수술로 폐동맥심실유출로 협착의 교정을 시행한다. 6개월 이후에 발견되는 환자는 직접 Lecompte나 Rastelli형의 수술을 시행할 수 있는 경우가 흔하다.

### 2) 수술방법

완전대혈관전위의 수술법에는 크게 다음과 같은 방법들이 있다.

**(1) 심방전환수술법(atrial switch operation)**

정맥환류의 경로를 심방수준에서 바꾸어 주는 방법이다. 여기에는 ① Senning 수술법과 ② Mustard 수술법의 두 가지 종류가 있다. 전자에서는 새로운 정맥환류 경로를 만들어 주는 데에

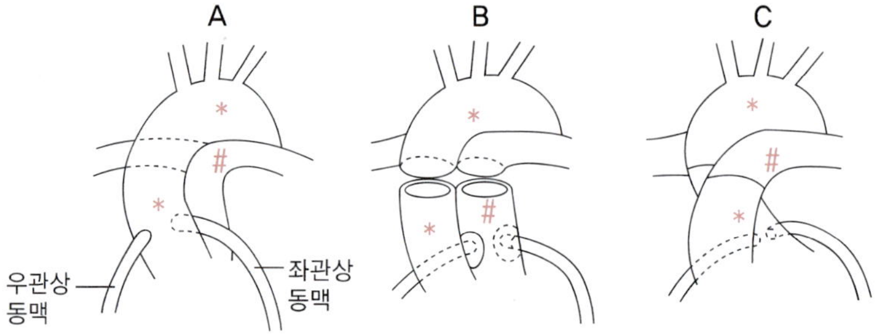


그림 29-4. 동맥전환술의 한 모식도. A. 완전대혈관전위에서의 대혈관들의 위치, B. 대동맥(*)으로부터 완상동맥들을 절제한 위 이들을 폐동맥(#)에 이식시켜준다. 대동맥과 폐동맥은 적절한 위치에서 분단한다. C. 분단된 근위부의 대동맥과 원위부의 폐동맥, 그리고 근위부의 폐동맥과 원위부의 대동맥간을 연결시켜준다.

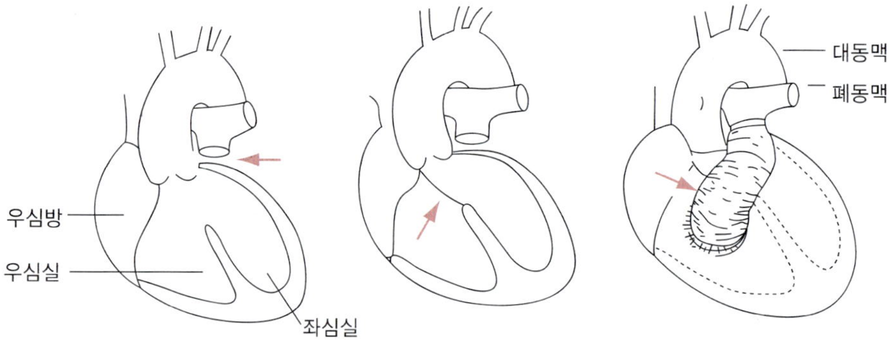


그림 29-5. 라스텔리 수술법의 한 모식도. A. 폐동맥을 분단하여 좌심실에서 분리시켜 준다(화살표). B. 큰 심실중격결손과 대동맥 사이를 심장내 턴넬로 연결시켜주어 좌심실의 혈류가 대동맥으로 가게 해준다 (화살표). C. 심장외도관(extracardiac conduit)으로 우심실과 폐동맥 사이를 연결시켜준다 (화살표).

자가 심방조직(autogenous atrial tissue)만을 사용하는데 비해, 후자에서는 자가심낭막 또는 데크론 등 인조물질로부터 만든 조절관(baffle)을 사용하는 것이 다르다(그림 29-3). 따라서 Senning 수술법이 수술 후 새로운 정맥환류 경로의 성장을 보다 원활히 할 수 있을 것이라는 이론적 측면에서의 장점이 있다. 그러나 두 술식 모두 최근 동맥전환수술법의 광범위한 사용으로 점차 사용 빈도가 줄고 있다.

(2) **동맥전환수술법**(arterial switch operation)

수술 후에도 형태학적 우심실이 대동맥의 체순환을 계속 담당해야 하는 심방전환수술법과 달리, 정상적인 상태와 같이 형태학적 좌심실이 체순환을 담당할 수 있게 교정을 해주자는 이론에서 개발된 수술법이다. Jatene에 의해 처음 임상적으로 성공된 이 수술법은 현재 수술 후 장기결과도 좋고 심방전환수술법에서 흔히 오는 형태학적 우심실부전, 체방실판막(systemic atrioventricular valve, 삼첨판막) 폐쇄부전, 심방성 부정맥의 빈도도 현저히 감소시킬 수 있어 점점 완전대혈관전위에서의 가장 대표적인 수술법으로 자리 잡고 있다(그림 29-4).

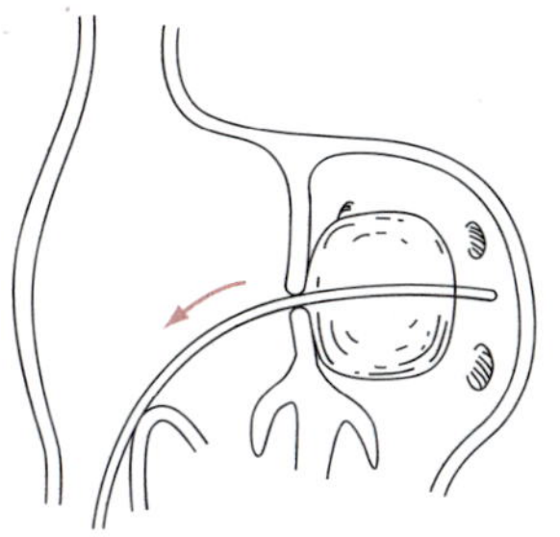

그림 29-6. 풍선 심방중격절개술의 모식도.

### (3) 기타의 수술방법들

① Rastelli 수술법

완전대혈관전위에서 심실중격결손과 좌심실 유출로협착이 동반된 경우에 사용할 수 있는 술식이다. 먼저 심실중격결손을 좌심실혈류가 대동맥으로 가게끔 폐쇄시켜준다. 그 다음 우심실혈류는 심장외도관(extracardiac conduit)을 사용하여 폐동맥과 연결시켜 주는 방법이다(그림 29-5). 심장외도관을 사용하기 때문에 추후 환자의 성장에 따른 문제를 고려하여 3~5세 때 시행하는 것이 바람직하다.

② Lecompte 수술법

Rastelli 수술법에서 사용되는 심장외도관의 단점을 피하기 위해 개발된 술식이다 주변 폐동맥을 충분히 박리하고 근위 폐동맥을 대동맥 앞쪽으로 옮긴 뒤 우심실을 절개하여 우심실 절개부위의 지붕에 해당되는 부위에 직접 봉합할 수 있도록 하고 누두부중격을 가능한한 많이 제거하여 심실중격결손을 통한 좌심실유출로가 짧고도 넓게 교정되게 하는 수술이다. 자가조직을 써서 좌우심실유출로를 교정해준다는 점에서 재수술의 빈도를 줄일 수 있으며 최근 사용 빈도가 증가하고 있다.

### (4) 고식적 수술법

① Blalock-Hanlon 심방중격절제술 (atrial septectomy)

완전대혈관전위에서의 고식(姑息 ; palliation)의 기본 원리는 큰 심방중격결손을 만들어주어 폐순환과 체순환 사이의 혈류 혼합을 개선시켜 주는 것이다. 따라서 심도자법을 시행하는 환자에서는 반드시 동시에 풍선심방중격절개술을(Rashkind's balloon atrial septostomy)을 시행하여 큰 심방중격결손을 만들어 주는 것이 원칙이다(그림 29-6). 이때 드물게 이러한 비외과적 방법으로 충분한 크기의 심방중격결손이 만들어지지 않을 때 외과적 방법으로 심방중격을 절제해 줄 수 있다. 수술은 우측개흉술을 통해 체외순환을 사용하지 않고 시행된다. 그러나 이 수술법은 풍선중격절개술의 보편화와 근래에 와서 가급적 조기에 교정수술을 시행하려는 추세로 인해 거의 사용되지 않고 있다.

② 폐동맥밴딩

어린 영아에서 교정수술전 폐혈관질환의 발생을 예방할 목적으로 과거에 간혹 사용하였으나 요즘은 이 목적으로는 거의 사용되지 않고 있다. 최근에는 온전한 심실중격을 가진 일부 환자에서 동맥전환수술법(arterial switch operation)의 한 예비단계로 주로 사용된다. 즉 생후 30일이 지난 완전대혈관전위 환자에서는 좌심실이 이미 압력이 낮은 폐동맥에 적응이 되어 있기 때문에 동맥전환수술로 좌심실을 대동맥의 체순환과 연결시켜 주면 이를 감당하지 못하게 된다. 따라서 이때는 먼저 폐동맥밴딩을 시행하여 좌심실을 높은 압력에 적응시킨 다음 이차적으로 동맥전환수술을 시행한다.

③ 단락수술(shunt operation)

심실중격결손과 좌심실유출로협착이 동반된 환자에서 어린 영아기에 완전 교정수술은 어렵고 청색증의 증상이 심할 때 시행할 수 있다. Blalock-Taussing 단락수술법이 가장 좋다. 또한 좌심실준비 과정을 위해 시행하는 폐동맥밴딩후 생기는 심한 청색증을 교정하기 위해서 사용되기도 한다.

## 참고 문헌


1. 홍창의, 윤용수, 최정연,이영우, 지제근 : 한국인의 선천성심질환. 대한의학협최지 26 : 721,1983.
2. 이성행 : 한국심장재단이 지원한 선천성 심장병 환자 5,792명에 관한 보고서(1984.3~1990. 3). 한국심장재단, 1992.
3. 대한흉부외과학회 년간수술통계(1993~2005), 대한흉부외과학회
4. Liebman J, Cullum L, Belloc NB : Natural history of transposition of the great arteries : Anatomy and birth and death characteristics. Circulation 40 : 237, 1969.
5. 이정렬, 이정상, 김용진, 노준량, 서경필 : 대혈관변위를 동반한 선천성 복잡심기형에 대한 동맥전환술. 대한흉부외괴과학회지 26 : 36, 1993.
6. 이정렬, 박정준, 장우익 등. 영아기에 시행한 동맥전환술 후의 대동맥판륜, 근부 및 문합부위 성장에 관한 연구. 대흉외지 1997 ; 30 : 479-85
7. Kim YJ, Bong H Lee JR, Rho JR, Suh KP. Lecompte procedure for complete transposition of the great arteries with ventricular septal defect and pulmonary steosis. Ann Thorac Surg 1994 ; 57 : 876-9.
8. 이정렬, 김용진, 노준량, 서경필. 심실중격결손증을 동반한 대혈관전위증 및 양대동맥 우심실기시증에 대한 동맥전환술. 대흉외지 1990; 23 (6) : 1061-70.
9. 박계현, 이정렬, 김용진, 노준량, 서경필. 심실중격결손과 폐동맥유출로협착을 동반한 교정형 대혈관전위증의 해부학적 교정수술. 대흉외지 1991; 24(11) : 1149-53.
10. 이정렬, 이정상, 김용진, 노준량, 서경필. 대혈관변위를 동반한 선천성 복잡심기형에 대한 동맥전환술. 대흉외지 1993; 26 : 36-43.
11. Kim YJ, Song H, Lee JR, Rho JR, Suh KP. Lecompte Procedure for complete transposition of the great arteries with ventricular septal defect and pulmonary stenosis. Ann Thorac Surg 1994; 57 : 876-9.
12. 이정렬, 박정준, 장우익, 노준량, 김용진, 서경필, 노정일, 최정연, 윤용수. 영아기에 시행한 동맥전환술후의 대동맥판륜, 근부 및 문합부위 성장에 관한 연구. 대흉외지 1997; 30(5) : 479-485.
13. 윤명자, 천은정, 이재영, 허준, 김연우, 박순성, 길홍량, 노정일, 최정연, 윤용수, 이정렬, 김용진. 대혈관전위의 동맥전환술후 대동맥판 폐쇄부전. 순환기 1998; 28(3) : 331-8.
14. 김연우, 노정일, 허준, 윤명자, 김호성, 최정연, 윤용수, 양세원, 이정렬, 김용진, 노준량. 완전대혈관전위의 심방내 교정후 추적 관찰. 순환기 1998.28(5) : 683-90.
15. 김용진, 이정렬, 노준량, 서경필, 오삼세. 심실중격결손을 동반하지 않은 대혈관전위증 환자에서 동맥전환술의 결과 및 위험인자 분석에 관한 연구. 대흉외지 1999; 32(2) : 108-18.
16. Kim YJ, Park JJ, Lee JR, Rho JR, Yun YS, Choi JY, Noh JI. Modified procedure for the anomalies of ventriculoarterial connection. Ann Thorac Surg 2001; 72 : 176-81.
17. Lee JR, Lim HG,Kim YJ, Rho JR, Bae EJ, Noh JI, Yun YS, Ahn C. Repair of transposition of the great arteries, ventricular septal defect an left ventricular outflow tract obstruction. European J Cardio-Thorac Surg 2004; 25(5) : 735-41.
18. 임홍국, 한국남, 김웅한, 이정렬, 김용진, 노준량. 심실대혈관 연결이상에 대한 변형Lecompte 술식의 장기 성적. 대흉외지 2004; 37 : 727-34.
19. Lee JR, Lim HG. REV(Le Compte) procedure:

how much better than the Rastelli operation? Eur J Cardio-thorac Surg 2004; 26 : 1226-9.

20. Hwang HY, Kim WH, Kwak JG, Lee JR, Kim YJ, Rho JR, Bae EJ, Noh CI. Mid-term follow up of neoaortic regurgitation after arterial switch operation for transposition of the greatarteries. Eur J Cardio-thorac Surg 2006; 29 : 162-7.
21. 이정렬, 김용진. 복잡 심기형 환자에서 'REV'수술후 우심실 출구 성장에 관한 고찰. 대흉외지 1991; 24(1) : 15-25.
22. 백희종, 이정상, 이정렬, 김용진, 노준량, 서경필. Rastelli 술식의 임상경험. 대흉외지 1992; 25 : 1327-36.
23. 김연우, 노정일, 허준, 윤명자, 김호성, 최정연, 윤용수, 양세원, 이정렬, 김용진, 노준량. 완전대혈관전위의 심방내 교정후 추적 관찰. 순환기 1998. 28(5) : 683-90.
24. Jonas RA : Transposition of the great arteries. In Jonas RA[ed]. Comprehensive surgical management of congenital heart disease. 1st ed. London, Arnold Co Ltd, 2004 : 256-78.

# 30 선천성 수정대혈관전위

## 1. 정 의

선천성 수정대혈관전위(先天性 修正大血管轉位 ; congenitally corrected transposition of the great arteries)는 우심방이 형태학적 좌심실과 연결되면서 여기서 폐동맥이 나오고, 반대로 좌심방은 형태학적 우심실과 연결되면서 여기서 대동맥이 나오는 선천성 심기형을 말한다(그림 30-1). 다시 말해서 심방과 심실간의 연결 불일치(atrioventricular discordance) 및 심실과 대혈관들간(대동맥과 폐동맥)의 연결 불일치(ventriculoarterial discordance)를 보이는 심기형이다.

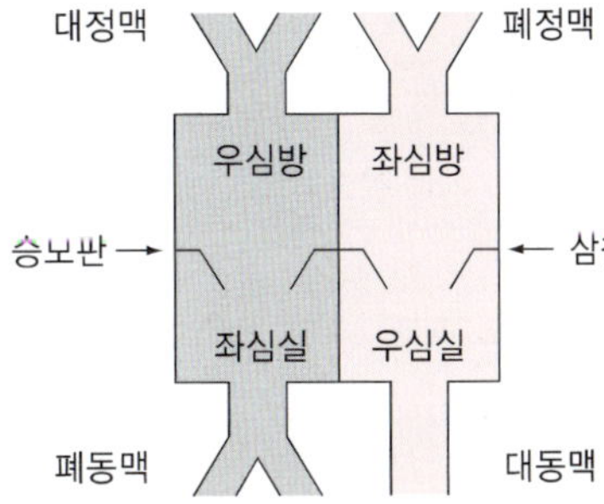


그림 30-1. 선천성 수정대혈관전위의 모식도. 혈액순환 자체는 정상소견을 보이나 흔히 심실중격결손, 폐동맥협착, 삼첨판폐쇄부전, 방실전도장애 등이 동반되어 수술적 교정을 필요로 하는 경우가 많다.

## 2. 발생빈도

드문 심장기형으로 전체 선천성 심장기형의 1%에 훨씬 못 미친다. 1993년부터 2005년 사이 대한흉부외과학회 년간 수술통계에 의하면 본 기형은 선천성심장수술의 0.5%에 해당되었다.[1]

## 3. 병리해부소견

### 1) 해부학

수정형대혈관전위는 우심방이 형태학적 좌심실과 연결되어 있고 여기서 약간 뒤쪽에 위치한 폐동맥이 기시하며, 좌심방은 삼첨판을 통해 형태학적 우심실과 연결되고 여기서 앞쪽 왼쪽으로 대동맥이 기시하는{S, L, L} 형태가 대부분이다. 간혹 거울상(mirror image)인 {I, D, D} 형태가 존재하기도 한다.

관상동맥 분포는 오른쪽에서 기시하는 관상동맥에서 좌전하동맥(left anterior descending coronary artery)과 좌회선동맥(left circumflex coronary artery)이 나오고 왼쪽에서 기시하는 관상동맥에서 우관상동맥이 기시한다.

### 2) 심장전도조직

{S, L, L}형태에서는 관상정맥동 근처 정상적인 위치에 존재하는 후방실결절(posterior AV node)은 히스줄기(His bundle)와 연결되지 않고, 대신 앞쪽에 위치한 전방실결절(anterior AV node)이 히스줄기와 연결된다. {I, D, D} 형태에서는 이와 반대로 후방실결절이 히스줄기와 연결된다. 일반적으로 수정형 대혈관전위의 전도체계는 정상심장에서보다 미약하여 방실결절과 히스줄기사이에 섬유화로 인한 완전방실차단이 보고 되기도 한다.

### 3) 흔한 동반 병변

다음과 같은 4가지 병변들이 잘 동반된다.

#### (1) 심실중격결손

선천성 수정대혈관전위의 약 75%에서 나타나며, 대부분 막주위형이다.[2]

#### (2) 폐동맥협착(좌심실유출로폐쇄 ; left ventricular outflow tract obstruction)

폐동맥판막 협착이나 판막하 협착의 형태로 나타난다. 심실중격결손과 합병되는 것이 보통이다.

#### (3) 삼첨판폐쇄부전 (tricuspid valve insufficiency)

좌측에 위치한 삼첨판막의 폐쇄부전은 대부분 형태학적 이상으로 기인한다. 일부 환자에서는 에브스타인기형(Ebstein anomaly)과 동반되기도 한다.

#### (4) 방실전도장애 (atrioventricular conduction disturbance)

여러 정도의 심장블록이 자연적으로 또는 수술과 연관되어 나타날 수 있다.

## 4. 병태생리

선천성 수정형대혈관전위에서의 혈류순환은 기능적으로는 정상적인 상태를 유지한다. 즉 정맥혈은 우심방에서 형태학적 좌심실을 통해 폐동맥으로 흘러 정상적인 폐순환 과정을 거치게 되고, 동맥혈은 좌심방에서 형태학적 우심실을 통해 대동맥으로 흘러 정상적인 체순환을 이루게 된다. 이 병변을 선천성 수정형(congenitally corrected)으로 부르는 이유도 이 때문이다. 따라서 선천성 수정대혈관전위는 그 자체로는 치료의 대상이 되지 않는다. 그러나 불행히도 전술한 네 가지의 병변이 흔히 합병되기 때문에 이로 인해 수술교정의 대상이 되는 경우가 많다.

## 5. 임상양상 및 진단소견

### 1) 증 상

(1) 큰 심실중격결손이 있는 경우에도 폐동맥하 좌심실유출로의 형태학적 특징 때문에 영아기에 폐동맥혈류의 증가에 따른 심부전증 등의 증상은 보통 생기지 않는다. 또 폐동맥 협착이 있는 경우에도 영아기에 단락수술을 요할 만큼 심한 청색증이 있는 경우는 드물다.

(2) 증상은 주로 출생 후 수년이 지나 심부전, 폐동맥협착, 삼첨판 폐쇄부전으로 증상이 나타나기 시작하는 경우가 가장 흔하다. 삼첨판폐쇄부

전이 존재하는 경우 대개 시간 경과와 함께 진행되는 양상으로 나타난다.

(3) 그밖에 심전도장애로 인한 서맥(bradycardia)이 나타날 수도 있다.

### 2) 이학적 소견

(1) 특징적인 소견은 없다.

(2) 청진소견

① 제 2심음이 종종 하나이면서 크게 들린다.

② 심실중격결손이나 삼첨판폐쇄부전으로 인한 전수축기성 심잡음이 들릴 수 있고, 폐동맥협착이 있는 경우 수축기 박출성 심잡음이 들릴 수 있다.

### 3) 심전도

(1) 전흉부의 Q파 양상이 정상과 반대로 된다. 즉 우측 전흉부유도(precordial lead)에서 Q파가 나타나고 좌측 전흉부유도에서는 Q파가 없다.

(2) 완전심장블록을 포함한 다양한 심장 전도장애 양상이 나타날 수 있다.

### 4) 흉부 X-선사진

(1) 상행대동맥이 전방 좌측으로 전위되어 있기 때문에 심장의 상부 좌측에서 볼록한 심장음영을 만든다.

(2) 폐혈관상의 정도는 동반 병변에 따라 좌우된다.

### 5) 심장초음파검사

상당한 정도의 정확성으로 확진겸 해부학적 상태의 파악을 할 수 있다

### 6) 심도자법 및 심혈관조영술

정확한 진단과 동반병변 및 혈역학을 파악하기 위해 최종 확진방법으로 사용되고 있다.

## 6. 자연경과

1) 5~10%의 영아에서 완전방실차단을 보이나 연령이 증가할수록 점점 증가하여 소아기에는 10~15% 성인이 되면 30%의 빈도를 보인다. 40~50%의 환자는 1도 또는 2도 방실차단의 소견을 보인다.

2) 형태학적 우심실이 체심실이므로 심실기능은 심하지 않더라도 정상은 아니다. 일반적으로 10대 또는 20대부터 심실기능은 점차 약화된다. 운동부하시 심박출지수가 유지되긴 하나 심박동수 증가에 의해서 심박출지수가 증가하는 경향이 있으며 우심실의 수축기말 및 이완기말 용적도 정상 심장에 비해서 크다. 반면 운동부하시 폐동맥심실의 박출계수(ejection fraction)는 정상보다 증가되어 있다.

3) 심실중격결손이 동반되어 있는 경우 운동부하검사상 심기능의 반응이 정상보다 불량하고 폐동맥협착이 있는 경우는 활로씨사징과 비슷한 경과를 보인다. 삼첨판 폐쇄부전은 20대부터 40대 사이에 점진적으로 진행하는 것이 보통이며 일단 시작되면 심기능도 함께 점진적으로 나빠지게 된다.

4) 거울상(mirror image)을 가진 환자는 폐동맥협착과 심실중격결손을 동시에 동반하는 경우가 {S, L, L} 형태에 비하여 많으며 후방실결절인 경우가 많아 완전방실차단이 적다.

## 7. 외과치료법

### 1) 수술적응증

(1) 동반병변이 없을 때는 수술의 적응이 되지 않는 경우가 대부분이다.

(2) 심실중격결손이 있으면 일반 심실중격결손에서의 수술적응을 따른다. 만일 심실중격결손과 함께 유의한 좌심실유출로 폐쇄가 있으면 완전방실차단의 가능성, 불완전 협착 완화 가능성 등으로 심장 내에서 좌심실 유출로협착의 제거가 가능한 경우는 드물다. 이때는 보통 심장외도관(extracardiac conduit)의 사용을 필요로 하기 때문에 폐동맥판폐쇄를 동반한 팔로사징(TOF with pulmonary atresia)의 수술적응에 따른다.

(3) 좌측에 위치하는 삼첨판막의 폐쇄부전이 있는 경우에는 체심실(형태학적 우심실) 기능부전이 동반되는 경우가 대부분이다. 이 경우 삼첨판 교정 또는 대치술로 삼첨판 기능이 호전된 후에도 우심실기능의 악화는 막을 수 없는 경우가 많기 때문에 형태학적 좌심실을 체심실로 사용하는 중복전환술(double switch operation)이 이론적으로나 임상적으로 각광을 받기 시작했다. 그러나 중복전환술은 수술이 복잡하고 수술시간이 길며 심방은 물론 심실유출로에 긴 통로의 교환이 필수적이라 수술자체가 갖는 위험율을 무시할 수 없는 정도이므로 장기적인 유용성 검토가 필요하다.

(4) 완전심장블록이 있을 때는 인공심박조율기의 삽입 적응중에 따른다.

### 2) 수술방법

#### (1) 심실중격결손

통상의 체외순환하에 우심방을 열고 이 병변에 특징적인 심장전도조직의 주행에 유의하면서 첩포(patch)로 폐쇄시켜준다. 심실중격결손폐쇄시 가장 중요한 사실은 {S. L. L}형태에서는 전방실결절(anterior atrioventricular node)이 우세결절(dominant node)이고 {I. L. L}형태에서는 후방실결절(posterior atrioventricular node)이 우세결절이란 사실이다.

#### (2) 심실중격결손에 좌심실유출로폐쇄가 동반된 경우

폐동맥판절개술(pulmonary valvotomy)이나 판막하 섬유성막(fibrous membrane)의 절제 등으로 심장외도관의 사용 없이 수술이 가능할 때도 있으나 이런 경우는 많지 않다. 심한 좌심실유출로 폐쇄가 있는 경우 심장외도관을 사용하여 형태학적 좌심실과 폐동맥을 연결시켜 준다.

또는 심장수준에서의 전환술인 Senning술식이나 Mustard술식과 심실중격결손을 우심실 쪽에서 접근하여 좌심실에서 심실중격결손을 통해 앞쪽에 위치한 대동맥으로 연결될 수 있도록 첩포로 폐쇄하므로써 형태학적 좌심실이 대동맥과 연결이 되도록 해주고 형태학적 우심실과 폐동맥을 Rastelli 형의 술식으로 교정해주는 중복전환술을 시행할 수도 있다.

#### (3) 삼첨판폐쇄부전

교정수술이 가능하면 이를 시행하나 실제 성공률은 크지 않다. 대개 인공판막을 사용하여 치환수술을 해주거나 중복전환술을 고려할 수 있다.

## 참고문헌

1. 대한흉부외과학회 년간수술통계(1993~2005), 대

한흉부외과학회
2. Allwork SP, Bentall HH, Becker AE, et al : Congenitally corrected transposition of the great arteries : Morphologic study of 32 cases. Am J Cardiol 38 : 910, 1976.
3. 이정렬, 조광리, 김용진, 노준량, 서경필. 교정형 대혈관 전위증의 수술적 치료. 대흉외지 1999 ; 32 : 621-7.
4. Jonas RA : Congenitally corrected transposition of the great arteries. In Jonas RA[ed]. Comprehensive surgical management of congenital heart disease. 1st ed. London, Arnold Co Ltd, 2004 : 483-98.
5. Lee JR, Kim YJ, Yun YS, Rho JR, Suh KP. Anatomically corrected malposition of the great arteries. Ann Thorac Surg 1991; 52 : 858-60.
6. 박계현, 이정렬, 김용진, 노준량, 서경필. 심실중격결손과 폐동맥유출로협착을 동반한 교정형 대혈관전위증의 해부학적 교정수술. 대흉외지 1991; 24(11) : 1149-53.
7. 이정렬, 조광리, 김용진, 노준량, 서경필. 교정형 대혈관전위증의 외과적 치료. 대흉외지 1999 ; 32(7) : 621-7.

# 31 선천성 좌심실유출로 협착

## 1. 정 의

선천성 좌심실유출로협착(congenital left ventricular outflow tract obstruction)의 협착부위는 판막, 판막하부, 판막상부의 3가지 장소에서 나타날 수 있다(그림 31-1). 때로는 2개 이상의 장소에서 복합형으로 오기도 한다. 대동맥판 협착의 10%의 환자는 심한 대동맥판의 숫자 또는 두께의 이상을 동반하여 신생아기나 조기영아기에 증상이 나타나며 발견 즉시 수술이 필요하다. 이 범주에 속하는 환자를 위급한 대동맥판 협착(critical aortic stenosis)이라 부른다. 동맥하 협착중 가장 흔한 해부학적 형태는 동맥하의 섬유근성 폐쇄(fibromuscular obstuction)이나 영아기 이전에 증상을 보이는 경우는 드물다. 만일 증상이 조기에 발현된다면 승모판이나 승모판 신장기구가 좌심실유출로에 끼어들었거나 종양(tumor) 또는 비후성심근증이 원인일 가능성이 많다. 판막상부협착도 역시 영아기에 발견되는 일은 드물며, 윌리암스증후군, sporadic, 가족형(familial)중 한 가지 형태로 발생한다.

## 2. 발생빈도

1) 구미국가들에서는 전체 선천성 심장기형의 약 5%를 차지한다. 남자에서 약 3~4배 발생빈도가 높다.

2) 한국의 통계에 의하면 전체 선천성 심장질환의 0.7%를 차지하여 구미국가들에 비해서 낮은 발생빈도를 보인다. 남녀간의 발생빈도는 역시 남자에서 발생빈도가 높은데 홍창의 등의 보고에서는 약 4.8배, 그리고 한국심장재단의 보고에는

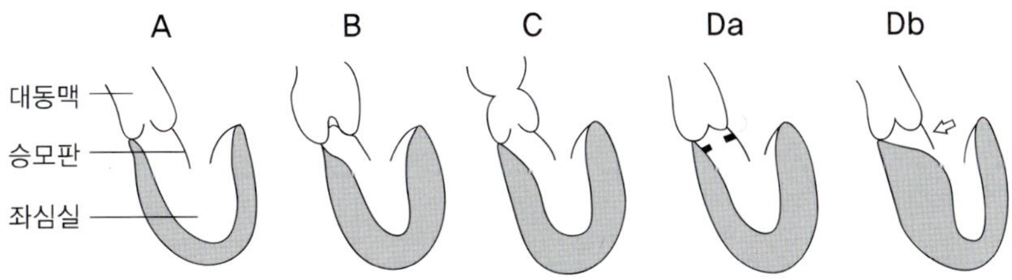


그림 31-1. 선천성 대동맥협착의 형태. A. 정상, B. 판막협착. C. 판막상부협착(국소적 모래시계 모양의 협착), D. 판막하부협착 : Da. 뚜렷한 막상구조에 의한 협착, Db. 특발성 비후성대동맥하협착(IHSS)

약 2배 정도 더 발생하는 것으로 보고 되고 있다.[1,2]

## 3. 병리해부소견

### 1) 판막협착(valvular stenosis)

대동맥협착의 형태 중 가장 흔하며 대동맥축착(COA), 승모판막병변, 좌심실형성부전(hypoplastic left heart syndrome) 등과 잘 동반된다. 대부분 비정상적으로 생긴 판막첨에 의해 협착증이 생기는데, 판막의 형태는 이첨판막(bicuspid valve)이 가장 흔하다.

### 2) 판막상부협착(supravalvular stenosis)

(1) 판막상부의 상행대동맥에서 다음과 같은 3가지 형태로 나타날 수 있다.

① 국소적 횡격막(diaphragm) 모양의 협착
② 국소적 모래시계(hour-glass) 모양의 협착
③ 미만성(diffuse) 협착

(2) 윌리암스 증후군(Williams' syndrome)

대동맥판상부협착과 정신박약, 그리고 요정같은 얼굴모양(elfin face)을 보이는 임상증후군을 말한다. 심한 영아기성 고칼슘혈증과 말초 폐동맥 협착증과 연관된다.

### 3) 판막하부협착(subvalvular stenosis)

(1) 판막하부에 뚜렷한 막상구조에 의해서(discrete membrane), 또는 좌심실유출로의 긴 터널 같은 협착부위(tunnel-like narrowing) 때문에 온다.

(2) 특발성 비후성 대동맥하협착(idiopathic hypertrophic subaortic stenosis)

심실중격의 근육조직의 비후로 판막하 협착을 일으키는 병변이다. 일차적으로 심근의 질환이고 생리적으로 다른 판막하협착증과 구별되는 양상을 보이기 때문에 다른 장에서 독립적으로 다루기로 한다(제 39장. 대동맥판막의 후천성질환과 비후형 심근병증 참조).

## 4. 병태생리

협착부위 전후의 압력차에 의해 대동맥협착의 정도를 다음과 같이 나눈다. 대동맥협착의 병태생리는 협착의 정도와 함께 증상이 처음 생기는 연령에 따라 좌우된다.

### 1) 경도의 협착증(mild stenosis)

50 mmHg 이하의 압력차를 보이는 협착증을 말한다.

### 2) 중등도의 협착증(moderate stenosis)

50 mmHg에서 75 mmHg 사이의 압력차를 보이는 협착증을 말한다.

### 3) 중증 협착증(severe stenosis)

75 mmHg 이상의 압력차를 보이는 협착증을 말한다.

## 5. 임상양상 및 진단소견

### 1) 증상

#### (1) 영아기의 대동맥협착증

위급한 협착증(critical stenosis)을 가진 영아에서는 생후 수개월 내에 심한 심부전증이 생길 수 있다.

#### (2) 소아에서의 대동맥협착증

경도 또는 중등도의 협착증을 가진 소아에서는 대부분 증상이 없다. 협착증이 심한 환자에서는 운동 시 흉통이나 졸도 등의 증상이 나타날 수 있다.

### 2) 이학적 소견

(1) 발육은 보통 정상이다.

(2) 수축기 진동음 (thrill)이 우측상부 흉골연능에서 촉진된다. 심한 협착증에서는 맥압이(pulse pressure) 좁아진다.

(3) 청진소견

우측 제 2늑간에서 잘 들리는 거친 수축기 박출성잡음(systolic ejection murmur)이 청진된다. 그러나 심부전증이 심하면 심잡음은 없어지거나 약해진다.

### 3) 심전도

(1) 경증 환자에서는 정상소견을 보인다.

(2) 보다 중증 환자에서는 좌심실부하(LV strain) 양상을 보인다. 그러나 실제 심전도 소견과 협착증의 심한 정도는 상관관계가 별로 없어 큰 도움이 되지는 않는다.

### 4) 흉부 X-선사진

(1) 소아에서는 보통 정상이다.

(2) 심부전증이 있는 영아에서는 심비내와 폐울혈(pulmonary congestion)이 생긴다.

### 5) 심장초음파검사

최근 심장초음파검사법의 발달로 2D에코도, 도플러 에코도 및 천연색 혈류영상(color flow imaging)을 병행하면 대동맥협착의 부위와 정도를 정확하게 파악하는 것이 가능하다. 많은 연구자들이 심장초음파 검사만으로 수술을 시행하여도 좋다고 주장하고 있다.

### 6) 심도자법 및 심혈관조영술

아직 수술 전 최종 진단방법으로 종종 사용되고 있다. 특히 영아기에서는 대동맥축착(COA) 등 대동맥궁의 동반기형의 파악에 도움을 줄 수 있다. 보다 나이 든 환자에서는 협착 전후의 압력차와 해부학적 구조를 파악하는데 큰 도움을 줄 수 있다.

## 6. 자연경과

1) 증상이 처음 생기는 나이에 따라 자연경과가 크게 좌우된다. 일반적으로 영아기에 일찍 증상이 생기면 생길수록 예후가 나쁘다. 그리고 대부분의 환자에서 나이가 들수록 병변이 진행한다.

2) 심한 협착증 환자에서는 영아기에 심한 심부전증이 생겨 응급수술을 해주지 않으면 보통 사망한다.

3) 영아기를 넘어서 증상이 생기는 경우엔 보통 6~8세까지는 특별한 증상이 없다가 그 후 세균성 심내막염, 좌심실부전, 그리고 급사 등의 합병증이 흔히 생길 수 있다. 이 합병증은 판막, 판막하, 판막상부형 모두에서 공히 생길 수 있다.

## 7. 외과치료법

### 1) 수술적응증

위급한 대동맥판막협착의 경우 심초음파검사로 판막병변을 정확하게 평가 할 수 있다. 그러나 동맥관이 열려있거나 심방 수준에서 좌우 단락이 있으면 도플러 검사상에서도 협착 전후의 압력차가 저평가 될 수 있으므로 심도자를 병행하는 것이 좋다. 동시에 풍선 대동맥판 확장술을 시행할 수도 있기 때문이다. 영아기 이후에 발견되는 판막협착 환자는 압력차가 50 mmHg 이상일 때 수술의 적응증이 된다.

섬유근성(fibromuscular) 판막하 협착의 경우는 영아에서는 판막협착에서와 같은 적응증을 가진다. 영아기 이후는 증상이 있거나, 압력차가 50 mmHg 이상이거나, 압력차가 경미하더라도 대동맥판 폐쇄부전이 시작되면 수술적인 교정을 해야 한다. 비후성심근증의 경우는 영아기 수술의 적응증은 확정된 바 없으나 좌심실 유출로 또는 우심실유출로의 의미있는 압력차를 보이면서 내과적 치료에 반응하지 않는 울혈성 심부전이 동반된 경우나 조영상 확실한 협착이 발견되면 수술을 서둘러야 한다. 그러나 좌심실 중간 또는 심첨의 비후성심근증은 수술로도 개선이 쉽지 않다. 판막상부 협착의 경우도 압력차 50 mmHg 이상이 수술의 적응증이다.

### 2) 수술방법

#### (1) 영아기 환자에서 위급한(critical) 협착증의 수술

체외순환하에 판막절개술(valvotomy)을 시행한다(그림 31-2). 상태가 아주 나쁜 환자에서는 체외순환없이 좌심실첨부에 삽입된 확장기로 수술을 시행할 수도 있다.

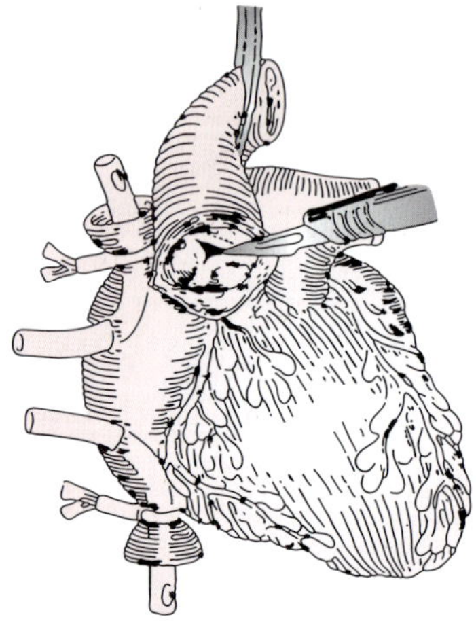

그림 31-2. 개방성 대동맥판막절개술의 모식도. 체외순환하에 대동맥을 절개하여 직접 판막의 모양을 관찰하며 수술을 시행한다.

#### (2) 소아 환자에서의 수술

① 판막상부 협착증의 수술

체외순환하에서 인조첩포로 국소적 협착부위를 확장시킨다.

② 판막협착증의 수술

체외순환하에 교련부위를 따라 판막절개술(valvotomy)을 시행한다. 드문 경우에 일차수술시 인공판막치환수술이 필요한 경우도 있으나 소아에서의 인공판막치환은 가급적 피하여야 한다.

③ 판막하부 협착증의 수술

㉠ 국한성 대동맥하 협착증(discrete subvalvular stenosis)

체외순환하에서 대동맥을 열고, 대동맥판막 바로 밑의 막상구조를 절제한다.

㉡ 턴넬형 대동맥하 협착증(tunnel subaortic stenosis)

대동맥심실성형술(aortoventriculoplasty) 또는 콘노-로스(Konno-Ross) 술식을 시행한다.

## 8. 경피적 풍선 판막성형술(percutaneous balloon valvuloplasty)

최근 일부 학자들에 의해 비외과적 치료법으로 많이 소개되고 있는 방법이다. 부분적으로는 외과적 판막절개술에 비견할만한 성적이 보고 되고 있기도 하나, 폐동맥협착에서와 같은 우수한 성적에는 아직 이르지 못하고 있다.

## 참고문헌

1. 홍창의, 윤용수, 최정연, 이영우, 지제근 : 한국인의 선천성심질환. 대한의학협회지 26 : 721. 1983.
2. 이성행 : 한국심장재단이 지원한 선천성 심장병 환자 5,792명에 관한 보고서(1984. 3~1990. 3). 한국심장재단. 1992.
3. 원태희, 이정렬, 김용진, 노준량. 숀 증후군의 외과적 치료. 대흉외지 1997 ; 30(9) : 862-8.
4. 장우익, 오삼세, 이정렬, 김용진, 노준량, 서경필. 판막상부 대동맥 협착증의 외과적 요법. 대흉외지 1998 ; 31(8) : 763-9.
5. Jonas RA : Left ventricular outflow tract obstruction. In Jonas RA[ed]. Comprehensive surgical management of congenital heart disease. 1st ed. London, Arnold Co Ltd, 2004 : 320-40.

# 32 대동맥축착 및 대동맥궁단절

## Ⅰ. 대동맥축착

대동맥 축착증은 단순히 대동맥 일부의 내강이 좁아진 기형이라고 이해할 수 있으나, 축착 자체 또는 이를 형성하는 태생기 혈역학과 연관되어 상당히 복잡한 질병의 하나일 수 있고 아직도 논란거리가 많은 치료하기 쉽지 않은 질환군이다. 즉 1) 형태학적으로 매우 다양하며, 2) 동반심기형이 존재하는 경우가 대부분이며, 3) 수많은 수술 방법이 제안되었으나 여전히 각기 장단점이 공존하고 있으며, 4) 연령에 따라서도 임상적인 경과가 다르며, 5) 수술전 $PGE_1$ 이 필요할 정도로 환자 상태가 위급한 경우도 많으며, 6) 수술 후 발생하는 고혈압의 원인이나 생리에 대한 해석 역시 아직은 모호한 상태이다.

### 1. 정 의

1) 대동맥교약, 대동맥교착 또는 대동맥축착(大動脈縮窄症 ; coarctation of the aorta)이란 동맥관(ductus arteriosus)이 기시하는 부분의 상부 하행대동맥에 선천성 협착을 보이는 기형을 말한다.

2) 가성축착(假性縮窄 ; pseudocoactation)

대동맥의 일부가 굽거나(buckling) 비틀어져있어(kinking) 형태학상으로는 축착처럼 보이나, 혈류의 폐쇄증상은 초래하지 않는 상태를 말한다. 흉부 X-선상 좌상부의 종격종양과 같은 음영을 보인다. 대동맥 조영술로 확진할 수 있고, 대동맥 내 압력차는 없다. 거의 대부분 특별한 치료가 필요없다. 아주 드물게 동맥류성 확장을 보이는 경우에는 파열 가능성 때문에 수술절제를 하기도 한다.

### 2. 발생빈도

1) 서구인의 경우 전체 선천성 심질환의 약 5~8%를 차지하는 것으로 되어있다. 그러나 동양인에 있어서는 그 발생빈도가 낮은 것으로 알려져 있고 국내에서도 1% 미만의 빈도로 보고되어 있다.[1] 1993년부터 2005년 사이 대한흉부외과학회 년간수술통계에 의하면 대동맥축착은 선천성 심장수술의 2%에 해당되었다.[2]

2) 대동맥축착이 단독으로 있는 경우에는 남자의 발생비가 높으나 타 심기형과 동반된 복잡 대동맥축착의 경우에는 남녀간의 발생비 차이가 없는 것으로 보고 되고 있다.

## 3. 병리해부소견

### 1) 대동맥축착의 형태

(1) 국소적인 협착(localized stenosis)과 미만성 협착(diffuse stenosis)의 두 가지 형태로 나타날 수 있다. 미만성 협착은 관상발육부전(tubular hypoplasia)이라고도 부른다. 국소적인 협착에서는 대동맥의 단면적이 적어도 50% 이상 좁아져야 혈역학적으로 유의한 압력차가 생기지만 미만성 협착의 경우에는 단면적이 덜 감소하여도 유의한 압력차가 생길 수 있다.

(2) 고전적인 대동맥축착의 국소적인 병변은 선반(shelf)이라고 부르는 구조이다. 이 구조는 대동맥 중층(media)이 내측으로 말려들어가 생긴 대동맥 내면의 협착성 융기부로, 동맥관부착부 쪽에서 기원하는 경우가 대부분이다..

### 2) 발생장소

대동맥축착은 이론적으로 대동맥궁(aortic arch)에서부터 대동맥분지부(aortic bifurcation)까지의 어느 부위에서든 생길 수 있으나, 98% 이상에서 대동맥협부(aortic isthmus)에서 생긴다. 대동맥협부란 좌쇄골하동맥과 동맥관 부착부 사이의 대동맥을 말한다.

### 3) 부행혈로(collateral circulation)

대동맥축착 부위 전후의 대동맥 사이에 형성되는 많은 부행혈로들은 대동맥축착의 또 다른 특징적인 소견이다. 이 부행혈로들은 대동맥 축착에서 전통적으로 볼 수 있는 견갑골주위 박동(parascapular pulsation), 늑골절흔(rib notching) 등의 소견의 원인이 된다. 부행혈로는 보통 신생아기에서도 어느 정도 존재하지만 나이가 들면서 점점 증가한다.

### 4) 분 류

**(1) 영아형과 성인형(infantile and adult type)**

대동맥축착증 분류의 효시로서 1980년 Bonnet에 의해 제안되었다.[3] 영아형은 동맥관 근위부 대동맥의 미만성(diffuse) 협착을 가리키고, 성인형은 동맥관 인접 대동맥의 국소적 협착을 가리킨다. 그러나 이 분류법은 영아형도 성인까지 생존할 수 있고 성인형도 영아기에 증상을 일으킬 수 있기 때문에 용어상의 모순이 있어 근래에 와서는 거의 사용되지 않고 있다.

**(2) 관전형과 관후형**
**(preducatal and postductal type)**

동맥관과 대동맥축착 사이의 위치관계에 따라 분류한 방법으로 현재 외과적 측면에서 많이 사용되고 있다. 대동맥축착이 동맥관 부착부 이전에 있으며 관전형이라 부르고, 이후에 위치하면 관후형이라고 부른다. 관전형은 보통 관상발육부전(tubular hypoplasia)의 형태를 보이고 관후형은 국소적인 협착을 보인다(그림 32-1).

**(3) 유증상 영아군과 무증상 소아군**

해부학적 기준보다 임상적 증상을 기준으로 한 분류이다. 임상증상의 유무에 따라 각각 유증상 영아군(symptomatic infant group)과 무증상 소아군(asymptomatic children group)으로 나눈다.

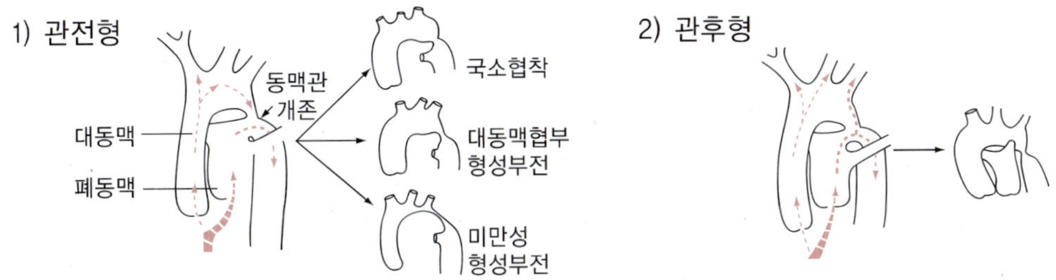


그림 32-1. 대동맥축착증의 종류.

### 5) 동반질환

#### (1) 동반심기형

① 약 50%에서 이첨 대동맥판막(bicuspid aortic valve)을 동반한다. 그 외 심실중격결손이나 동맥관개존 또는 승모판막 병변 등이 흔히 동반된다.

② 대동맥축착은 동맥관 혈류는 감소시키고 대동맥협부의 혈류는 증가시키는 팔로사징(TOF) 같은 질환에서는 거의 생기지 않는다.

#### (2) 숀증후군(Shone's syndrome)

대동맥축착에 낙하산형태의 승모판막(parachute mitral valve), 승모판상부 링(supramitral ring), 그리고 좌심실유출로협착(LVOT obstruction)의 4가지가 합병된 증후군을 말한다.[4] 드문 병변이다.

#### (3) 유전성 질환

터너 증후군(Turner's syndrome)와 종종 연관된다.

## 4. 병태생리

관전형과 관후형의 대동맥축착 사이에는 (1) 부행혈로의 발달 정도와 (2) 동반 심기형의 빈도에서 중요한 차이를 보이는데, 이러한 차이가 두 형태에서의 임상양상의 차이를 결정한다(그림 32-1 참조).

### 1) 관전형

부행혈로 발달의 직접적인 자극은 태생기시 대동맥축착부위 전후의 압력차에 기인한다. 그러나 관전형에서는 태생기시 하행대동맥이 동맥관을 통해 우심실로부터 충분한 혈류를 공급 받기 때문에 부행혈로가 잘 발달하지 않는다. 따라서 출생후 동맥관이 폐쇄되면 갑자기 하행대동맥의 관류가 감소하게 되고 쇽과 신부전이 생길 수 있다. 또 관전형에서는 동반 심기형의 빈도가 높기 때문에 출생시 부행혈로의 부재와 함께 이 형에서 조기에 심한 심부전증이 나타나는 원인이 된다. 유증상 영아군이 주로 여기에 해당된다.

### 2) 관후형

태생기시 대동맥축착 전후의 압력차가 현저하기 때문에 출생시 잘 발달된 부행혈로를 가지고 있다. 따라서 출생 후 동맥관이 폐쇄되더라도 하행대동맥과 신장의 급격한 관류감소는 생기지 않는다. 동반심기형의 빈도도 드물다. 주로 소아기나 성인에서 고혈압과 이에 다른 합병증으로 증상이 발견된다. 무증상 소아군이 주로 여기에 해당된다.

## 5. 임상양상 및 진단소견

### A. 유증상 영아군

#### 1) 증 상

통상 생후 2~6주 내에 생기는 심부전증이 주증상이다.

#### 2) 이학적 소견

(1) 상지의 중등도 고혈압과 함께 상하지 수축기혈압의 차이가 보통 존재한다. 대퇴동맥의 맥박은 만져지지 않거나 감소되어 있다. 상태가 좋지 않아 저심박출증(low output syndrome)이 있는 환자에서는 이러한 소견이 나타나지 않을 수도 있다.

(2) 청진소견

분마음(gallop rhythm)과 함께 좌측 흉골연에서 수축기잡음이 들린다. 등쪽의 대동맥축착 부위에서 수축기잡음이 들리기도 한다.

#### 3) 흉부 X-선사진

심장은 보통 현저한 심비대를 보이고 폐혈관상의 증가와 함께 폐울혈(pulmonary congestion) 소견을 보인다.

#### 4) 심전도

거의 대부분에서 우심실비대의 소견을 보인다. 좌심실비대는 동반되거나 그렇지 않은 경우도 있다.

#### 5) 심장초음파검사

2D 에코도로 대동맥축착의 정도와 해부학적 양상을 명확히 알 수 있기 때문에 최근 많은 경우에서 심도자법을 대체하고 있다. 동반심기형의 파악도 가능하다.

#### 6) 심도자법 및 심혈관조영술

여전히 수술전  중요한 검사의 하나로 간주되고 있다. 축착부위 및 그 정도 그리고 부행혈로의 발달여부를 알 수 있고 동시에 동반심기형의 유무도 확인 할 수 있다.

### B. 무증상 소아군

#### 1) 증 상

대부분 특별한 증상이 없다. 대개 신체검사시 상지의 고혈압이나 심잡음 때문에 발견된다.

#### 2) 이학적 소견

(1) 전체적으로 정상적인 성장과 신체발달을 보인다.

(2) 상지의 고혈압과 대퇴동맥 맥박의 감소가 나타난다.

(3) 청진소견

비특이성 수축기 심잡음이 들릴 수 있다.

#### 3) 흉부 X-선사진

(1) 심장크기는 정상이거나 경도의 심비대를 보인다.

(2) 숫자 3 징후(figure 3 sign)

대동맥축착 근위부의 확장, 대동맥축착부, 그리

고 축착 후 확장의 소견 때문에 좌측 상부종격동에서 아라비아 숫자 3과 같은 음영이 생긴다.

(3) 늑골절흔(rib notching)

대동맥축착증시 부행혈로의 발달로 늑간 동맥이 커져 늑골하연을 침식하여 생기는 현상으로 3세 이전에는 드물다. 대개 4번에서 8번 늑골 사이에서 주로 생긴다.

#### 4) 심전도

정상 또는 좌심실비대의 소견을 보인다.

#### 5) 심장초음파 검사

유증상 영아군의 소견 참조

#### 6) 심도자법 및 심혈관조영술

심도자법과 함께 대동맥조영술은 나이 든 환자에서 정확한 진단을 위하여 필요하다.

## 6. 자연경과

대동맥축착증의 자연경과는 환자의 연령과 동반기형에 의해 좌우된다.

#### 1) 유증상 영아군

심부전증으로 인한 조기 사망이 많다.

#### 2) 무증상 소아군

(1) 자연적인 평균수명은 30대이다. 수술교정을 해주면 현서한 수명연상을 기대할 수는 있으나 완전히 정상인과 같은 수명을 누리지는 못한다.

(2) 가장 흔한 사망원인은 다음과 같다.

① 대동맥의 자연파열

② 감염성 심내막염(이첨 대동맥판막에서 흔히 연관된다.)

③ 뇌출혈

④ 심부전증

## 7. 외과치료법

### A. 유증상 영아군

#### 1) 수술적응증

대동맥축착의 진단이 되면 그 자체로 수술적응이 된다. 특히 심부전증이 있으면 연령에 관계없이 즉시 수술을 시행한다. 영아기 또는 그 이후에 발견되는 증상이 없거나 심하지 않은 환자는 내강의 직경이 상행대동맥 직경의 50% 이하이거나 협착 전후의 압력차가 20 mmHg 이상이면 수술의 적응증이 되며 대개는 상태가 좋은 경우에도 생후 3~6개월 이내에 수술해준다. 왜냐하면 이시기가 되면 동맥관내강 융기(ductal mound)에 의한 축착부위 협착의 진행이 어느 정도 마무리되기 때문이다.

신생아기 또는 영아기 증상이 발현되는 환자의 임상경과는 매우 극적이다. 즉 출생 직후 동맥관이 열려 있을 때에는 증상이 없다가 동맥관이 자연 폐쇄되면서 갑자기 빈맥과 심부전이 생기고 하체(lover body)에 맥박이 감지되지 않는다. 또한 심부전이 극심해지면 상체(upper body)의 맥박까지 약해지게 된다. 수 시간 내에 환자가 축늘어지고 소변이 안나오면서 대사성산증에 빠지게 된다. 이 경우 환자의 상태를 호전시키는데 수일이 필요하다. 최근에는 동반심기형이 존재하는 경우 일차 완전교정을 하는 것이 대원칙이다. 그러나 소형 또는 중형 결손이라면 축착만 교정하고 심실중격결손의 폐쇄를 기대하거나 단계적인 수술로 시행할 수 있다. 간혹 결손의 크기가 작았던 경우인데도 축착 교정 후 의미 있는 좌우단락과 심부전의 악화를 초래할 수도 있는데 이때에는 즉시 수술장으로 데리고 들어가 심실중격결손을 폐쇄하여야 한다.

대동맥축착증은 좌심실유출로협착(left ventricular outflow tract obstruction)이나 좌심형성부전(left heart hypoplasia)을 잘 동반하는데 이때 일차완전 교정술, 노우드형(Norwood type)수술, 폐동맥밴딩 등의 치료전략을 잘 결정하여야 하나 수술결과를 비교할 때 논란의 여지가 많다.

### 2) 수술 전 처치

(1) 심부전증이 심한 환자에서는 수술 전 강심제, 이뇨제 등의 심부전증 치료를 시행한다.

(2) 상태가 위급한 신생아기 환자에서는 프로스타글란딘 $E_1$을 정주하여 동맥관의 개방성을 유지시켜 줌으로써 상체 혈관의 후부하를 감소시켜 주고 특히 하체의 동맥혈 관류를 개선해줌으로써 대사성산증이나 핍뇨증을 해소시켜 수술에 보다 적합한 상태로 만들어준다.

### 3) 수술방법

대동맥축착증만 교정할 때는 좌측개흉술(left thoracotomy)을 통해 시행한다. 함께 시행하는 수술이 있을 경우는 정중흉골절개하에 초저체온법과 완전순환정지를 함께 병행하여 축착교정을 시행한다.

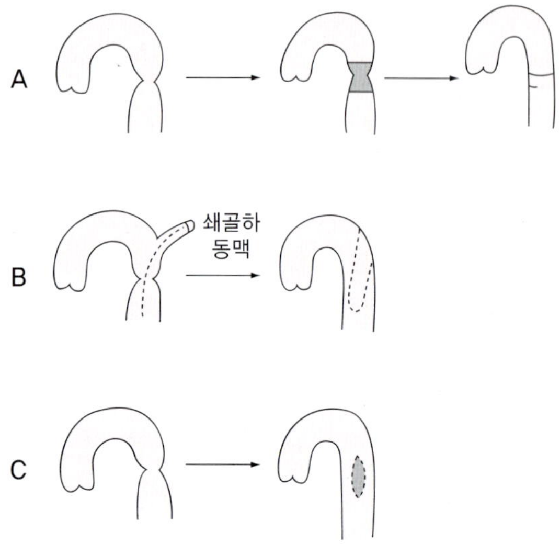


그림 32-2. 대동맥축착의 수술방법들. A. 축착절제후 단단문합술(coarctectomy and end-to-end anastomosis), B. 쇄골하동맥편 대동맥성형술(subclavian flap aortoplasy), C. 덮개 첩포 대동맥성형술(onlay patch aortoplasty).

#### (1) 축착절제후 단단문합술(resection and end-to-end anastomosis)(그림 32-2A)

최근 우수한 흡수성 봉합사의 등장으로 수술 후 재협착증의 위험성이 많이 감소되었다.

#### (2) 연장된 절제와 문합 (extend resection and anastomosis)

대동맥협부나 횡대동맥궁의 관형 협착(tubular stenosis)을 보일 경우 긴 협착부위를 절제해내고 하행대동맥 끝동(cuff)을 상행대동맥 절단면에 단단문합(end to end anastomosis) 하거나 대동맥궁의 하벽(infeiror wall)에 단측 문합(end to side anastomosis) 해줌으로써 협착을 완전히 해결해 줄 수 있다. 수술시 문합부 직경은 적어도 하행대동맥의 직경 정도는 되어야 하며 정중흉골절개하에 완전 순환정지가 필요하다.

(3) **쇄골하동맥편 대동맥성혈술**

**(subclavian flap aortoplasty)(그림 32-2B)**

쇄골하동맥편 대동맥성형술은 좌측 쇄골하동맥을이용하여 협착부위를 해소시켜주는 술식을 말하는데 정방향 성형술(subclabvian flap aortoplasty)과 역방향 성형술(reverse subclavian flap aortoplasty)의 두 가지가 있다. 전자는 대동맥협부의 국소적인 협착이 있을 때 쇄골하동맥편을 하행대동맥 쪽으로 덮어서 성형술을 시행하는 경우를 말하고 후자는 원위 횡대동맥궁(distal transverse aortic arch) 협착이 있을 경우 쇄골하동맥편을 상행대동맥쪽으로 덮어서 성형술을 시행하는 경우를 말한다. 3개월 이후에 시행한 경우 재협착증의 빈도가 낮다. 현재 축착절제후 단단문합술과 쇄골하동맥편 대동맥 성형술간의 장단점 및 적응증 여부에 관해서는 다소간 논란이 있다.

(4) **덮개 첩포 대동맥 성형술**

**(Onlay patch angioplasty)(그림 32-C)**

풍선대동맥성형술에 반응하지 않는 재협착이나 상태가 아주 좋지 않은 환자에서 술전 동맥관을 열기 위해 $PGE_1$을 사용하였는데도 반응하지 않은 경우 신속히 시행할 수 있는 덮개 첩포 대동맥성형술이 적응이 될 수 있다.

### 4) 수술합병증

대동맥축착증의 수술합병증으로는 무기폐, 혈흉 등 개흉술 후의 일반적 합병증 이외에 다음과 같은 특별한 합병증들이 있다.

(1) **양하지마비**(paraplesia)

대동맥 축착증 수술시 시행하는 흉부하행대동맥의 차단(cross clamping)의 결과로 척수의 혈류공급이 부족하여 생길 수 있다. 일반적으로 부행혈로의 발달부족과 장시간의 대동맥차단에 일차적 원인이 있는 것으로 생각한다. 따라서 대동맥축착의 수술시에는 이러한 합병증의 가능성을 예방하기 위하여 적절한 조치를 취해야 한다(제 47장. 흉부대동맥류 및 급성 대동맥박리 수술 참조).

(2) **기이성 고혈압**(paradoxical hypertension)

대동맥축착 수술 후 일부 환자에서 수술 전보다 오히려 혈압이 높아지는 현상을 말한다. 나이프라이드(nipride)등의 혈압강하제로 치료해준다.

(3) **장간막동맥염**(mesenteric arteritis)

기이성 고혈압과 연관이 있는 것으로 생각되며 복부통증과 팽만의 증상이 생긴다. 혈압강하제에 의한 적극적인 치료가 필요하다. 축착절제후증후군(postcoarctectomy syndrome)이라고도 불린다.

## B. 무증상 소아군

### 1) 수술적응증

대동맥축착증의 진단 자체가 수술의 적응증이 된다. 그러나 수술시기를 결정하는데에 있어 전통적인 견해로는 수술 후 재협착이 일어나지 않을 만큼 대동맥의 크기가 충분히 자란 나이이면서, 수술 후에도 지속적인 고혈압이 남아있지 않을 만큼 고혈압이 진행되어 있지 않은 나이인 1~6세 사이에 하는 것을 권장하였다. 그러나 최근 진단 및 수술문합 기법의 발달로 증상의 유무에 관계없이 합병증 예방의 목적으로 보다 어린 연령에서 수술을 시행한다.

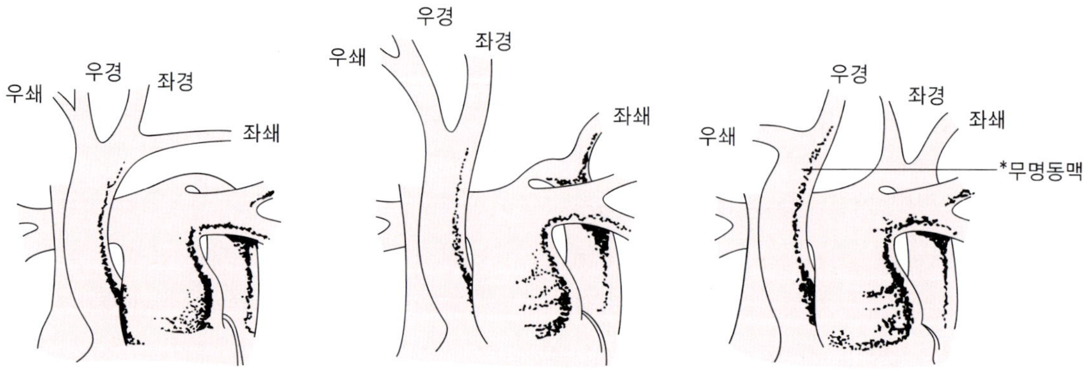


그림 32-3. 대동맥궁단절의 3종류(Celoria & Patton의 분류법). (우쇄 : 우쇄골하동맥, 우경 : 우공통경동맥, 좌경 : 좌공통경동맥, 좌쇄 : 좌쇄골하동맥)

#### 2) 수술방법

(1) 축착절제후  단단문합술이 선택적 수술방법이다.

(2) 쇄골하동맥편 대동맥성형술은 영아군에서 만큼 많이 사용되지 않는다. 이외에 일부환자 특히 경화된 대동맥(sclerotic aorta)을 가진 나이든 환자에서 덮개 첩포 대동맥 성형술(only patch aortoplasty)을 시행하기도 하나 수술 후 동맥류가 잘 생길 수 있어 최근에는 거의 사용되지 않고 있다.

#### 3) 수술합병증

(유증상 영아군에서의 수술합병증 참조)

### 8. 풍선대동맥성형술(balloon aortoplasty)

경피적으로 풍선확장술에 의해 대동맥축착증을 치료하려는 시도들이 진행되고 있으나 정확한 치료결과에 대한 평가는 아직 확실치 않다. 현재 수술후 재협착이 된 상태에서는 좋은 치료법으로 인정받고 있다.

## II. 대동맥궁 단절

### 1. 정 의

대동맥궁단절 또는 단속(大動脈弓斷絶(斷續) ; interrupted aortic arch, IAA)이란 대동맥궁이 두 부분으로 완전히 해부학적 단절이 되어있는 상태를 말한다.

### 2. 발생빈도

드문 질환으로 전체 선천성 심혈관기형의 1% 미만을 차지한다.

### 3. 병리해부소견

#### 1) 분류(그림 32-3)

대동맥궁단절은 단절된 대동맥궁의 위치에 따라 다음과 같은 3종류로 분류한다(Celoria & Patton의 분류법)[6].

(1) A형 (type A)

대동맥궁의 단절이 좌측쇄골하동맥의 원위부에서 생긴 형태다. 대동맥궁단절의 약 40%가 이에 속한다.[5]

(2) B형 (type B)

① 대동맥궁의 단절이 좌측쇄골하동맥과 좌측공통경동맥 사이에서 생긴 형태다. 대동맥궁단절의 약 55%가 이에 속한다.[7]

② 디죠지증후군(DiGeorge's syndrome)

흉선과 부갑상선이 없는 것이 주요 소견인데 특징적으로 B형에서만 연관된다.

(3) C형 (type C)

대동맥궁의 단절이 좌측공통경동맥과 무명동맥의 사이에서 생긴 형태로 대동맥궁단절의 약 5%가 이에 속한다.[7]

### 2) 동반심기형

(1) 대동맥궁단절에서는 출생시 거의 항상 큰 동맥관개존이 존재하여 하행대동맥의 혈류공급을 해준다. 또 큰 심실중격결손도 거의 항상 존재한다.

(2) 대동맥축착에서와 마찬가지로 팔로사징 등 우심실유출로의 협착이 있는 심기형에는 잘 동반되지 않는다.

## 4. 병태생리

거의 모든 환자에서 신생아기에 동맥관이 폐쇄되어 가면서 대동맥궁단절에 따른 높은 후부하(afterload)와 함께, 심실중격결손을 통한 좌-우 단락으로 심한 심부전증이 생긴다. 대부분 대사성 산증과 신부전증이 급속히 진행하면서 사망하게 된다.

## 5. 임상양상 및 진단소견

### 1) 증 상

심한 심부전증이 생긴다.

### 2) 이학적 소견

심잡음은 비특이적이다.

### 3) 심전도

비특이적인 소견을 보인다.

### 4) 흉부 X-선사진

심비대와 폐혈관상의 증가를 보인다.

### 5) 심장초음파검사

확진이 가능하다.

### 6) 심도자법 및 심혈관조영술

요즘 잘 시행하지 않는다.

## 6. 자연경과

외과적으로 교정 받지 않은 경우 자연예후는 대단히 나쁘다. 생후 1개월 내에 약 75%가 사망한다. 동맥관이 개방된 상태에서는 다소간 오래 살 수 있지만 여전히 90%의 환자가 생후 1년 내에 사망한다.

## 7. 외과치료법

### 1) 수술적응증

대동맥궁이 단절된 상태에서는 설사 동맥관이 열려 있다 하더라도 생명을 유지할 수 없으므로 진단과 함께 수술적응이 된다. 가능하면 프로스타글란딘 $E_1$의 투여 등으로 내과적으로 환자를 어느 정도 안정시킨 뒤 수술을 시행한다.

### 2) 수술방법

체외순환하에서 완전 순환정지를 유도하고 대동맥궁단절과 심실중격결손을 동시에 수술해준다. 대동맥궁단절은 단절된 양쪽을 충분히 박리(mobilization)한 뒤 단단 또는 단측(end-to-end or end ot side anastomosis)으로 연결시켜 준다.

간혹 좌심실유출로협착이 동반된 경우가 있는데 이 경우 단순히 심실중격결손을 함께 막아줄 경우 잔존 좌심실유출로 협착으로 환자가 생존할 수 없는 경우가 있다. 술전 평가가 무엇보다도 중요하며 3가지 선택을 고려할 수 있다. 첫째 대동맥궁 단절을 교정해주고 심실중격결손은 그대로 둔 채로 폐동맥밴딩만 시행한 후 5세 이전에 2차 수술을 할 수 있고, 둘째 심실중격을 통해 폐동맥쪽으로 첩포를 장치하여 좌심실혈이 상행대동맥은 물론 심실중격을통해 폐동맥으로 박출될 수 있도록 하면서 대동맥궁 단절을 교정하는 Damus-Stansel-Kaye형의 술식을 고려할 수도 있고, 셋째 좌심실유출로협착을 제거하고 심실중격결손을 필요에 따라 연장하면서 심실중격결손폐쇄와 대동맥궁단절을 동시에 고려할 수 있다. 환자의 술전 상태에 따라 결정해야 하지만 실제로는 세번째 전략이 가장 많이 쓰인다.

대혈관전위증 등 심실중격결손증보다 복잡한 심기형을 동반한 경우에도 일차 완전 교정술을 시행하는 것이 최근의 원칙이다. 이 경우도 대동맥궁단절에는 잠재적으로 좌심실유출로 협착의 가능성이 항상 존재하므로 상기 세 가지 수술방법의 선택이 함께 고려되어야 할 경우가 많다. 단계적수술(staged operation) 또는 일차 완전 교정술의 선택이나 수술방법의 선택은 심기형의 상태를 정확히 평가하여 개별화하여 결정해야 하며 가능하다면 양심실교정(biventricular repair)을 하는 것이 바람직하다.

## 참고문헌

1. 홍창의, 윤용수, 최정연 이영우, 지제근 : 한국인의 선천성심질환. 대한의학협최지 26 : 721, 1983.
2. 대한흉부외과학회 년간수술통계(1993~2005), 대한흉부외과학회.
3. Bonnet LM : Stenose congenitale de l'aorte Rev Med. Paris, 23 : 108, 1903
4. Shone JD, Sellers RD, Anderson RC, et al. : The developmental complex of "parachute mitral valve", supravalvular ring of left atrium, subaortic stenosis, and coarctation of aorta. Am J Cardiol 11 : 714, 1964.
5. 이정렬, 문현종, 성기익 등. 대동맥 교약증환아의 해부학적형태, 동반심기형, 연령, 수술방법 등이 수술결과에 미치는 영향. 대흉외지 30 : 363-72, 1997.
6. Celora GC, Patton RB : Congenital absence of the aorticarch. Am Heart J 58 : 408, 1959.
7. Van Praagh R, Bernhard WR, Rosenthal A, et al. : Interrupted aortic arch : Surgical treatment.Am J Cardiol 27 : 200, 1971.
8. 한재진, 전태국, 이정렬, 김용진, 노준량, 서경필. 영아 및 소아 연령에서의 대동맥 교약증의 교정 수술. 대흉외지 1990 ; 2393 : 474-481.

9. 신윤철, 이정렬, 김용진, 노준량. 영아 및 소아에서의 대동맥궁 형성부전을 포함한 대동맥 교약증의 수술요법. 대흉외지 1996 ; 29 : 285-91.
10. 이정렬, 김혜순, 문현종, 성기익, 김용진, 노준량, 서경필, 노정일, 최정연, 윤용수. 대동맥교약증 환아의 해부학적형태, 동반심기형, 연령, 수술방법 등이 수술결과에 미치는 영향. 대흉외지 1997 ; 30(4)363-372.
11. 김호성, 노정일, 윤용수, 이정렬, 김용진, 노준량. 영아에서 큰심실중격결손을 동반한 대동맥축착의 단회수술법의 중기 성적. 소아과 1997 ; 40(9) : 1250-56.
12. Jonas RA : Coarctation of the aorta In Jonas RA[ed]. Comprehensive surgical management of congenital heart disease. 1st ed. London, Arnold Co Ltd, 2004 : 207-24.
13. Jonas RA : Interrupted aortic arch. In Jonas RA[ed]. Comprehensive surgical management of congenital heart disease. 1st ed. London, Arnold Co Ltd, 2004 : 470-82.

# 33 기능적 단심실

기능적으로 펌프역할을 충분히 해낼 수 있는 심실이 하나 밖에 없는 심기형은 매우 다양하다. 삼첨판폐쇄(tricuspid atresia), 좌심형단심증(single left ventricle), 우심형단심증(single right ventricle), 입구형 심실중격결손증을 가진 양대혈관우심실기시증(double outlet right ventricle with inlet ventricular septal defect), 불균형 심실을 가진 완전방실중격결손(complete atrioventricular septal defect with uneven ventricle), 여러 가지 형태의 내장역위증(heterotaxia, asplenia or polysplenia syndrome), 형성부전성 좌심증후군(hypoplastic left heart syndrome), 심실중격이 온전한 폐동맥폐쇄(pulmonary atresia with intact ventricular septum)등의 질환이 이 범주에 속한다. 이런 심기형군은 비록 발생학적으로 서로 다른 형성기전을 가졌음에도 불구하고 결국 기능적으로 사용될 수 있는 펌프(심실)가 단 하나 밖에 없다는 공통점을 가지고 있으면 따라서 소위 폰탄형의 단심실 교정이 궁극적인 목표라 할 수 있다. 이런 이유에서 본장에서는 형성부전성 좌심증후군과 심실중격이 온전한 폐동맥폐쇄를 제외한 기능적 단심증을 통괄하여 기술하고자 한다.

## 1. 정의 및 병리해부 소견

### 1) 삼첨판폐쇄(tricuspid atresia)

삼첨판폐쇄(三尖瓣閉鎖 ; tricuspid atresia)란 삼첨판막이 폐쇄되어 우심방 우심실 간에 직접적인 연결이 없는 심기형을 말한다. 우심방바닥은 완전히 근성(muscular)으로 되어 있으면서 심실근과는 방실구(atrioventricular sulcus)의 섬유지방층으로 완전히 분리된 경우가 가장 많다(그림 33-1). 이때 우심방의 바닥(RA floor)에서 작게 움푹 들어간 장소(dimple)가 존재하는데 이것이 폐쇄된 판막을 가리키는지는 확실치 않다. 그 외 막형(membranous type)으로 판막폐쇄가 일어나기도 한다. 좌우 심장의 혈류혼합을 위하여 심방간의 통로가 필연적으로 존재한다. 이중 약 2/3가 난원공개존의 형태고 나머지는 심방중격결손으로 존재한다. 심실은 입구부(inlet portion)가 없으며 육주부는 있는 경우도 있고 없는 경우도 있다. 따라서 심실의 주된 부분은 누두부이며 이를 누두부챔버(infundibular chamber) 또는 흔적심실(rudimentary ventricle)이라 부른다. 좌심실과 누두부챔버 사이에는 대부분 교통이 존재하며 이 구멍을 구심실공(bulboventricular foramen) 또는 심실중격결손이라 부른다. 대혈관들은 정상위치

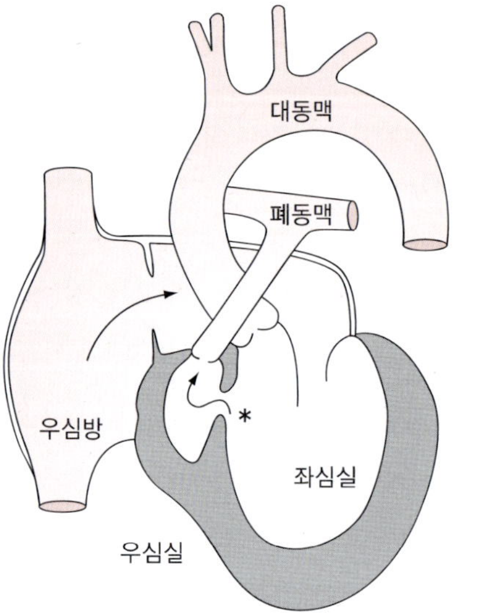


그림 33-1. 삼첨판폐쇄 중 가장 흔한 형태(Ib형)의 모식도. 혈류는 우심방으로부터 좌심방, 좌심실로 간다. 이때 혈류의 일부는 심실중격결손(*)을 통해 형성부전 상태의 우심실 및 폐동맥으로 간다.

(normally related)이거나 전위(transposed)되어 있다.

1949년에 Edwards와 Burchell에 의해 소개된 분류법이 약간의 변형을 거친 채 여전히 보편적으로 사용되고 있다[1]. 이 분류법에서는 먼저 대동맥과 폐동맥간의 위치관계에 따라 제 1형(type Ⅰ), 제 2형(type Ⅱ), 제 3형(type Ⅲ)으로 나누고, 이를 다시 폐동맥혈류의 폐색정도와 심실중격결손의 크기에 따라 소분류를 하고 있다(그림 33-2).

### (1) 제 1형(대혈관들의 관계가 정상적인 삼첨판폐쇄)

약 70%의 환자가 여기에 속한다.

① Ⅰa형

폐동맥판폐쇄(pulmonary atresia)가 동반된 형태로 심실중격결손이나 유의한 형태의 우심실은

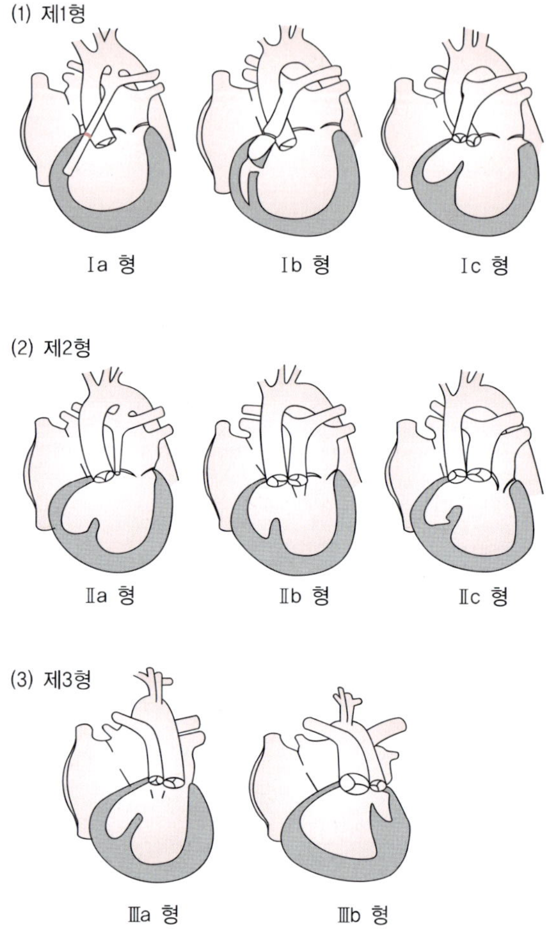


그림 33-2. 삼첨판폐쇄의 분류(본문 참조)

없다.

② Ⅰb형

폐동맥 형성부전(hypoplasia)이 동반된 형태로 작은 심실중격결손이 있다. 삼첨판폐쇄 중 가장 흔한 형태이다.

③ Ⅰc형

폐동맥 형성부전이 없는 형태로 큰 심실중격결손이 있다.

### (2) 제 2형(d-transposition을 가진 삼첨판폐쇄)

약 27%의 환자가 여기에 속한다.

① IIa형

폐동맥판폐쇄가 동반된 형태다.

② IIb형

폐동맥이나 폐동맥하부의 협착증이 동반된 형태다.

③ IIc형

큰 폐동맥이 있는 형태다.

#### (3) 제 3형(l-transposition을 가진 삼첨판폐쇄)

약 3%의 환자가 여기에 속한다.

① IIIa형

폐동맥이나 폐동맥하부의 협착증이 동반된 형태다.

② IIIb형

대동맥하협착증이 동반된 형태다.

### 2) 좌심실형 단심증(single left ventricle)

형태학적 좌심실이 유일한 기능적 펌프인 단심증을 말한다. 두 가지 형태가 있는데 하나는 심실이 D-loop(형태학적 좌심실이 왼쪽)인 경우이고, 하나는 L-loop(형태학적 좌심실이 오른쪽)인 경우이다. 전자는 흔적심실이 왼쪽에 붙어 있으며, 후자는 흔적심실이 오른쪽에 위치한 형태학적 좌심실의 왼쪽에 붙어 있다. 주심실인 형태학적 좌심실과 흔적심실사이에 구심실공(bulboventricular foramen)이 존재하며 흔적심실은 누두부챔버이므로 이 부분은 심실의 출구부에 해당된다. 입구부는 좌우 방실판막(double inlet left ventricle) 모두 또는 대부분이 주심실인 형태학적 좌심실로 개구한다. 이때 방실판막 중 하나는 협착 또는 폐쇄의 소견을 보일 수 있으며 삼첨판 첨삭 또는 유두근이 심실중격을 통해 양다리를 걸치고 있을 수도 있다(tricuspid valve straddling). 대혈관들은 정상 관계(normally related great arteries), 전위(transposition), 또는 두 개의 대혈관이 모두 또는 하나가 형태학적 좌심실 또는 흔적심실에서 기시하는 등 매우 다양하다. 그 중에서 가장 많은 형태는 {S, L, L}로 흔적심실에서 대동맥이 기시하는 형태이다. 우심실유출로 협착이 50% 이상에서 동반된다. 대동맥유출로 협착도 그 보다는 적지만 흔히 동반되며 이때에는 대동맥축착증(aortic coarctation) 또는 대동맥궁 형성부전(hypoplastic aortic arch)이 흔히 동반된다.

### 3) 우심실형 단심증(single right ventricle)

주심실(main ventricle)이 형태학적으로 우심실인 단심실을 말하며 좌심실형 단심증보다 적다. 형태학적으로 좌심실인 흔적심실이 심실중격결손을 통해 주심실인 형태학적 우심실과 연결되어 있으나 대혈관은 대부분 모두 주심실에서 기시한다(double outlet right ventricle). 폐동격 유출로 협착이 대동맥유출로 협착보다 훨씬 많다. 방실판막 하나가 폐쇄인 경우가 많은데 승모판폐쇄가 가장 흔하다.

### 4) 내장역위증 아류(heterotaxia variant)

내장역위증은 발생학적으로 좌우 구분이 불분명하여 내장위치(atrial situs), 심방위치(atrial situs), 체정맥, 폐정맥환류이상 등의 소견이 보이는 경우를 말한다. 내장역위증 환자의 모든 경우에 단심증이 동반되는 것은 아니나 대부분 단심실의 소견을 보인다. 그중에서 심실은 우심실 형태를 보이는 경우가 대부분이다. 방실중격 결손이 항상 동반되며 방실판막은 방실중격결손의 방실판막의 모양을 하고 있고 심방은 공통 심방(common atrium)이다. 체정맥 환류가 정상이 아닌 경우가 많아서 양측성 상대정맥이 흔하다. 다비증(polysplenia)에서는 하대정맥이 없이 하체의 체정맥 환류가 기정맥을 통해 상대정맥으로 이루어지는 경우가 생긴다. 무비증(asplenia)에서는 좌우 간정맥이 공통심방의 해당되는 쪽으로 각각 환류되는 경우가 흔하다. 폐정맥 환류 이상도 많아서 무비증 환자에서는 폐쇄를 동반하면서 상대정맥 또는 하대정맥으로 직접 연결되는 전폐정맥 이상연결증이 잘 동반되고, 다비증에서는 이상폐정맥이 심방의 체정맥이 환류되는 쪽과 같은 쪽으로 환류되는 경우가 많다. 폐동맥유출로협착이 자주 동반되며 다비증에서는 폐동맥협착이, 무비증에서는 폐동맥폐쇄가 더 많다. 대동맥 유출로 협착은 상대적으로 드물다.

### 5) 양대혈관우심실기시증 아류 (double oulet right ventricle variant)

양대혈관우심실의 일부 형태는 단심실 교정으로 치료해야 하는 경우가 있으며 여기에 속하는 몇 가지 형태가 있다. 첫째 기능적인 면을 고려할 때 우심실 또는 좌심실이 매우 작아서 단심증에 보다 가까운 경우이다. 전자의 경우 대개 삼첨판이 심실을 양다리 걸치고 있거나(straddling) 상하심실(superior-inferior ventricle)의 관계를 가지고 있다. 후자의 경우는 승모판이 작거나 폐쇄되어 있다. 둘째 양심실이 모두 잘 발달되어 있으나 입구부에서 방실중격결손의 형태의 심실중격결손을 가지고, 좌심실에서 심실중격결손을 통해서 앞쪽의 대동맥으로 삼첨판 긴장 구조를 피하면서 긴 통로를 만들기가 극히 어려워 단심증 교정을 해야하는 경우가 또 다른 범주에 속한다.

## 2. 발생빈도

### 1) 삼첨판폐쇄

(1) 전체 선천성 심장기형의 1~3%를 차지한다.

(2) 한국의 통계에서는 1% 미만의 발생빈도가 보고 되고 있다.[2,3] 1993년부터 2005년 사이 대한흉부외과학회 년간 수술통계에 의하면 삼첨판폐쇄는 선천성심장수술의 1%에 해당되었다.[4]

### 2) 삼첨판폐쇄 이외의 단심증

전체 선천성심장기형의 1% 미만을 차지한다. 남자에서 많다.

## 3. 병태생리

단심증을 가진 환자의 병태생리는 원칙적으로 체순환 또는 폐순환의 유출로 장애와 폐정맥환류 장애의 유무에 의해서 결정된다. 폐정맥 환류 장애가 없다고 가정하면 폐동맥유출로 또는 대동맥유출로의 상대적인 협착 정도에 따라서 단심실에서 양유출로를 통해서 박출되어 나가는 혈류의 비가 결정된다. 이러한 상대적인 분포가 환자 발견시 초기 이상증상의 특징을 결정한다. 예를 들어 폐동맥 협착이 심하면 폐혈류 부족으로 심한 청색증이 나타나고 반면 대동맥유출로의 협착이 심하면 불충분한 체관류로 "쇼크"의 증상이 나타난다. 동맥관이 개존되어 있을 경우는 협착이 있는 쪽에 의한 증상을 약간씩은 약화시킨다. 그런데 폐동맥협착을 보이는 군에서는 정상적인 체순환을 보이는 것에 반하여, 대동맥유출로 협착을 보이는 군에서는 폐순환과다의 양상을 보인다. 출생시 체순환과 폐순환이 균형을 이루는 경우도 있는데 시간이 경과함에 따라 폐혈관저항이 감소하면서 폐혈류과다의 증상이 점진적으로 나타나고 단심실에 용적부하가 점점 커져 결국 심부전에 빠지게 된다. 과혈류에 의한 폐혈관저항의 상승이 증상을 일시적으로 호전시킬 수는 있으나 동시에 높은 폐혈관 저항은 폰탄수술의 적응증이 되기 어려운 상황을 초래하는 과정이 되기도 한다. 폐정맥환류장애가 있는 경우는 폐동맥유출로 협착이 없는 경우라도 폐혈관저항이 높으므로 청색증을 보이게 된다.

환자가 의미있는 체순환유출로협착이 없으면서 폐혈관폐쇄성병변이 오지 않는 범위에서 체순환과 폐순환의 균형을 유지하기 위한 조치가 신생아 또는 영아기 단심증 환자의 치료 원칙이긴 하지만 설사 균형이 이루어졌다 하더라고 심장이나 다른 신체조직에 지속적인 악영향은 지속된다. 즉 심실에 만성적인 용적부하가 걸리며 환류된 체정맥혈이 체순환과 직접 접촉하므로 혈전의 위험, 뇌농양 등의 빈도가 증가한다. 폰탄수술 당시 나이가 많을수록 위험이 증가하는 사실은 좋은 방법이다.

## 4. 임상양상 및 진단소견

### 1) 삼첨판폐쇄

#### (1) 임상증상

청색증이 가장 흔한 증상이다. 저산소성 발작(hypoxic spell)도 나타날 수 있다. 폐혈류가 증가된 일부 환자에서는 심부전증이 나타날 수도 있다.

#### (2) 이학적 소견

청색증과 함께 2세 이상 생존한 환자에서는 흔히 북채손가락이 나타난다.

진동음(thrill)은 드물게 촉진된다.

청진소견 : 제 2심음($S_2$)은 하나로 들린다. 좌측 흉골연에서 심실중격결손의 수축기잡음이 보통 들린다. 동맥관개존의 연속성 잡음도 때때로 존재한다.

#### (3) 심전도

대부분의 환자에서 좌측편위(LAD)가 존재하는데, 청색성심기형 환자에서 좌측편위가 있으며 삼첨판폐쇄를 의심할 정도이다. 좌심실비대(LVH)가 거의 대부분 존재한다. 그리고 대부분의 경우에서 우심방지대나 양심방비대의 소견을 보인다.

#### (4) 흉부 X-선사진

삼첨판폐쇄의 분류상의 형태에 따라 다양한 양상을 보인다. 심장크기는 정상이거나 약간 클 정도이나 폐혈류가 많은 환자에서는 현저한 심비대가 보일 수 있다. 폐혈관상도 대부분에서는 감소된 소견을 보이나, 폐혈류에 따라 증가된 소견을 보이기도 한다. 심장의 모양에는 특징적인 소견은 없다. 경우에 따라 팔로사징 또는 완전대혈관전위 등과 비슷한 소견을 보일 때도 있다.

#### (5) 심장초음파검사

심장초음파검사로 확진이 가능하다. 좌우 심실의 위치 및 형태, 그리고 대혈관들의 위치에 관해 파악할 수가 있다.

#### (6) 심도자법 및 심혈관조영술

비관혈적인 심장초음파 검사로 많은 부분을 파악할 수 있기 때문에 심도자법 및 심혈관조영술의 역할은 과거에 비해서 다소간 변화가 있다.

① 영아환자군

다음 두 가지 경우에 유용하게 사용될 수 있다. 심방간의 연결통로가 부적절한 경우 풍선카테타로 이를 넓혀준다. 폐동맥과 주위 상완두동맥들(brachiocephalic vessels)의 위치 및 크기 등을 정확하게 평가하여 단락수술에 대비할 수 있다.

② 소아환자군

주로 이미 시행한 단락수술의 상태를 평가하거나, 폰탄수술법(Fontan operation)에 대비하여 환자의 혈역학적 상태를 파악하는데 사용한다.

### 2) 기타 단심증

#### (1) 증 상

폐동맥협착의 정도에 따라 출생 후부터 다양한 정도의 청색증이나 또는 심부전증 증상을 보인다.

#### (2) 이학적 소견

폐동맥협착의 유무에 따라 비특이적인 소견을 나타낸다.

#### (3) 심전도소견

전흉부유도(precordial leads)상에 일관되지 않은 변화를 보이기 때문에 진단에 도움을 주지는 못한다.

#### (4) 흉부 X-선사진

폐동맥협착이 없는 경우에는 심비대와 함께 폐혈관상의 증가를 보인다. 폐동맥협착이 있는 경우에는 정상 크기의 심장과 함께 정상 또는 감소된 폐혈관상을 보인다.

#### (5) 심장초음파검사

단심실의 진단뿐 아니라 기타 여러 가지 소견을 파악할 수 있다.

#### (6) 심도자법 및 심혈관조영술

단심실의 완전한 해부학적 상태와 기능학적 분석을 할 수 있으나, 최근 심장초음파검사법의 발달로 반드시 필요한 것은 아니다.

## 5. 자연경과

### 1) 삼첨판폐쇄증

(1) 전체 환자 중 약 50%가 생후 6개월 내에, 그리고 약 2/3의 환자가 1년 내에 사망한다. 10세까지 생존하는 환자는 10%에 불과하다.[5]

(2) 폐동맥판폐쇄가 동반되어 있거나 반대로 과도한 폐혈류가 있는 경우들에서는 예후가 가장 나빠 대부분 3개월 내에 사망한다. 반면 분류형태상 Ⅰb형이나 Ⅱb형에서는 비교적 긴 자연수명을 보인다.[6]

### 2) 기타 단심증

치료 없이는 1년 생존율은 약 57%이고 5년 생존율을 약 45%이다. 과도한 폐혈류를 방지할 수 있을 정도의 심하지 않은 폐동맥협착이 있는 환자에서는 비교적 긴 자연수명을 기대할 수 있다.[5]

## 6. 외과치료법

### 1) 신생아기 내과적 치료

일단 해부학적인 진단이 되면 체혈류와 폐혈류가 균형을 이루지 않는 한 수술이 필요하다. 환자는 수술 전 상태를 좋게 하기 위해서 초기에 내과적인 조치가 필요한 경우가 흔하다. 조치의 원칙은 폐혈류가 감소되어 있는 경우 폐혈류를 증가시킬 수 있는 조치와, 체혈류 장애가 있는 경우 체혈류를 증가시키는 조치를 취하는 것이다. 프로스타글란딘 $E_1$의 사용은 동맥관을 개존시켜 이러한 목적을 동시에 달성할 수 있도록 해준다. 그 결과 산염기 균형은 물론 간장, 신장 기능의 호전도 기대할 수 있다. 그러나 폐정맥혈의 혈류장애가 있으면 내과적인 치료로 개선될 여지가 없다. 한마디로 단심실 혈역학을 가진 환자의 술전 내과적 조치의 원칙은 적당한 폐혈류를 유지시켜 동맥혈산소분압을 30 mmHg 이상으로 유지하고 적절한 체혈류를 유지시켜 내장, 뇌, 관상동맥 관류가 부족하지 않도록 하는 것이다.

### 2) 신생아기의 외과적 치료

#### (1) 심방간 통로가 부적절한 경우

경피적 방법인 풍선심방중격절개술(balloon atrial septostomy)으로 심방간 통로의 확장이 잘 되지 않는 경우에는 드물게 외과적으로 Blalock-Hanlon 심방중격절개술(제 29장. 완전대혈관전위의 외과치료법 참조)을 시행하기도 한다. 또 드물게는 개심술(open heart surgery)에 의해 심방중격절제술을 시행할 수도 있다.

#### (2) 폐혈류가 불충분한 경우

좌측흉강절개 또는 정중흉골절개하에 3.5~4 mm Gore-Tex 인조혈관을 사용하여 쇄골하동맥과 폐동맥간을 연결해 주는 변형된 블라록-타우시히(modified B-T shunt)수술법을 사용한다(제 27장. 팔로사징의 외과치료법 참조). 정중흉골절개하에 함으로써 흉강절개 후에 생길 수 있는 대동맥-폐동맥 혈관부행지 생성을 방지할 수 있을 뿐 아니라 심폐우회술을 언제든지 적용할 수 있으므로 보다 안전하다. 상대정맥이 있는 쪽에 단락술을 시행하는 것이 다음 수술 때 제거하기 쉽다. 그러나 동맥관의존성 폐혈류 환자에서는 단락이 꼭 통해야 하므로 단락 위치는 경우에 따라서 달라질 수도 있다. 단락술 시행시 0.5 mg/kg 용량으로 헤파린을 정주하는 것이 혈전형성을 억제할 수 있는 방법이다. 단락술 종료직후 동맥혈 산소포화도는 반드시 높아져야 하나 폐동맥압이 높은 경우 진전음(thrill)이 만져지지 않을 수도 있다.

#### (3) 폐혈류가 과다한 경우

폐동맥밴딩(pulmonary artery banding)을 시행해준다. 목적은 과도한 폐혈류로 인한 심부전증과 폐쇄성 폐혈관질환의 진행을 막기위한 것이다. 기술적으로 폐동맥밴딩은 폐동맥판과 아주 가까이 하여 좌우 폐동맥 모양을 변형시키거나 협착을 초래하지 않도록 해야 한다.또한 대동맥과 폐동맥 사이의 연조직을 최소로 박리하여야 밴드의 이동(migration)을 막을 수 있다. 밴드재료에는 U-tape, Gore-Tex strip, Dacron mesh 등이 있다. 크기는 (20 + 환아 체중)mm가 시작점이 된다. 일반적인 원칙은 밴드보다 원위부 폐동맥압이 체동맥압의 1/3이 되고 흡입산소분획($FiO_2$) 0.5에서 동맥혈산소포화도가 85%이하로는 안 떨어지는 지점을 찾아야 한다. 그러나 밴딩시 환아는 마취하에 인공호흡을 하는 상태이므로 깨어난 후 자발 호흡을 할 때하고는 상황이 다르다는 사실을 염두에 두어야 한다. 그러나 밴딩을 하다 보면 아주 작은 차이가 혈역학을 완전히 나쁘게 하는 지점이 나타나게 되므로 그 지점 보다는 여유있게 묶어야 하며 특히 신생아의 심근은 용적부하에 의한 심부전도 문제이만 급작스런 압력부하에 견디는 힘도 매우 약하므로 주의해야 하다. 밴딩 후라도 견디지 못하는 압력부하라고 생각되면 즉시 밴드를 느슨하게 하여야 한다. 체순환에 장애가 있으면 절대로 밴딩만 해서는 안 된다. 또한 밴딩 후에 대동맥하협착이 생기거나 진행할 수 있다는 사실도 염두해 두어야 한다.

#### (4) 폐혈류과다와 대동맥유출로 협착이 함께 있는 경우

폐혈류과다를 보이는 환자 중에는 체동맥유출로협착이 동반된 경우가 많다. 심장내 또는 판막 수준, 대동맥궁 수준에서 체혈류의 유출로 장애가 있으면 반드시 두 가지를 모두 교정하여야 한다. 심장내 협착은 대동맥이 누두부심실(infundibular chamber)에서 기시하면서 구심실공(bulboventricular foramen)이 좁은 경우, 대동맥하 원추부(subaortic conus)나 대동맥판륜이 작은 경우 등에서 흔히 발생한다. 체심실유출로 중에서 심장내 협착이 있으면 주폐동맥을 분지부위에서 절단하여 그 근위부를 상행대동맥에 단측문합하여 체심실유출로를 두 개로 만들어 주고 체-폐동맥단락술을 시행하는 소위 Damus-Kaye-Stansel(DKS)형의 수술이 필요하다. 간혹 구심실공을 연장하여 구심실공 수준에서의 체심실유출로 협착을 완화하는 수술이 필요한 경우도 있다. 대체로 구심실공의 크기가 2 $cm^2$/M2 BSA 이하이면 체심실유출로 협착이 발생하여 나중에라도 수술적인 완화가 필요해진다.

### 3) 신생아기 이후에 발견된 경우

#### (1) 내과적 치료

신생아기 이후에 발견되는 기능적 단심증 환자는 울혈성심부전과 폰탄형 수술의 적응이 되는지에 대한 평가를 시행한다. 심부전에 대한 치료는 원칙적으로 디곡신과 이뇨제가 기본적인 치료 약제이고 심기능이 저하된 경우 토프릴(captopril), 에날라프릴(enalapril) 등의 안지오텐진 변환효소 억제제의 적응이 된다. 폰탄수술에 방해가 되는 잔존병변이나 진행성 병변은 이때 진단하고 치료해야 한다. 가장 흔한 병변으로 대동맥궁협착의 재발, 새로 생성되었거나 진행되는 대동맥하 협착, 폐동맥 비틀림, 심실 및 방실판막 기능 부전, 폐동맥고혈압으로 인한 폐혈관저항의 상승 등이다. 심부전이 심한 환자는 대동맥 유출로 협착이 존재하는 경우가 많다. 그래서 적어도 생후 6개월이 지나기 전에 심도자 및 조영술을 시행하여야 한다.

#### (2) 외과적 치료

신생아기를 넘긴 기능적 단심증 환자의 외과적 치료 목표는 단심실에 압력부하 및 용적부하가 걸리지 않게 하는 것이다. 체동맥유출로 협착이 압력부하의 원인이며 이를 치료하기 위한 원칙은 신생아기와 같으며 용적부하를 감소시키기 위해서는 체-폐동맥단락술을 제거하고 체정맥과 폐동

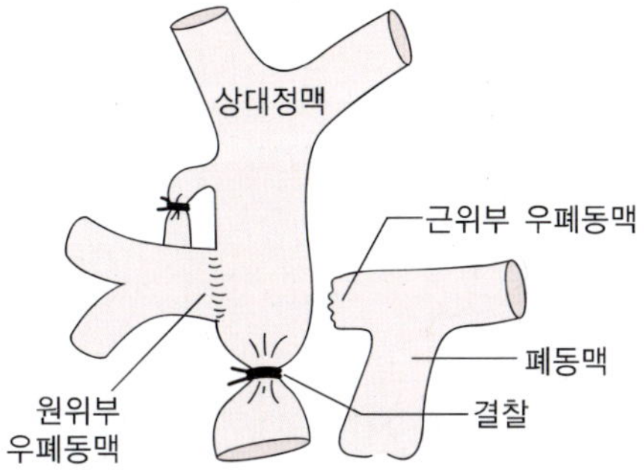


그림 33-3. 글렌단락술의 모식도. 우폐동맥을 분단한 뒤 원위부의 우폐동맥과 상대정맥간을 연결시켜준다. 상대정맥혈을 직접 우폐동맥으로 보내 산소화 시켜주는 방법이다.

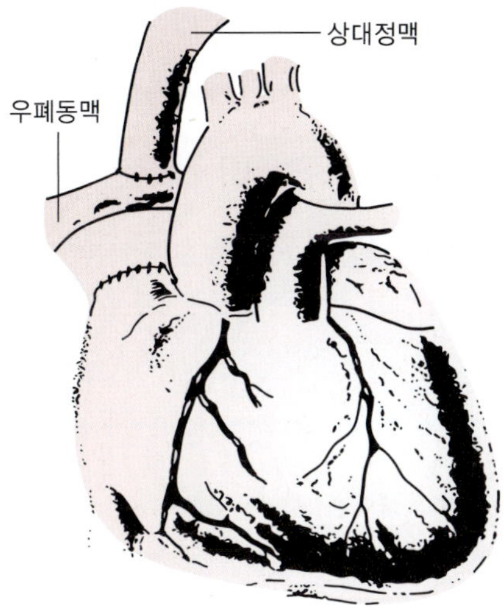


그림 33-4. 양방향성 대정맥폐동맥단락술의 모식도.

맥을 연결시켜주는 수술을 하는 것이다. 양방향성 대정맥-폐동맥 단락술(bidirectional cavopulmonary shunt)(그림 33-4)이나 폰탄수술(Fontan operation)(그림 33-5)이 이러한 목적을 달성시켜주는 수술방법이다. 폰탄수술은 펌프가 하나 밖에 없다는 사실을 제외하면 체순환이나 폐순환이 병렬(parallel)이 아닌 직렬(series)로 이루어진다는 점에서 보다 생리적인 (physiologic) 순환이다. 이런 점에서 체-폐동맥단락술과 같은 병렬 순환 또는 재순환(recirculation)의 결과 파생될 수밖에 없는 용적부하를 해소하기 위한 확실한 방법임에 틀림없다. 위험요소의 다소에 따라 양방향성 체정맥-폐동맥 단락술 또는 폰탄수술을 선택할 수 있다.

① 글렌단락(Glenn shunt)

a. 상대정맥과 우폐동맥을 연결하는 술실(cavopulmonary anastomosis)이다. 일부 병원에서 소아기의 환자에서 특히 추천되어 사용되고 있다. 그러나 이론상의 몇 가지 장점에도 불구하고 아직 정확한 가치는 확실하지 않다(그림 33-3).

b. 양방향성 대정맥폐동맥단락술

(bidirectional cavopulmonary shunt)

비교적 최근에 소개된 글렌단락 수술의 한 변형으로, 우폐동맥의 근위부를 결찰하지 않고 상대정맥을 우폐동맥의 측면에 연결하는 방법이다.(그림 33-4). 이 술식은 수술후에도 폐동맥의 연속성을 유지할 수 있고 고전적인 글렌단락에서 보는 바와 같이 하대정맥보다 혈류가 적은 상대정맥이 오히려 크기가 큰 우측 폐로 가는 모순을 막을 수 있는 장점이 있다. 또 이 단락은 후자의 폰탄형 교정수술시 그냥 두어도 된다는 이점도 있어, 근래에 와서 일부 병원을 중심으로 폰탄수술 전의 고식수술에 많이 이용되고 있다.[7]

② 폰탄수술(Fontan operation)

a. 폰탄수술이란

폰탄수술법은 폐순환을 유지하는데 반드시 심실이 필요하지 않다는 획기적인 발상아래 기본적으로 우심방의 추진력만으로 폐순환을 유지하게 하는 수술법이다. 정상적인 폐혈관저항은 0.8

표 33-1. 폰탄수술법의 전통적 대상기준.

1. 4세 이상 15세 미만의 연령
2. 동리듬(sinus rhythm)
3. 상대정맥 및 하대정맥의 정상환류
4. 우심방의 정상용적
5. 평균 폐동맥압이 15 mmHg 이하
6. 폐동맥 저항지수(resistance index)가 4 units/$m^2$ 미만
7. 폐동맥과 대동맥의 직경비가 적어도 0.75 이상
8. 주심실(dominant ventricle)의 기능이 정상, 즉 박출계수 (ejection fraction)가 적어도 0.6 이상
9. 승모판폐쇄부전이 없을 것
10. 이전의 단락수술에 의한 장애가 없을 것

Wood unit로 상당히 저항이 낮다. 이것이 우심방압 또는 중심정맥 정도밖에 안되는 추진력(driving force)을 가지고도 폰탄순환이 이루어질 수 있는 가장 중요한 근거이다. 그러나 상술한 바와 같이 폰탄 순환은 매우 낮은 압력과 저항을 전제로 그 가능성이 실현되는 것이므로 혈역학적으로나 해부학적으로 낮은 압력과 저항을 유지할 수 없는 조건이 하나라도 있으면 성공적인 폰탄수술이 되기 힘들다. 이런 점에서 혈역학적인 기준과 해부학적인 기준을 이해하는 것이 중요하다. 그 기준을 이해하기 위해서는 정상치를 어느 정도 알고 있는 것이 필요하다. 통상 우심방압은 16~18 mmHg 까지, 좌심방은 14 mmHg 까지는 증상이 별로 없으며 정상 폐동맥압은 15 mmHg 이하, 폐혈관저항은 0.8 Wood unit 정도인 반면 체혈관저항은 15~20 Wood unit로 폐혈관저항의 약 20배이다. 폰탄수술의 혈역학적인 기준은 이러한 정상치들을 기준으로 폐동맥압 15 mmHg 이하, 폐혈관저항 2 Wood unit 이하, 심방압은 18 mmHg를 넘지 않는 범위여야 하며, 심실기능

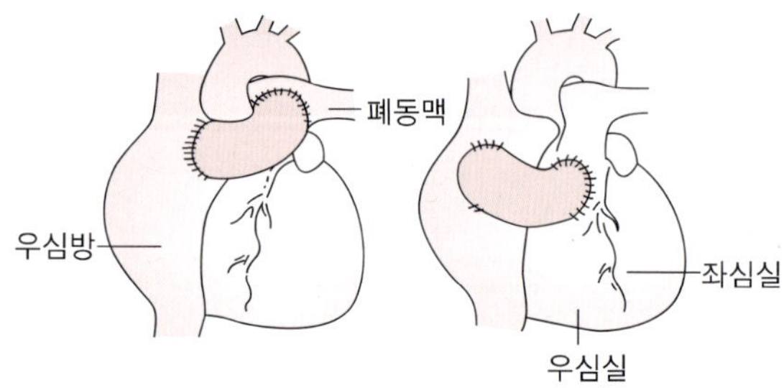


그림 33-5. 대혈관들이 관계가 정상적인 삼첨판폐쇄(Ⅰ형)에서 폰탄수술법의 모식도들. A. 우심방-폐동맥 연결, B. 우심방-우심실연결.

이 좋아서 폐정맥압을 14 mmHg이하로 유지할 수 있는 상태여야 한다. 또한 해부학적으로 직렬로 연결된 폰탄 통로 상에 어느 곳도 의미 있는 협착이 없어야 한다. 예를 들어 폐동맥협착, 폐정맥협착. 방실판막폐쇄부전, 단심실기능부전, 대동맥하협착, 작은 구심실공, 대동맥판 협착, 작은 구심실공, 대동맥판 협착, 대동맥 축착, 단절 등의 해부학적인 장애 병변이 없어야 한다. 폰탄수술법은 삼첨판폐쇄나 단심실성 방실연결(univentricular AV connection)을 가진 모든 심장기형과 그밖에 일부 심기형에서 사용될 수 있다. 과거에는 폰탄수술법의 적응증으로는 표 33-1에서 보는 바와 같은 전통적인 기준이 있었으나, 근래에 와서는 높은 폐혈관저항(2 unit이상) 이외에는 모두 절대적인 기준이라기보다는 상대적인 판단기준으로 보고 있다. 예를 들면 연령기준을 보더라도 과거에는 4세 이하의 환자는 수술의 금기사항이었으나 최근에는 영아기환자를 제외하고는 많이 시행하고 있다.

b. 폰탄수술방법

크게 다음과 같은 두 가지 방법이 있다(그림 33-5).

㉠ 우심방-폐동맥 연결

우심실의 심한 형성부진이 있을 때는 우심방과 폐동맥을 직접 연결해준다. 이때 심방중격의 결손은 패취로 봉합해준다.

㉡ 우심방-우심실 연결

우심실이 비교적 잘 발달되어 있고 폐동맥과 폐동맥판막이 정상이면 우심방과 우심실 사이를 연결해주는 술식을 사용한다. 여기에는 판막을 포함한 심장외도관을 사용하여 연결하는 방법(valved connection)과 판막없이 우심방과 우심실을 직접 연결하는 방법(nonvalved connection)의 두 가지가 있다. 이론적으로는 판막을 삽입하는 방법이 우심실의 차후 성장이나 기능에 좋다.

㉢ 완전 체정맥폐동맥연결(total cavopulmonary connection, TCPC, or toal cavopulmonary anastomosis, TCPA)

우심방과 폐동맥을 직접 연결하는 수술과는 달리 하대정맥 환류혈을 일정한 반경의 도관형태의 통로를 통해 폐동맥과 연결하고 상대정맥 환원혈류는 양방향성 체정맥-폐동맥 단락술을 시행하는 폰탄 술식을 말하며 심장내외측통로 폰탄(intracardiac lateral tunnel Fontan), 심장외외측통로폰탄(exteranl extracardiac) 심장외도관폰탄(extracardiac lateral conduit Fontan)등 여러 가지 변형이 있다.

③ 심실분리수술법(ventricular septation)

데크론패취 등 인조물질로 단심실을 두 개의 기능적 심실로 분리해 주는 방법이다. 단심실 환자 모두에서 이 수술법이 시행될 수 있는 것은 아니고 해부학적 조건이 맞는 일부 환자들에서 적응이 된다. 나이가 들수록 대동맥하협착증이나 폐쇄성 폐혈관질환의 발현 등으로 수술이 불가능해질 확률이 증가하기 때문에 1~2세 전에 수술을 시행하여야 한다.

④ 심폐이식수술

심실분리수술법이나 폰탄수술법이 불가능한 환자에서 적응이 될 수 있다.

## 참고문헌

1. Edwards, JE Burchell HB : Congenital tricuspid atresia : A classification Mad Clin North Am 33 ; 1177, 1949.
2. 홍창의, 윤용수, 최정연, 이영우, 지제근 : 한국인의 선천성심질환, 대한의학협회지 26 : 721, 1983.
3. 이성행 : 한국심장재단이 지원한 선천성 심장병 환자 5,792명에 관한 보고서(1984.3~1990.3). 한국심장재단, 1992
4. 대한흉부외과학회 년간수술통계(1993~2005), 대한흉부외과학회.
5. Keith JD, Rowe RD, Vlad P : Heart Disease in Infancy and childhood 3rd ed. New York, Macmillan Company, 1978.
6. Patterson W, Baxley WA, Karp RB, et al : Tricuspid atresia in adults. Am J Cardiol 49 : 141, 1982.
7. Hopkins RA, Armstrong BE, Serwer GA, et al : Physiological rationale for a bidirctional cavopulmonary shunt. J Thorac Cardiovasc Surg 90 : 391, 1985.
8. 이정렬, 이해원, 이석재등. 양방향성 체정맥-폐동맥 단락술후 혈역학 및 중심폐동맥 크기의 변화. 대흉외지 1996 ; 29 : 1306~15
9. 이정렬, 김용진, 노준량, 기능적 단심증 환자에 대한 심장내 외측통로 폰탄술식의 중기 수술성적. 대흉외지 1998 ; 31 : 461-76.
10. Jonas RA: Single ventricle. In Jonas RA[ed]. Comprehensive surgical management of congenital heart disease. 1st ed. London, Arnold Co Ltd, 2004 : 357-85.
11. 백완기, 최준영, 이정렬, 김용진, 노준량, 서경

필. 우세우심실 또는 우단심증에서의 Fontan 수술. 대흉외지 1990 ; 23(6) : 1287-98.
12. Kim YJ, Jun TG, Lee JR, Rho JR, Suh KP. Modified Fontan procedure with the simultaneous bidirectional cavopulmonary shunt Asian Cardiovasc Thorac Ann 1995; 3 : 29-34.
13. 이정렬, 이해원, 최용수, 김용진, 노준량, 길홍량, 노정일, 최정연, 윤용수. 양방향성-체정맥-폐동맥단락술후 혈역학 및 중심폐동맥 크기의 변화. 대흉외지 1996 ; 29 : 1306-15.
14. 이정렬(종설). 단심실과 폰탄수술전후 제반문제. 소아심장 1998 ; 2(1) : 67-73.
15. 이정렬, 김용진, 노준량. 기능적 단심실 환자에 대한 심장내 외측통로 폰탄술식의 중기 수술성적. 대한흉외지 1998 ; 31 : 472-80.
16. 이정렬, 이철, 장지민. 분리된 간정맥 및 하대정맥 환류를 동반한 단심실 환자에서의 변형심장외도관 폰탄술식. -1례 보고- 대흉외지 2001 ; 34(10) : 781-3.
17. Lee JR, Lee C, Chang JM, Bae EJ, Noh JI. Modified extracardiac Fontan in patient with seprate hepatic venous drainage. Ann Thorac Surg 2002 ; 73 : 992-3.
18. 이정렬, 김창영, 김홍관, 이정상, 김용진, 노준량. 총폐정맥이상연결증을 동반한 단심증 환아의 수술결과 및 위험인자 분석. 대흉외지 2002 ; 35 (12) : 862-70.
19. 이철, 김용진, 이정렬, 노준량. 폰탄술식 후에 시행한 재수술. 대흉외지 2003 ; 36(7) : 457-62.
20. Lee JR, Choi JS, Kang CH, Bae EJ, Kim YJ, Rho JR. Surgical results of the patients with a functional single ventricle. Eur J Cardio-Thorac Surg 2003(11) : 24 : 716-22.
21. 박정준, 홍장미, 김용진, 이정렬, 노준량 Fontan 수술후의 합병증에 대한 수술적 치료. 대흉외지 2003 ; 36(2) : 73-8.

# 34 선천성 판막 질환

## Ⅰ. 승모판막의 선천성기형

### 1. 정 의

선천적으로 승모판막의 이상이 생겨 협착증, 폐쇄부전증 또는 두 가지가 합병된 병변을 일으키는 상태를 말한다.

### 2. 발생빈도

드문 질환으로 전체 선천성 심장기형의 1% 미만을 차지한다. 1993년부터 2005년사이 대한흉부외과학회 년간수술통계에 의하면 선천성판막질환으로 수술 받은 환자는 선천성심장수술의 1%에 해당되었다.[1]

### 3. 병리해부소견

#### 1) 선천성 승모판협착

유두근(papillary muscle)의 형태에 따라 크게 두 종류로 나눌 수 있다.

**(1) 정상 유두근을 가진 경우**

① 교련부융합(commissural fusion)

② 과도한 판막첨조직(excessive mitral valvular tissue)

일부에서는 과도한 판막첨 조직이 승모판막의 두 판막첨을 부분적으로 연결하여 마치 두 개의 판막공을 가진 승모판막을 형성할 수도 있다.

③ 판막륜의 발육부전(annulus hypoplasia)

④ 승모판막상부 링(supramitral ring)

승모판막의 상부에 섬유성 링이 존재하여 협착성 병변을 일으키는 형태다. 단독으로 존재할 수도 있지만 주로 낙하산형태의 승모판(parachute mitral valve), 좌심실유출로협착, 대동맥축착 등과 함께 숀증후군(Shone syndrome)의 한 부분으로 존재한다(제 32장. 대동맥축착 및 대동맥궁단절 참조).

**(2) 비정상 유두근을 가진 경우**

① 낙하산 승모판막(parachute mitral valve)

모든 건삭(chordae tendineae)이 하나의 유두근에만 부착하여 마치 낙하산 줄같은 모양을 하고 있는 상태를 말한다.

② 해먹 승모판막(hammock mitral valve)

두 개의 정상적인 유두근 대신 다수의 유두근이 근육성 및 섬유성 밴드와 함께 승모판막 하부에 존재하는 상태를 말한다.

③ 유두근 결손(absent papillary muscle)

유두근이 없이 건삭이 직접 심실벽에 부착하고 있는 상태를 말한다.

### 2) 선천성 승모판폐쇄부전

판막첨들의 운동성에 따라 크게 다음과 같은 3 종류로 나누어 볼 수 있다.

#### (1) 판막첨운동이 정상인 경우

판막륜의 확장(annular dilatation), 판막첨의 열구(cleft leaflet), 그리고 판막첨의 결손(leaflet defect) 등에 의해 폐쇄부전이 생길 수 있다.

#### (2) 판막첨탈출(prolapsed leaflet)이 있는 경우

승모판막첨탈출이란 수축기시 판막첨의 끝(free margin)이 판막륜수준(annular level) 보다 올라가는 상태를 말한다. 판막첨탈출은 건삭이 길어지거나 파열될 때, 또는 유두근이 길어질 때 생긴다.

#### (3) 판막첨운동이 제한된 경우

판막첨운동이 제한되면(restricted leaflet motion) 심장수축기시 판막첨간의 접합이 되지 않아 폐쇄부전을 일으킬 수 있다.

### 3) 동반기형

선천성 승모판막질환은 단독으로 올 수도 있지만 대개 다른 병변과 동반되어 잘 온다. 한 보고에 의하면 단독으로 오는 경우는 약 25%에 지나지 않고 나머지에서는 심실중격결손, 좌심실유출로협착 등의 병변들과 동반된다.

## 4. 병태생리

1) 선천성 승모판막질환의 병태생리 및 임상양상은 승모판막병변의 정도와 동반 심기형의 정도에 좌우된다.

2) 선천성 승모판막질환은 본질적으로 성인에서의 후천성 승모판막질환과 같은 양상을 보인다. 즉 선천성 승모판협착 및 승모판폐쇄부전 모두에서 좌심방압과 폐동맥압의 증가를 보이고 우심실비대가 나타난다. 그러나 일반적으로 승모판폐쇄부전은 승모판협착에 비해 증상도 덜하고 증상발현도 늦다.

## 5. 임상양상 및 진단소견

### 1) 증 상

(1) 폐정맥고혈압의 증상, 즉 호흡곤란, 기좌호흡(orthopnea), 반복되는 폐렴 등의 증상이 나타난다.

(2) 심한 경우 심부전증이 생긴다.

### 2) 이학적 소견

#### (1) 선천성 승모판협착

심첨부에서 수축기전 강화(presystolic accentuation)와 함께 확장기 잡음이 나타난다. 승모판막 병변의 형태학적 차이 때문에 후천성 승모판협착에서와는 달리 판개방음(opening snap)은 보통 존재하지 않는다.

#### (2) 선천성 승모판폐쇄부전

심첨부에서 전수축기 잡음과 제 3심음이 들린다.

### 3) 심전도

(1) 좌심방과 우심실비대의 소견이 나타난다.

(2) 승모판폐쇄부전 또는 좌심실유출로협착이 동반될 때는 좌심실의 확장 및 비대도 나타난다.

(3) 후천성 승모판막질환에 비해 심방세동(atrial fibrillation)은 드물다.

### 4) 흉부 X-선사진

(1) 심비대를 보이는데, 승모판폐쇄부전에서 더 현저하다.

(2) 좌심방비대와 폐정맥고혈압의 소견이 나타난다.

### 5) 심장초음파검사

2D 에코도와 천연색혈류 도플러로 승모판막 병변의 양상을 정확하게 파악할 수 있다.

### 6) 심도자법 및 심혈관조영술

폐혈관저항의 계산과 동반심기형의 파악 등에 있어 여전히 유용한 검사법이다. 결국 선천성 승모판막질환의 정확한 진단과 치료방침의 결정에는 심장초음파검사와 심도자법의 종합된 검사결과가 필요하다.

## 6. 자연경과

### 1) 선천성 승모판협착

동반심기형 없이 단독으로 있는 경우에도 보통 심한 증상이 생기고, 치료 없이는 4~5세 전에 사망한다. 동반심기형이 있는 경우에는 증상도 빨리 생기고 예후도 나쁘다.

### 2) 선천성 승모판폐쇄부전

단독으로 존재하는 경우 초기에는 보통 증상이 심하지 않을 때가 많아, 환자의 약 반에서는 5세 이전에는 유의한 증상이 없다. 역시 동반심기형이 있는 경우에는 증상이 빨리 나타난다.

## 7. 외과치료법

### 1) 수술적응증

(1) 심한 증상이 있을 때는 연령에 관계없이 바로 수술적응이 된다. 보통 어린 소아기에 수술이 필요하다. 이때는 가능한한 인공판막의 삽입에 관련된 문제점들을 피하기 위해 인공판막대치수술 대신 판막재건술(valve reconstruction)을 시행하도록 노력해야 한다.

(2) 심한 증상이 없더라도 폐동맥고혈압이 심하면 수술적응이 된다.

(3) 중등도 이하의 증상이 있는 경우에는 가능하면 내과치료를 시행하면서 수술을 연기한다. 그 이유는 만일 불가피하게 인공판막대치수술이 필요한 경우에도 가급적 성인 크기의 인공판막을 치환하여 재수술의 가능성을 줄이기 위해서이다.

### 2) 수술방법

일반적으로 성인에서의 후천성 승모판막질환의 수술방법과 유사하다.

**(1) 판막재건술**

① 승모판협착

판막첨이 하나로 융합되어 있으면 가상 교련부자리를 통해 절개해 준다. 이때 건삭이나 유두근의 융합도 같이 있으면 이를 절개해 주거나 부분적으로 절제해 준다. 만일 교정 후 심한 폐쇄부전이 야기되면 인공판막치환수술을 시행해 주어야 한다.

② 승모판폐쇄부전

병변의 양상에 따라 판막륜성형술(annuloplasty), 건삭 복구술(chordae repair), 판막첨열구 복구술(cleft leaflet repair) 등을 시행해 준다. 판막륜성형술시 성인에서 흔히 사용되는 판막륜성형링(annuloplasty ring)은 소아에서는 판막륜의 성장을 방해하기 때문에 사용하지 않는다.

**(2) 승모판대치수술**

판막재건술이 불가능할 때 시행한다. 조직판막(tissue valve)은 소아에서 조기 변성을 일으키기 때문에 반드시 기계판막(mechanical valve)을 사용하여 치환하여야 한다.

## II. 삼첨판막의 선천성기형

### 1. 정 의

선천적으로 삼첨판막의 이상이 생겨 협착증, 폐쇄부전증, 또는 두 가지가 합병된 병변을 일으키는 상태를 말한다.

### 2. 발생빈도

매우 드문 질환이다.

### 3. 병리해부소견

#### 1) 선천성 삼첨판막협착

단독으로 삼첨판 협착만 있는 경우는 극히 드물다. 거의 대부분 심방중격결손이나 난원공을 동반한다. 해부학적으로 판륜이 적고 첨삭이 짧으며 유두근은 두껍다. 3가지 형태가 있다.

(1) 교련이 형성되지 않았거나 횡격막 형태(diaphragm type)로 되어 있는 경우

(2) 중복개구부를 가지고 약간의 협착이 있는 경우

(3) 단일 유두근을 가진 낙하산 형태의 삼첨판막

#### 2) 선천성 삼첨판 폐쇄부전

단독으로 오는 삼첨판폐쇄부전도 매우 드물다. 신생아기 우심실부전으로 기능적인 삼첨판폐쇄부전이 일시적으로 올 수 있다. 기질적인 병변이 있을 때는 판막병변의 정도가 매우 다양하다.

### 4. 임상양상 및 진단소견

#### 1) 증 상

(1) 체정맥압의 상승, 청색증 등의 증상이 나타난다.

(2) 심한 경우 심부전증이 생긴다.

#### 2) 이학적 소견

**(1) 선천성 삼첨판막협착**

우흉골연에서 확장기 잡음이 나타난다.

**(2) 선천성 삼첨판막폐쇄부전**

우흉골연에서 전수축기 잡음과 제 3심음이 들

린다.

### 3) 심장초음파검사

2D 에코도와 천연색혈류 도플러 삼첨판막병변의 양상을 정확하게 파악할 수 있다.

### 4) 심도자법 및 심혈관조영술

동반심기형의 파악 등에 있어 여전히 유용한 검사법이다. 결국 선천성 삼첨판막질환의 정확한 진단과 치료방침의 결정에는 심장초음파검사와 심도자법의 종합된 검사결과가 필요하다.

## 5. 자연경과

### 1) 선천성 삼첨판협착

신생아기에 동반심기형 없이 단독으로 있는 경우에도 보통 심한 증상이 생기고, 치료 없이는 조기에 사망한다. 동반심기형이 있는 경우에는 증상도 빨리 생기고 예후도 나쁘다.

### 2) 선천성 삼첨판폐쇄부전

단독으로 존재하는 경우 초기에는 보통 증상이 심하지 않을 때가 많아, 환자의 약 반에서는 5세 이전에는 유의한 증상이 없다. 동반심기형이 있거나 증상이 있을 때는 연령에 관계없이 바로 수술적응이 된다.

## 6. 수술치료

일반적으로 성인에서의 후천성 삼첨판막질환의 수술방법과 유사하다. 수술원칙은 가급적 판막재건술을 시행하고 판막재건술이 불가능할 때 삼첨판막 대치수술을 시행한다.

# Ⅲ. 에브스타인 기형

## 1. 정 의

에브스타인기형(Ebstein's anomaly)이란 삼첨판막에 생기는 선천성 심기형으로 3개의 삼첨판막첨 중 중격판막첨(septal leaflet)과 후판막첨(posterior leaflet)이, 원래의 판막륜(annulus fibrosus)에 부착되지 않고 그 아래 즉, 우심실쪽으로 전이되어 부착되는 상태를 말한다. 이때 전판막첨(anterior leaflat)은 정상 판막륜에 붙어있는 상태에서 큰 돛모양(sail-like)을 하고 있다(그림 34-1).

## 2. 발생빈도

전체 선천성 심장기형의 1% 미만을 차지한다. 1993년에서 2005년 사이 대한흉부외과학회 년간 수술통계에 의하면 엡스타인 심기형은 선천성 심장수술의 0.4%에 해당되었다.[1]

## 3. 병리해부소견

### 1) 해부학적 특징(5가지)

(1) 삼첨판막 중 중격판첨(septal leaflet)과 후판첨(posterior leaflet)이 우심실의 삼첨쪽으로 전위되어 있다.

(2) 전판막첨(anterior leaflet)은 원래 정상적으로 전판막첨이 붙어 있어야 하는 곳에 붙어 있지만, 정상 판막첨보다 크고 거기서 다발성으로 이

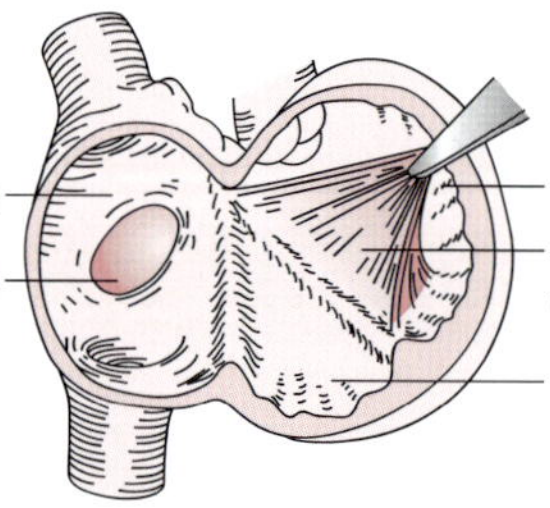


그림 34-1. 에브스타인기형의 병리해부소견. 삼첨판막첨 중 중격판막첨과 후판막첨이 심실쪽으로 이상전위를 일으켜 심방화된 심실을 만든다. 이 부위는 심실의 수축능이 없는 경우가 대부분이다. 대부분의 경우에서 심방중격결손이 존재한다.

상 첨삭(abnormal chordae)을 심실중격에 내고 있어 입구부 협착의 해부학적인 원인이 된다.

(3) 원래 정상적으로 중격판막첨과 후판막첨이 붙어 있어야 하는 판륜 수준에서 실제로 중격판막첨과 후판막첨이 붙어 있는 부위 사이는 원래는 우심실에 해당되는 부위이나 삼첨판막을 경계로 심방 쪽이기 때문에 "심방화심실(atrialized ventricle)"이라 부른다. 특히 이 부위는 정상 심실보다 상당히 얇으면서 우심방과 삼첨판륜은 거대하게 늘어나 있는 것이 보통이다.

(4) 삼첨판첨의 변위로 말미암아 심실내강은 작으며 입구부가 소실 된 경우가 많다.

(5) 누두부는 간혹 늘어진 전판막첨이나 첨삭들에 의하여 폐쇄되어 있는 경우가 흔하다.

### 2) 해부학적 분류

A형 : 작고 수축력이 남아있는 심방화심실과 잘 움직이는 전판막첨을 가지고 있는 경우

B형 : 크고 수축력이 없는 심방화심실과 잘 움직이는 전판막첨을 가지고 있는 경우

C형 : 전판막첨의 움직임이 제한되어 있는 경우

D형 : 삼첨판조직이 늘어난 우심실내벽 전체에 달라 붙어 있으면서 마치 끝이 막힌 자루처럼 되어 있는 경우

### 3) 동반심기형

#### (1) 심방간 통로(interatrial communication)

42~60%의 환자에서 심방중격상의 통로가 존재한다. 주로 난원공개존의 형태로 존재하는데, 이를 통한 단락의 방향은 대부분 우-좌 단락(right-to-left shunt)이다.

#### (2) 동맥관개존

신생아기에 증상을 보이는 환자는 대개 우심실 입구부, 누두부 모두 협착을 보이는 경우가 많기 때문에 청색증이 심하고 동맥관의존성 폐순환을 보이는 경우가 많다.

#### (3) 볼프-파킨슨-화이트증후군 (Wolff-Parkinson-White syndrome)

부전도로(accessory conduction pathway)의 존재로 에브스타인기형의 약 5%에서 발견된다.[2] 거의 전부에서 우심실자유벽형(RV free-wall type)이다.

## 4. 병태생리

형태학적으로 매우 다양하며 특히 태생기 사망률이 매우 높은 심기형이다. 출생 시부터 증상을 나타내는 신생아는 양쪽 폐의 심한 형성부전을 동반하면서 거대한 심비대의 소견을 보인다. 이는 쓸모없는 우심실로부터 전방으로 나가는 혈류가 없다는 것을 의미하며 환자의 생존을 위해서 열려있는 동맥관이 반드시 필요하게 된다. 동시에 모든 체정맥 환류는 난원공을 통하여 우좌단

락이 일어나게 되어 좌심실은 용적부하와 저산소증의 스트레스를 동시에 받게 된다. 따라서 이런 환자는 심한 청색증과 대사성산증을 보인다. 이로 인해서 우심방은 거대하게 늘어나 있을 수밖에 없으며 용적 저장고 역할을 하면서 좌심실용적 과부하의 일부를 해소시켜 주고 있다. 그렇게 때문에 간단한 체-폐동맥 단락술을 하더라도 수술 사망률이 높다. 삼첨판막 기형의 정도가 보다 경미하고 우심실 협착도 덜 심한 신생아는 경도의 청색증만을 보일뿐 성인이 될 때까지 별 문제가 없을 수도 있다.

전술한 소견외에, 동반심기형이나 심방간 통로의 유무 및 크기 등이 에브스타인기형의 기본적인 병태생리에 어느 정도 영향을 미칠 수가 있다.

## 5. 임상양상 및 진단소견

### 1) 증 상

(1) 심한 삼첨판막병변을 가진 일부 환자에서는 생후 1주 내에 심한 심부전증과 함께 심방간 통로를 통한 우-좌단락으로 심한 청색증이 생길 수 있다. 환자에 따라 이 고비를 넘기면 폐혈관저항이 감소함에 따라 증상이 완화되기도 한다.

(2) 초기 증상이 경미한 많은 환자들에서는 소아기에 생기는 호흡곤란, 피로, 운동시 청색증 등이 주증상이 된다.

(3) 볼프-파킨슨-화이트 증후군이 있는 환자에서는 발작성 심방성빈맥(PAT)이 생길 수 있다.

### 2) 이학적 소견

(1) 청색증을 보이고, 간비대가 보통 관찰된다.

(2) 청진소견

① 좌하부 흉골연에서 삼첨판폐쇄부전의 수축기잡음이 보통 들린다.

② 제 1심음과 제 2심음 모두 넓은 분열(wide splitting)을 보인다. 그리고 3박자 또는 4박자의 분마음(gallop sound)도 종종 들린다.

### 3) 심전도

(1) 우각블록(RBBB)과 우심방비대(RAH)가 전형적인 소견이다.

(2) 약 5%의 환자에서 볼프-파킨슨-화이트 증후군의 소견을 보인다.

(3) 때때로 발작성 심방성빈맥이나 제 1도 방실 블록의 소견이 나타나기도 한다.

### 4) 흉부 X-선사진

(1) 우심방이 주가 된 현저한 심비대 소견이 보인다.

(2) 폐혈관상은 감소한다.

### 5) 심장초음파검사

심장초음파검사로 에브스타인기형의 확진과 함께 삼첨판막의 형태 및 기능적 상태, 우심방 및 심방화된 우심실의 상태, 우심실의 크기와 기능, 그리고 심방간 단락의 정도를 정확하게 파악할 수 있다.

### 6) 심도자법 및 심혈관조영술

심장초음파검사의 발달로 최근에는 동반기형이 있거나 특별한 혈역학적 측정을 필요로 하지 않는 한, 심도자법 및 심혈관조영술은 잘 시행하지 않는다.

## 6. 자연경과

1) 에브스타인기형의 자연경과는 병태생리학적 소견에 좌우되는데, 사망의 주 원인은 심부전증, 저산소증, 부정맥 등이다. 일반적으로 증상이 처음 생기는 연령이 낮을수록 예후가 나쁘다.

2) 에브스타인기형 환자의 평균수명은 약 20세이고 약 30%는 10세 이전 사망한다. 특히 영아기에 증상이 발현된 경우에는 예후가 나빠 1/3~1/2의 환자가 2세전에 사망한다.[3]

## 7. 외과치료법

### 1) 수술적응증

#### (1) 대단히 중독한 신생아기 환자

통상 생후 1주일 내에 사망이 임박할 정도로 상태가 나쁜 환자에서는 즉시 기관내삽관, 프로스타글란딘 $E_1$ 투여, 카테콜라민 투여 등의 적극적인 처치로 환자를 안정시킨 다음 Starnes 술식을 시행한다(수술방법 참조).

#### (2) 일반 에브스타인기형 환자

에브스타인기형을 가진 환자는 영아기를 넘기면 대개 한동안 특별한 문제를 보이지 않는 경우가 많다. 또 에브스타인기형의 수술은 종종 삼첨판막치환술(tricuspid valve replacement)을 필요로 할 때가 있기 때문에, 소아에서 인공판막치환에 관련된 문제점들을 고려하여 증상이 없거나 가벼운 환자에서는 본격적인 증상이 생길 때까지 추적 관찰하는 것이 통상의 방법이다.

① 심한 청색증이나 심부전증(NYHA class III, IV)이 있으면 명확한 수술적응이 된다.

② 증상이 심하지 않은 경우에도 심비대가 진행되거나 저산소증 또는 적혈구증가증(polycythemia)이 있을 때 그리고 역행성색전증(paradoxical embolism)이 있으면 수술을 고려한다. 이때 초음파검사로 인공판막의 치환 없이 삼첨판막성형술이 어느 정도 가능한지 평가하는 것이 수술 여부를 결정하는데 큰 도움이 된다.

③ 볼프-파킨슨-화이트 증후군 환자에서 중독한 부정맥이 반복되면, 에브스타인기형의 수술과 함께 부전도로에 대한 중재적 치료를 해준다(제 43장. 부정맥의 중재적 치료 참조).

### 2) 수술방법

#### (1) 고식적 수술법

① 과거에는 청색증이 심한 경우 블렐록-타우시히 단락수술이나 또는 글렌단락수술을 시행하기도 하였으나, 최근에 와서는 거의 사용하지 않는다.

② Starnes 수술법[4]

대단히 중독한 상태의 어린 신생아기 환자에서 우심방과 우심실로부터 폐동맥으로의 혈류를 차단시키는 한편 단락수술로 폐동맥혈류를 유지시켜주는 술식이다. 체외순환하에서 우심방을 절개한 후 심방중격을 절제하여 심방간 통로를 최대한 확장하고 삼첨판막은 심막(pericardium)으로 폐쇄시켜준다. 그리고 체-폐동맥단락수술을 시행해 준다. 수술 후 경과가 좋은 환자에서는 후일 폰탄수술을 시행해 준다.

#### (2) 교정수술법

삼첨판막의 이상을 교정하는 데에는 크게 ①

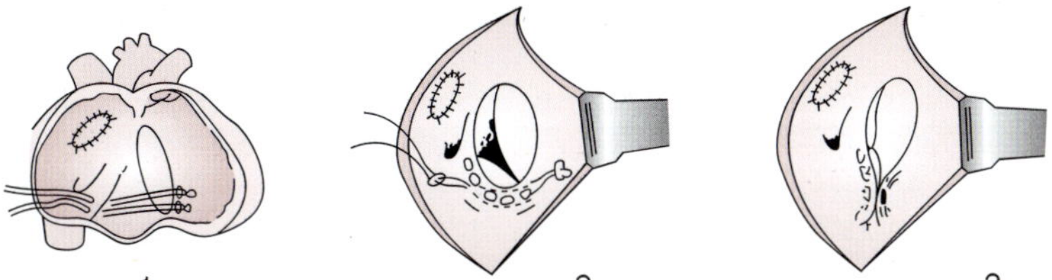


그림 34-2. 주름형성술식(plication method)의 모식도. 1. 주름형성술식으로 심방화된 심실을 없애준다. 심방중격 결손은 패취로 봉합한다. 2, 3. 늘어난 삼첨판막륜은 삼첨판막륜성형술(tricuspid annuloplasty)로 교정한다.

심방화된 우심실의 주름형성 술식(plication method)을 중심으로 한 판막성형술(valvuloplasty)과(그림 34-2) ② 인공판막치환술(valve replacement)의 두 가지 방법이 있다. 전자의 경우 판막륜과 평행한 주름을 잡아주는 소위 다니엘슨 방법(Danielson's method)과 판륜과 직각으로 주름을 잡아 판륜을 줄여주는 카펜티에 방법(Carpentier's method)이 있으며, 심첨부쪽으로 내려붙은 삼첨판 중격판점과 후판막첨을 떼어서 원래의 판륜위치까지 올려 붙여주는 판막성형술도 보고되어 있다. 여러 가지 방법의 장단점에 관해서는 여전히 이론이 많다. 주름형성 수술법은 특히 소아에서 인공판막의 사용에 따른 부작용을 막을 수 있다는 점에서 많이 사용되고 있으나 삼첨판막 기능의 완전한 교정이 어렵다는 지적이 있다. 두 방법 모두에서 심방간의 결손은 첩포(patch)로 폐쇄시켜준다.

## 참고문헌

1. 대한흉부외과학회 년간수술통계(1993~2005), 대한흉부외과학회
2. Kirklin JW, Barratt-Boyes BG : Ebstein's malformation. In : Kirklin JW, Barratt-Boyes BG(eds) : Cardiac Surgery(2nd ed), Churchill Livingstone, p1113, 1993.
3. Giuliani ER, Fuster V, Brandenburg RO, Mair DD : The clinical features and natural history of Ebstein's anomaly of the tricuspid valve. Mayo Clin Proc 54 : 163, 1979.
4. Starnes VA, Pitlick PT, Bernstein D, et al. : Ebstein's anomaly appearing in the neonate. J Thorac Cardiovasc Surg 101 : 1082, 1991.
5. 임홍국, 박천수, 황호영, 김웅한, 이정렬, 김용진, 노준량. 소아연령군에서의 대동맥판막성형술. 대흉외지 2004; 37; 652-9.
6. Jonas RA : Valve surgery. In Jonas RA[ed]. Comprehensive surgical management of congenital heart disease. 1st ed. London, Arnold Co Ltd, 2004 : 301-19.

# 35 동맥간 및 대동맥폐동맥창

## I. 동맥간

### 1. 정 의

동맥간 또는 총동맥간(總動脈幹 ; truncus arteriosus, persistent truncus arteriosus)이란 심장으로부터 하나의 대혈관 유출로만이 존재하는 심기형을 말한다. 동맥간에서는 대동맥, 폐동맥, 그리고 관상동맥이 모두 기시한다.

### 2. 발생빈도

전체 선천성 심장기형의 1% 미만을 차지한다. 1993년에서 2005년 사이 대한흉부외과학회 년간 수술 통계에 의하면 동맥간은 선천성심장수술의 0.4%에 해당되었다.[1]

### 3. 병리해부소견

1) 하나의 동맥간 판막(truncal valve)을 가진다. 동맥간판막의 판막첨수는 2~6개인데 3개인 경우가 가장 흔하고 그 다음이 4개이다.

2) 동맥간 판막 하방에 큰 심실중격결손(VSD)이 거의 항상 존재한다.

#### 3) 분 류

Collett와 Edwards에 의해 제창된 분류법이 가장 흔히 통용된다.[2] 이 분류법은 폐동맥이 동맥간으로부터 기시하는 방식에 따라 다음과 같이 나눈다(그림 35-1). 실제적으로 제 1형, 제 2형, 제 3형을 정확히 구별하는 것은 어렵다.

**(1) 제 1형 (type Ⅰ)**

짧은 주폐동맥이 동맥간으로부터 나온 뒤 곧 좌우 폐동맥으로 나뉘어진다. 가장 흔한 형태이다.

**(2) 제 2형 (type Ⅱ)**

좌우 폐동맥이 동맥간으로부터 따로따로 나온다. 이때 각 폐동맥들의 입구는 동맥간의 후면에서 가깝게 위치한다. 제 1형과 한 범주로 취급하기도 한다.

**(3) 제 3형 (type Ⅲ)**

좌우 폐동맥이 동맥간의 후측면에서 상당히 떨어진 상태에서 기시한다.

**(4) 제 4형 (type Ⅵ)**

폐동맥의 근위부가 존재하지 않는다. 대신 폐

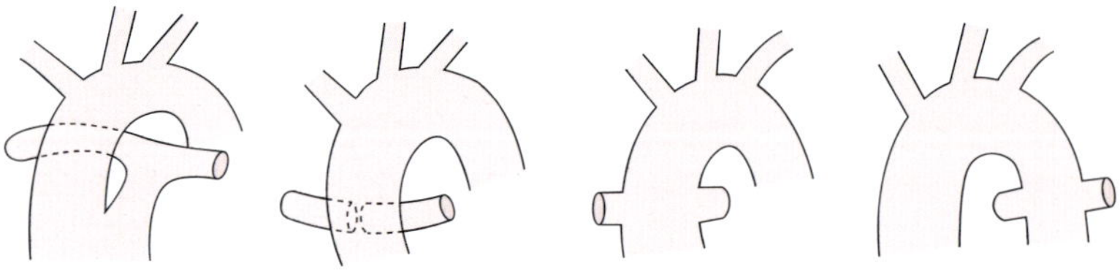


그림 35-1. 동맥간의 분류(본문참조).

의 혈류공급은 하행대동맥에서 나오는 대동맥 폐동맥 부행혈로(aortopulmonary collaterals)에 의하여 이루어진다. 최근 제 4형은 동맥간의 범주에 넣지 않고 폐동맥폐쇄를 보이는 활로씨사징의 한 형태로 간주하고 있다. 가성동맥관(假性動脈幹 ; pseudotruncus)이라고도 하나, 흔히 사용되지 않는 용어가 되어 버렸다.

### 4) 반동맥간 (半動脈幹 ; hemitruncus arteriosus)

하나의 폐동맥만이(보통 우측) 동맥간에서 기시하고, 다른 측 폐동맥은 없거나 또는 동맥간에서 나오는 형태이다. Van Praagh의 동맥간 분류법에서는 반동맥간도 동맥간의 한 범주로 포함시킨다.[3]

## 4. 병태생리

동맥간의 병태생리는 좌-우 단락에 의한 폐동맥혈류의 증가와 동맥간 판막의 기능에 따라 결정된다.

1) 큰 심실중격결손을 통한 좌-우 단락으로 심부전증이 생긴다. 영아기에 심부전증으로 사망하지 않은 환자에서는 좌-우 단락의 진행에 따라 폐혈관저항이 점점 상승하여 결국 아이젠멘거증후군으로 사망하게 된다.

2) 동맥간 판막의 기능장애는 대부분 폐쇄부전의 형태로 나타나고, 협착증으로 나타나는 결우는 아주 드물다. 한 보고에 따르면 동맥간의 폐쇄부전은 심한 경우가 6%, 중등도의 폐쇄부전이 있는 경우가 31%, 그리고 경미하거나 없는 경우가 63%이다.[3]

## 5. 임상양상 및 진단소견

### 1) 증 상

(1) 생후 1주 내에 발생하는 심한 심부전증이 가장 흔한 증상이다.

(2) 청색증은 영아기에서는 비교적 드물지만, 폐혈관저항이 점차 높아지면서 소아에서 나타나게 된다.

### 2) 이학적소견

(1) 도약맥(bounding pulse)과 심장의 과운동성을 보인다.

(2) 청진소견

① 동맥간 판막이 열릴 때 수축기 클릭(systolic click)이 들린다.

② 좌측 흉골연에서 심실중격결손의 수축기잡음이 들린다. 동맥간판막폐쇄부전이

있을 때는 확장기 심잡음이 동반될 수 있다.

### 3) 심전도

(1) 정상 QRS축이거나 또는 경미한 우측편위의 소견을 보인다.
(2) 양심실비대의 소견이 보편적이다.
(3) 때때로 좌심방비대가 존재한다.

### 4) 흉부 X-선사진

심한 심비대와 현저한 폐혈관상의 증가를 보인다. 소아기 환자에서는 폐혈관저항의 증가와 함께 폐혈관상의 점진적인 감소를 볼 수 있다.

### 5) 심장초음파검사

동맥간의 진단이 가능하다. 2D-에코도와 도플러 에코도로 동맥간의 형태, 심실중격결손의 크기, 동맥간판막의 기능 등을 파악할 수 있다.

### 6) 심도자법 및 심혈관조영술

다음과 같은 정보를 얻기 위해 여전히 필요한 검사이다.

① 폐동맥의 상세한 해부학적 구조 및 폐혈관저항
② 혈류역학적 측정치
③ 동반심기형의 진단

## 6. 자연경과

1) 수술교정 없이는 생후 1년 내의 영아기에 약 75~85%가 심부전증으로 사망한다.

2) 만일 영아기에 심부전증으로 사망하지 않고 폐쇄성 폐혈관질환이 생기면 단순 심실중격결손에서와 같이 일시적으로 임상증상이 호전되는 듯이 보일 수 있다. 그러나 결국 아이젠멘거증후군의 발현으로 1~15년(평균 8.3년) 후에 사망하게 된다.[4]

영아기를 넘어 생존한 환자들 중 일부에서는 소아기 초기까지 심한 폐혈관저항의 상승이 없이 지내는 경우도 있다.

3) 동맥간 판막의 기능장애가 있는 경우 또는 대동맥궁단절(IAA)이나 대동맥축착(COA) 등의 동반심혈관기형이 있는 경우에는 보다 나쁜 경과를 보인다.

4) 폐동맥협착이 동반되어 폐동맥혈류의 유의한 증가가 없는 경우에는 상대적으로 긴 자연수명을 기대할 수 있다.

## 7. 외과치료법

### 1) 고식적 수술법

과거에는 어린 영아기 환자에서 고식적으로 폐동맥밴딩(pulmonary artery banding)을 시행하기도 하였으나, 최근에는 높은 수술사망률과 합병증, 그리고 교정수술법의 발달 등으로 사용되지 않고 있다.

### 2) 교정수술

#### (1) 수술적응증

① 지속적인 심한 심부전증이 있는 환자에서는 연령에 관계없이 즉시 수술을 시행한다.

② 만일 심부전증이 조절되고 폐동맥고혈압의 징후가 없는 환자에서는 생후 2~4개월까지 수술을 연기할 수도 있다. 그러나 비가역적인 폐쇄성

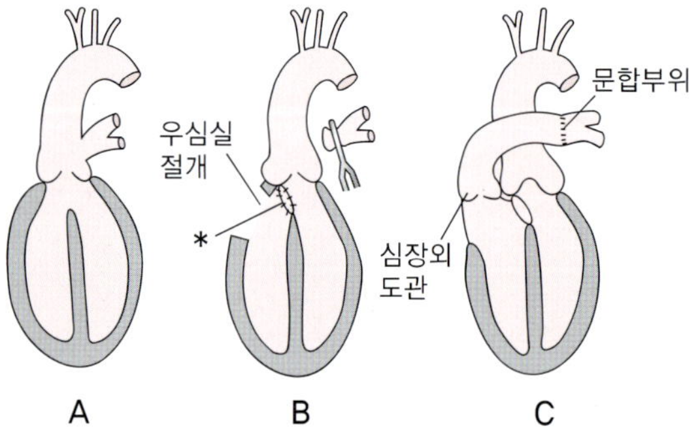


그림 35-2. 가장 흔한 제 1형 동맥간에 대한 Rastelli 수술법의 모식도. A. 수술 전, B. 우심실절개로 심실중격결손을 폐쇄(*)하고, 폐동맥은 대동맥에서 분리시킨다. C. 심장외 도관으로 우심실과 폐동맥을 연결시켜준다.

폐혈관 질환이 언제든지 생길 수 있기 때문에 생후 4~6개월 이후로 수술을 연기해서는 안 된다.

③ 이 이후에 발견된 환자에서도 폐혈관저항이 너무 높지 않는 한 수술을 시행한다.

높은 폐혈관저항으로 인한 수술금기의 기준은 심실중격결손에서의 기준을 따른다.

#### (2) 수술방법

① 체외순환하에서 심실중격결손을 폐쇄하고, 우심실과 폐동맥 사이를 심장의 도관(extracardiac conduit)으로 연결시키는 Rastelli 수술법을 사용한다(그림 35-2). 드물게 REV 술식을 시행한 보고도 있다.

② 동맥간 판막의 폐쇄부전이 아주 심한 경우에는 판막의 치환을 필요로 하는 경우도 있다.

③ 반동맥간(hemitruncus)의 수술은 양측 폐동맥의 연속성을 만들어준 다음 이를 우심실과 도관으로 연결시켜주는 방법을 사용한다.

## II. 대동맥폐동맥창

### 1. 정 의

대동맥폐동맥창(大動脈肺動脈窓 ; aortopulmonary window)이란 태생기시 동맥간(truncus arteriosus)이 대동맥과 폐동맥으로 분리되는 과정에서 잘못이 생겨 상행대동맥과 주폐동맥 사이에 이상 연결통로가 생겨있는 상태를 말한다. 창(窓)이란 용어에서 보듯이 대동맥과 폐동맥간의 연결은 길이가 거의 없이 바로 연결되어 있다(그림 35-3).

대동맥폐동맥창은 다른 말로 대동맥폐동맥중격결손(aortopulmonary septal defect), 대동맥중격결손(aortic septal defect), 대동맥폐동맥루(aortopulmonary fistula) 등 다양한 용어로도 불린다.

### 2. 발생빈도

매우 드문 병변이다.

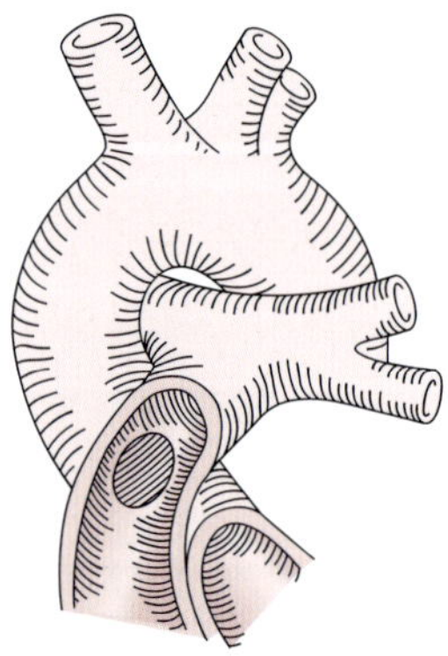

그림 35-3. 대동맥폐동맥창의 전형적인 모식도. 가장 흔한 제 1형으로 폐동맥의 앞을 제거한 후 본 장면이다.

## 3. 병리해부소견

### 1) 형태학적 분류

**(1) 제 1형 (type Ⅰ defect)**

가장 흔한 형태로, 발살바동 직상부의 상행대동맥의 후방 내측벽과 주폐동맥의 측방벽 사이에 위치한 결손을 말한다.

**(2) 제 2형 (type Ⅱ defect)**

제 1형보다 위쪽에 위치한 형태로 상행대동맥의 후측벽과 우폐동맥의 기시부 사이에 위치한 형태이다.

**(3) 제 3형 (type Ⅲ defect)**

상행대동맥의 후방 측면벽에서 우폐동맥이 이상기시하는 형태이다.

### 2) 동반 심혈관기형

대부분 독립질환으로 존재하나 동반 심혈관기형이 있을 때가 있다. 동맥관개존이 가장 흔하고 그 외 심실중격결손, 심방중격결손, 대동맥궁단절 (interrupted aortic arch) 등의 여러 가지 기형들이 동반될 수 있다.

## 4. 병태생리

결손의 크기가 병태생리의 양상을 좌우한다.

대부분 큰 좌-우 단락으로 인해 조기에 폐동맥고혈압과 울혈성 심부전증이 생기고 비가역적인 폐쇄성 폐혈관질환이 언제든지 생길 수 있다. 혈역학적 측면에서 동맥간과 비슷한 양상을 보인다.

## 5. 임상양상 및 진단소견

### 1) 증 상

보통 어린 영아기에 심부전증의 소견이 나타난다.

### 2) 이학적 소견

(1) 성장장애를 보인다.

(2) 보통 수축기 심잡음이 흉골좌연에서 들린다. 지속성 심잡음은 오히려 드물다.

### 3) 심전도

정상이거나 좌심실비대의 소견을 보인다.

### 4) 흉부 X-선사진

폐혈관상의 증가와 함께 좌측심장이 주가 된 심비대의 소견을 보인다.

### 5) 심장초음파검사

2D 에코도로 병변을 볼 수 있다.

### 6) 심도자법 및 심혈관조영술

병변의 정확한 해부학적 진단에 필수적이다.

심도자법과 함께 역행성 대동맥조영술(retrograde aortography)을 시행한다.

## 6. 자연경과

드문 병변이기 때문에 정확한 자연경과를 알기는 어렵지만, 일반적으로 치료받지 않은 경우 영아기를 넘기기가 힘든 것으로 보고되고 있다. 소아기에 가끔 발견되는 경우에도 대부분 심한 폐쇄성 폐혈관질환이 합병되어 있다.

## 7. 외과치료법

### 1) 수술적응증

조기에 심한 혈역학적 변화를 일으키기 때문에 진단과 동시에 조기에 수술을 한다.

### 2) 수술방법

정중흉골절개술을 통한 통상의 체외순환법하에서 시행한다.

#### (1) 제 I 형과 제 II 형

대동맥을 열고(transaortic approach) 패취를 사용하여 연결통로를 폐쇄시켜주거나 대동맥에서 폐동맥을 분리한후 각각 첩포를 이용하여 폐쇄한다.

#### (2) 제 III 형

대동맥에서 이상 기시하고 있는 우폐동맥을 절제한 후, 이를 주폐동맥에다 직접 또는 중간 인조혈관을 통해 연결해준다.

## 참고문헌

1. 대한흉부외과학회 년간수술통계(1993~2005), 대한흉부외과학회.
2. Collett RW, Edwards JE : Persistent truncus arteriosus : A classification according to anatomic types. Surg Clin North Am 29 : 1245, 1949.
3. Van Praagh R, Van Praagh S : The anatomy of common aorticopulmonary trunk and its embryonic implications. A study of 57 necropsy cases. Am J Cardiol 16 : 406, 1965.
4. Marcelleti C, McGoon DC, Mair DD : The natural history of truncus arteriosus. Circulation 54 : 108, 1976.
5. Jonas RA : Patent ductus arteriosus, aortopulmonary window, sinus of Valsalva fistula, aortoventricular tunnel. In Jonas RA[ed]. Comprehensive surgical management of congenital heart disease. 1st ed. London, Arnold Co Ltd, 2004 : 187-206.
6. 이정렬, 노준량. 대동맥폐-동맥중격결손증, 개방성동맥관 및 우측쇄골하 동맥 이상기시를 동반한 대동맥 결손증. 대흉외지 1985 ; 18(2) : 360-70.

# 36 형성부전성 좌심증후군

## 1. 정 의

형성부전성 좌심증후군(形成不全性左心症候群 ; hypoplastic left heart syndrome)이란, 1) 대동맥판막의 형성부전, 협착증, 또는 폐쇄증, 2) 승모판폐쇄나 협착을 동반한 좌심실의 완전부재나 형성부전, 3) 상행대동맥과 또는 대동맥궁의 형성부전의 일부 또는 전부를 보이는 심기형군을 총칭한다(그림 36-1).

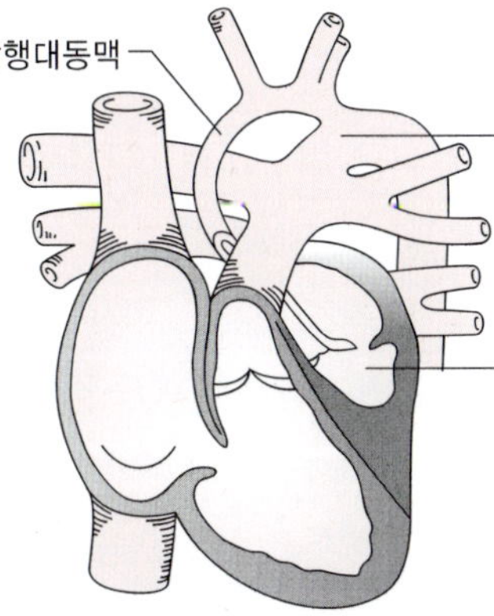


그림 36-1. 형성부전성좌심증후군의 모식도. 좌측의 심장 챔버(심방, 심실) 및 기시 혈관(대동맥, 대동맥궁) 들이 모두 형성 부전의 양상이다.

## 2. 발생빈도

서양에서는 전체 선천성 심장질환의 1.4~3.8%를 차지할 정도로 드물지 않은 심기형이나 국내에서의 빈도는 0.2~0.9%로 매우 낮다. 1993년에서 2005년사이 대한흉부외과학회 년간수술통계에 의하면 형성부전성좌심증후군은 선천성심장수술의 0.2%에 해당되었다.[1]

## 3. 병리해부소견

형성부전성 좌심증후군은 다음과 같은 4가지 종류로 분류된다.

(1) 대동맥협착과 승모판협착을 보이는 군
(2) 대동맥폐쇄와 승모판폐쇄를 보이는 군
(3) 대동맥폐쇄와 승모판협착을 보이는 군
(4) 대동맥협착과 승모판폐쇄를 보이는 군

이중에서 대동맥폐쇄와 승모판폐쇄를 동시에 가지고 있는 군이 가장 흔하다. 대동맥폐쇄군은 협착군에 비하여 상행대동맥 형성부전이 심하다. 전형적으로 폐쇄군의 상행대동맥 평균 직경은 2.5 mm 정도인데 반하여 협착군의 직경은 4~5 mm는 된다. 대동맥궁의 직경도 3~5 mm 정도로 매우 작다. 동맥관은 상대적으로 매우 커서 10 mm

에 이르는 경우도 흔하다. 우폐동맥이 주폐동맥에서 2~3 mm 정도 상방에서 오른쪽 뒤로 일찍 분지하며, 좌폐동맥은 그보다 원위부에서 왼쪽 뒤쪽으로 분지한다. 좌심방은 심방벽에 섬유탄성증(fibroelastosis)이 오거나 폐정맥이 근육화(muscularization) 되어 있기도 하다.

동반기형으로 심실중격결손증이 동반되어 있는 경우는 좌심실이 비교적 크다. 드물게 승모판, 삼첨판기형을 동반하기도 한다. 폐동맥판기형, 전폐정맥 연결이상, 폐정맥폐쇄, 관상정맥동 폐쇄 등을 보이는 수도 있다. 심기형 이외에 환자의 1/3에서는 유전자이상을 동반하고 있다.

## 4. 병태생리

1) 형성부전성 좌심증후군에서의 좌심실은 완전히 기능이 없다. 따라서 좌심방으로 들어온 폐정맥환류는 심방중격상의 결손을 통해 우심방으로 가게 된다. 우심방에서 혼합된 체순환과 폐순환은 우심실로 가서 결국 우심실은 폐순환과 체순환의 심박출량을 모두 전담하는 기능을 해야 한다. 이때 동맥관개존은 체순환을 유지하기 위해 반드시 존재하여야 한다.

2) 형성부전성 좌심증후군에서의 폐순환과 체순환의 양은 각각 폐혈관저항과 체혈관저항의 균형에 의해 결정된다. 예를 들어 폐혈관저항이 상대적으로 낮은 경우에는 과도한 폐혈류로 동맥산소포화도는 어느 정도 높아지는 대신에 전신혈류가 감소하여 환자는 대사성 산증(metabolic acidosis)에 빠지게 된다. 반면 드물지만 작은 심방간의 통로 때문에 폐정맥압이 상승하고 이로 인해 폐혈관저항이 상승하면 출생 후 수일내지 수주 내에 청색증과 호흡곤란을 보인다. 동맥관개존이 폐쇄되기 시작하면 심한 대사성 산증이 생긴다.

## 5. 임상양상 및 진단 소견

### 1) 증 상

병태생리에서 설명한 바와 같이 폐혈관저항과 체혈관저항의 균형에 따라 대사성 산증 또는 청색증 및 호흡곤란이 생길 수 있다.

### 2) 이학적 소견

(1) 경도의 청색증과 함께 급속호흡과 빈맥을 관찰할 수 있다.
(2) 심장은 촉진상 현저한 우심실 박동(RV impulse)을 보인다.
(3) 간비대가 종종 관찰된다.
(4) 청진소견
  ① 제 1심음은 정상이고 제 2심음은 강하고 하나이다.
  ② 반 이상에서 좌측흉골연에서 수축기잡음이 들린다. 약 20%의 환자에서는 확장기 중간 럼블이 들릴 수 있다.
  ③ 환자의 1/3에서 심첨부에서 분마음(gallop rhythm)이 들린다.

### 3) 심전도소견

우심방비대와 우심실비대의 소견을 보인다.

### 4) 흉부 X-선사진

비특이적인 소견을 보인다. 75~85%에서는 심비대가, 68~82%에서는 폐혈관상의 증가를 볼 수 있다.

### 5) 심장초음파검사

진단 및 해부생리학적 상태에 관한 평가가 가능하다.

### 6) 심도자 및 심혈관조영술

심장초음파검사로 진단이 가능하기 때문에 특별한 경우를 제외하고는 모든 환자에서 시행하지는 않는다.

## 6. 자연경과

1) 생후 1개월 내에 환자의 95%가 사망한다.[2] 생후 1개월 내의 모든 심장관련 사망원인의 15%를 차지한다.[3]

2) 폐혈관저항과 체혈관저항이 잘 균형을 이루고 있는 경우에는 4~6세까지의 생존도 보고되고 있다. 그러나 이런 환자들도 결국 폐쇄성 폐혈관질환의 진행으로 사망하게 된다.

## 7. 외과치료법

### 1) 수술적응증

진단과 함께 수술적응이 된다.

### 2) 수술방법

#### (1) 교정수술의 종류

재건술(reconstructive surgery)과 심장이식수술(cardiac transplantation)의 두 가지 수술방법이 있는데, 가능한한 재건술을 시행한다.

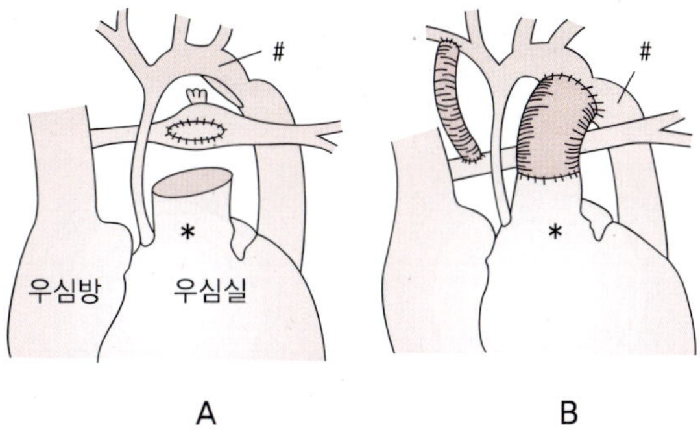


그림 36-2. Norwood 술식의 모식도. A. 주폐동맥(*)을 분단한 뒤 원위부폐동맥은 폐쇄시킨다. B. 근위부폐동맥(*)은 도관(Conduit)을 사용하여 하행대동맥(#)과 연결시키고, 우측에 변형 블렐록-타우시히단락술(modified B-T shunt)을 시행한다. 결국 후에 단심실로 쓰일 심장 챔버의 유출로를 만들게 되는 셈이다.

#### (2) 재건술의 다단계 수술법

형성부전성 좌심증후군에서는 기능적 심실이 형태학적 우심실 하나만 존재하기 때문에 이런 종류의 다른 기형에서와 같이 폰탄수술법을 시행하는 것이 최선이다. 그러나 이런 환자에서는 신생아기에 동맥관이 막히기 전에 응급수술을 요하게 되는데, 이때는 신생아기의 높은 폐혈관저항으로 폰탄수술을 시행할 수가 없다(제 33장. 삼첨판폐쇄의 외과치료법 참조). 따라서 이 환자들에서는 먼저 일차로 고식적 수술을 시행한 다음 추후 이차수술로 폰탄수술을 시행해준다. 일차로 시행하는 고식적 수술법은 Norwood 술식으로 이 수술의 목적은 우심실로부터 충분한 체순환을 확보하고, 폐순환은 체폐동맥단란술에 의하여 체혈류 일부로 이루어지게 하는 술식이다(그림 36-2).[4] 최근들어 폐혈류의 확보를 위해 체폐동맥단락술 대신 우심실-폐동맥 단락술을 시행하여 혈역학적으로 보다 생리적인 상태를 만들면서 술후 관리를 쉽게 하고 있으나 관상혈류 이상, 단심실손상, 문합부위 심실동맥류(ventricular aneurysm) 등의 문제점이 보고 되기도 한다. 이차 교정술은 완전 폰탄술식으로 가기전 생후 6개월 이후에 부분 폰탄수술을 시행하는 것으로서 양방향성 체정맥폐동맥 단락술을 시행한다. 2세 전후하여 완전 폰탄수술을 시행하여 삼차 교정술을 완료하는 것이 통상적인 다단계 수술의 원칙이다.

## 참고문헌

1. 대한흉부외과학회 년간수술통계('93~2005). 대한흉부외과학회
2. Flyer DC, Rothman KJ, Buckley LP, et al. : The determinants of five year survival of infants with critical congenital heart disease. In : Engle MA(eds) : Pediatric Cardiovascular Disease, Cardiovascular Disease, Cardiovascular Clinics. Philadelphia, F.A. Davis Company, pp. 393-405, 1981.
3. Noonan JA, Nadas AS : The hypoplastic left heart syndrome. Pediatr Clin North Am 5 : 1029, 1958.
4. Pigott JD, Murphy JD, Barber G, Nerwood WI : Palliative reconstructive surgery for hypoplastic left heart syndrome. Ann Thorac Surg 45 : 122, 1988.
5. Jonas RA : Hypoplastic left heart syndrome. In Jonas RA[ed]. Comprehensive surgical management of congenital heart disease. 1st ed. London, Arnold Co Ltd, 2004 : 341-56.
6. 곽재건, 김웅한, 최창휴, 김진현, 정요천, 오세진, 이정렬, 김용진, 노준량. 심장박동을 유지하면서 시행한 Norwood 술식. 대흉외지 2004 ; 37 : 793-5.

# 37 기타 선천성 심혈관기형

## I. 발살바동동맥류

### 1. 정 의

#### 1) 발살바동(sinus of Valsalva)

발살바동은 대동맥판막의 세 판막첨들과 대동맥벽 사이의 팽창부를 말한다. 이들은 각각 관상동맥의 기시에 따라 우관상동(right coronary sinus), 좌관상동(left coronary sinus), 그리고 비관상동(noncoronary sinus)으로 불린다.

#### 2) 발살바동 동맥류(발살바洞 動脈瘤 ; aneurysm of the sinus of Valsalva)

발살바동이 얇은 벽을 가진 주머니 형태로 병적 확장을 일으키는 상태를 말한다. 선천성인 경우와 후천성인 경우가 있는데 대부분 선천성인 경우로 생각한다. 발살바동 동맥류 일부에서 주위 심장챔버로 파열되는 경우를 발살바동 동맥류 파열(ruptured aneurysm of the sinus of valsalva)이라고 부른다(그림 37-1).

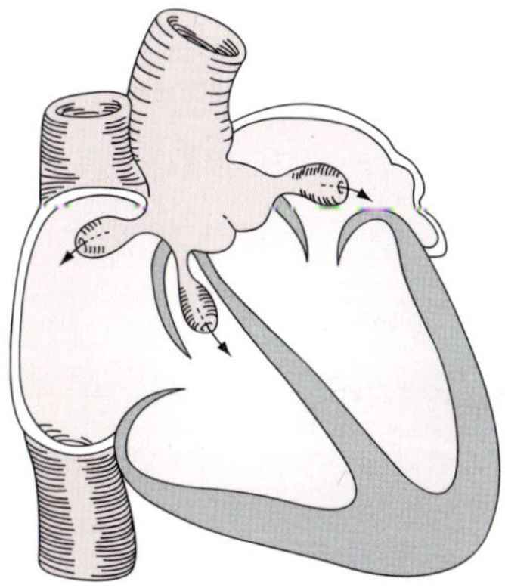

그림 37-1. 발살바동 동맥류 파열의 모식도. 풍향측정기(windsock) 모양의 파열 통로가 보이고 있다.

### 2. 발생빈도

1) 비교적 드문 질환으로 전체 선천성 심장기형중 1% 미만의 발생빈도를 보인다.

2) 남자에 많고(약 2/3) 주로 20~30대에 발생한다.

### 3. 병리해부소견

1) 발살바동 동맥류는 우관상동에서 가장 잘 생기고 다음이 비관상동이다. 좌관상동에서는 매우 드물다.

2) 발살바동 동맥류의 파열은 우관상동에서 우

심실 또는 우심방으로 파열되는 형이 가장 흔하다. 비관상동의 동맥류는 우심방으로 파열된다. 파열된 통로는 단순한 루(fistula) 형태를 보이거나 또는 풍향측정기(wind sock) 같은 형태를 나타낸다.

### 3) 동반기형

(1) 심실중격결손이 가장 흔히 동반된다.

(2) 대동맥판막 이상과 폐쇄부전증이 동반된다. 심실중격결손이 동반될 때는 이를 통한 대동맥판막첨의 탈출로 폐쇄부전증이 온다. 심실중격결손이 없는 경우에는 이첨대동맥판막(bicuspid aortic valve)이 주로 폐쇄부전증이 원인이 된다.

(3) 그 외 폐동맥협착, 대동맥축착(COA) 등 여러 가지 심기형과 동반될 수 있다.

### 4) 후천성 발살바동 동맥류

대동맥기저부의 근육 및 탄성조직의 결핍이 원인이 되는 선천성 발살바동 동맥류에 비해, 후천성인 경우에는 매독, 심내막염, 외상 등의 여러 가지 원인으로 올 수 있다. 후천성 발살바동 동맥류는 3개의 발살바동에서 비교적 균일하게 생기고 파열도 심장내부보다 심장외부로 잘 생긴다.

### 5) 대동맥-좌심실간 통로 (aortic-left ventricular tunnel)

매우 드문 병변으로 종종 발살바동 동맥류 파열과 혼동된다. 우관상동과 좌심실 사이에 동성 연결로(sinus tract)가 존재하는 형태다. 임상적으로 영아나 어린 소아에서 심한 대동맥판폐쇄부전을 보인다(그림 37-2).

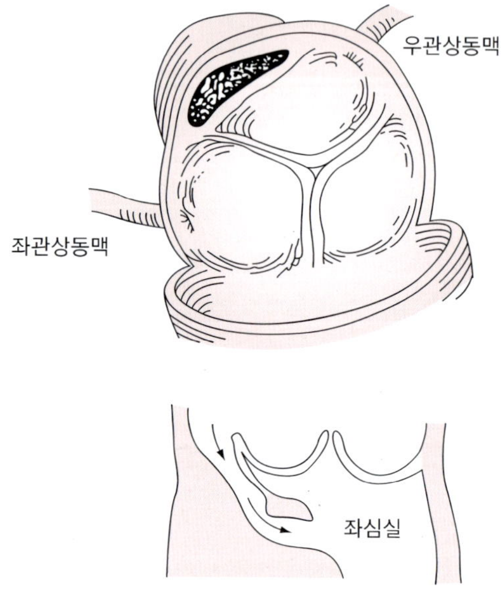


그림 37-2. 우관상동(right coronary sinus)과 좌심실 사이에 생기는 대동맥-좌심실간 통로의 모식도.

## 4. 병태생리

1) 발살바동 동맥류는 파열되지 않는 한 대부분 그 자체로는 증상을 일으키지 않는다. 그러나 드물게 감염이 생기거나 주위 조직을 압박할 수도 있다.

2) 파열을 일으키는 경우에는 대동맥에서 우심방 또는 우심실로 파열되기 때문에 기본적으로 좌-우 단락의 병태생리를 보인다.

## 5. 임상양상 및 진단소견

### 1) 증상 및 이학적 소견

발살바동 동맥류의 파열이 일어나면 갑작스런 심한 흉통과 호흡곤란 그리고 큰 지속성 심잡음이 들린다. 시간이 경과하면 본격적인 심부전증이 생긴다.

### 2) 심전도

양심실비대, 제 1도 또는 제 2도 심장블록, 방실결절리듬 등의 비특이적인 소견이 보일 수 있다.

### 3) 흉부 X-선사진

심비대와 증가된 폐혈관상을 보인다.

### 4) 심장초음파검사, 심도자법 및 심혈관조영술

심장초음파검사로 확진이 된다. 심도자법 및 심혈관조영술은 보다 정확한 해부학적 진단과 동반기형의 파악을 위해 시행된다.

## 6. 자연경과

1) 파열되지 않은 발살바동 동맥류는 대부분 증상이 없어 진단이 되지 않는 상태이기 때문에 정확한 자연경과를 알기는 불가능하다.

2) 발살바동 동맥류의 파열은 주로 20~30대에 잘 생긴다. 일단 파열로 인한 증상이 나타나면 심부전증이 진행되고, 만일 수술을 받지 않으면 대부분 발병 1년 내에 사망한다.[1]

## 7. 외과치료법

### 1) 수술적응증

(1) 발살바동 동맥류의 파열이 진단되면 바로 수술의 적응이 된다.

(2) 심실중격결손이나 또는 심실중격결손과 대동맥판폐쇄부전이 있을 때는 수술적응이 된다.

(3) 파열 없이 발살바동 동맥류만 발견된 상태에서는 대부분 수술의 대상이 되지 않는다. 그러나 아주 드물게 혈역학적 장애, 주위압박, 감염, 부정맥 등의 증상을 일으킨다고 판단될 때는 수술을 시행한다.

### 2) 수술방법

(1) 정중흉골절개술을 통한 통상의 체외순환하에서 시행한다.

(2) 파열된 동맥류에 대한 접근은 대동맥절개나 또는 파열이 일어난 심장챔버(우심방, 우심실)의 절개를 통해 접근한다. 경우에 따라 대동맥과 파열이 일어난 챔버의 양측에서 동시에 접근할 수도 있다. 수술은 주머니 모양의 파열된 동맥류를 절제해 주고 파열이 일어난 누공(fistula)은 패취로 봉합해 준다.

# II. 혈관륜 및 혈관슬링

## 1. 정 의

1) 혈관륜(血管輪 ; vascular ring)이란 태생기시 대동맥궁의 발달이상으로 대동맥궁이나 그 분지들에 의해 식도나 기관의 압박증상을 일으키는 일련의 혈관기형들을 말한다(그림 37-3).

2) 폐동맥슬링(pulmonary artery sling) 또는 혈관슬링(vascular sling)은 좌측 폐동맥이 우측 폐동맥으로부터 이상 기시하여 기관과 식도 사이를 주행하는 기형을 말한다. 이때 기관 주위에서 폐동맥이 팔걸이붕대(sling)와 같은 모양을 형성하는데서 그 이름이 유래되었다(그림 37-4).

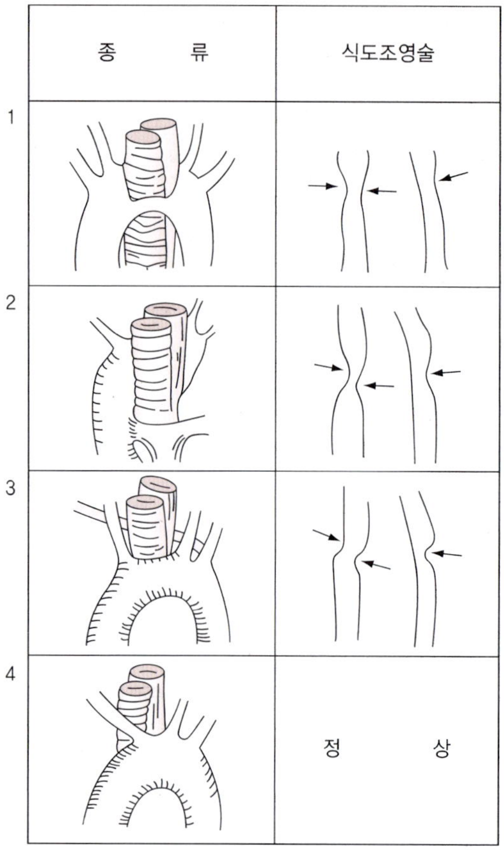


그림 37-3. 혈관륜의 종류 및 식도조영술 소견. 1. 중복대동맥궁 2. 좌측동맥인대를 동반한 우대동맥궁 3. 이상우쇄골하동맥 4. 이상무명동맥

## 2. 발생빈도

드문 병변이다. 그러나 증상이 없는 경우가 많기 때문에 정확한 빈도는 알 수가 없다.

## 3. 병리해부학적 분류

혈관륜의 분류에는 여러 가지 방법이 있다. 여기서는 혈관슬링을 포함하여 크게 1) 중복대동맥궁, 2) 우대동맥궁에 연관된 혈관륜, 즉 좌측동맥인대를 동반한 우대동맥궁, 3) 좌대동맥궁에 연관된 혈관륜, 즉 이상우쇄골하동맥과 이상무명동맥, 그리고 4) 혈관슬링으로 나눈다. 이중에서 중복대동맥궁과 좌측동맥인대를 동반한 우대동맥궁은 식도와 기관 주위에서 완전한 고리형태를 만들어 이들을 압박하는 이른바 완전 혈관륜(complete vascular ring)이고, 나머지 병변들은 식도와 기관 주위에서 완전한 고리를 만들지 못하는 불완전혈관륜(incomplete vascular ring)에 속한다. 일반적으로 완전형에서 증상이 일찍 생기면서 그 정도도 심하다.

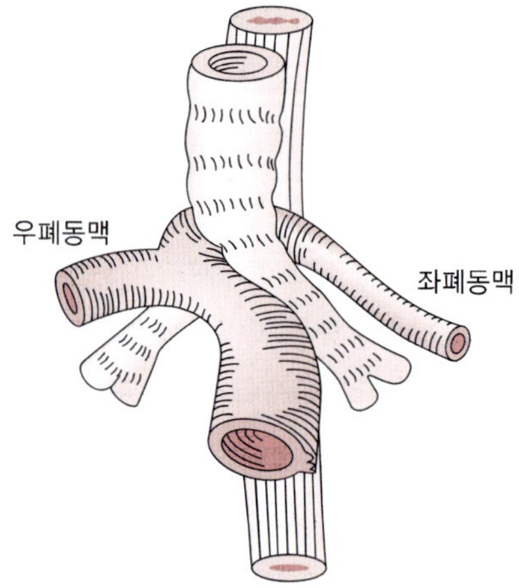


그림 37-4. 폐동맥슬링의 모식도.

### 1) 중복대동맥궁(double aortic arch)

혈관륜 중 가장 흔한 형태다. 발생학적으로 우측 및 좌측의 제 4 대동맥궁이 계속 존재함으로서 두 개의 대동맥궁이 생기게 된다. 보통 우대동맥궁이 좌대동맥궁 보다 크다.

### 2) 우대동맥궁에 연관된 혈관륜

좌측 동맥인대를 동반한 우대동맥궁(right aortic arch with left ligamentum arteriosum)은 혈관륜

중 두 번째로 흔하면서 완전혈관륜에 속한다.

### 3) 좌동맥궁에 연관된 혈관륜

#### (1) 이상 우쇄골하동맥 (aberrant right subclavian artery)

우쇄골하동맥이 식도 뒤로 이상 주행하면서 식도를 압박하여 가벼운 연하곤란을 일으킬 수 있다. 이상 우쇄골하동맥에 의한 연하곤란을 전통적으로 기형성 연하곤란(dysphagia lusoria)이라고 부르기도 하는데 실제 증상을 일으키는 경우는 드물다.

#### (2) 이상 무명동맥 (anomalous innominate artery)

무명동맥이 보통보다 좌측 후방에서 기시할 때에 기관압박을 일으켜 가벼운 호흡장애를 일으킬 수 있다.

### 4) 혈관슬링(vascular sling)

좌폐동맥이 우폐동맥에서 기시하는 아주 드문 병변이다. 좌폐동맥은 우측 주기관지를 건너 질러 기관과 식도 사이를 지나 좌측폐로 향한다. 호흡장애 및 연하곤란을 일으킬 수 있다.

## 4. 임상양상 및 진단소견

### 1) 증 상

(1) 완전형에서는 다양한 정도의 호흡곤란과 연하곤란이 생길 수 있다. 중복대동맥궁의 경우 증상이 영아기에 조기에 나타나고 증상도 심하다.

(2) 불완전형에서는 경도의 증상을 보이거나 무증상이다.

### 2) 이학적 소견

현저한 호흡곤란이 있는 경우를 제외하고는 특이한 소견이 없다.

### 3) 심전도소견

정상이다.

### 4) 방사선검사소견

#### (1) 단순 흉부 X-사진

기관 공기음영의 압박소견이 보일 수 있다.

#### (2) 바륨식도조영술(Barium esophagogram)

간단하면서도 가장 유용한 진단 방법이다(그림 37-3 참조).

① 중복대동맥궁

후전(PA) 사진에서 양측으로 두 개의 큰 압흔(indentation)이 보인다(우측이 보통 좌측보다 크다). 측면 사진에서는 뒤쪽으로 압흔이 보인다.

② 좌측동맥인대를 동반한 우대동맥궁

후전 사진에서 큰 우측의 함몰과 작은 좌측의 함몰이 보인다. 측면 사진에서는 역시 뒤쪽의 함몰이 보인다.

③ 이상우측쇄골하동맥을 동반한 좌대동맥궁

후전 사진에서 작고 비스듬한 함몰이 보인다. 측면 사진에서는 뒤쪽에서 작은 함몰이 보인다.

④ 이상무명동맥을 동반한 좌대동맥궁

정상소견을 보인다.

⑥ 혈관슬링

측면 사진에서 기관분지 근처에서 보이는 식도 앞쪽의 함몰이 특징적인 소견이다. 후전 사진에서는 우측 함몰이 보통 보인다.

(3) **전산화단층촬영(CT)과 자기공명영상(MRI)**

최근 들어 혈관륜의 진단에 많이 사용하고 있다.

### 5) 혈관조영술

확진 및 수술을 위한 정확한 해부학적 상태를 아는데 사용된다.

## 5. 자연경과

### 1) 혈관륜

생후 6개월 내에 심한 호흡기폐쇄 증상을 보이는 경우에는 보통 치료 없이는 생후 1년 내에 사망한다.[2] 그러나 생후 6개월 이후에 첫 증상이 생기는 경우에는 증상도 덜하고 진행하는 경우도 드물다. 일반적으로 증상이 심하지 않은 경우에는 환자의 성장과 함께 증상이 사라진다.

### 2) 혈관슬링

아주 드문 병변이어서 전체적인 자연경과를 파악하기는 어렵다.

## 6. 외과치료법

### 1) 수술적응증

중증도 이상의 증상이 있는 경우에는 수술을 한다. 주로 중복대동맥궁 등 완전형 혈관륜이 해당된다. 증상이 없거나 가벼운 증상만이 있는 경우에는 수술의 대상이 되지 않는다.

### 2) 수술방법

수술절개는 이상 무명동맥을 제외한 모든 경우에서 좌측 개흉술을 시행한다. 이상 무명동맥의 경우 우측 개흉술을 시행한다. 혈관슬링에서 기관수술을 겸하거나 체외순환하에서 수술을 할 때는 정중흉골절개술을 시행한다.

(1) **중복대동맥궁**

두 개의 대동맥궁 중 작은 쪽을 절단하여 압박을 해소시켜준다. 보통 앞쪽에 위치한 작은 좌대동맥궁을 하행대동맥과의 연결부위에서 절단한다. 동맥인대(ligamentum arteriosum)도 같이 절단한다.

(2) **좌측 동맥인대를 동반한 우대동맥궁**

좌측 동맥인대를 절단하여 혈관고리를 없애준다.

(3) **이상 우측쇄골하동맥**

수술대상이 되는 경우는 드물다. 수술을 하는 경우 소아에서는 단순히 이상 우쇄골하동맥을 결찰 후 절단하면 된다. 성인에서는 단순 절단시 쇄골하동맥 도류증후군(subclavian steal syndrome)이 생길 수 있는 가능성 때문에 쇄골하동맥을 절단한 후 대동맥에 연결해주기도 한다.

(4) **이상 무명동맥**

무명동맥을 흉골 뒤쪽으로 당겨 붙여서(suspension) 압박을 해소시켜 준다.

(5) **혈관슬링**

① 좌측폐동맥을 절단한 뒤 기관 앞쪽으로 재문합을 시켜준다.

② 기관에 기질적 협착이 있거나 완전 기관고리(complete tracheal ring)가 있는 경우에는 기관의 병변 부위를 절제한 뒤 좌폐동맥

을 앞으로 이동시켜 재문합을 시켜준다.

절제 후 기관은 단단문합(end-to-end anastomosis) 또는 자가 기관지를 이용한 기관성형술을 시행한다.

③ 기관에 미만성 협착이 동반된 경우에는 수술이 보다 어렵다. 보통 폐동맥의 수술과 함께 기관성형술(tracheoplasty)을 시행해준다.

## Ⅲ. 관상동맥의 선천성이상

### 1. 일반사항

#### 1) 전체 발생빈도

관상동맥조영술이 보편적으로 시행되면서 과거에 비해 점차 보고증례가 증가하고 있다.

#### 2) 종 류

관상동맥의 선천성 이상은 크게 (1) 중요한 이상과 (2) 가벼운 이상, 그리고 (3) 이차성 이상의 3종류로 나누어 볼 수 있다. 수술의 일차적 대상이 되는 것은 중요한 이상들에 국한된다. 이장에서는 관상동맥루와 좌관상동맥의 폐동맥 기시에 관해서만 언급하기로 한다.

(1) **중요한 이상** (major anomalies)

① 관상동맥루

② 관상동맥의 폐동맥 기시

대부분 좌관상동맥에서 생기고 우관상동맥의 경우는 아주 드물다.

③ 선천성 관상동맥류

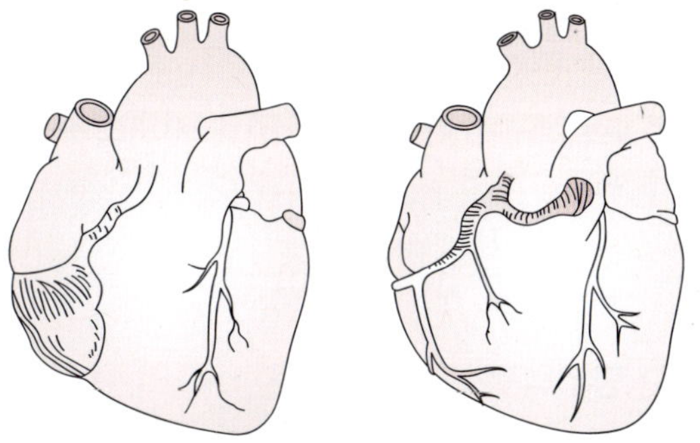

그림 37-5. 관상동맥루의 대표적인 형태들. (빗금쳐진 부분이 늘어나서 루를 형성하고 있다.)

④ 좌측 주관상동맥 입구의 막성폐쇄 (membranous obstruction)

(2) **가벼운 이상** (minor anomalies)

관상동맥이 대동맥에서 기시하는 과정에서의 이상은 있지만, 원위부의 관상동맥순환은 정상인 경우다.

(3) **이차성 이상** (secondary anomalies)

심장내 기형에 이차적으로 관상동맥의 변화가 일어나는 형태이다.

### 2. 관상동맥루

#### 1) 정 의

관상동정맥루. 관상동맥루(冠狀動脈瘻 ; coronary artery fistula)란 관상동맥과 심방, 심실, 폐동맥, 폐정맥, 관상정맥동, 상대정맥 사이에 직접 연결이 있는 상태를 말한다(그림 37-5).

#### 2) 발생빈도

관상동맥의 선천성 이상질환 중 가장 흔하다.

한국심장재단의 통계에 의하면 5,792명의 선천성 심장질환 환자중 3명이 관상동맥루였고,[3] 서울대학병원의 경우 1981년에서 1991년 사이에 수술한 선천성 심장질환 환자 5,805명중에서 25명이 관상동맥루로 진단되었다.[4]

### 3) 병리해부소견

(1) 관상동맥루는 거의 항상 정상적인 주행을 보이는 관상동맥에서 생긴다.

(2) 관상동맥루가 가장 잘 생기는 관상동맥은 우관상동맥이고 그 다음이 좌관상동맥이다. 이때 연결되는 장소는 90% 이상이 우측 심장이다. 이 중 우심실이 가장 많고 그 다음은 우심방이나 폐동맥 등이다.

### 4) 병태생리

기본적으로 좌-우 단락(left-to-right shunt)의 양상을 보인다. 그러나 단락의 양은 많지 않은 경우가 보통이어서 심부전증의 빈도는 낮다.

### 5) 임상양상 및 진단소견

**(1) 증 상**

뚜렷한 증상 없이 심잡음이나 흉부 X-선 사진상의 이상 소견 등으로 발견되는 경우가 많다.

증상이 있는 경우에는 운동시 호흡곤란이나 피로 등이 흔한 증상이다. 이밖에 좌-우 단락으로 인한 심부전증, 세균심내막염, 그리고 관상동맥혈류의 누출로 인한 협심증 등이 생길 수 있다.

**(2) 이학적 소견**

지속성 심잡음이 들린다.

**(3) 심전도**

약 반에서는 정상 소견을 보이고 나머지에서는 심실과부하 소견을 보인다.

**(4) 흉부 X-선사진**

정상이거나 또는 경미한 심비대 및 폐혈관상의 증가를 보인다.

**(5) 정밀검사**

심장초음파검사나 전산화단층촬영술 등으로 관상동맥루의 진단을 내릴 수는 있지만 정확한 해부학적 상태를 파악하기 위해서는 심도자법 및 관상동맥조영술이 필요하다.

### 6) 자연경과

(1) 관상동맥루를 통한 좌우 단락의 양은 많지 않은 경우가 보통이기 때문에 심부전증은 잘 생기지 않는다. 그러나 일부 성인환자에서는 만성적인 좌심실 용적과부하의 결과로 심부전증이 늦게 나타날 수 있다.

(2) 약 5%의 환자에서 세균성 심내막염이 생길 수 있다.

(3) 자연폐쇄는 드물다.

(4) 중등도 크기의 관상동맥루의 일부는 장기간에 걸쳐 점점 커질 수가 있다.

### 7) 외과치료법

**(1) 수술적응**

① 증상이 없는 관상동맥루는 예후가 아주 좋기 때문에 증상이 있을 때만 수술적응이 된다는 일부 견해가 있다.

② 그러나 최근에는 병의 자연경과와 수술성적

의 향상 등을 감안하여 단락의 양이 아주 적지 않은한(Qp/Qs < 1.5), 관상동맥루의 진단 자체가 수술적응이 되는 것으로 간주하는 경향이다.

(2) **수술방법**

① 한 개의 누관만 있을 때는 보통 체외순환 없이 심장 바깥쪽에서 단순 봉합결찰을 한다.

② 다발성 누관이 있거나 누관이 크고 비틀려 있을 때는(tortuous), 체외순환하에서 관상동맥루가 연결되는 측의 심장챔버를 열고 봉합해 준다.

## 3. 좌(측)관상동맥 폐동맥기시

### 1) 정 의

좌관상동맥과 폐동맥간의 이상연결, 또는 좌관상동맥의 폐동맥기시(anomalous origin of the left coronary from the pulmonary artery)란 좌관상동맥의 전부 또는 좌전하행분지(LAD branch)나 회선분지(circumflex branch)가 폐동맥과 이상연결되어 있는 상태를 말한다. 블란드-화이트-가란드증후군(Bland-White-Garland syndrome)이라고도 부른다(그림 37-6).

### 2) 발생빈도

폐동맥으로부터 관상동맥이 이상 기시하는 병변 중에서는 좌관상동맥이 폐동맥으로부터 기시하는 경우가 가장 흔하다. 그 외 우관상동맥 또는 양측관상동맥이 폐동맥으로부터 나오는 경우는 대단히 드물다.

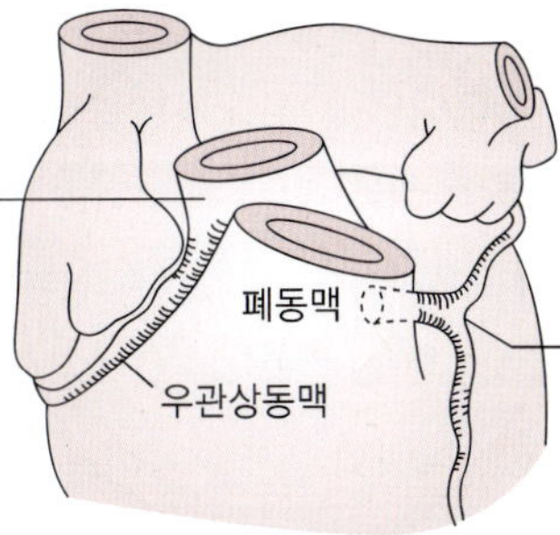


그림 37-6. 좌관상동맥의 폐동맥기시의 모식도.

### 3) 병리해부소견

(1) 거의 항상 근위부의 주폐동맥과 연결된다.

(2) 좌관상동맥의 분포양상은 정상이다. 우관상동맥은 대동맥에서 정상적으로 기시하고 역시 정상분포를 보인다.

### 4) 병태생리

심장혈류는 대동맥-우관상동맥-관상동맥간 부행혈로-좌관상동맥-폐동맥의 방향으로 흘러간다. 이에 따라 좌관상동맥은 폐동맥으로의 혈류누출과 또는 우관상동맥과의 불충분한 부행혈로(collaterals)로 인해 좌심실의 허혈(ischemia)을 초래하게 된다.

### 5) 임상양상 및 진단소견

(1) **증 상**

출생 후 얼마 후에 폐동맥압이 본격적으로 감소하면서, 좌관상동맥의 혈류가 폐동맥으로 누출이 진행되면서 호흡곤란을 보이고 잘 먹지 않는다. 보통 생후 2~3개월까지 완연한 심부전증 증상이 나타난다.

(2) **이학적 소견**

① 현저한 심비대와 간비대가 나타난다.

② 청진소견

유의한 심잡음은 없다. 이 병은 영아기에 심잡음 없이 심부전증을 일으키는 대표적인 질환중의 하나이다.

③ 심전도

전측부 심근경색증(anterolateral myocardial infarction)의 소견을 보인다. 구체적으로는 I, aVL, 그리고 좌전 흉부유도들(precordial leads)에서 깊은 Q파, 뒤집어진 T파, ST 분절의 상승 등을 볼 수 있다. 빈맥은 거의 항상 존재한다.

④ 흉부 X-선사진

좌심실이 주가 된 심비대를 보인다.

⑤ 심장초음파검사

비관혈적인 방법으로 진단에 도움을 줄 수 있으나 심도자법을 완전히 대신할 수 있는지는 아직 확실하지 않다.

⑥ 심도자법 및 심혈관조영술

대동맥조영술을 시행하면 대동맥→ 우관상동맥 → 관상동맥간 부행혈로 → 좌관상동맥 → 폐동맥으로의 특징적인 혈류흐름을 명확히 관찰할 수 있다.

### 6) 자연경과

수술받지 않으면 환자의 95%가 생후 1년 내에 사망한다.[5]

### 7) 외과치료법

(1) **수술적응증**

진단이 되면 바로 수술의 적응이 된다.

(2) **수술방법**

최선의 수술방법에 대해서는 아직 이론이 많다.[6]

① 한 개의 관상동맥계(one-coronary system)로 만들어 주는 방법

우관상동맥으로부터의 부행혈로가 좋거나 아주 작은 영아기 환자에서는, 좌관상동맥이 폐동맥과 연결되는 부위에서 단순히 결찰을 해주어 폐동맥으로의 혈류누출을 방지해준다. 수술 후에는 한 개의 관상동맥만이 실제적으로 존재하게 되기 때문에 추후 좌관상동맥에 우회수술을 시행해준다.

② 두 개의 관상동맥계(two-coronary system)로 만들어 주는 방법

부행혈로가 나쁘거나 어느 정도 큰 환자에서는 두 개의 관상동맥계로 만들어 주는 방법을 사용한다. 이에는 다음과 같은 방법들이 있다.

a. 좌관상동맥을 폐동맥기시부에서 결찰하고 대복재정맥 또는 쇄골하동맥을 이용하여 원위부의 좌관상동맥에 우회수술을 해준다.

b. 좌관상동맥을 직접 대동맥에 이식시켜주는 방법도 사용한다.

c. 턴널수술법(tunnel operation, Takeuchi repair)

폐동맥내에서 턴널을 만들어 좌관상동맥의 혈류를 대동맥쪽으로 보내주는 술식이다.

## 참고문헌

1. Sawyers JL, Adams JE, Scott HW Jr : Surgical treatment for aneurysms of the aortic sinuses with aorticoatrial fistula : Experimental and clinical study. Surgery 41 : 26, 1957.
2. Kirklin JW, Barratt-Boyes BG : Vascular ring and sling. In : Kirklin JW, Barratt-Boyes BG(eds) : Cardiac Surge교 (2nd ed), Churchill

Livingstone, p. 1370, 1993.
3. 이성행 : 한국심장재단이 지원한 선천성 심장병 환자 5,792명에 관한 보고서(1984.3~1990.3). 한국심장재단, 1992.
4. 노준량 : 서울대학병원에서의 관상동맥루 빈도 (문헌미발표 통계).
5. Keith JD : The anomalous origin of the left coronary artery from the pulmonary artery. Br Heart J 21 : 149, 1959.
6. 이정렬, 김용진, 채 헌 등. 좌관상동맥-폐동맥연결이상증의 외과적 수술요법. 대흉외지 1993 ; 26 : 228-33.
7. 김기봉, 이정렬, 조재일, 안재호, 이진용, 오동진, 이중기, 서경필. 대동맥관 개존증을 동반한 관상 동맥루-치험 1례. 대흉외지 1987 ; 20(4) : 793-797.
8. Lee JR, Oh SJ, Kim WH, Kim YJ, Rho JR, Bae EJ, Noh CI, Yun YS. Changes of ventricular function and mitral regurgitation after repair of anomalous origin of coronary artery from pulmonary artery. Korean J Thorac Cardiovasc Surg 2005 ; 38(8) : 523-8.
9. Lee JR, Jung YC, Choi CH, Kim WH, Kim YJ, Bae EJ, Noh CI. Coronary fistulas 20 year experience Korean J Thorac Cardiovasc Surg 2005 ; 38(9) : 609-15.
10. Jonas RA : Anomalies of coronary arteries. In Jonas RA[ed]. Comprehensive surgical management of congenital heart disease. 1st ed. London, Arnold Co Ltd, 2004 : 510-24.
11. Jonas RA : Sinus of Valsalva fistula. In Jonas RA[ed]. Comprehensive surgical management of congenital heart disease. 1st ed. London, Arnold Co Ltd, 2004 : 187-206.
12. Jonas RA : Sinus of Valsalva fistula. In Jonas RA[ed]. Comprehensive surgical management of congenital heart disease. 1st ed. London, Arnold Co Ltd, 2004 : 187-206.
13. Jonas RA : Vascular rings, slings and tracheal anomalies. In Jonas RA[ed]. Comprehensive surgical management of congenital heart disease. 1st ed. London, Arnold Co Ltd, 2004 : 497-509.

# 38 승모판막의 후천성 질환

## Ⅰ. 승모판막 협착

### 1. 정 의

승모판막 협착(증) (僧帽瓣膜 狹窄(症) ; mitral stenosis)이란 승모판막의 협착성 병변으로 인해 좌심방에서 좌심실로의 혈류가 장애를 받는 상태를 말한다.

### 2. 발생빈도

1) 국내에서는 근래에 와서 개인위생 및 의료 환경의 개선으로 류마티스성 열(rheumatic fever)의 발생빈도가 현저히 줄어, 이에 따른 류마티스성 심장판막 질환의 발생도 감소 추세에 있다.

2) 미국, 서유럽 등의 선진국에서는 그 발생빈도가 이미 현저히 감소한 상태이다.

3) 여자에서 2~3 배 가량 발생빈도가 높다.

### 3. 발병원인

#### 1) 류마티스성

승모판막 협착의 99%는 류마티스성이다. 또한 승모판막 협착은 류마티스성 열에 의해 발생하는 가장 흔한 판막질환이기도 하다. 그러나 승모판막 협착을 가진 환자의 약 40~50% 에서는 실제 류마티스성 열의 병력을 발견할 수 없는데, 이는 류마티스성 열이 가볍게 지나갔기 때문으로 추정하고 있다.

#### 2) 선천성

대단히 드물다.

### 4. 병리해부소견

#### 1) 류마티스성 염증

류마티스성 염증과정은 범심염(pancarditis)의 형태로 심내막(endocardium), 심근(myocardium), 그리고 심막(pericardium)을 공히 침범하지만, 영구적인 손상은 거의 대부분 판막에 한정되어 온다.

#### 2) 류마티스성 판막염

류마티스성 열 발병 후 판막염은 장기간에 걸쳐 서서히 진행한다. 따라서 류마티스성 판막염으로 인한 증상은 류마티스성 열의 발병 이후 10~20년간은 나타나지 않는 경우가 많다. 류마티

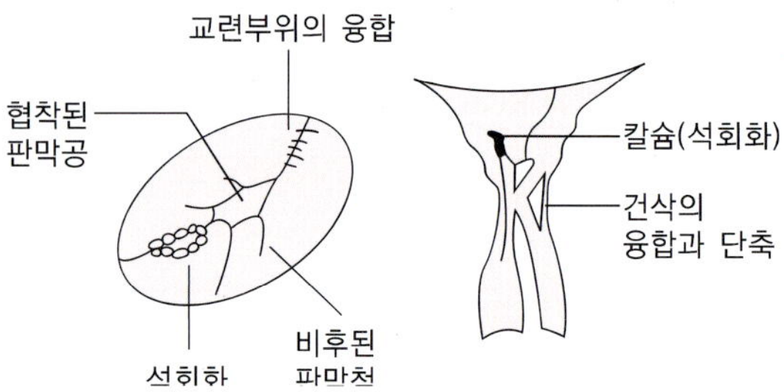


그림 38-1. 좌심방(A) 및 좌심실(B)로부터 본 승모판막협착의 모식도. 승모판막의 협착을 일으키는 중요한 병리학적 병변들을 보여준다.

스성 판막염에서는 환자마다 정도의 차이는 있지만 다음과 같은 3가지 뚜렷한 병리학적 변화가 나타난다(그림 38-1).

(1) 교련융합(commissural fusion)

(2) 판막엽의 비후 및 섬유화(leaflet thickening and fibrosis), 석회화(calcification)

(3) 건삭의 융합과 단축(fusion and shortening of the chordae tendinae)

## 5. 병태생리

### 1) 승모판막 단면적의 감소

승모판막의 정상 단면적은 4~6 $cm^2$이다. 만일 승모판막 협착으로 단면적이 2 $cm^2$ 이하로 감소되면 증상이 나타나기 시작한다. 단면적이 1~2 $cm^2$ 사이로 감소하면 가벼운 운동 시에도 증상이 나타나고, 1 $cm^2$ 이하로 감소하면 안정 시에도 증상이 나타나며, 0.5 $cm^2$ 정도까지 감소하면 생존이 가능한 최소한의 상태라고 할 수 있다.

### 2) 좌심방압의 상승

(1) 승모판막 협착 환자에서의 주된 병태 생리는 평균 좌심방 압력의 만성적인 상승이다. 만일 평균 좌심방 압력이 혈장의 삼투압인 30 mmHg를 넘으면 폐간질 조직으로 수분이 빠져나가 폐울혈(pulmonary congestion)이 생기게 되고, 이로 인해 기침, 객혈, 좌위호흡(orthopnea), 발작성 야간 호흡곤란, 그리고 폐부종 등 승모판막 협착의 주 증상들이 생기게 된다.

(2) 좌심방 압력의 상승은 종종 폐혈관 수축과 함께 폐혈관 저항의 증가를 일으키는데, 증가 정도는 환자에 따라서 큰 차이를 보인다. 하지만 승모판막 협착에서 증가된 폐혈관 저항은 수술 후에 대부분 회복되는 가역성을 보인다는 점이다. 심실중격결손 등의 선천성 심장질환에서는 높은 폐혈관 저항이 있으면 수술금기가 되는 것과는 달리 승모판막 협착에서는 증가된 폐혈관 저항이 수술금기가 되지 않는다.

(3) 좌심방 압력의 만성적인 상승은 또 좌심방 비대와 심방세동을 초래하게 되고 이로 인해 혈전색전증(thromboembolism)의 합병증이 야기될 수 있다.

### 3) 저심박출 (low cardiac output)

승모판막이 좁아져서 좌심방에서 좌심실로의 혈류를 방해하면, 좌심실로부터의 심박출량이 감소하면서 이에 따른 증상이 생기게 된다. 즉 피로, 쇠약감과 함께 심장 악액질(cardiac cachexia)로 인한 심한 근육소모가 나타난다. 또 심박출량의 증가가 필요한 운동과 같은 상황에서는 심한 호흡곤란이 생기게 된다.

## 6. 임상양상 및 진단소견

### 1) 증 상

(1) 운동시 호흡곤란(dyspnea on exertion)이 가장 특징적인 증상으로, 전신피로나 쇠약감을 제외하고는 승모판막 협착의 유일한 증상일 때가 많다.

(2) 폐울혈 때문에 기좌호흡, 발작성 야간 호흡곤란, 객혈 등이 생긴다.

### 2) 이학적 소견

(1) 만성 환자에서는 장기간의 심박출량 감소의 영향으로 전반적인 근육위축이 와서 야위고 허약한 모습을 종종 보인다. 또 승모판막 질환이 진행되어 우심 부전증이 합병되면 간비대, 정맥확장, 말초부종 등의 소견이 나타난다.

(2) 맥박은 약하고, 심방세동이 있는 경우에는 불규칙하다.

(3) 심첨박동(apical impulse)은 정상 또는 감소되어 있다. 이는 승모판막 협착에서는 좌심실이 작아져 심장이 전체적으로 정상이거나 작아져 있기 때문이다.

(4) 청진소견

다음 3가지가 특징적인 청진 삼징후(auscultatory triad)를 이룬다. 이들 소견만으로도 승모판막 협착의 유무는 거의 100% 진단이 가능하다.

① 심첨부 확장기 럼블(apical diastolic rumble)
② 제 1심음의 증가(increased first sound)
③ 판막 개방음(瓣膜 開放音 ; opening snap)

### 3) 심전도

승모판막 협착의 정도를 평가하는데 있어 심전도의 역할은 부정확하다. 때로는 심한 병변이 있는 환자에 있어서도 심전도는 정상일 수가 있기 때문이다. 좌심방 비대로 인한 P-파의 증가가 초기의 변화로 나타날 수 있으나 일관성이 없어 임상적으로는 의의가 없다.

### 4) 흉부 X-선사진

**(1) 좌심방 확장**

① 흉부 후-전 사진(chest PA)에서 확장된 좌심방이 우심방 뒤에서 겹쳐 보이는 이른바 이중윤곽(double contour)이 보인다. 또 바륨 조영술의 측면사진에서 확장된 좌심방으로 인한 식도 중앙부의 압흔(indentation)을 볼 수 있는데, 근래에 와서는 간단하고 정확한 심장초음파 검사법의 등장으로 이 목적을 위한 바륨 조영술은 거의 시행하지 않고 있다.

② 좌심방과 폐동맥이 커짐으로서 흉부 후-전 사진상 대동맥과 좌심실 사이의 정상적인 요면(concavity)이 없어져 심장의 좌측 경계선이 직선으로 된다. 전체적인 심비대 소견은 없는 것이 보통이다.

**(2) 폐울혈**

폐울혈로 인해 폐동맥 및 폐정맥 확장, 폐림프계 울혈(鬱血; engorgement), 그리고 흉수 등이 생긴다. 심한 승모판막 협착에서는 폐림프계 울혈로 폐 기저부에서 수평의 선상 음영(컬리선; Kerley's line)이 생긴다.

**(3) 석회화**

승모판막 석회화가 심한 경우에는 석회화 음영이 보일 수 있다.

### 5) 심장초음파 검사

승모판막 협착 진단에서 가장 중요한 검사법 중의 하나이다. 승모판막 협착의 확진뿐만 아니라, 좌심방과 좌심실의 크기 그리고 승모판막 단면적 등을 정확하게 계산할 수 있다.

### 6) 심도자법 및 심혈관 조영술

승모판막 협착의 진단목적 만으로는 심장초음파 검사로도 충분하기 때문에 심도자 검사를 반드시 시행할 필요는 없다. 그러나 보다 정확한 혈역학적 측정치를 얻고자 할 때나 동반질환, 특히 관상동맥질환의 동반여부를 파악할 필요가 있을 때는 이 검사들을 시행한다.

## 7. 자연경과

류마티스성 열의 발병 후 판막염의 진행은 장기간에 걸쳐 서서히 진행한다. 일단 류마티스성 승모판막 협착의 증상이 발현한 후에도 완전한 장애(NYHA Class IV)에 이르기까지는 약 7~10년에 걸쳐 증상이 진행된다. 근본적인 교정 치료를 받지 않는 경우 환자들의 평균 생존 연령은 40~50세 사이로 보고되고 있는데, 인종이나 경제 환경의 차이로 병의 진행 경과가 더 빨라질 수 있는 것으로 알려져 있다.

## 8. 경피적 승모판막 풍선확장술 (percutaneous mitral valvulotomy)

경피적으로 풍선카테타를 삽입하여 협착이 있는 승모판막구에 위치시킨 다음 이를 팽창시켜 협착증을 해소시켜 주는 방법이다. 현재 부분적으로 좋은 결과들이 보고되고 있다. 그러나 승모판막을 직접 보면서 정확하게 협착상태를 해소시켜 주는 것이 아니기 때문에 재협착의 가능성이 있고, 또 좌심방 부속지 폐색을 하지 못하기 때문에 혈전색전증을 예방할 수 없다.

## 9. 외과적 치료법

### 1) 수술적응

증상의 정도에 관계없이 혈역학적으로 유의한 판막협착(단면적이 1.0~1.5 $cm^2$ 이하)이 있으면 조기수술을 해 주어야 한다. 판막의 손상이 심하지 않은 초기의 승모판막 협착증의 경우에는 내과의사에 의해 경피적 승모판막 풍선확장술이 시도되기도 하지만, 판막의 석회화, 건삭이나 유두근의 융합 등이 진행한 경우, 좌심방 혈전증이나 중증도 이상의 승모판막 폐쇄부전증이 동반된 경우는 외과적 치료법을 시행하여야 한다.

승모판막 협착의 수술방법에는 크게 교련절개술(commissurotomy)을 포함한 판막성형술과 인공판막 치환술(valve replacement)의 두 가지가 있는데, 현재 사용되고 있는 인공 심장판막의 여러 가지 문제점들을 감안할 때 가능하면 판막성형술을 시행해 주는 것이 좋다. 조기에 수술을 할 경우에는 인공판막 치환술을 피하고 판막성형술이 성공적으로 시행될 가능성이 높아진다. 그러나 진행된 병변을 가진 환자들에서는 인공판막 치환술이 불가피하게 되는 경우가 많다.

#### (1) 교련절개술이 가능하다고 판단되는 경우

수술 전 검사상 교련절개술의 가능성이 높은

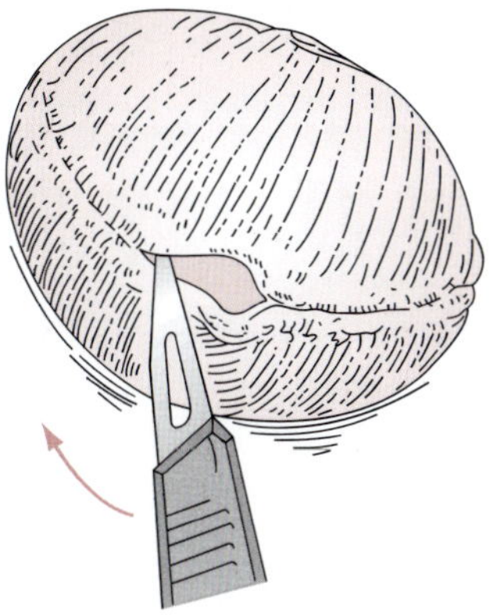

그림 38-2. 개방식 교련절개술의 모식도.

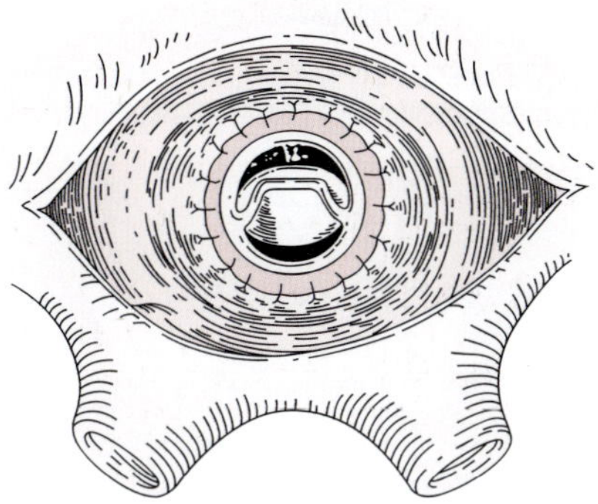

그림 38-3. 인공 심장판막(이첨판막형 기계판막)을 치환한 모습. 수술장에서 집도의의 위치에서 좌심방 절개를 통해 승모판막을 노출시킨 장면이다.

소견은 다음과 같다.

① 청진상 판막 개방음(opening snap)의 소실
② 형광투시검사(fluoroscopy)상 판막 석회화가 없는 경우
③ 심장초음파 검사에서 판막하 협착증(subvalvular stenosis) 소견이 거의 없는 부드러운 상태의 판막엽

#### (2) 인공판막 치환술이 불가피하다고 판단되는 경우

인공 심장판막의 치환에 따른 여러 가지 부작용을 감안하여 엄격한 수술적응이 요구된다. 일반적으로 NYHA Class Ⅲ 이상인 심한 증상을 가진 환자나 폐정맥 고혈압으로 인한 급성 증상이 반복되어 오는 환자들에서 수술을 시행한다.

### 2) 수술방법

#### (1) 승모판막 교련절개술 (mitral commissurotomy)

① 폐쇄식 교련절개술(closed commissurotomy)

체외순환에 의한 개방식 교련절개술이 등장하기 전에 시도되던 과거의 수술적 치료법이다.

② 개방식 교련절개술(open commissurotomy)

㉠ 정중 흉골절개술을 통한 체외순환 하에서 시행된다. 좌심방을 직접 절개하거나 또는 우심방과 심방중격을 통한 절개를 한 후, 승모판막을 직접 보면서 교련부를 절개한다. 절개의 원칙은 충분히 협착증을 해소시키면서 폐쇄부전은 생기지 않을 정도로 절개해 주는 것이다(그림 38-2).

㉡ 심방세동이 동반된 경우는 교련절개술 후 혈전색전증의 위험성을 제거하기 위해 좌심방 부속지를 내부 또는 외부에서 폐색(obliteration)시켜주는 것이 바람직하며, 최근에는 심방세동에 대한 수술적 치료법을 함께 시행하여 정상 동율동으로의 전환을 시도한다.

#### (2) 승모판막 치환술(mitral valve replacement)

체외순환 하에서 시행한다. 병변이 너무 진행되어 교련절개술 만으로는 효과적인 협착증 해소가 불가능하다고 판단될 때 시행되는데, 승모판막

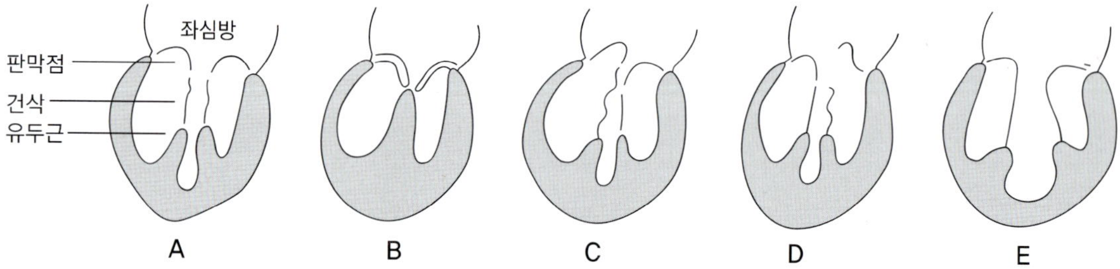


그림 38-4. 승모판막 폐쇄부전증을 일으키는 흔한 병리 해부 소견들. A. 판막륜(annulus)의 확장, B. 판막엽의 퇴축(retraction), C. 건삭(chordae tendinae)의 길어짐이나 짧아짐, D. 건삭의 파열, E. 좌심실의 확장.

을 완전히 제거한 뒤 인공 심장판막으로 치환시켜 준다(제41장. 인공 심장판막 참조)(그림 38-3).

## II. 승모판막 폐쇄부전

### 1. 정 의

승모판막 폐쇄부전(증)(僧帽瓣膜 閉鎖不全(症); mitral insufficiency, mitral regurgitation)은 승모판막의 병변으로 좌심실 수축시 좌심방으로 혈류의 역류가 일어나는 상태를 말한다. 승모판막 협착이 있는 경우에 폐쇄기능의 장애가 합병되어 나타나는 경우도 많다.

### 2. 발병원인 및 병리해부 소견

승모판막 폐쇄부전은 류마티스 열이 거의 유일한 발병원인인 승모판막 협착과는 달리 다양한 원인에 의해 올 수 있다. 크게는 판막자체의 병변에 의한 일차성(primary) 병변과 좌심실확장에 따라 이차적으로 오는 인한 이차성(secondary) 병변으로 나눌 수 있다(그림 38-4).

#### 1) 일차성 승모판막 폐쇄부전

**(1) 류마티스성**

① 과거에는 동, 서양을 막론하고 가장 흔한 원인이었다. 그러나 근래에 와서 서양에서는 승모판막 탈출증 등의 퇴행성 병변에 의한 경우가 가장 많으며, 우리나라에서도 류마티스성 원인은 점차 감소하고 있다.

② 주된 병리해부 소견은 판막륜 확장(annular dilatation)이다. 병변이 진행되면서 판막첨의 비후 및 건삭의 단축, 신장 또는 파열 등이 생긴다. 판막륜 확장은 벽성 판막첨(mural leaflet)에서만 일어난다. 대동맥판막첨(aortic leaflet) 쪽은 심장골격(cardiac skeleton)에 부착되어 있기 때문에 확장이 일어나지 않는데, 이러한 소견은 판막 재건수술 시에 중요한 고려사항이 된다. 판막의 석회화는 드물다.

**(2) 승모판막 탈출증(mitral valve prolapse)**

바를로증후군(Barlow's syndrome), 퍼덕이는 승모판막(floppy mitral valve), 점액판막변성(myxomatous valve degeneration) 등으로도 불린다.

① 여자에서 빈발한다. 가벼운 승모판막 탈출증은 매우 흔해서 서양의 통계에 의하면 정상 여

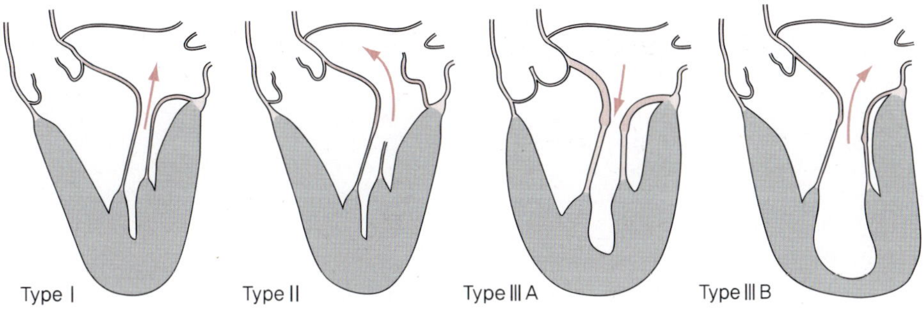


그림 38-5. 승모판막 폐쇄부전증에 대한 Carpentier의 분류.

성인구의 약 5%에서 발견될 수 있다고 한다. 그러나 이들 중에서 유의한 혈역하적 변화가 초래되는 경우는 많지 않고, 일부 환자에서만 나이가 들면서 혈액의 와류(turbulent flow)로 인한 점진적인 판막첨의 섬유화 및 석회화로 유의한 증상이 생기게 되는 것이다.

② 병리해부 소견상 승모판막이 과잉성(redundancy) 및 점액종성 비후를 보이고, 모든 건삭들이 얇고 길어진다. 건삭은 폐쇄부전의 진행에 따라 점점 늘어나다가 많은 경우에서 파열되면서 폐쇄부전을 더욱 조장한다. 때로는 건삭파열(chordal rupture)이 승모판막탈출 증후군의 한 변형으로서 먼저 나타나기도 한다.

#### (3) 관상동맥질환

관상동맥질환으로 인한 심근의 허혈로 유두근(papillary muscle)의 기능장애나 파열이 오면 심한 승모판막 폐쇄부전을 일으킬 수 있다.

#### (4) 감염성 심내막염

대개 대동맥판막에 생긴 감염성 심내막염의 세균 증식물(vegetation)이 승모판막에 전파되어 생기는 경우이고 단독으로 오는 경우는 많지 않다.

### 2) 이차성 승모판막 폐쇄부전

다른 원인에 의해 좌심실이 확장되고 그에 따라 이차적으로 판막륜의 확장이 동반되면서 폐쇄부전이 오는 경우를 말한다.

### 3) 승모판막 폐쇄부전증을 초래하는 해부학적 변화

승모판막을 구성하는 구조물의 변화는 네가지 유형으로 나눌 수 있다.

(1) 섬유화와 석회화에 따른 판막엽의 퇴축 (leaflet retraction)
(2) 승모판막륜의 확장
(3) 건삭의 병변(파열, 늘어남, 단축, 당겨짐)
(4) 유두근 기능이상

이러한 해부학적 구조의 변화에 근거하여, Carpentier라는 흉부외과 의사는 승모판막 폐쇄부전의 양상을 네가지 유형으로 분류하였다(그림 38-5).

① 제 1형 : 정상 판막엽 운동을 보이지만, 승모판막륜의 확장, 승모판막엽에 생긴 천공

등에 의해서 혈류가 역류되는 경우이다.

② 제 2형 : 판막엽 탈출증이나 과운동을 보이는 경우로서, 승모판막 탈출증에 건삭이 늘어나거나 파열이 동반되어 혈류가 역류되는 경우이다.

③ 제 3형 : 판막엽 운동의 제한을 보이는 경우. ⅢA형 : 심실이완기와 수축기 모두에서 판막엽 운동제한이 나타나는 경우이다. 판막엽의 비후 및 퇴축, 건삭의 단축이나 병합 등의 병변이 나타나는 류마티스성 승모판막 폐쇄부전에서 흔히 관찰된다.

ⅢB형 : 심실수축기에 판막엽 운동제한이 나타나는 경우이다. 확장성 심근증에서와 같이 좌심실이 확장되고 유두근이 심첨부로 전위된 경우에 나타나는 유형이다.

## 3. 병태생리

### 1) 혈역학적 변화

승모판막 폐쇄부전이 있으면 좌심실 수축시 심박출의 일부가 좌심방으로 누출되어 좌심방압을 상승시키고 전신혈류(systemic flow)를 감소시키게 된다. 좌심방압의 상승은 좌심실 수축기에는 보통 30~40 mmHg 정도로 상승하며 이완기에는 급격히 감소하는 간헐적인 양상을 보인다. 따라서 승모판막 폐쇄부전에서는 지속적인 좌심방압 상승을 보이는 협착증과 비교하여 폐혈관 저항이 상대적으로 덜 상승하게 된다. 또 좌심방 내에서의 혈류 정체가 일어나지 않기 때문에 좌심방 혈전이나 혈전색전증도 협착증에 비해 덜 생긴다.

### 2) 좌심실의 변화

승모판막 폐쇄부전 상태에서의 좌심실은 수축기에 좌심방으로 역류되었던 혈류를 이완기에 함께 받아들이기 때문에 용적부담이 증가하게 된다. 이에 따른 보상기전으로 좌심실 점점 확장(dilatation) 및 비후(hypertrophy)를 일으키게 된다. 그러나 이러한 보상기전에는 한계가 있어 결국 좌심실의 영구적인 손상이 생기면서 심부전증이 진행되게 된다. 일단 좌심실 부전이 생기면 환자의 경과는 급속히 나빠지게 된다. 따라서 승모판막 폐쇄부전에서 좌심실의 크기는 환자의 예후와 치료방침을 결정하는 데에 중요한 요인이 된다. 만일 좌심실의 크기가 정상에 가까우면 내과적 치료로도 충분하지만 점진적으로 커지는 상태이면 비가역적인 손상이 오기 전에 수술교정을 해주어야 하는 것이다.

### 3) 좌심방의 변화

좌심실 수축기에 역류되는 혈류로 인해 좌심방은 점진적으로 커진다. 그러나 좌심방 확장 정도는 환자에 따라 개별적인 차이가 있다. 따라서 좌심방 확장 정도와 승모판막 폐쇄부전 정도와는 반드시 일치하지는 않는다.

## 4. 임상양상 및 진단소견

### 1) 증 상

(1) 경도의 승모판막 폐쇄부전에서는 좌심실이 일정기간 잘 적응하기 때문에 심잡음 이외의 특별한 증상이 없다. 이때 유일한 문제는 세균성 심내막염의 발병 가능성 정도이다.

(2) 병변이 진행되면 허약, 피로, 심계항진(palpitation), 운동시 호흡곤란 등의 증상이 나타난다. 보다 더 진행된 상태에서는 승모판막 협착에서와 같이 폐울혈 증상이나 우심 부전증 소견도 나타날 수 있다.

### 2) 이학적 소견

심첨부에서 들리는 수축기 심잡음과 강한 심첨박동(apical impulse)이 특징적인 소견이다.

### 3) 흉부 X-선 사진

좌심방 및 좌심실 확장이 특징적인 소견이다. 그밖에 승모판막 협착에서와 같은 폐혈관상의 변화가 보일 수도 있다. 판막 석회화는 잘 나타나지 않으나, 나타나는 경우에는 판막성형술 보다는 인공판막 치환술의 대상이 된다는 판단기준이 될 수 있다.

### 4) 심전도

(1) 환자의 약 절반에서는 좌심실 비대의 소견이 뚜렷이 보이기도 하나, 어떤 환자에서는 폐혈관 저항의 증가로 우심실 비대 소견이 더 현저하게 보이기도 한다. 심방세동도 흔히 관찰된다.

(2) 간혹 심한 폐쇄부전 환자에서도 거의 정상적인 심전도 소견이 관찰되기도 한다.

### 5) 심장초음파 검사

승모판막 폐쇄부전의 진단 및 원인 병변의 파악에 큰 도움이 된다. 또 좌심실 및 좌심방의 크기 변화를 추적 분석할 수 있고, 수축기 및 이완기의 좌심실 용적변화로 박출계수(ejection fraction)를 측정할 수 있다.

### 6) 심도자법 및 심혈관 조영술

관혈적이기는 하나 가장 확진적인 방법이다. 심도자로 압력을 측정하여 폐동맥 고혈압의 여부와 심부전증의 여부를 판단할 수 있다. 또 심실조영술로 폐쇄부전의 정도와 심실수축력(박출계수)을 정확히 파악할 수 있다.

## 5. 자연경과

### 1) 전체적인 자연경과

승모판막 폐쇄부전의 자연경과는 (1) 원인 병변이 다양하며, (2) 증상이 시작되는 연령도 다양하고, (3) 오랜 기간동안 가벼운 상태에서 진행하지 않을 수 있으며, (4) 증상 및 예후를 결정짓는 중요한 요소인 좌심실 기능의 악화도 다양한 속도로 진행하기 때문에 일률적으로 이야기하기는 어렵다.

### 2) 류마티스성 승모판막 폐쇄부전

승모판막 협착에 비해 심한 류마티스성 열의 병력이 더 뚜렷한 경우가 많고, 유의한 병변으로 진행되는 기간도 짧다. 그러나 혈역학적으로 유의한 승모판막 폐쇄부전에서 수술치료를 받지 않는 경우에는 승모판 협착에서와 아주 유사한 생존율을 보인다.

### 3) 승모판막 탈출증

환자의 약 5~10%에서 유의한 승모판막 폐쇄부전이 나타난다. 대부분 40~50세 이후에 승모판막 폐쇄부전에 의한 증상이 나타난다.

## 6. 외과치료법

### 1) 수술적응

(1) 승모판막 폐쇄부전의 수술적응을 결정하는 것은 다음과 같은 이유들 때문에 협착증에서보다 더욱 어렵다.

① 판막 재건술이 가능한 지 여부를 수술 전에 결정하기가 더욱 어렵다.

② 좌심실 혈류의 역류 때문에 박출계수에 의한 좌심실 수축력 평가가 어렵다.

③ 만성적으로 좌심실 기능부전이 진행되는 경우에도 상당기간 증상이 없거나 가벼운 상태로 지속된다.

(2) 승모판막 폐쇄부전의 수술적응에는 좌심실 상태에 관한 고려가 중요하다. 일반적인 기준은 다음과 같다.

① NYHA 기능분류상 III, IV는 명백한 수술적응이 된다. 그러나 만일 비가역성 심근손상이 확인되면 심장이식 수술을 고려하여야 한다.

② NYHA 기능분류상 I, II에 속하면서 중등도 이하의 승모판막 폐쇄부전에서는 내과치료가 일차적인 방법이다. 이때는 혈관확장제 사용으로 혈류의 역류를 감소시켜 심박출량을 증가시키는 좋은 효과를 기대할 수 있다.

③ 급성 승모판막 폐쇄부전

감염성 심내막염이나 건삭파열 등으로 급성 승모판막 폐쇄부전이 온 경우, 만일 약물치료에 잘 반응할 때는 내과 치료를 계속하면서 수술을 연기할 수 있다. 그러나 내과 치료에 반응하지 않는 경우에는 즉시 수술을 시행하여야 한다.

(3) 승모판막 폐쇄부전의 수술에는 판막 재건술(valve repair)과 인공판막 치환술(valve replacement)의 두 가지가 있다. 현재 사용되고 있는 인공판막의 문제점들을 감안할 때 가능한 한 판막 재건술을 시행하는 것이 좋다.

### 2) 수술방법

#### (1) 판막 성형술 (valve repair, reconstructive surgery)

① 판막륜 성형술(annuloplasty)

습벽봉합(plicating suture)으로 확장된 판막륜을 줄여주는 방법이다. 판막륜 확장은 후판막엽(벽성 판막엽 ; mural leaflet)에서 주로 생기고 전판막엽(대동맥 판막엽; aortic leaflet)에서는 거의 생기지 않기 때문에 벽성 판막엽의 판막륜을 줄여준다. 그러나 이러한 고전적인 판막륜 성형술은 폐쇄부전의 교정효과가 그렇게 좋지 않아 과거만큼 많이 사용되고 있지는 않다. 소아에서는 판막륜의 추가성장을 위해서 판막륜 성형술에 인조 링(prosthetic ring) 등 인공물질을 사용할 수 없기 때문에 여전히 이 방법들이 유용하게 사용되고 있다.

② 판막 재건술

1970년대부터 프랑스의 흉부외과 의사 카펜티어(Carpentier)에 의해 시술된 방법이 대표적인 교정방법으로 인정받고 있다(그림 38-6). 이 술식은 승모판막 폐쇄부전을 일으키는 해부학적 병변은 단일 요인이라기 보다는 복합 요인에 의한 것이라는 이론에 바탕을 두고 있다. 따라서 이 방법은 인조링을 사용한 판막륜 성형술(ring annuloplasty), 건삭 파열이 생긴 벽성 판막첨의 사각절

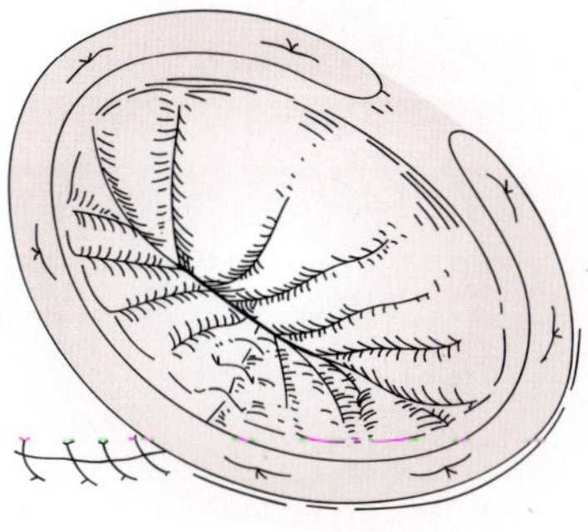

그림 38-6. 건삭파열이 생긴 벽성 판막철(mural leaflet)을 절제한 후 카펜티어 링(Carpentier ring)을 삽입하여 판막 재건술을 한 모습.

제(quadrangular resection), 늘어난 건삭의 단축, 벽성 판막첨 건삭의 대동맥 판막엽 전이술, 인조 건삭 치환술 등의 다양한 술식을 상황에 따라 사용하고 있다.

**(2) 승모판막 치환술(mitral vlave replacement)**

병변의 진행이 심하여 판막 재건술로는 승모판막 폐쇄부전의 교정이 불가능한 때는 인공판막으로 승모판막을 치환시켜 준다.

## 참고문헌

1. Fann JI, Ingels NB, Jr, Miller DC. Pathophysiology of mitral valve disease. In : Cohn LH, Edmunds LH, Jr (eds). Cardiac surgery in the adult. 2nd ed. New York : McGraw-Hill Company, 2003; 901-31.
2. Filsoufi F, Salzberg SP, Aklog L, Adams DH: Acquired disease of the mitral valve. In : Sellke FW, del Nido PJ, Swanson SJ (eds). Surgery of the Chest. 7th ed. Philadelphia : Elsevier Saunders Company, 2005; 1299-333.
3. Kouchoukos NT, Blackstone EH, Doty DB, Hanley FL, Karp RB. Mitral valve disease with or without tricuspid valve disease. In : Kirklin/Barratt-Boyes Cardiac Surgery. 3rd ed. Philadelphia : Churchill Livingstone Company, 2005; 483-553.

# 39 대동맥판막의 후천성 질환과 비후형 심근병증

## Ⅰ. 대동맥판막 협착

### 1. 정 의

대동맥판막 협착(증)(大動脈瓣膜 狹窄(症); aortic stenosis)은 대동맥판막의 협착으로 인해 좌심실에서 대동맥으로의 심박출이 장애를 받는 상태를 말한다.

### 2. 발병원인 및 병리해부 소견

#### 1) 퇴행성 대동맥판막 협착 (degenerative aortic stenosis)

노인에서 동맥경화성 병변으로 인해 대동맥판막 협착이 오는 경우로, 70세 이상의 환자에서 관찰되는 대동맥판막 협착의 가장 흔한 원인이다. 교련융합은 없이 판막첨들이 심한 석회화 소견을 보인다.

#### 2) 석회성 대동맥판막 협착 (calcific aortic stenosis)

이첨 대동맥판막(bicuspid aortic valve)이 중요한 원인이다. 이첨 대동맥판막은 전체 인구의 약 2% 빈도에서 관찰되는데 보통 소아에서는 별반 증상이 없다가 40~50 대에 들면서 섬유석회성 변성(fibrocalcific degeneration)을 일으키면서 협착증을 일으킨다. 70세 이하의 성인에서 대동맥판막 협착이 단독 병변으로 있을 때의 가장 흔한 원인이다. 그러나 이첨대동맥판막을 가진 환자들 중에서도 일생동안 정상적인 기능을 가지고 살아가는 경우도 있다.

#### 3) 류마티스성 대동맥판막 협착 (rheumatic aortic stenosis)

과거에는 높은 빈도를 보였으나 최근에 선진국들에서는 그 빈도가 감소했다. 판막엽의 비후 및 교련융합(commissural fusion)을 보이며, 판막엽의 유동성 상실로 인해 대동맥판막 폐쇄부전을 동반할 때가 많다. 승모판막이나 삼첨판막의 병변과 동반되는 경우도 종종 있다.

### 3. 병태생리

#### 1) 대동맥 판막 단면적의 감소

대동맥 판막의 정상 단면적은 3~4 $cm^2$이다. 만일 대동맥판막 협착으로 단면적이 1~1.5 $cm^2$ 이 되면 중증도(moderate) 대동맥판막 협착증이라고

하고, 단면적이 1 $cm^2$ 이하로 감소하면 심한(severe) 대동맥판막 협착증이라고 할 수 있다.

### 2) 판막 전후의 압력차 (transvalvular pressure gradient)

발병원인에 관계없이 대동맥판막 협착은 공통적으로 판막첨의 심한 석회화, 대동맥판막 면적의 감소, 판막 전-후의 큰 압력차가 특징이다.

보통 임상적으로 유의한 대동맥판막 협착에서의 판막 전후 압력차는 50 mmHg 이상이다. 그러나 심박출량이 심하게 감소되어 판막을 통한 혈류감소가 있을 때는, 설사 대동맥판막 면적이 심하게 좁아진 경우에도 판막 전후 압력차가 50 mmHg 이하로 나타날 수도 있다.

### 3) 좌심실 비대(left ventricular hypertrophy)

대동맥판막 협착으로 좌심실의 수축기압이 증가하면 보통 좌심실의 동심성 비대(concentric hypertrophy)를 초래한다. 이 결과 좌심실 탄성이 감소하게 되고 심한 경우 좌심실 확장기말 압력 증가를 초래하게 된다. 좌심실 내강의 크기는 정상인 경우가 보통이나, 병이 많이 진행되었거나 대동맥판막 폐쇄부전, 관상동맥질환 등과 동반되었을 때는 커질 수 있다.

## 4. 임상양상 및 진단소견

### 1) 증 상

협심증(angina), 실신(syncope), 운동시 호흡곤란(exertional dyspnea) 이 주된 소견이다. 환자의 약 1/3에서는 이러한 고전적인 3가지 증상이 모두 나타날 수 있다.

### 2) 이학적 소견

#### (1) 맥 박

주로 경동맥에서 측정하는데, 느린 상행각(up stoke)을 보이고 전체 시간은 길다.

#### (2) 청진소견

다이아몬드 형태(crescendo-decrescendo)의 수축기성 박출성 심잡음으로, 우측 흉골연의 제 2늑간에서 가장 잘 들린다.

### 3) 심전도

정상적인 동율동(sinus rhythm)에 부하(strain)를 동반한 좌심실 비대 소견을 보인다. 판막의 심한 석회화가 있을 때는 전도장애 소견을 보일 수도 있다.

### 4) 흉부 X-선사진

판막의 석회화, 상행대동맥의 협착 후 확장, 좌심실 비대 소견 등이 보인다.

### 5) 심장초음파 검사

확진이 가능하다. 그밖에 대동맥판막의 운동성 감소와 석회화, 그리고 좌심실의 크기와 기능을 파악할 수 있다. 도플러 심장 초음파를 이용하면 판막 전후의 압력 차와 폐쇄부전의 동반 여부도 알 수 있다.

### 6) 심도자법 및 심혈관 조영술

대동맥판막 협착의 진단 만을 위해서는 반드시 시행할 필요는 없다. 그러나 심장초음파 검사로 병변의 정도나 정확한 해부학적 협착 부위가 확실하지 않을 때는 시행할 수 있다.

40세 이상의 대동맥판막 협착 환자에서는 협심증의 유무와 관계없이 관상동맥질환이 합병되어 있는 경우가 많으므로, 수술 전에 관상동맥 조영술을 시행하여 관상동맥질환의 유무를 검사한다.

## 5. 자연경과

증상이 없는 경우에는 상당 기간 동안 별 문제없이 살수 있다. 그러나 일단 증상(협심증, 실신, 운동시 호흡곤란)이 생기면 급속히 상태가 나빠진다. 실신이 나타난 이후의 평균 예상수명은 약 4년, 협심증이 생긴 이후의 평균 예상수명은 약 3년, 그리고 운동시 호흡곤란 등 심부전증의 소견이 나타난 경우에는 예후가 가장 나빠서 약 2년의 예상수명을 보인다고 한다.

## 6. 외과적 치료법

### 1) 수술적응

(1) 대동맥판막 협착으로 인한 증상이 있는 환자

(2) 증상이 없는 환자

① 판막 전후의 압력차가 75 mmHg 이상인 환자

② 판막면적이 0.6 $cm^2$ 이하인 환자

③ 좌심실의 진행성 비대나 판막의 심한 석회화가 관찰되는 환자

### 2) 수술방법

**(1) 판막 절개술(valvotomy)**

체외순환 하에서 협착된 판막을 직접 보면서 절개하는 방법이다. 주로 소아에서 심한 선천성

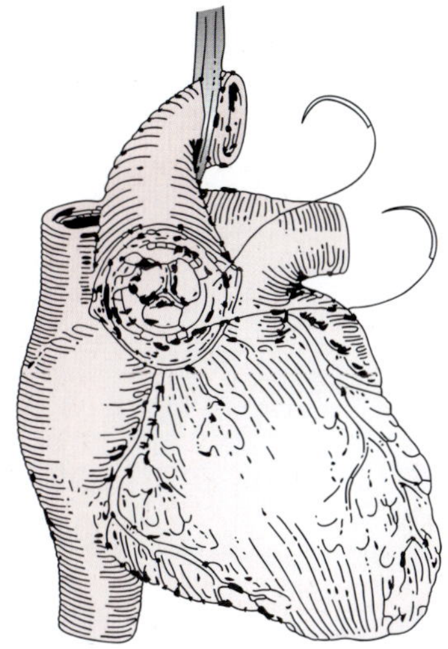

그림 39-1. 인공심장 판막(조직판막)을 이용한 대동맥판막 치환술의 모식도.

협착이 있는 경우에 사용할 수 있는 술식으로 후천성인 병변에서는 거의 사용되지 않는다. 그러나 최근에 와서 고령의 환자 등에서 인공판막의 치환에 따른 위험성을 피하기 위해 교련 절개술 및 특수흡입기에 의한 칼슘제거술 등을 사용하는 판막보존 술식(valve-preserving technique)이 일부에서 사용되기도 한다.

**(2) 대동맥판막 치환술(aortic valve replacement)**

① 대동맥판막 협착 수술의 가장 보편적인 술식이다. 체외순환 하에서 대동맥을 열고 병변이 생긴 판막을 절제한 뒤 인공판막으로 치환시켜 준다(그림 39-1).

② 작은 대동맥판막륜(small aortic annulus)에서의 인공판막 치환술

만일 대동맥판막륜이 정상보다 작아서 작은 크기의 인공판막 밖에 치환할 수 없는 경우에는, 인공판막 삽입 후에 혈역학적으로 허용치 이상의 좌심실-대동맥간 압력차가 생기게 된다. 일반적으

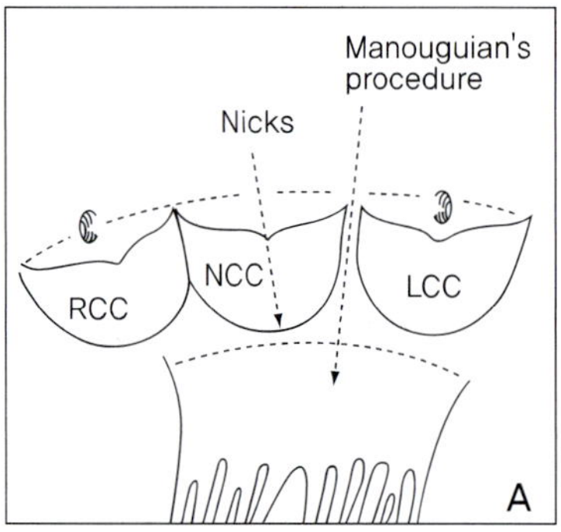


그림 39-2. 판막륜이 작을 때 넓히는 술식 중 대표적인 2가지의 모식도.

로 조직판막의 경우 최소한 21 mm 이상 크기를 사용해야 하며, 효율적인 출구를 가진 것으로 알려진 St. Jude 기계판막의 경우에도 최소한 19 mm 이상 크기는 사용하여야 한다. 따라서 최소한 19 mm의 판막도 치환할 수 없는 작은 판막륜을 가진 경우에는 판막륜 확장술을 시행해 주거나 또는 인공판막을 판막륜 이외의 장소에 삽입하여 보다 큰 크기의 인공판막으로 치환할 수 있게 해주어야 한다.

a. 판막륜 확장술(annular enlargement)

후방 접근법(posterior approach); 성인 환자에서 흔히 사용되는 방법으로 약 2~4 mm의 판막륜 확장 효과를 얻을 수 있다(그림 39-2).

㉠ 닉스(Nicks) 술식

판막륜 후방의 비관상동맥 판막첨(non-coronary cusp) 가운데를 통해 절개하여 판막륜을 넓히는 방법이다.

㉡ 마누기안(Manouguian) 술식

비관상동맥 판막첨과 좌관상동맥 판막첨(left coronary cusp)의 사이인 좌관상동맥 교련(left coronary commissure)을 통하여 좌심방으로 절개를 연장하여 판막륜을 넓히는 방법이다.

전방 접근법 (anterior approach, Konno method) : 판막륜을 4 mm 이상, 50% 까지도 확장시킬 수 있는 방법이지만 대동맥 유출로, 심실중격, 우심실 유출로를 포함한 복잡한 술식을 요하고 그에 따른 위험성도 상대적으로 크다. 우관상동맥 판막엽과 우심실 전벽을 통하여 우심실유출로까지 연장하여 판막륜을 넓히는 방법으로 아주 작은 대동맥 판막륜을 가진 소아 및 대동맥판막 하부의 좌심실 유출로도 함께 좁아져 있는 환자에서 유용하게 사용될 수 있다.

b. 심첨부-대동맥 도관(apical-aortic conduit)

판막륜에 심한 석회화가 있거나 아주 심한 선천성 대동맥판막 협착 등에서 드물게 시행된다. 좌심실 첨부와 복부 대동맥 사이에 우회도관(bypass graft)을 삽입하여 협착 부위를 우회시키게 된다.

## 7. 경피적 풍선판막절개술 (percutaneous balloon valvotomy)

협착된 판막구에 풍선카테타를 거치시킨 뒤 이를 팽창시킴으로서 비수술적 방법으로 판막절개를 시도하는 방법이다. 현재 일부에서 좋은 결과들이 보고되고 있지만 아직 그 정확한 가치와 장기 성적에 대해서는 확실하지 않다. 다만 여러 가지 전신질환이 있는 고령의 환자에서와 같이 외과치료에 위험성이 큰 경우에서는 단기간의 증상 완화에 유용할 것으로 생각되고 있다.

## II. 대동맥판막 폐쇄부전

### 1. 정 의

대동맥판막 폐쇄부전(증) (大動脈瓣膜 閉鎖不全(症); aortic insufficiency, aortic regurgitation)이란 대동맥판막의 병변으로 좌심실 수축기에 대동맥으로 나간 혈액이 좌심실 확장기에 좌심실 쪽으로 역류되는 상태를 말한다.

### 2. 발병원인 및 병리해부 소견

대동맥판막 폐쇄부전은 대동맥판막 협착보다 훨씬 다양한 원인들과 연관된다.

#### 1) 류마티스성

과거에는 가장 흔한 원인이었다. 대동맥판막 협착에서와는 달리 판막비후나 교련융합은 거의 없다. 주로 판막엽들이 반흔으로 단축(cicatrical shortening)되어 판막엽들이 중앙에서 제대로 접합되지 못함으로서 폐쇄부전이 생긴다.

#### 2) 퇴행성 석회성 대동맥판막 질환 (degenerative calcific aortic valve disease)

판막첨의 고정을 초래하여 심실이완기때 판막엽이 닫히지않아서 폐쇄부전이 생기게된다.

#### 3) 대동맥판막륜 확장증 (annulo-aortic ectasia)

대동맥판막륜 확장증은 낭성 중층괴사(cystic medial degeneration)로 인해 가장 흔히 발생하며, 마르팡(Marfan) 증후군과 종종 연관된다(그림 39-3). 판막륜의 확장은 발살바동에서 시작되는데 이때는 보통 폐쇄부전이 생기지 않는다. 폐쇄부전이 나타나는 시기는 병변이 상행대동맥을 침범하여 동맥류성 확장을 일으키면서 부터이다. 대동맥판막륜 확장은 대동맥박리(aortic dissection)와 연관되기도 한다.

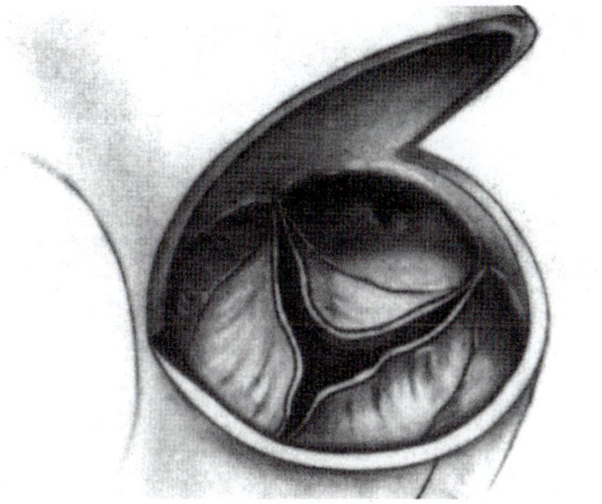

그림 39-3. 판막륜 확장으로 인한 대동맥판막 폐쇄부전증의 모습.

#### 4) 동맥경화성 및 매독성 상행 대동맥류

낭성 중층괴사와 같은 기전으로 대동맥판막 폐쇄부전을 일으킬 수 있다. 그러나 낭성 중층괴사와는 달리 대동맥박리는 드물게 합병된다.

#### 5) 대동맥염(aortitis)

류마티스성 관절염, 강직성 척추염(ankylosing spondylitis), 라이터 증후군(Reiter syndrome) 환자의 일부에서 대동맥염으로 인한 상행대동맥의 동맥류성 확장과 대동맥판막 폐쇄부전을 일으킬 수 있다.

### 6) 선천성 판막첨 이상

선천성 이첨판막이나 일첨판막에서도 폐쇄부전이 생길 수 있다. 이런 경우에 부적절한 판막절개술을 시행하거나 세균성 심내막염이 합병되면 폐쇄부전이 더 악화될 수 있다.

### 7) 감염성 심내막염

판막치환이 필요할 정도의 대동맥판막 폐쇄부전 환자들에서는 류마티스성 다음으로 흔한 발병 원인이다. 정상 판막에서도 올 수 있지만 선천성 판막엽 이상이 있거나 류마티스성 병변이 있는 판막에서 잘 생긴다. 판막엽의 천공 또는 교련부 파괴에 의한 판막첨들의 이상접합같은 병리 소견을 보인다.

### 8) 기타 원인들

#### (1) 흉부 외상

심장판막 중 대동맥판막은 둔상에 의한 손상을 가장 흔히 받는 판막이다. 아주 드물게는 관통상으로 인해 대동맥판막 폐쇄부전이 생길 수도 있다. 외상성 대동맥판막 폐쇄부전은 임상적으로 급격히 나쁜 경과를 취한다.

#### (2) 선천성 심실중격결손에 연관된 경우

특히 동맥하부형(subarterial type)의 심실중격결손에서 우측 대동맥판막첨이 심실중격결손을 통해 우심실쪽으로 빠져나와 대동맥판막 폐쇄부전을 일으킬 수 있다.

(3) 그 외에 점액종성 변성(myxomatous degeneration), 고혈압 등과 연관이 되기도 하고 어떤 경우에는 원인을 모를 경우도 있다.

## 3. 병태생리

1) 대동맥판막 폐쇄부전에서 대동맥으로부터 좌심실로 역류되는 혈액량은 폐쇄부전이 일어나는 판막공의 크기와 확장기의 좌심실-대동맥간 압력차에 좌우된다.

2) 대동맥판막 폐쇄부전이 있으면 좌심실의 전부하(preload) 및 후부하(afterload)가 모두 증가하고 이에 대한 보상기전으로 좌심실비대 및 확장이 나타나게 된다. 병변이 좀 더 진행되면 보상기전의 한계로 심부전 또는 심근허혈 증상이 생기게 된다. 이때 심근허혈은 좌심실비대 및 부하가 증가하면서 확장기압의 감소로 인한 관상동맥 관류압의 감소로 생긴다.

## 4. 임상양상 및 진단소견

### 1) 증 상

대동맥판막 협착에 비하여 증상이 없는 경우가 많다. 증상이 나타나는 경우 운동시 호흡곤란, 발작성 야간 호흡곤란, 폐부종 등 폐정맥 고혈압에 의한 증상이 주가 된다. 협심증도 간혹 나타나나 졸도나 현기증은 아주 드물다.

### 2) 이학적 소견

(1) 대동맥판막 폐쇄부전의 정도를 가장 확실하게 확인하는 방법은 경동맥이나 심첨부를 촉진하는 것이다. 맥박의 상행각(upstroke)은 가파르고 하행각(downstroke)도 빠르게 생기면서 맥파의 길이가 짧아진다.

(2) 확장기 혈압은 중등도의 폐쇄부전에서는 보통 60 mmHg 이하인데, 심한 폐쇄부전에서는

그보다 더 떨어진다.

(3) 청진소견

좌상부 흉골연이나 우측 제 2늑간에서 가장 잘 들리는 높은 음조의 확장기 점약성 심잡음(decrescendo murmur)이 주 소견이다. 심잡음의 세기는 일반적으로 폐쇄부전이 심할수록 증가한다. 그러나 심한 폐쇄부전으로 심부전증이 생긴 경우에는 심잡음이 들리지 않을 수 있다.

### 3) 심전도

좌심실이 커져있는 소견을 보인다.

### 4) 흉부 X-선사진

좌심실 및 상행대동맥이 커져있는 소견을 보인다. 좌심방은 정상이거나 약간 커진다.

### 5) 심장초음파 검사

대부분 확진이 가능하다. 2D 심장초음파 검사로 좌심실의 기능을 평가할 수 있고, 도플러 초음파 검사로는 혈류 역류의 정도를 파악할 수 있다.

### 6) 심도자법 및 심혈관 조영술

심장초음파 검사로 충분한 정보를 얻을 수 없는 경우에 사용한다. 폐쇄부전의 정도, 대동맥근(aortic root)의 해부학적 상태, 관상동맥 협착의 여부, 동반 판막질환의 여부 등을 정확히 파악할 수 있다.

## 5. 자연경과

증상이 나타나기까지의 무 증상 기간은 대동맥판막 협착에서보다 길다. 그러나 일단 증상이 나타나면 역시 좋지 않은 경과를 보인다. 심한 대동맥판막 폐쇄부전과 좌심실 기능부전이 동반되면 수술을 하지 않을 경우 1년 내에 50%의 사망률을 보이며, 심부전증이 나타난 경우에는 수술을 받지 않으면 평균 2년의 생존율을, 협심증이 나타나는 경우에는 평균 5년의 생존율을 보인다.

## 6. 외과적 치료법

### 1) 수술적응

**(1) 대동맥판막 폐쇄부전으로 인한 증상이 있는 환자**

증상이 있는 환자는 수술적응이 된다.

**(2) 무증상 환자**

유의한 대동맥판막 폐쇄부전은 있으나 증상이 없는 환자에서는 수술적응 및 수술시기의 결정이 상당히 어렵다. 만일 너무 빨리 수술하면 환자에게 수술 자체의 위험성과 함께 인공판막치환에 따른 여러 가지 문제점들을 부과하는 셈이 되고, 반면 너무 늦게 수술하면 좌심실의 지나친 심근손상을 초래하여 수술 후 경과에 치명적인 악영향을 미칠 수도 있는 것이다.

따라서 무증상 환자에서의 수술적응은 연구자에 따라 다소간 차이가 있는데 일반적인 기준들은 다음과 같다.

① 심장-흉곽 비(C/T ratio)가 55% 이상일 때는 수술한다.

② 심장크기 또는 좌심실의 크기가 점점 커질 때는 수술한다.

③ 심장초음파 검사로 좌심실의 수축기 기능을 측정하여 정한다. 즉 좌심실의 수축기말 내

경(LVESD)이 55 mm, 좌심실의 이완기말 내경(LVEDD)이 75 mm에 달하면 신속히 수술해 준다.

④ 좌심실 수축기 기능을 이용한 또 다른 지표로 40% 이하의 박출계수(ejection fraction)를 수술기준으로 삼기도 한다.

### 2) 수술방법

#### (1) 대동맥판막 치환술 (aortic valve replacement)

체외순환 하에 대동맥을 열고 병든 판막을 제거한 뒤 인공판막으로 치환시켜 준다.

#### (2) 복합이식편(composite graft)의 사용

대동맥판막륜 확장증으로 인한 대동맥판막폐쇄부전이 있는 경우에는 인공판막을 포함하고 있는 복합이식편으로 대동맥판막 및 상행대동맥을 치환시켜 주기도 한다(제47장. 그림 47-3 참조).

#### (3) 대동맥판막 재건술, 대동맥판막 보존술 (aortic valve repair, aortic valve sparing)

대동맥근의 퇴행성 질환(degenerative disease)은 대동맥동-관 접합부(sinotubular junction), 대동맥 판막륜 등의 확장에 따른 대동맥판막 폐쇄부전을 초래하며, 이 경우의 대동맥판막 자체는 정상인 경우가 많다. 따라서 이 경우 대동맥근을 이식편으로 재형성(remodeling)하거나 대동맥 판막을 이식편에 재이식(reimplantation) 함으로써 인공판막 치환을 피할 수 있다.

## Ⅲ. 비후형 심근병증

### 1. 정 의

비후형 심근병증(肥厚形 心筋病症; hypertrophic cardiomyopathy)은 좌심실유출로 협착을 일으키는 심근의 일차성 질환으로 대동맥판막 협착과 구별되어야 하는 병변이다.

현재 정확한 발병원인은 모르지만 유전적인 요인이 큰 것으로 생각되고 있다. 과거에는 특발성 비후성 대동맥판막 하부 협착증(idiopathic hypertrophic subaortic stenosis ; IHSS) 또는 비후성 협착성 심근병증(hypertrophic obstructive cardiomyopathy)이라고도 불리웠다.

### 2. 병리해부 소견

1) 좌심실 비대가 비대칭적으로 생기는 것이 보통이다. 즉 심실중격이 좌심실 자유벽(LV free wall)에 비해 약 1.3배의 비후를 보인다(비대칭 중격비후; asymmetric septal hypertrophy). 좌심실 내강은 작거나 정상이고 승모판막은 비후되어 있다. 좌심방은 보통 커져 있다(그림 39-4).

2) 승모판막이 비정상적으로 앞쪽으로 전이되어 있고 전판막첨은 수축기시 앞쪽으로 움직이는데(systolic anterior motion; SAM), 그 기전은 확실하지 않다.

3) 유의한 비후형 심근병증 환자에서는 경도의 승모판막 폐쇄부전이 있는 경우에는 비후형 심근병증에 의해서라기 보다는 승모판막 자체의 병변을 보통 의미한다.

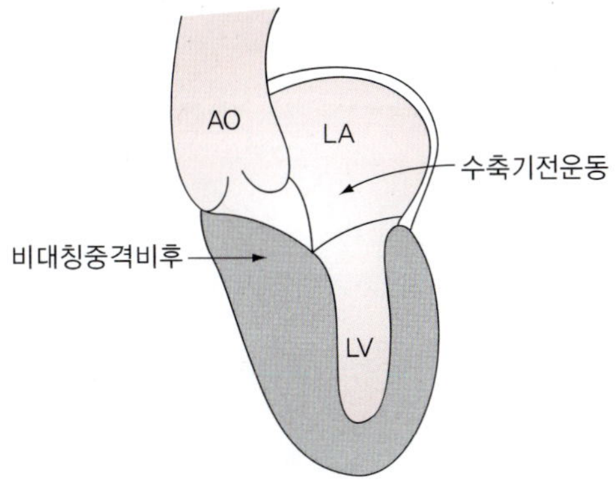


그림 39-4. 비후형 심근병증의 해부학적 특징. 작은 좌심실 내강, 좌심방 확장, 승모판막 비후 등이 나타나 있다. 그리고 수축기시 중격 비후와 승모판막 전판막첨의 수축기 전 이동(SAM)으로 좌심실유출로의 협착이 생긴다(AO : 대동맥, LV : 좌심실, LA : 좌심방).

4) 심장수축기에 승모판막의 전판막첨과 비후된 중격이 서로 접촉하여 심실중격 상부에서 섬유탄성증(fibroelastosis)을 일으킴으로서 특징적인 플라크(plaque)가 관찰될 수도 있다.

## 3. 병태생리

다음과 같은 3가지 중요 소견을 보인다.

### 1) 확장기시 좌심실 탄성(compliance)의 감소

주로 병태생리 소견으로 확장기 충만(diastolic filling)의 장애를 초래한다.

### 2) 수축기시 좌심실의 과수축성

비후된 좌심실에 의해 생긴다.

### 3) 심실내 유출로(outflow tract)의 압력차

좌심실의 비후와 승모판막의 수축기전 운동(SAM)의 두 가지 요인 때문에 생기는 것으로 추정된다. 다른 견해로는 해부학적 협착 때문에 심실내 압력차가 생기는 것이 아니라 수축기시 심실의 급속한 혈류구출로 인해 압력차가 생기는 것으로 해석하기도 한다.

## 4. 임상양상 및 진단소견

### 1) 증 상

(1) 어떤 연령에서도 증상이 생길 수 있지만 대부분 10~20대에 빈발한다. 남녀 성비는 2 : 1로 남자에서 많다.

(2) 호흡곤란, 협심증, 졸도 등의 증상을 보인다. 가장 무서운 증상은 급사(sudden death) 인데 이 병변으로 인한 사망원인의 50% 이상을 차지한다. 졸도나 급사의 가장 큰 원인은 부정맥 특히 심실빈맥에 의한 것으로 생각된다.

### 2) 이학적 소견

(1) 경동맥이나 심첨부에서 이단 맥박(bifid pulse)이 촉진된다. 즉 대동맥판막 협착에서의 느린 상행각(upstroke)과는 달리 빠른 상행각과 수축기 중간 하강, 그리고 다시 수축기 끝까지 느린 상승을 보인다.

(2) 심첨부나 또는 좌측 하부 흉골연에서 수축기 드릴(thrill)이 촉진 될 수 있다.

(3) 청진소견

① 제 1, 2심음은 보통 정상이다. 제 4심음도 보통 존재한다.

② 심첨부와 좌측 흉골연에서 잘 들리는 거친 점강-점약성(crescendo-decrescendo)의 수축기 심잡음이 존재한다. 이 심잡음은 (a) 좌심실 전부하(preload)의 감소

(발살바 법, 기립동작), (b) 좌심실 수축력의 증가(심실성 기외수축), 또는 (c) 좌심실 후부하(afterload)의 감소(혈관확장제)시에는 세기가 증가한다. 반대로 (a) 좌심실 전부하의 증가(다리를 올리거나 쪼그려 앉기), (b) 좌심실 수축력의 감소(베타 차단제), 또는 (c) 좌심실 후부하의 증가(혈압상승제) 시에는 세기가 감소한다.

③ 승모판막 폐쇄부전으로 인한 전수축기 잡음(holosystolic murmur)이 들릴 수도 있다.

### 3) 심전도 및 흉부 X-선사진

좌심실 비대의 소견을 보인다.

### 4) 심장초음파 검사

가장 유용한 진단 방법이다. M-mode 심장초음파 검사로 승모판 전판막첨의 수축기전 운동(SAM)과, 좌심실 자유벽(free wall)에 비하여 중격이 비후된 것을 관찰할 수 있다(그림 39-5). 2D 심장초음파 검사로는 중격 비후의 정도 및 양상과 동반질환의 여부를 파악할 수 있다. 도플러 심장초음파 검사를 사용하면 유출로의 압력차를 계산할 수 있다.

### 5) 심도자법 및 심혈관조영술

내과적 치료에도 증상이 계속되어 수술이 계획된 환자에서 시행한다. 관상동맥 질환의 동반이 의심되거나 심장초음파 검사로 진단이 확실치 않은 드문 경우에도 적응이 된다.

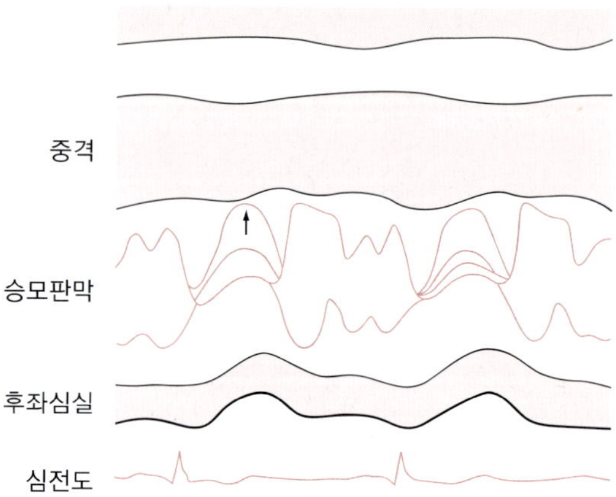

그림 39-5. 비후형 심근병증의 M-mode 심장초음파 검사. 심실중격의 뚜렷한 비후와 함께 승모판막의 수축기전 운동(SAM : 화살표)을 관찰할 수 있다.

## 5. 자연경과

1) 비후형 심근병증의 자연경과는 별 증상이 없이 장기 생존을 하는 경우에서부터 빠른 진행을 보이면서 수년 내에 환자가 사망하는 경우까지 실로 다양한 양상을 보인다. 일반적으로 발병연령이 빠를수록 협착이 심하다.

2) 가장 무서운 합병증은 급사로, 환자의 약반에서 사망원인이 된다. 비후형 심근병증은 젊은 운동선수에서 가장 흔한 급사의 원인이기도 하다. 급사의 원인에는 혈역학적 원인과 부정맥이 있는데 후자가 흔하다. 소아에서 일찍 진단된 경우, 졸도 등 증상이 있는 경우, 가족 중에 급사한 사람이 있는 경우, 나이 든 환자에서는 수축기 및 확장기 기능장애가 있는 경우 등에서 급사가 생길 가능성이 높다.

## 6. 치 료

### 1) 내과 치료

비후형 심근병증 화자에서의 치료목표는 증상을 완화하고 급사를 예방하는 것이다. 증상완화는 내과적 치료로 대부분의 환자에서 효과를 볼 수 있으나, 급사의 예방에는 내과 및 외과적 치료로도 뚜렷한 효과가 증명되지 못하고 있다.

#### (1) 증상이 없는 환자

치료 방침에는 아직 이론이 많다. 급사의 가족력, 심한 심실비대, 또는 심한 협착이 있는 젊은 환자에서 선택적으로 약물치료를 시행할 수 있다. 그리고 세균성 심내막염의 위험성이 높기 때문에 이에 대한 예방책을 시행한다.

#### (2) 증상이 있는 환자

증상이 있는 환자들에서는 베타 차단제와 칼슘통로 차단제로 일차적으로 치료한다.

① 베타 차단제(beta-blocker)

베타 차단제는 심장의 교감신경 자극을 억제시켜 심박수와 심실수축력을 감소시킴으로서 심근의 산소 소모를 감소시키고, 따라서 좌심실 유출로 협착을 완화시키는 작용을 한다.

② 칼슘통로 차단제(calcuim channel blocker)

베타 차단제로 잘 듣지 않는 경우에 칼슘통로 차단제 특히 베라파밀(verapamil)을 투약하면 효과를 볼 수 있다. 칼슘통로 차단제는 수축력의 감소와 심박수의 감소 그리고 확장기 충만(filling)의 개선을 통해 효과를 낸다. 하지만 베타 차단제와 칼슘통로 차단제의 병용은 급사의 위험을 증가시키므로 피해야 한다.

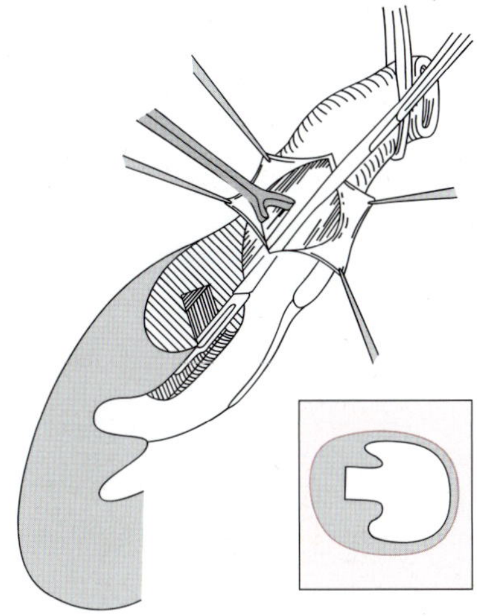

그림 39-6. 대동맥을 통한 좌심실 근절개 및 근절제술의 모식도.

③ 항부정맥 약제

유의한 심실성 또는 상심실성 부정맥이 있는 환자에서는 전기생리 검사를 통해 적절한 항부정맥 약제의 사용을 필요로 하기도 한다. 부정맥에 의한 급사 가능성을 줄이기 위한 목적으로 아미오다론(amiodarone)을 사용하기도 한다.

### 2) 외과 치료

#### (1) 수술 적응증

① NYHA 제 III등급 및 제 IV 등급에 해당되는 환자로 내과치료에 반응하지 않고 안정 시나 유발 시에 압력 차를 보이는 경우

② 급사 상황에서 소생된 환자 중 안정시나 유발시에 50 mmHg 이상의 좌심실 유출로 압력 차를 보이는 경우

#### (2) 수술방법; 좌심실 근절개 및 근절제술 (left ventricular myotomy-mymectomy)

현재 보편적으로 사용되는 방법이다. 통상의

체외순환 하에서 대동맥 또는 대동맥과 좌심실의 양쪽으로 접근하여 근육성 협착을 제거해준다(그림 39-6). 만일 수술 후 좌심실유출로의 압력 차가 유의하게 감소되지 않거나 또는 유의한 승모판막 폐쇄부전이 계속되면 승모판막 치환술을 시행해 준다.

## 참고문헌


1. Mihaljevic T, Paul S, Cohn LH, Wechsler A. Pathophysiology of aortic valve disease. In : Cohn LH, Edmunds LH, Jr (eds). Cardiac surgery in the adult. 2nd ed. New York: McGraw-Hill Company, 2003; 791-810.
2. Banbury MK. Acquired aortic valve. In : Sellke FW, del Nido PJ, Swanson SJ (eds). Surgery of the Chest. 7th ed. Philadelphia : Elsevier Saunders Company, 2005; 1285-97.
3. Kouchoukos NT, Blackstone EH, Doty DB, Hanley FL, Karp RB. Aortic valve disease. In : Kirklin/Barratt-Boyes Cardiac Surgery. 3rd ed. Philadelphia : Churchill Livingstone Company, 2005; 554-656.

# 40 삼첨판막의 후천성 질환

## Ⅰ. 삼첨판막 협착

### 1. 정 의

삼첨판막 협착(증) (三尖瓣膜 狹窄(症) ; tricuspid stenosis)이란 우심실의 확장기 충만(diastolic filling)시 삼첨판막을 통한 확장기 혈류에 협착성 장애가 있는 상태를 말한다.

### 2. 발생빈도

1) 후천성 삼첨판막 질환은 전체적으로도 흔하지 않은 병변인데 그 중에서도 삼첨판막 협착은 특히 드물다.

2) 승모판막 질환과 마찬가지로 30~40대의 여자에서 주로 생긴다.

### 3. 발병원인

#### 1) 류마티스성

대부분의 원인을 차지한다. 그러나 삼첨판막 질환 단독으로 오는 경우는 없고 항상 승모판막 질환, 승모판막 질환과 대동맥판막 질환이 합병된 병변, 그리고 드물게는 대동맥판막 질환과 연관된다. 류마티스성 삼첨판막 질환이 나타나는 경우 보통 폐쇄부전 소견이 주가 되는데 협착증은 여기에 다양한 정도로 합병되는 양상을 보인다.

#### 2) 기타 원인들

카르시노이드 증후군 (carcinoid syndrome), 섬유탄성증(fibroelastosis), 심내막 심근 섬유증(endomyocardial fibrosis), 홍반성 루푸스(lupus erythematosus) 등에서 생길 수도 있다.

### 4. 병리해부소견

교련융합(commissural fusion)이 주된 소견이다. 승모판막 협착에 비해 유두근(papillary muscle)이나 건삭(chordae tendineae)의 융합은 덜하다. 판막의 석회화도 드물다. 일반적으로 협착증 뿐만아니라 폐쇄부전증도 동반한다.

### 5. 임상양상 및 진단소견

#### 1) 증 상

심한 피로감, 호흡곤란, 말초 부종 등이 흔히 관찰되는 증상이다. 말초 부종은 특히 심방세동이 합병된 경우에는 흔히 관찰된다.

#### 2) 이학적 소견

(1) 경정맥 맥박에서 현저한 A-파가 관찰된다.

(2) 청진소견

좌측 흉골연의 제 3, 4, 5 늑간에서 확장기 잡음이 들린다. 심방세동이 합병된 경우에는 수축기 잡음도 보통 들린다.

(3) 간비대나 복수는 아주 진행된 경우 이외에는 드물게 나타난다.

#### 3) 심전도

특징적인 소견은 없다. 환자의 약 반에서 심방세동이 관찰된다. 동율동(sinus rhythm)을 보이는 경우에서는 크고 뾰족한 P-파가 나타난다.

#### 4) 흉부 X-선 사진

우심방 확장을 보이는 반면 폐동맥은 커져 있지 않다. 폐는 비교적 깨끗하다.

#### 5) 심장초음파 검사

M-mode 및 2D 심장초음파 검사로 판막첨의 비후 및 확장기 움직임(diastolic excursion)의 감소, 둥근 지붕모양의(doming) 판막 등 진단적 소견들을 관찰할 수 있다. 도플러 심장초음파 검사로는 삼첨판막 전후의 확장기 압력 차를 알 수 있다.

#### 6) 심도자법

우심방압과 우심실압을 동시에 측정하면 삼첨판막 전후의 확장기 압력차(4 mmHg 이상)를 확인할 수 있다.

### 6. 자연경과

동반된 류마티스성 승모판막 또는 대동맥판막 질환의 자연경과에 따른다. 그러나 체정맥압의 상승, 간비대, 말초부종 등의 소견이 있을 때는 빨리 악화된다.

### 7. 외과적 치료법

#### 1) 수술적응

II. 삼첨판막 폐쇄부전의 수술적응 참조

#### 2) 수술 방법

**(1) 삼첨판막 교련절개술**
**(tricuspid commissurotomy)**

다음과 같은 두 가지 방법들이 주로 사용된다. 이때 만일 폐쇄부전이 함께 있으면 판막륜 성형술로 이를 교정해준다.

① 전중격 및 후중격 교련 절개(anteroseptal and posteroseptal commissurotomy)

전후 교련부(anteroposterior commissure)의 절개는 폐쇄부전을 일으킬 가능성이 크기 때문에 피한다.

② 전중격 교련절개 및 후판막엽 절개

**(2) 삼첨판막 치환술**
**(tricuspid valve replacement)**

드물게 시행된다.

# II. 삼첨판막 폐쇄부전

## 1. 정 의

삼첨판막 폐쇄부전(증)(三尖瓣膜 閉鎖不全(症); tricuspid insufficiency, tricuspid regurgitation)은 삼첨판막의 병변으로 우심실 수축기에 우심방으로 혈류의 역류가 일어나는 상태를 말한다.

## 2. 발생 빈도

환자의 약 2/3가 여자이고 평균 연령은 40세이다.

## 3. 발병 원인 및 병리해부 소견

대부분 좌측 심장판막의 병변, 특히 승모판막협착증에 이차적으로 생기는 기능적인(functional) 병변으로 나타난다. 기질적(organic) 요인은 드물다.

### 1) 기능적(이차성) 삼첨판막 폐쇄부전

가장 흔한 원인이다. 좌측 심장판막, 주로 승모판막의 병변과 연관되어 폐동맥 고혈압과 우심실 확장이 생기면서 삼첨판막륜의 확장이 일어나고 이로 인해 판막첨 간의 접합이 제대로 되지 않아 폐쇄부전증이 생기게 된다. 판막륜중 중격판막첨(septal leaflet)이 부착된 부위는 주위 조직에 고정이 되어있어 확장이 가장 적게 일어나고 주로 전판막첨(anterior leaflet)과 후판막첨(posterior leaflet) 부위에서 확장이 일어난다. 판막륜 성형술시 판막륜을 주로 단축시켜주는 부위도 이 부위이다(그림 40-1).

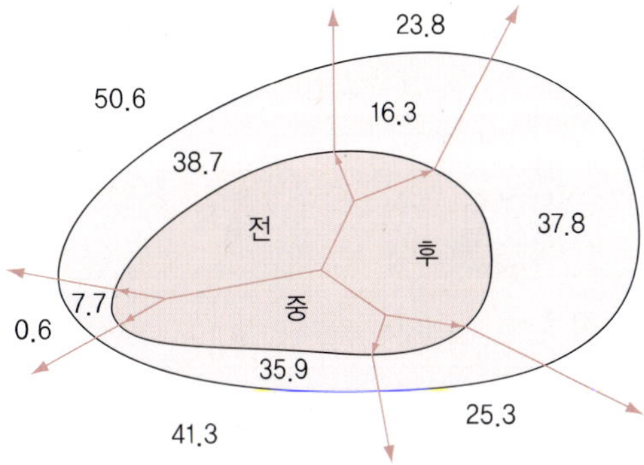


그림 40-1. 삼첨판막 폐쇄부전에서 판막륜의 확장은 주로 전판막엽(전)과 후반막엽(후)에서 일어난다. 그림에서 안쪽의 숫자들은 정상 삼첨판막에서 판막첨들의 부착길이(mm)를 나타낸 것이고, 바깥쪽의 숫자들은 삼첨판막의 확장시 늘어나는 길이를 나타낸 것이다. 따라서 삼첨판막륜 성형술(tricuspid annuloplasty)은 전판막첨과 후판막첨의 판막륜을 줄여주는데 그 초점이 있다(중 : 중격 판막첨).

### 2) 기질적(일차성) 삼첨판막 폐쇄부전

#### (1) 류마티스성

삼첨판막 단독의 류마티스성 병변보다는 승모판막 또는 대동맥판막의 류마티스성 병변과 동반되어 생긴다.

#### (2) 기타 원인들

외상성, 심내막염, 카르시노이드 심장질환 등에 의해서 드물게 생길 수 있다.

## 4. 임상양상 및 진단소견

### 1) 증 상

호흡곤란이나 기좌호흡(orthopnea) 등이 나타나는데, 승모판막 협착이 단독으로 있을 때 보다 증상이 오히려 덜한 것이 보통이다. 승모판막 협착에 삼첨판막 폐쇄부전이 동반되면 일종의 감압

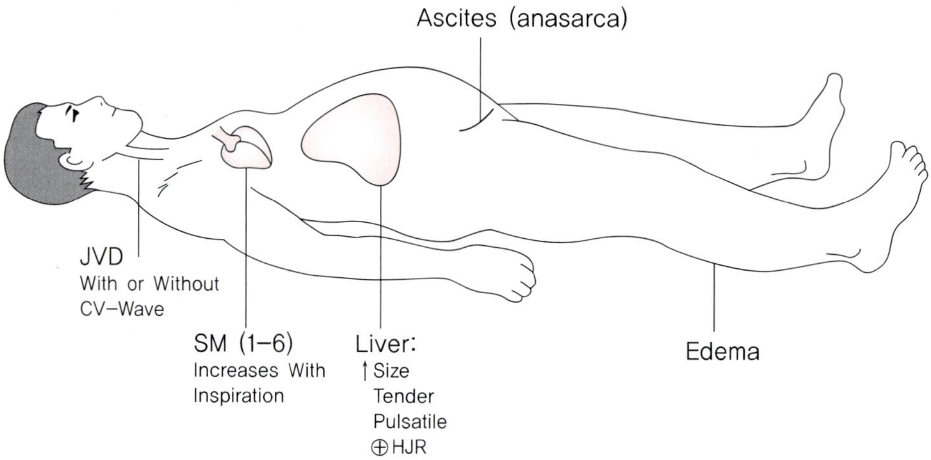


그림 40-2. 삼첨판막 폐쇄부전증의 증상 모식도

작용을 하기 때문에 증상이 가벼워진다고 설명하고 있다.

### 2) 이학적 소견

(1) 경정맥 확장, 간비대, 말초부종 등이 나타난다(그림 40-2).

(2) 청진소견

수축기 심잡음으로 좌측 또는 우측 4, 5 늑간 흉골연에서 가장 크게 들린다. 깊은 흡기시 소리가 커진다.

### 3) 심전도

심방세동을 보이는 경우가 흔하다. 정상 동율동을 가진 일부 환자에서는 우심방 비대의 소견이 나타날 수 있다.

### 4) 흉부 X-선사진

(1) 좌측 심장판막 질환이 있을 때 예상되는 만큼 폐동맥이 커져 있지 않을 때는 삼첨판막 폐쇄부전이 있을 가능성이 크다.

(2) 심비대가 흔히 나타나는데 동반된 좌측 심장판막 질환의 상태에 따라 좌우된다.

(3) 대부분 우심방이 커진 소견을 보인다.

### 5) 심장초음파 검사

삼첨판막 폐쇄부전의 정도를 심혈관 조영술로 진단하기 위해서는 카테터가 삼첨판막을 통과하여 우심실에 위치하여야 하므로, 카테터에 의한 부정맥이 유발되고 삼첨판막 폐쇄부전이 악화되기 때문에 정확하게 폐쇄부전의 정도를 파악하기 어렵다. 따라서 심장초음파 검사는 삼첨판막 폐쇄부전의 정도를 파악하는데 가장 유용한 검사법이다. 그밖에 세균증식물(vegetation)의 존재나 건삭 및 유두근의 파열 여부도 관찰할 수 있다.

천연색 혈류 심장초음파 검사(color Doppler echocardiography) 로는 폐쇄부전의 양상 및 위치까지 파악할 수 있다.

### 6) 심도자법 및 심혈관 조영술

우심방압은 현저한 c-v파와 급속한 y 하강을

보인다. 우심방 및 우심실의 평균 확장기말압이 종종 상승한다. 삼첨판막을 통과한 카테터의 영향으로 폐쇄부전이 조장되기 때문에 우심실 조영술로 폐쇄부전의 정도를 파악하는데는 지장이 있다.

## 5. 자연경과

시간경과에 따라 진행하는 양상을 보이지만 좌측판막의 폐쇄부전에 비해 진행속도가 느리다. 좌측 판막질환에 이차적으로 발생한 기능적 삼첨판막 폐쇄부전의 경우 좌측 판막질환이 잘 치료된 후에도 계속 진행되는 경우가 있는데, 이는 지속성 폐동맥고혈압, 진행성 우심실 심근병증(cardiomyopathy), 만성심방세동 등이 원인이라고 여겨진다.

## 6. 외과적 치료법

### 1) 수술적응

(1) 삼첨판막 폐쇄부전이 단독으로 있는 드문 경우를 제외하고는 동반된 좌측 심장판막 질환의 수술적응을 따른다.

(2) 삼첨판막 폐쇄부전만 있는 드문 경우에는 NYHA 제 III등급 및 제 IV 등급이면 수술적응이 된다.

### 2) 수술방법

**(1) 삼첨판막륜 성형술(tricuspid annuloplasty)**

대부분 환자에서 효과적으로 시행되는 술식이다. 수술의 기본목표는 확장된 판막륜을 줄여주는 것으로 전술한 대로 중격판막첨(septal leaflet)

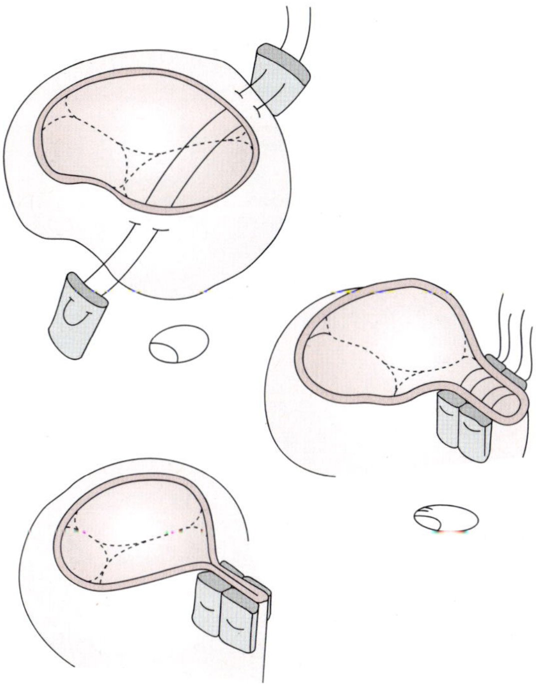

그림 40-3. 삼첨판막륜 주름성형술(tricuspid annular plication)의 모식도(전 : 전판막첨, 후 : 후판막첨, 중 : 중격판막첨)

쪽을 제외한 나머지 부위를 단축시켜준다.

① **윤주름성형술**(annular plication ; Kay or Wooler annuloplasty)

후판막첨 쪽의 판막륜에 주름을 잡아주어 삼첨판막을 실제적으로 두 개의 판막첨을 가진 판막으로 만들어 주는 방법이다(그림 40-3).

② **반원 윤성형술**(semicircular annuloplasty ; DeVega annuloplasty)

전중격 교련(anteroseptal commissure)과 후중격 교련(posteroseptal commissure) 사이의 판막륜을 두 줄의 쌈지봉합법(purse-string suture)을 사용하여 단축시켜 주는 방법이다(그림 40-4).

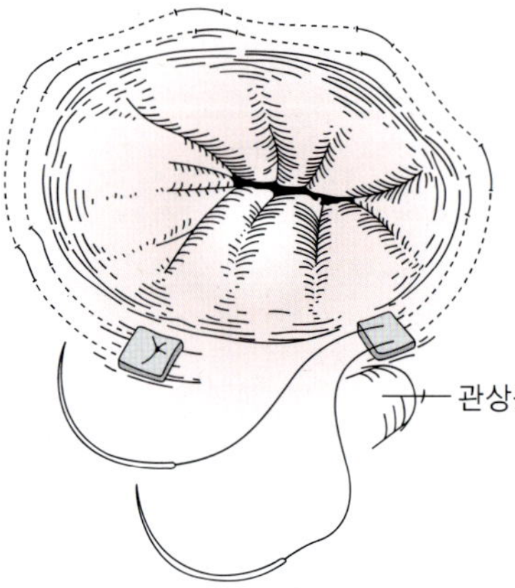


그림 40-4. De Vega의 반원 판막륜 성형술의 모식도.

③ 고리 윤성형술(ring annuloplasty ; Carpentier technique)

인조물질로 만든 C자 또는 타원형의 고리를 사용하여 판막륜 단축을 시켜주는 방법이다. 다른 방법들보다는 다소간 복잡하지만 가장 정확한 방법이다(제 38장. 그림 38-6 참조).

#### (2) 삼첨판막 치환술 (tricuspid valve replacement)

심한 기질적 삼첨판막 질환이 있는 경우에는 드물게 삼첨판막 치환술을 시행할 수도 있다. 이때는 체외순환 하에서 조직판막(tissue valve) 또는 기계판막을 사용하여 삼첨판막을 치환시켜 준다. 삼천판막 치환술에 기계판막을 사용하면 수술 후 혈전색전증의 위험성이 매우 높기 때문에 조직판막을 더 흔히 사용한다.

## 참고문헌

1. Shemin RJ. Tricuspid valve disease. In : Cohn LH, Edmunds LH, Jr (eds). Cardiac surgery in the adult. 2nd ed. New York : McGraw-Hill Company, 2003; 1001-13.
2. Duran CMG. Acquired disease of the tricuspid valve. In : Sellke FW, del Nido PJ, Swanson SJ (eds). Surgery of the Chest. 7th ed. Philadelphia : Elsevier Saunders Company, 2005; 1335-54.
3. Kouchoukos NT, Blackstone EH, Doty DB, Hanley FL, Karp RB. Tricuspid valve disease. In : Kirklin/Barratt-Boyes Cardiac Surgery. 3rd ed. Philadelphia : Churchill Livingstone Company, 2005; 671-88.

# 41 인공 심장판막과 감염성 심내막염

## Ⅰ. 인공 심장판막

### 1. 서 론

#### 1) 이상적인 인공 심장판막의 조건

인공 심장판막은 1960년대 초에 임상에 소개된 이후 40여 년 동안 수많은 개선을 거치면서 사용되고 오고 있지만 아직까지 모든 조건을 다 갖춘 이상적인 제품은 등장하지 못하고 있다. 인공 심장판막이 갖추어야 할 조건들을 요약하면 다음과 같다.

(1) 우수한 혈류역학적 성상을 지녀야 한다.
(2) 항혈전성을 지녀야 한다.
(3) 내구성이 좋아야 한다.
(4) 혈액성분의 손상을 일으키지 않아야 한다.
(5) 수술삽입이 용이하여야 한다.
(6) 환자에게 불편감이 없어야 한다.

#### 2) 인공 심장판막의 종류

인공 심장판막은 크게 금속재질로 만들어진 기계판막(mechanical valve)과 생체조직에서 만들어진 조직판막(tissue valve, bioprosthetic valve)의 두 종류로 나뉘어진다. 많은 제품들이 소개되어 왔으며 현재도 근본적인 형태에는 큰 변화가 없으나 약간의 기능개선을 주장하면서 신제품들이 개발되고 있다.

### 2. 기계판막

#### 1) 사용적응

(1) 아주 고령이 아니면서(65~70세 이하), 장기적인 항응고제의 사용에 따른 문제가 없는 환자에서 가장 좋은 적응이 된다.

(2) 대동맥 판막륜이나 좌심실이 작아서 작은 크기의 인공판막을 사용하여야 할 때는 기계판막 중에서도 혈역학적 기능이 좋은 이첨판막형을 사용한다.

#### 2) 장·단점

**(1) 장 점**

① 재질의 특성상 장기 내구성(durability)이 가장 큰 장점이다.
② 이첨 판막형이나 경사 디스크형은 판막의 측면 높이가 낮기 때문에(low-profile) 수술 시 삽입이 용이하다.
③ 이첨 판막형은 특히 작은 크기에서도 혈류에 대한 협착증을 가장 덜 일으킨다.

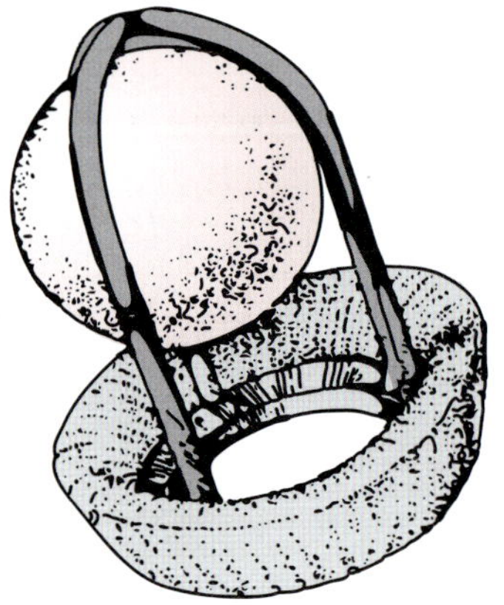

그림 41-1. 스타-에드워즈(Starr-Edwards) 인공판막.

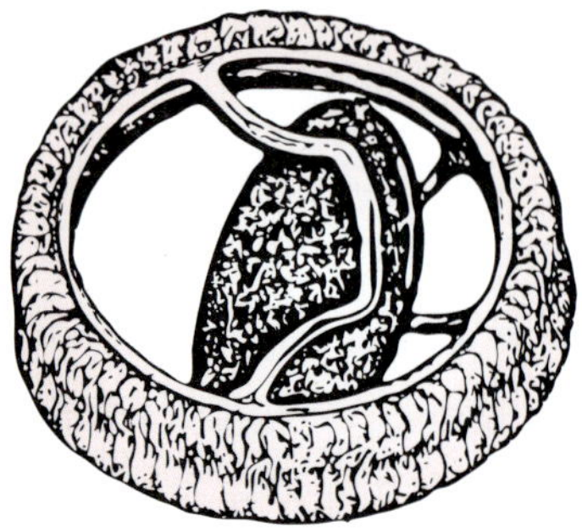

그림 41-2. 비요르크-샤일리(Bjork-Shiley) 인공판막.

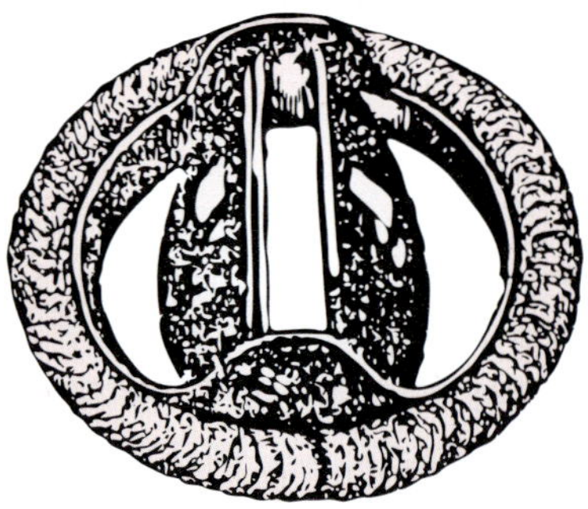

그림 41-3. 세인트 쥬드 이엽(St. Jude bileaflet) 인공판막.

#### (2) 단 점

① 혈전색전증(thromboembolism)의 빈도가 높고, 이를 방지하기 위한 항응고제의 장기적인 사용으로 출혈성 합병증의 위험성이 크다는 점이 가장 큰 단점이다.

② 용혈(hemolysis), 판막주위 누출(perivalvular leak) 등의 빈도가 상대적으로 높다.

### 3) 종 류

#### (1) 새장속 공 모양(caged ball) 기계판막

인공 심장판막 중 최초로 소개된 형이다. Starr-Edwards 판막이 대표적인 제품이다. 측면 높이가 높고(high profile), 작은 크기에서는 판막 전후 압력 차(transvalvular gradient)가 크기 때문에 요즘은 많이 사용되지 않는다(그림 41-1).

#### (2) 경사 디스크형(tilting disc) 기계판막

판막 전후의 압력 차를 줄이기 위해 경사형 디스크를 사용한 형이다. 경사형 디스크가 열렸을 때 혈류의 흐름이 비교적 중앙성으로 층상흐름(central laminar flow)을 보여 생리적 상태에 가깝다. ① Medtronic-Hall valve, ② Omniscience valve, ③ Bjork-shiley monostrut valve(그림 41-2) 같은 제품들이 있다.

#### (3) 이첨판막형(bileaflet) 기계판막

완전한 중앙성 혈류를 유지해주어 혈액학적 성상이 우수하다. 따라서 작은 크기에서도 판막 전후의 압력 차가 작게 유지될 수 있다. 현재 ① St. Jude valve (그림 41-3), ② Carbomedics valve 등이 세계적으로 널리 사용되고 있다.

## 3. 조직판막

### 1) 사용 적응증

항응고제를 장기적으로 사용하는 데에 문제가 있는 환자에서 적응이 된다.

① 위장관 출혈이나 뇌출혈의 병력, 또는 혈액 응고 장애가 있는 환자
② 수술 후 계속 관리(flollow-up)가 힘든 환자
③ 수술 후 임신을 원하는 환자
항응고제(쿠마딘)를 사용하는 상태에서 임신을 하면 기형유발(teratogenic) 작용 및 출혈성향 등으로 문제가 될 수 있다.

### 2) 장-단점

#### (1) 장 점

기계판막과 반대로 혈전색전증, 출혈, 판막주위 누출 등의 빈도가 상대적으로 낮다.

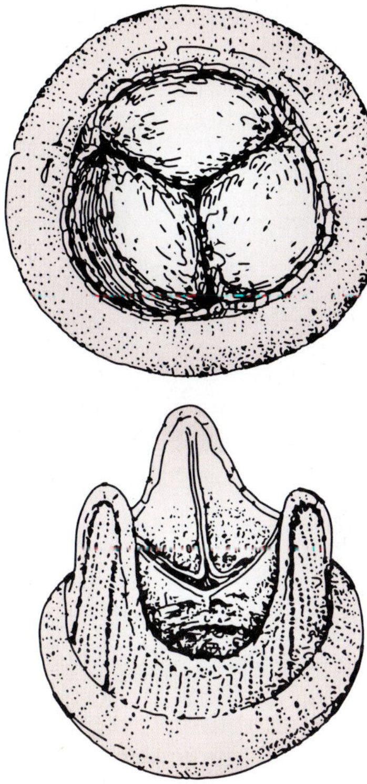

그림 41-4. 카펜티어-에드워즈(Carpentier-Edwards) 조직판막.

#### (2) 단 점

① 조직의 조기 변성(degeneration)에 따른 판막 내구성의 문제가 가장 큰 단점이다. 특히 소아 환자에서는 높은 칼슘대사로 인해 변성이 더 빨리 온다.

② 작은 크기에서는 혈류에 대한 협착증이 상대적으로 더 잘 생긴다.

### 3) 종 류

#### (1) 동물조직판막(bioprosthetic valve)

① 스텐트 지지 동물조직판막
(stented bioprosthetic valve)

동물의 판막, 심막, 근막(fascia lata), 경막(dura mater) 등을 재질로 이용하여 스텐트로 지지한 제품(stented valve)이다. 현재는 판막조직 또는 심막으로 만든 것 만이 우수성을 인정받아 널리 사용되고 있다. 근막이나 경막으로 만든 제품들은 조기 변성 문제 때문에 더 이상 사용되지 않고 있다.

㉠ Hancock I, Hancock II valve
돼지의 판막으로 만든 제품이다.

㉡ Capentier-Edwards porcine valve
역시 돼지의 판막으로 만든 제품이다(그림 41-4).

㉢ Capentier-Edwards PERIMOUNT pericardial valve
기존의 소의 심막으로 만든 제품들의 조기 변성 문제를 개선한 제품이다.

② 스텐트 없는 동물조직판막

(stentless bioprosthetic valve)

금속 스텐트가 없이 제조된 동물조직판막으로 유효 판막면적이 더 넓은 조직판막을 삽입할 수 있다. 그러나 삽입하기가 까다롭고 수술시간이 오래 걸리는 단점이 있다.

**(2) 대동맥 동종이식편(aortic homograft)**

혈액학적인 측면이나 항혈전성이 기존의 인공 판막들에 비해서 우수하다. 그러나 구하기가 힘든데다, 채취 및 보존과정 상에 비용이 들고 번거러워서 보편화되지는 못하고 있다. 사용할 때 스텐트로 지지해 줄 수도 있지만 혈역학적 장점을 오히려 방해할 수 있기 때문에 잘 사용 하지 않는다. 동종판막의 채취 후 보존은 냉동보존법(cryopreservation)을 주로 사용한다.

# II. 감염성 심내막염

## 1. 정 의

감염성 심내막염 (感染性 心內膜炎 ; infective endocarditis) 이란 미생물에 의한 심내막의 감염을 말한다. 감염 미생물에는 세균이 주를 이루나 그 외 진균, 리케치아, 클라미디아, 바이러스 등 다양한 종류가 원인이 될 수 있다.

## 2. 유발원인

### 1) 심장질환

심장 내에 압력차나 와류(turbulence)가 형성되면 감염성 심내막염의 유발원인이 될 수 있다.

**(1) 선천성 심장질환**

이차공 심방중격결손(secundun ASD)을 제외한 모든 선천성 심장기형에서 감염성 심내막염이 생길 수 있다. 그 중에서도 특히 심실중격결손(VSD), 팔로씨 사증후(TOF), 대동맥판막 협착(AS) 등에서 잘 생긴다.

**(2) 후천성 심장질환**

류마티스성 판막질환이나 퇴행성 판막질환에서 감염성 심내막염이 생길 수 있다.

**(3) 기타 심장질환**

승모판막 탈층증(mitral valve prolapse), 점액종성 판막변성(myxomatous valve degeneration), 특발성 비후성 대동맥판막 하부협착((IHSS) 같은 원인 불명의 심장질환에서도 감염성 심내막염이 유발될 수 있다.

**(4) 심장내 인공구조물**

인공 심장판막이나 인공 심박조율기 전극이 심장내에 삽입되어 있는 환자에서 감염성 심내막염이 유발될 수 있다.

### 2) 비 심장질환

**(1) 면역기능이 떨어진 환자**

스테로이드 등 면역 억제제 또는 항암제 사용 환자에서 면역기능의 저하로 인해 감염성 심내막염이 유발될 수 있다.

**(2) 마약중독환자**

**(3) 정맥 내 카테타가 장기간 삽입되어 있는 환자**

## 3. 병리해부 소견

감염성 심내막염에서의 병리학적 특징은 세균 증식물(vegetation)의 존재이다.

### 1) 세균증식물의 구성

(1) 세균증식물은 육안적으로는 꽃양배추(cauliflower) 모양을 닮은 조직 집성체로 나타난다. 현미경학적으로는 혈소판, 섬유소, 세균의 덩어리로 이루어져 있다.

(2) 세균증식물 내의 세균은 세균혈증의 근원이 된다. 이들 세균들은 혈소판-섬유소 그물망(platelet-fibrin meshwork) 속에 위치하고 있기 때문에 보통 항생제 치료에는 저항을 보인다.

(3) 세균증식물은 초기 형성과정에서는 떨어지기 쉬운 상태로 되어있어 색전증(embolism)을 일으킨다.

### 2) 호발 장소

(1) 심장판막에서 호발한다. 그러나 심방 벽, 심실 벽, 중격 등 어떤 부위에서도 생길 수 있다.

(2) 결손을 통해 고압부에서 저압부로 혈류의 제트효과(jet effect)로 저압부에서 내막의 손상이 초래되기 때문에 저압부에서 세균증식물이 잘 생긴다. 예를 들어 동맥관개존에서는 저압부인 폐동맥 쪽에서 잘 생기고 승모판막 폐쇄부전에서는 심방 쪽에 서 잘 생긴다. 또 대동맥판막 협착에서는 대동맥판막 상부에서 잘 생긴다.

(3) 발병장소에 따른 임상적 의의

일반적으로 좌측 심장판막에 생긴 감염성 심내막염의 혈역학적 영향은 우측 심장판막에서와 비교할 때 보다 심한 양상을 보인다. 이러한 차이는 좌측 심장의 큰 압력 때문으로 생각하고 있다.

## 4. 세균학 소견

### 1) 자연판막 심내막염 (native valve endocarditis)

**(1) 그람양성 균**

가장 흔한 원인 균으로 그 중에서 연쇄구균(Streptococcus viridance) 이 가장 흔하고, 그 다음으로는 포도구균(Staphylococcus epidermis, Staphylococcus aureus) 이 흔한 균이다.

**(2) 그람음성 균**

과거에는 드물었으나 최근 입원 치료중인 중환자나 마약중독자의 증가와 함께 증가 추세에 있다.

(3) 기타 여러 가지 미생물들이 원인이 될 수 있는데 특히 진균(fungus)성은 인공 심장판막의 감염, 병원감염, 마약중독자 등의 요인으로 증가 추세에 있다.

### 2) 인공 심장판막 심내막염 (prosthetic valve endocarditis)

인공 심장판막이 삽입된 환자에서 생긴 심내막염은 삽입 후 60일 이내에 생긴 조기 인공 심장판막 심내막염과 60일 이후에 생긴 만기 인공 심장판막 심내막염으로 보통 나뉘어진다. 조기 심내막염은 수술 중이나 수술 직후에 감염된 세균에 의해 주로 생긴다. 반면 만기 심내막염은 자연판막에서 생긴 심내막염과 같은 병인에 의해 생긴다. 따라서 조기 인공 심장판막 심내막염에서는 포도구균(S. epidermis, S. aureus)이나 그람음성균 등이 주를 이루고, 만기 인공 심장판막 심내막염에서는 자연판막에서와 같이 연쇄구균이 가장 흔하고 그 다음이 포도구균이다.

## 5. 임상양상 및 진단소견

### 1) 증 상

발열, 허약감, 야간 발한, 식욕부진 등이 흔한 증상이다. 그 외 흉통이나 등의 통증, 근육통 등이 올 수 있다.

### 2) 이학적 소견

(1) 심잡음이 대부분 들린다.

(2) 발열이 있다.

(3) 비장비대(splenoegaly)나 북채 손가락 등은 만성적인 병변에서 나타날 수 있다.

(4) 피부 병변

일부 환자에서는 미세색전증(microembolism)으로 인해 오슬러 결절(Osler's node)이나 제인웨이 결절(Janeway node) 등이 나타날 수도 있다.

(5) 기타 장기의 색전증

폐, 신장, 뇌의 색전증이 생길 수 있다.

### 3) 혈액 배양(blood culture)

적어도 3번은 시행하여 원인균을 증명한다. 감염성 심내막염에 합당한 임상증상과 함께 혈액배양상 균 양성이 나오면 확진이 된다.

### 4) 심장 초음파검사

2D 심장 초음파검사로 세균증식물이 확인되면 해부학적 확진이 가능해진다.

### 5) 심도자법

수술 전 감염성 심내막염으로 인한 혈역학 및 해부학적 이상을 정확히 파악하는데 도움을 줄 수 있다. 그러나 심장초음파 검사로 명확히 진단이 되는 급성기의 우측심장 병변이나 상태가 나쁜 좌측심장 병변 등에서는 시행하지 않아도 된다.

## 6. 치 료

### 1) 내과적 치료

보통 6~8주간의 항생제 치료가 필요하며, 시험관내 감수성 검사로 살균성이 강한(bactericidal) 항생제를 선택하여 투약한다.

### 2) 외과적 치료

**(1) 중요한 수술 적응**

① 진행성이거나 내과적 치료에 잘 반응하지 않는 심부전증

② 중한 색전증(major embolism)

③ 적절한 항생제 치료에도 계속되는 세균혈증(bacteremia)

④ 진균성 심내막염

⑤ 정맥내 장치나 혈액투석 장치 등 혈관 내 이물질의 존재

⑥ 감염성 심내막염으로 인한 심장블록

⑦ 인공 심장판막 피열(dehiscence) 또는 폐쇄

⑧ 적절한 내과적 치료에도 재발된 감염

#### (2) 수술방법

① 대동맥판막

젊은 환자나 출산을 원하지 않는 여자환자. 그리고 대동맥판막륜이 작은 환자에서는 기계판막을 사용한다. 그러나 65세 이상의 환자에서는 조직판막을 사용한다.

② 승모판막

판막륜의 부분적인 파괴로 판막치환 수술을 요하는 환자에서는 일반적으로 조직판막을 사용한다. 그러나 어린 소아환자에서나 심한 대사 장애가 있는 환자 그리고 만성 혈액투석을 받고 있는 환자들에서는 조직판막의 조기변성이 일어날 위험성이 높기 때문에 기계판막을 사용한다.

③ 삼첨판막과 폐동맥판막

내과적 치료에 반응하지 않는 활동성 심내막염의 경우에는 수술이 필요하다. 이때는 인공심장판막에 의한 판막치환보다는 감염 판막 자체를 단순히 절제해 내는 것이 바람직하다. 환자들은 대부분 이러한 술식을 별 문제없이 견뎌낸다. 삼첨판막에서 인공 판막치환수술이 필요한 경우에는 가능하면 조직판막을 사용한다.

## 7. 예 방

### 1) 예방이 필요한 환자와 필요 없는 환자

#### (1) 예방이 필요한 환자

감염성 심내막염에 있어서 진단과 치료보다 더 중요한 것이 예방이다. 따라서 이를 유발할 수 있는 원인을 가진 환자들에서는 특정 시술을 할 때 반드시 적절한 항생제를 사용하여 감염성 심내막염을 예방해 주어야 한다.

① 대부분의 선천성 심장질환 환자

② 류마티스성 판막질환 환자

③ 인공 심장판막이 삽입된 환자

④ 체동맥-폐동맥 단락(systemic-pulmonary artery shunt)을 받은 환자

⑤ 특발성 비후성 대동맥판막 하부협착증(IHSS) 환자

⑥ 세균성 심내막염의 병력이 있는 환자

⑦ 폐쇄부전을 동반한 승모판막 탈출증(mitral valve prolapse) 환자

#### (2) 예방이 필요 없는 환자

① 이차공 심방중격결손(secundum ASD) 환자, 또는 이를 패취를 사용하지 않고 직접봉합법으로 수술하고 6개월 이상 경과한 환자

② 동맥관개존(PDA)을 수술하고 6개월 이상 경과한 환자

③ 관상동맥우회수술(CABG)을 받은 환자

### 2) 예방책이 필요한 시술들

감염성 심내막염에 대한 예방이 필요한 환자들에서 다음과 같은 시술을 할 때는 적절한 항생제로 예방책을 시행한다.

(1) 치은출혈(gingival bleeding)이 예상되는 모든 치과시술

(2) 편도절제술(tonsillectomy)이나 아데노이드 절제술(adenoidectomy)

(3) 호흡점막(respiratory mucosa)을 침범하는 외과적 시술이나 생검

(4) 기관지경검사 특히 경직성 기관지경검사(rigid bronchoscopy)

(5) 감염조직의 절개 및 배농

(6) 다음과 같은 비뇨생식기 계통이나 위장관

계통의 시술시
방광경 검사, 전립선수술, 요관 삽관법, 요로 수술, 질식(vaginal) 자궁절제술, 담낭수술, 대장수술, 식도 확장술, 식도정맥류의 경화요법(sclerotherapy), 대장경검사, 상부 위장관 내시경검사, 직장 S-상 결장경 검사

### 3) 예방 항생제요법

#### (1) 치과 및 호흡기계통 시술

① 위험도가 낮은 대부분의 환자들

㉠ 소 아

시술 1시간 전 페니실린 V를 1.0 그램 주고 그 6시간 후에 0.5 그램 준다. 페니실린에 알레르기가 있으면 에리트로마이신(Erythromycin) 20 mg/kg를 1시간 전 경구로 주고 그 6시간 후에 10 mg/kg를 준다.

㉡ 성 인

시술 1시간 전 페니실린 V를 2.0 그램 주고 그 6시간 후에 1.0 그램 준다. 페니실린에 알레르기가 있으면 에리트로마이신 1.0 그램을 1시간 전에 주고 그 6시간 후에 0.5 그램을 준다.

② 위험도가 높은 환자들(인공 심장판막이나 외과적 단락(shunt)의 존재)

㉠ 소 아

암피실린(Ampicillin) (50 mg/kg)과 겐타마이신(Gentamicin) (2.0 mg/kg)을 시술 30분 전에 정주 또는 근주로 주고, 그 6시간 후에 페니실린 V를 0.5 그램 준다. 페니실린에 알레르기가 있는 환자에서는 긴 반감기를 가진 반코마이신(Vancomycin)을 시술 1시간 전에 20 mg/kg을 약 1시간에 걸쳐 천천히 한 차례만 정주한다.

㉡ 성 인

암피실린(1~2그램)과 겐타마이신(1.5 mg/kg)을 근주 또는 정주하고, 그 6시간 후에 페니실린 V를 1.0 그램 준다. 페니실린에 알레르기 있는 환자에서는 소아에서와 똑같은 방법으로 1.0 그램을 정주한다.

#### (2) 비뇨생식기 및 위장관 수술 또는 기계사용(instrumentation)

① 표본 처방

㉠ 소 아

암피실린(50 mg/kg)과 겐타마이신(2.0 mg/kg)을 시술 30분 전에 정주 또는 근주한다. 8시간 후에 재투여 하기도 한다.

㉡ 성 인

소아에서와 같은 방법으로 암피실린(2.0그램)과 겐타마이신(1.5 mg/kg)을 투여한다.

② 페니실린에 알레르기가 있는 환자

㉠ 소 아

시술 1시간 전에 반코마이신(20 mg/kg)을 1시간에 걸쳐 천천히 정주하고 동시에 겐타마이신 2.0 mg/kg를 정주 또는 근주한다. 그 8~12시간 후에 재투여 할 수 있다.

㉡ 성 인

소아에서와 똑같은 방법으로 반코마이신(1.0그램)과 겐타마이신(1.5 mg/kg)을 투여 한다.

③ 위험도가 낮은 환자에서 작은 시술이나 반복되는 시술에서의 경구요법

㉠ 소 아

시술 1시간 전에 아목시실린(Amoxicillin) 50 mg/kg을 경구 투여하고 그 6시간 후에 25 mg/kg를 투여한다.

㉡ 성 인

시술 1시간 전에 아목시실린 3.0 그램을 투여하고 그 6시간 후에 1.5 그램을 투여한다.

## 참고문헌

1. Gudbjartsson T, Aranki S, Cohn LH Mechanical/bioprosthetic mitral valve replacement. In : Cohn LH, Edmunds LH, Jr (eds). Cardiac surgery in the adult. 2nd ed. New York : McGraw-Hill Company, 2003; 951-86.
2. Filsoufi F, Adams DH. Surgical treatment of mitral valve endocarditis. In : Cohn LH, Edmunds LH, Jr (eds). Cardiac surgery in the adult. 2nd ed. New York : McGraw-Hill Company, 2003; 987-97.
3. McGee EC Jr, Vlahakes GJJ, De La Torre R. Surgical management of valvular heart disease. In : Sellke FW, del Nido PJ, Swanson SJ (eds). Surgery of the Chest. 7th ed. Philadelphia: Elsevier Saunders Company, 2005; 1273-83.
4. Fullerton DA, Grover FAA. Prosthetic valve endocarditis. In : Sellke FW, del Nido PJ, Swanson SJ (eds). Surgery of the Chest. 7th ed. Philadelphia : Elsevier Saunders Company, 2005; 1355-68.
5. Kouchoukos NT, Blackstone EH, Doty DB, Hanley FL, Karp RB. Infective endocarditis In : Kirklin/Barratt-Boyes Cardiac Surgery. 3rd ed. Philadelphia : Churchill Livingstone Company, 2005; 689-711.

# 42 관상동맥 질환

## Ⅰ. 관상동맥의 해부학

### 1. 관상동맥의 경로

#### 1) 관상동맥 기시부

**(1) 정상 기시(normal origin)**

우측 대동맥동(aortic sinus)과 좌측 대동맥동에서 각각 우관상동맥과 좌관상동맥이 기시하는 것을 말한다.

**(2) 기 형**

① 관상동맥 기시부의 가장 흔한 기형은 좌회선동맥(left circumflex artery)이 우측 대동맥동에서 직접 기시하거나 또는 우관상 동맥에서 기시하는 형태다.

② 정상적으로는 우관상동맥의 한 분지인 누두부동맥(infundibular artery)이 직접 우측 대동맥동에서 기시하여 마치 3개의 관상동맥이 존재하는 것처럼 나타날 때도 있다. 이보다는 훨씬 드물지만 좌관상동맥의 두 분지인 좌전하행동맥과 좌회선동맥이 각각 독립적으로 대동맥동에서 기시하기도 한다.

③ 관상동맥이 하나만 존재하는 경우는 다른 심장기형이 없는 한 아주 드물다.

#### 2) 우관상동맥(그림 42-1)

우관상동맥은 우측 대동맥동에서 기시하여 심장하부까지 우측 방실고랑(우방실구; right atrio-ventricular sulcus)을 따라 주행하면서 여러 가지 분지들을 낸다.

**(1) 누두부 분지**
**(infundibular branch, conal branch)**

우관상동맥의 첫 번째 분지로서 앞쪽으로 누두부를 향해 주행한다. 누두부 분지는 여기에서 좌전하행동맥(left anterior descending artery)의 분지들과 부행로(collateral channel)를 형성하는데 이를 뷰상 링(the ring of Vieussens)이라고 부른다.

**(2) 동결절 분지(sinus node branch)**

우측 심이분지(auricular branch)라고도 부른다. 누두부 분지와 반대 방향인 뒤쪽으로 상대정맥과 우심방의 집합부에 위치하는 동결질(sinus node)을 향해 주행한다. 그 밖에 우관상동맥에서는 많은 작은 심방분지(atrial branch)들이 기시한다.

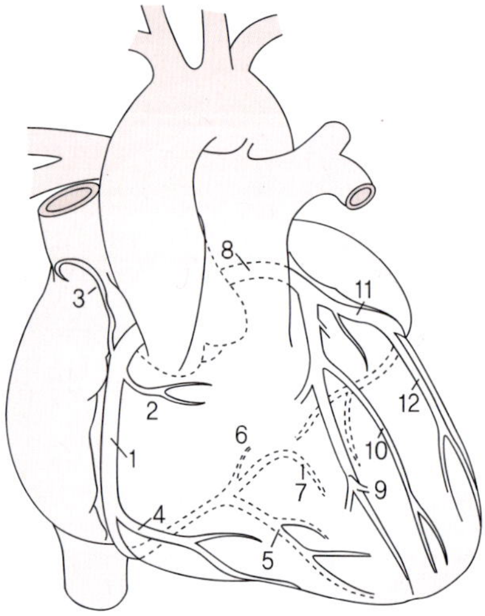


그림 42-1. 심장의 전면에서 본 관상동맥의 주행로 및 분지들(본 예는 우측 우세성(Right dominance)의 관상동맥계로 후하행동맥이 우관상동맥에서 나오고 있다). 1. 우관상동맥, 2. 누두부 분지, 3. 동결절 분지, 4. 예각모서리 분지, 5. 후하행동맥, 6. 방실결절동맥, 7. 우후측방 분지, 8. 좌주관상동맥, 9. 좌전하행동맥, 10. 사선분지, 11. 좌회선동맥, 12. 둔각모서리 분지.

#### (3) 전방심실 분지(anterior ventricular branch)

사람에 따라 숫자가 다양하고 가장 마지막 분지를 제외하고는 보통 크기가 작다. 가장 마지막 분지는 예각변연 분지(acute marginal branch)라고 불리는데 심장의 우측경계(right border)를 따라 주행한다.

#### (4) 후하행동맥 (posterior descending artery, PDA)

후방 심실사이 고랑(posterior intreventricular sulcus)을 따라 주행한다. 그러나 심첨부 끝까지 주행하는 경우는 25%에 지나지 않는다. 후하행동맥은 심첨부나 심실중격의 작은 분지들을 통해 좌전하행동맥(LAD)의 중요한 부행혈로 역할을 할 수 있다.

#### (5) 방실결절동맥(AV node artery)

심장 십자부의 동맥에서 기시한다. 심장 십자부(crux)란 좌우 심실 및 좌우 심방의 4 챔버가 모두 접합하는 부위를 말한다. 심장 십자부의 동맥은 후하행동맥(PDA)과 제 1우후측방분지(right posterolateral branch) 사이에 있는 동맥의 수평 분절을 가르킨다. 방실결절동맥은 약 90%에서 우관상동맥에서 유래된다.

#### (6) 우측 후측방 분지 (right posterolateral branch)

심장 십자부를 넘어 존재하는 하나 또는 다수의 분지를 말한다. 우관상동맥의 좌심실분지라고도 부른다. 관상동맥이 진정한 우측우세(right dominance) 양상을 보일 때는 이들 우측 후측방 분지들이 상당부분의 좌심실 후면의 혈액공급을 담당한다.

### 3) 좌관상동맥(그림 42-1 참조)

좌주관상동맥(left coronary artery)에서 좌전하행동맥과 좌회선동맥으로 나뉘어진다. 좌주관상동맥의 길이는 약 2~20 mm 정도이다. 약 10~15% 정도의 사람에서는 좌전하행동맥과 좌회선동맥 사이에 이들과 비슷한 크기의 제 3의 중간 분지(ramus intermedius)가 존재할 수 있다.

#### (1) 좌전하행동맥 (left anterior descending artery : LAD)

좌전하행동맥은 앞심실사이 고랑(anterior interventricular sulcus)을 따라 주행하면서 다음과 같은 분지들을 낸다.

① 우심실(누두부) 분지
(right ventricular, infundibular branch)

작은 동맥으로 종종 첫 분지로 기시한다. 우관상동맥의 상응하는 분지들과 함께 뷰상 링(the ring of Vieussens)을 형성한다.

② 중격 분지(septal branch)

다양한 숫자와 크기를 보이는데 보통 3~6개가 존재한다. 이중 제 1 중격분지는 가장 큰데 직선 주행을 하기 때문에 관상동맥조영술상에서 쉽게 확인될 수 있다.

③ 사선 분지(diagonal branch)

좌전하행동맥으로부터 예삭으로 2~9개 정도가 나오며 좌심실벽의 혈관공급을 담당한다. 역시 첫 번째 분지가 가장 크다.

#### (2) 좌회선동맥
#### (좌휘돌이동맥 ; left circumflex artery)

좌심방아래 좌방실고랑(left atrioventricular sulcus)을 따라 심장 뒤쪽으로 주행하면서 다음과 같은 분지들을 낸다. 일반적으로 크기나 주행경로에서 좌전하행동맥(LAD) 보다 변화가 많다.

① 약 45%에서 동결절로 가는 심방분지(sinus node branch)를 낸다.

② 모서리분지(연변분지 ; marginal branch)
대부분 1~4개의 모서리분지를 내는데 이중 가장 원위부의 분지를 후측방 분지(postero-lateral branch)라고도 부른다.

③ 약 10%의 환자에서 좌측 회귀분지는 심실사이 고랑을 따라 심장 십자부를 넘어서 후하행동맥(PDA)과 방실결절(AV node)동맥까지 공급하게 되는데 이를 관상동맥의 좌측 우세성(left dominance)이라고 부른다.

## 2. 관상동맥의 우세성(dominance)

### 1) 관상동맥의 우세상이란?

관상동맥 중 우관상동맥은 우심실의 혈액을 공급하고, 좌관상동맥은 좌심실 전면과 측면의 혈액을 공급한다. 그런데 심실의 나머지 부분 즉 좌심실 후면과, 심실중격의 뒤쪽 1/3은 관상 동맥의 분포 양상에 따라 우관상동맥에서 혈류를 받기도 하고 좌관상동맥에서 혈류를 받기도 한다. 이때 만일 좌관상동맥에서 혈류를 받게 되면 이를 관상동맥의 좌측 우세성(left dominance)이라 부르고, 반면 우관상동맥에서 혈류를 받게 되면 이를 관상동맥의 우측 우세성(right dominance)이라고 부른다(그림 42-2).

### 2) 우측 우세성, 좌측 우세성의 정의

#### (1) 우측 우세성

우관상동맥이 심장 십자부를 지나 후하행동맥(posterior descending artety)과 좌심실분지들을 낼 때를 말한다. 약 90%의 사람이 여기에 속한다.

#### (2) 좌측 우세성

좌회선동맥이 심장 십자부를 지나 후하행동맥과 우심실분지들을 낼 때를 말한다. 약 10%의 사람이 여기에 속한다.

#### (3) 균형 순환

때로는 후하행동맥이 우관상동맥과 좌회선동맥의 두 동맥에서 유래되는 경우가 있다. 이를 균형 순환(balanced circulation)이라고 부른다.

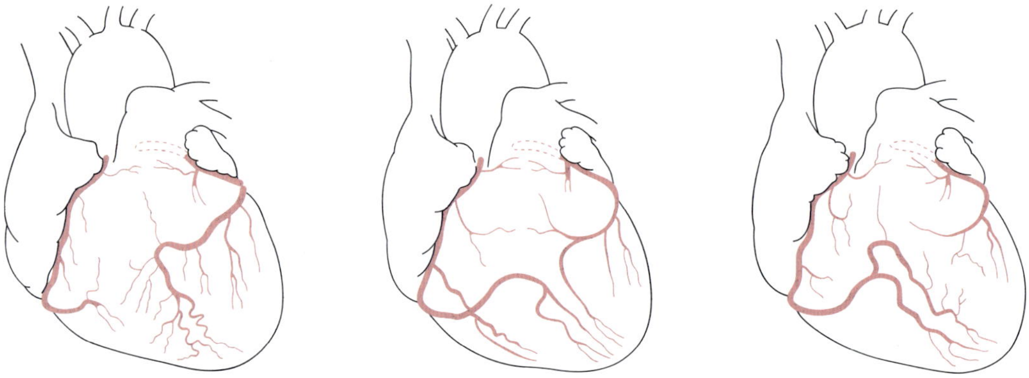


그림 42-2. 관상동맥의 우세성에 관한 모식도(본문참조).

## II. 관상동맥 질환 및 내과적 치료법

### 1. 정 의

1) 일반적으로 말하는 관상동맥질환 (冠狀動脈疾患 ; coronary artery disease)이란 동맥경화증(arteriosclerosis)으로 인한 관상동맥의 협착증으로 심근의 혈류 공급에 장애가 생기는 병변을 가리킨다.

2) 관상동맥 질환을 기술할 때는 임상적인 유의성을 감안하여 보통 우관상동맥, 좌전하행동맥, 좌회선동맥의 세 가지 관상동맥계로 나누어 기술한다. 즉 이들 3 관상동맥계 중에서 병변이 생긴 수에 따라 각각 단일, 이중, 또는 삼중 혈관 병변(single, double, triple vessel disease)으로 기술한다.

### 2. 발생빈도

1) 동맥경화성 관상동맥 질환은 서구에서는 이미 오래 전부터 가장 흔한 사망원인으로 자리잡고 있다.

2) 우리나라에서도 최근 식이습관의 변화와 함께 관상동맥 질환이 점점 증가하는 추세에 있는 것으로 보고되고 있다.

### 3. 발병원인 및 위험인자

#### 1) 발병원인

지방대사(lipid metabolism)의 이상이 중요한 발병원인으로 여겨지고 있다.

#### 2) 위험인자

**(1) 흡 연(smoking)**

흡연자에서 관상동맥질환으로 인한 사망 위험성이 비 흡연자에 비해 약 3배 가량 높다.

**(2) 고지혈증(hyperlipidemia)**

콜레스테롤 치와 동매경화증 사이에는 강한 연관성이 있다. 200 mg/mL 이상의 콜레스테롤치에서는 관상동맥질환으로 인한 사망률의 증가를 관찰할 수 있다.

#### (3) 당뇨병

#### (4) 고혈압

#### (5) 기 타

비만, 운동부족, 스트레스 등이 가능한 위험인자로 지적되고 있다.

## 4. 병리해부 소견

### 1) 관상동맥 협착의 분절성 분포

동맥경화성 관상동맥 협착은 특징적으로 분절성 분포(segmental distribution)를 보인다. 즉 대동맥 기시부로부터 보통 5 cm 이내의 근위부에서 주로 병변이 생기고, 그 이하의 원위부에서는 거의 대부분 개방성을 유지하고 있다. 바로 이런 병리 소견이 협착된 부위보다 원위부에 시행될 수 있는 관상동맥우회술의 근간이 되는 것이다.

### 2) 심외막(epicardial) 관상동맥의 침범

관상동맥 협착은 주로 심외막에 위치하고 있는 관상동맥에서 생기고 심내막의 작은 분지들에서는 거의 생기지 않는다.

### 3) 관상동맥 질환의 병리해부학적 예후

관상동맥 질환의 정도와 예후는 관상동맥 협착이 생긴 관상동맥의 수와 좌심실 기능에 따라 주로 좌우된다.

## 5. 임상양상

동맥경화성 관상동맥 질환으로 심근허혈(myocardial ischemia)이 점점 진행되면 협심증, 심근경색증, 급사의 세 가지 임상양상 중 하나로 나타난다. 이중 협심증이 가장 흔한 증상이지만 때때로 뚜렷한 선행증상이 없이 갑자기 심근경색증이나 급사가 나타나기도 한다.

### 1) 협심증(狹心症; angina pectoris)

협심증이란 관상동맥 협착으로 인한 심근허혈로 무산소대사가 일어난 결과로 생기는 흉통을 말한다. 협심증은 결국 하지동맥의 동맥경화증에서 나타나는 파행(claudication)과 같은 기전으로 생기는 것으로 이해하면 된다.

#### (1) 안정형 협심증(stable angina)

남자에서 빈발하고 운동, 식사, 감정적 스트레스 등으로 심근의 산소 요구량이 많아질 때 흉통이 생긴다. 흉통은 흉골 뒤에서 격심하게 쥐어짜는 듯한 양상을 보이고, 휴식을 취하거나 니트로글리세린을 투여하면 사라진다. 다른 말로 전형적 협심증(typical anagina), 고전적 협심증(classic angina), 헤베르덴의 협심증(Heberden's angina), 노작성 협심증(effort anagina) 또는 폐쇄성 동맥경화증에 이차적으로 생긴다는 뜻에서 이차성 협심증(secondary angina) 등으로 다양하게 불린다.

#### (2) 불안정형 협심증(unstable angina)

안정형 협심증과 심근경색증의 중간 형태로 생각한다. 불안정형 협심증이란 일반적으로 ① 최근(2개월 내)에 생긴 협심증으로 흉통이 심하거나 빈번할 때, ② 안정형 협심증 환자에서 흉통이 더 심해지거나, 또는 빈번해지거나 통증기간이 길어질 때, 그리고 전보다 더 적은 운동 양에도 흉통이 생길 때, ③ 안정 시에도 흉통이 생길 때의 세 가지 환자군으로 정의 한다. 불안정형 협심증의 발생기전으로는 갑자기 지역성 심근 혈류가 감소하거나 또는 부행혈로에서의 혈전형성 등이 제기되고 있다. 지역성 심근 혈류가 개선되는 경우에는 특별한 후유증 없이 회복될 수 있지만 그렇지 않은 경우에는 심근경색증 또는 사망까지 이를 수도 있다. 불안정형 협심증은 급성 관상동맥부전(acute coronary insufficiency), 경색 전 협심증(preinfarction angina), 또는 빠른 진행경과 때문에 점강성 협심증(crescendo angina)이라고도 불린다.

### (3) 이형 협심증(variant angina)

운동이나 감정적 스트레스에 연관되지 않고 전적으로 안정 시에 증상이 생기는 상태를 말한다. 불안정형 협심증에서와 같이 점점 적은 운동 양에서 증상이 생기다가 결국 안정 시에도 증상이 생기는 양상과는 다르다. 원인은 관상동맥의 국소적 경련(spasm) 때문으로 생각한다. 경련은 정상 관상동맥에서도 생길 수 있지만 약 3/4의 환자에서는 동맥경화성 협착이 있는 관상동맥에서 생긴다. 이 경우 혈관경련은 협착부 근처에서 일어난다. 이형 협심증은 다른 말로 프린즈메탈 협심증(prinzmetal's angina), 혈관경련성 협심증(vasospastic angina), 와위협심증(angina decubitus) 또는 일차성 협심증이라고도 불린다.

### • 급성 관상동맥증후군(acute coronary syndrome)

관상동맥에서 내막파열, 혈전증 형성 및 이에 따른 관상동맥 폐색을 공통적인 병태생리로 하는 임상 증후군을 지칭한다. 급성 관상동맥증후군의 임상적 분류는 심전도 상 ST 분절의 상승이 없는 경우와 있는 경우로 크게 구분된다. 심전도상 전형적인 ST 분절 상승 없이, ST 분절 하강 혹은 T-파 역위를 보이는 경우 대부분 관상동맥의 부분폐쇄를 의미하며 보통 약 20분 이내에 충분한 혈류가 재개통 되면  조직학적 및 생화학적 심근 괴사나 지속적인 허혈성 심전도 변화는 없다. 심근효소 검사상 심근 괴사의 증거가 없으면 불안정형 협심증, 관상동맥 폐쇄가 좀 더 지속되어 심근괴사의 증거가 있으면 비-ST분절상승 심근경색(non ST-segment elevation myocardial infarction, NSTEMI) 으로 진단하게 된다.

### (4) 기타 협심증후군(anginal syndrome)

① 비정형 협심증(atypical angina)

다양한 의미로 사용되는 다소 모호한 용어이다. 관상동맥 질환으로 인한 흉통의 양상이 비전형적일 때를 가리키기도 하고 또는 관상동맥질환과 관계없는 흉통을 가리키기도 한다.

② 스틸(steal) 현상에 이차적으로 오는 협심증

관상 동-정맥루나 좌측 관상동맥의 폐동맥 이상 기시의 경우처럼 관상동맥 혈류의 누출때문에 생기는 협심증을 말한다.

### • 무증상 허혈(silent ischemia)

관상동맥 질환 환자의 상당수(약 20% 이상)에서는 유의한 심근허혈이 있음에도 불구하고 협심증 증상이 없는 경우가 있다. 이러한 상태를 무증상 허혈(silent ischemia)이라고 부르는데 병변의 발견이 늦어 치명적인 결과를 초래할 수 있다.

### 2) 심근경색증 (心筋梗塞症; myocardial infarction)

#### (1) 발생기전

심근경색증은 보통 동맥경화성 협착이 있는 관상동맥에서 갑자기 혈전이 생겨 심근 혈류가 완전히 차단됨으로써 발생하게 된다. 급성 혈전(acute thrombosis)이 생기는 정확한 기전은 아직 밝혀지지 않았지만, 내막파열(intimal rupture)이 생기면서 그 곳에 혈소판과 파이브린이 침착하는 것이 가장 가능성이 큰 원인으로 생각되고 있다.

#### (2) 심내막하 경색증과 전층 경색증

심근경색증이 심실벽 전층을 침범한 경우를 전층 경색증 (transmural infarction)이라 부르고, 그렇지 않은 경우를 심내막하 경색증(subendocardial infarction)이라 부른다. 전자가 보다 심한 형태이다.

#### (3) 심근경색증과 심부전증

일부 환자에서는 전체 좌심실 근육의 40% 이상의 손상을 일으키는 다발성 경색증의 결과로서 심부전증이 생길 수 있다. 이때 특히 우심방압이 10~15 mmHg 이상 되는 만성 심부전증환자는 예후가 극히 불량하여 종종 1~2년 내에 사망한다. 이런 환자에서는 생존 심근(viable myocardium)이 상당부분 존재하지 않는 한 관상동맥우회술로는 치료가 되지 않고 심장이식 만이 유일한 치료법이 된다.

### 3) 급사(急死; sudden death)

(1) 관상동맥 질환으로 사망하는 가장 흔한 형태로, 정의상 증상이 나타난 지 1시간 이내에 사망하는 경우를 말한다.

(2) 관상동맥 질환에 인한 급사의 위험성은 병변의 범위와 좌심실 기능의 손상 정도에 따라 약 2~10%의 범주를 보인다. 급사의 원인에는 급성 심근경색증과 부정맥(심실세동)의 두 가지가 있다. 후자가 더 흔한 원인이 된다.

## 6. 진단소견

### 1) 증상 및 이학적 소견

관상동맥 질환에서는 협심증 증상 이외에는 특별한 이학적 소견이 없는 경우가 대부분이다.

### 2) 흉부 X-선 사진

심근경색증으로 인한 심장확장이 있지 않는 한 심장은 정상 크기를 보인다.

### 3) 심전도

(1) 안정 시에 시행된 심전도 검사는 약 70%의 환자에서 정상소견을 보인다.

(2) 운동심전도(exercise electrocardiogram) 즉 스트레스 검사법(stress test)은 관상동맥 질환에서 사용되는 가장 간단하고 광범위하게 사용되는 검사법이다. 단계적인 운동 부하량 증가에 따라 허혈성 소견을 관찰할 수 있다.

### 4) 방출전산화 단층촬영장치 (Emission Computed Tomography : ECT)

심근관류 SPECT(single photon emission computed tomography, 단일광자방출 전산화단층촬영술)과 심근 PET(positron emission tomography,

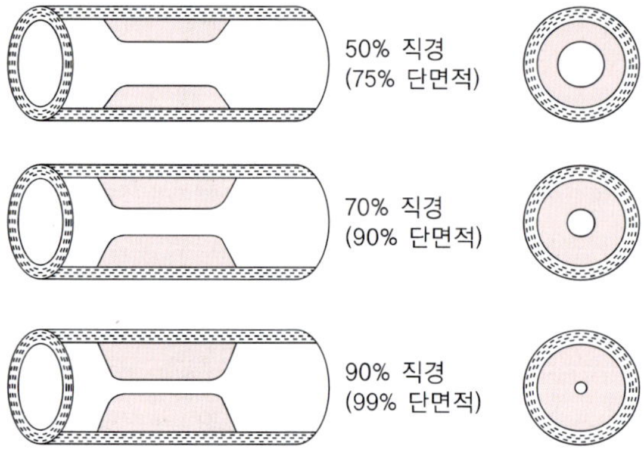


그림 42-3. 관상동맥에서 평균직경의 감소와 단면적 감소 간의 상관관계.

양전자방출 단층촬영술)의 두가지가 주로 행해지고 있다. 심근관류 SPECT는 심근관류 영상을 얻고, 심근 PET는 심근의 혈류뿐만 아니라 당, 지방산, 산소 등 여러 물질의 대사에 관한 연구를 할 수 있다. 특히 심근 PET는 좌심실 기능부전이 심하고 울혈성 심부전증이 초래된 환자에서 심근의 생육성(viability)을 예측하는데 유용하다.

### 5) 관상동맥조영술(coronary angiography)

심실조영술(ventriculography)을 포함한 관상동맥조영술은 관상동맥 질환의 평가에 있어 가장 중요한 검사법이다. 관상동맥조영술로 관상동맥 협착의 위치와 정도를 파악할 수 있으며, 심실조영술로는 심실기능과 박출계수를 측정할 수 있다.

#### (1) 관상동맥 협착의 정도

일반적으로 관상동맥의 직경이 50% 이상 (단면적으로는 75% 이상) 감소되어 있으면 유의한 협착증으로 간주한다. 만일 관상동맥의 직경이 70% 이상 감소되어 있으면 심한 협착증이라고 부르고 이는 관상동맥의 단면적이 90% 가까이 감소되어 있는 것을 뜻한다(그림 42-3).

#### (2) 좌심실 기능의 분석

① 박출계수(ejection fraction; EF)

좌심실의 기능은 전통적으로 좌심실의 박출계수로 표현된다. 박출계수는 좌심실 조영술이나 핵의학적 검사로 측정되는데, 심근 허혈 및 괴사로 인해 기능이 없어진 좌심실 근육의 정도를 나타낸다. 일반적으로 박출계수가 0.5~0.7 사이면 정상으로 간주하고, 0.4~0.5 사이는 경도의 기능저하, 0.3~0.4 사이는 중증도의 기능 저하, 0.3 미만은 심한 기능저하를 나타낸다. 0.2~0.3 이하의 박출계수에서는 심부전증이 점점 나타나기 시작한다.

② 확장기말압(end-diastolic pressure)

좌심실의 확장기말압은 정상적으로는 12 mmHg 이하이다. 중등도의 좌심실 손상이 있으면 12~20 mmHg로 상승하며 심한 좌심실 기능 부전에서는 20~30 mmHg 까지 상승한다.

③ 심근수축력의 지역별 분석

우전사위(right anterior oblique view) 관상동맥 조영술로 심실수축력의 지역별 분석이 가능하다. 보통 심근점수(myocardial score)를 사용한다. 이는 좌심실을 전기저부(anterobasal), 전측부(anterolateral), 심첨부(apical), 횡격막부(diaphragmatic), 후기저부(posterobasal)의 5 구역으로 나누고, 각각의 구역의 운동성을 정상(nomal), 저운동성(hypokinetic), 무운동성(akinetic), 또는 이상운동성(dyskinetic) 등에 따라 각 심근 지역별로 1(정상기능)에서 6(운동이상 또는 역행성 수축)까지의 점수를 측정하여 심근의 기능을 평가하는 방법이다. 예를 들어 5개 구역 모두 다 정상인 심근점수는 5가 되고 가장 나쁜 경우는 30이 된다.

#### (3) 관상동맥조영술 분석의 주의사항

관상동맥조영술의 분석에 있어 다음과 같은 실수를 흔히 범하기 쉽다.

① 협착 원위부의 관상동맥이 너무 작아서 문합(anastomosis)이 힘들다고 판단하기 쉽다. 관상동맥 협착이 있는 경우에는 관류압의 부족하기 때문에 협착 원위부의 혈관확장이 불충분할 수 있고 또는 협착 부위를 넘어서 염색물질이 충분히 주입되지 못하기 때문에 실제보다 혈관이 작게 나타나는 경우가 종종 있다. 따라서 관상동맥조영술 만으로 원위부 혈관의 우회술이 불가능하다고 판단해서는 안 된다.

② 수술 대상이 되는 지역의 심근이 비가역적으로 손상을 입었다고 판단될 정도로 심근의 이상운동이나 무운동성을 보일 때도 수술 후에 호전을 보일 때가 적지 않으므로 이 소견만으로 수술적응 여부를 판단해서는 안된다.

## 7. 내과적 치료법

### 1) 세 가지 기본치료

(1) 흡연중단

(2) 고혈압 조절

(3) 저지방 식이요법

식이요법이나 또는 약물요법으로 가능한한 혈중 총콜레스테롤 치를 200 mg/dL 이하로, 저밀도지단백(low density lipoprotein, LDL)을 100 mg/dL 이하로 낮추어야 한다.

* 그밖에 체중조절이나 운동요법 등이 추천되고 있다.

### 2) 약물요법

약물요법의 주 목적은 협심증을 해소하기 위한 것으로 질산염(nitrates), 베타차단제(beta blocker), 칼슘차단제(calcium blocker) 등이 사용되고 있다.

### 3) 경피적 관상동맥중재술 (percutaneous coronary intervention; PCI)

#### (1) 방 법

경피적으로 관상동맥 협착 부위를 통과시킨 카테터에 부착되어 삽입된 풍선을 팽창시키거나 스텐트(stent)의 사용을 병용함으로써 협착 상태를 해소시켜주는 방법이다. 작용 기전은 풍선 팽창에 의해 동맥경화성 플라크의 파열(plaque disruption)이 일어나는 것이다. 이는 때로는 국소적인 동맥 박리(arterial dissection)를 일으키기도 하지만 최근에는 스텐트의 사용을 병용함으로써 국소적 합병증의 발생에 대처하고 경피적 관상동맥중재술의 적응증을 넓히고 있다.

#### (2) 적응증 및 제한점

주 적응증은 단일 또는 이중혈관 질환으로서 현재 좋은 성적으로 보편적으로 사용되고 있다. 그러나 삼중혈관 질환에서는 관상동맥우회술 만큼 효과적이지는 못하고, 좌측 주관상동맥(left main coronary artery)의 협착증에서는 위험을 초래할 가능성이 높다. 또 이 방법으로 혈관확장을 할 때의 치료 목표인 50% 이하의 협착증 해소로는 완전한 협착해소 효과를 기대하기 어려울 수 있으며, 풍선 팽창이나 스텐트 삽입 후에 재협착의 가능성이 높다는 문제점이 있다.

# Ⅲ. 관상동맥 질환의 외과치료법

## 1. 수술 적응증 및 금기

### 1) 적응증

(1) 좌측 주관상동맥의 협착증; 좌측 주관상동맥의 직경이 50% 이상 협착된 경우는 증상이 없는 경우라도 확진되면 가능한 빠른 시일 내에 조기 수술을 하여야 한다.

(2) 안정형 협심증; 삼중 혈관질환인 환자에서 좌심실 기능의 저하(박출계수 50%이하)가 초래된 경우는 증상에 관계없이 수술한다. 일반적으로 내과적 치료에도 불구하고 증상이 심한 협심증 환자는 수술하여야 한다.

(3) 불안정형 협심증; 순환기계 중환자실에 즉시 입원시켜서 내과적 치료를 시작하여야 한다. 상태가 안정되면 관상동맥 조영술을 시행하여 경피적 관상동맥중재술을 할지 수술을 할지를 결정한다. 이러한 환자들은 내과적 치료에도 증상의 호전이 없으면 대동맥내 풍선펌프의 적용을 고려하여야 한다.

(4) 급성 심근경색증; 급성 심근경색증이 발생한 지 4시간 이내에 효과적인 치료가 수행되어야 한다는 시간적 제약 때문에 혈전용해제 치료와 경우에 따라 응급 관상동맥중재술을 시행한다. 심인성 쇽(cardiogenic shock)에 빠진 경우는 대동맥내 풍선펌프를 삽입하고 즉시 관상동맥 조영술을 시행하여 경피적 관상동맥중재술을 할지 또는 수술을 할지를 결정하여야 한다.

(5) 심근경색후 협심증(postinfarction angina); 급성 심근경색증을 앓은 후에도 협심증이 지속되거나 3~4주 내에 협심증이 재발하는 경우는 가능한 빠른 시일 내에 조기 수술을 한다.

### 2) 수술 금기

(1) 폐동맥고혈압을 동반한 만성 심부전증이 유일한 수술금기가 된다. 이때는 보통 15 mmHg 이상의 우심방압과 간비대가 동반되는데, 심장이식수술 만이 유일한 치료방법이 된다.

(2) 심한 좌심실 기능저하(예 : 박출계수 0.2 이하), 고령의 나이 등은 수술금기가 되지는 않는다.

## 2. 수술방법

### 1) 관상동맥우회술 (coronary artery bypass grafting, CABG)

관상동맥 질환의 수술방법으로 가장 보편적으로 사용되는 방법이다. 심정지 용액(cardioplegic solution)의 발전, 수술용 확대안경인 루페(loupe)의 이용, 미세혈관 수술기법의 개선, 완전혈관재생수술(complete revascularization) 개념의 도입, 침습성(invasieness)를 최소화하는 수술 기법의 도입 등으로 우수한 수술 결과들이 보고되고 있다.

#### (1) 체외순환

통상적으로 정중 흉골절개술 하에 체외순환을 시행한다. 이 과정 중 질산염(nitrates) 등의 심혈관계 약제들을 적절히 사용하는 동시에 세심한 마취로 우회술 전에 심근경색증이 오는 것을 예방하는 것이 좋다.

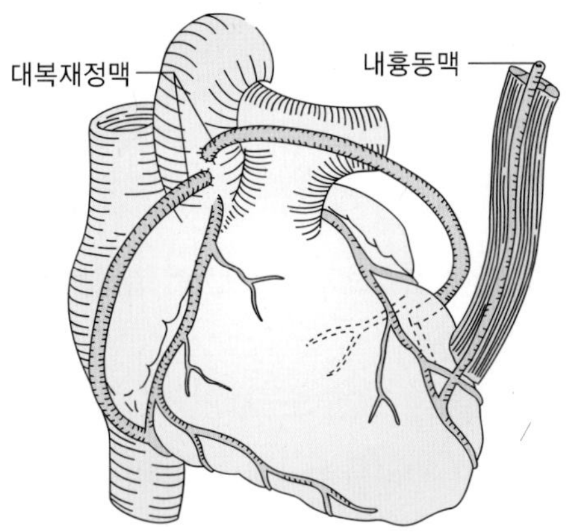


그림 42-4. 전형적인 관상동맥우회술의 모식도. 우회도관으로서 대복재정맥과 내흉동맥을 사용하고 있다(본문참조).

(2) **우회도관의 선택(그림 42-4)**

① 대복재정맥(greater saphenous vein)

아직까지는 가장 보편적으로 사용되는 도관이다. 하지에서 채취하는데, 정맥류가 있는 경우는 제외한다.

② 내흉동맥(internal thoracic artery)

내유동맥(internal mammary artery)이라고 부르기도 하는 우회도관으로서, 우수한 장기 개존성(patency) 때문에 널리 이용되고 있다. 특히 좌측 내흉동맥은 좌전하행동맥(LAD)이나 사선분지(diagonal branch)등과 같은 좌심실 관상동맥에의 우회수술에 이용된다. 내흉동맥의 채취는 정중흉골절개술을 한 후, 흉골 밑쪽을 박리하여 채취한다. 내흉동맥의 단점으로는 채취하는데 시간이 많이 걸리고 세심한 수술 술기가 필요하며, 길이가 한정되어 있다는 점 등이다.

③ 기타의 자가 우회도관들

최근에는 내흉동맥의 우수한 장기 개존성이 알려지면서 우위대망막동맥(right-gastroepiploic artery), 요골동맥(radial artety), 하복벽 동맥(inferior epigastric artery) 등과 같은 자가 동맥혈관들을 사용하는 경우가 점차 늘고 있다.

④ 인조혈관

고텍스(Goretex) 같은 인조혈관은 조기 혈전형성의 문제점으로 아직까지는 실험적인 수준을 벗어나지 못하고 있다.

(3) **관상동맥 문합**

① 일반적으로 직경 1.5 mm 이상의 모든 관상동맥은 원위부에 심한 플라크가 없는 한 우회술의 대상이 될 수 있다.

㉠ 대복재 정맥을 사용하는 경우에는 상행대동맥과 관상동맥의 원위 문합부 사이를 우회 연결시켜 준다. 이때 원위부 관상동맥 쪽을 먼저 연결시켜줄 수도 있고 근위부인 대동맥 쪽을 먼저 연결시켜줄 수도 있다. 각각 장단점이 있는데 보통은 원위부 관상동맥 쪽을 먼저 연결시키는 방법을 많이 사용한다.

㉡ 내흉동맥을 사용하는 경우에는 박리한 내흉동맥의 말단부를 관상동맥의 원위부에 연결시켜준다.

② 연속 문합술(sequential graft)

우회도관 하나를 가지고 협착된 여러 관상동맥에 연결시켜 주는 방법을 말한다. 이 방법은 하나의 우회도관으로 여러 부위를 동시에 문합시켜 주기 때문에 수술시간이 단축되는 한편, 한 우회로에서 여러 개의 혈류 출구가 형성됨으로서 우회로의 개방성을 높일 수 있다는 장점이 있다. 단점으로는 우회로가 막히는 경우에는 여러 부위의 관상동맥이 동시에 폐쇄되는 결과를 초래할 수도 있다는 점이 지적되지만, 실제는 개방성이 높아

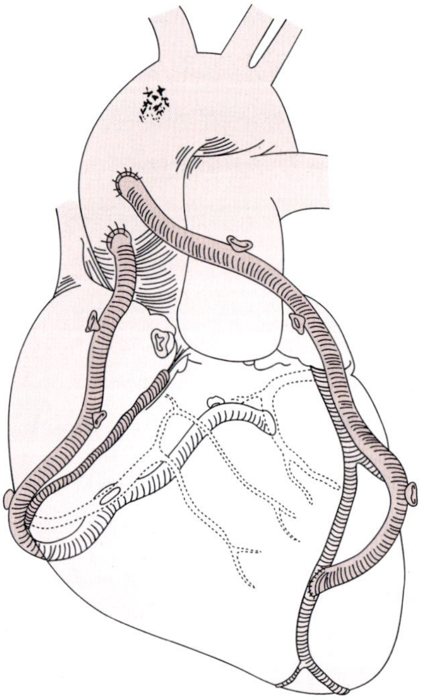

그림 42-5. 대복재정맥을 이용한 연속문합술의 예.

폐쇄가 잘 생기지 않을 뿐 아니라 폐쇄가 생기는 경우에도 부행 혈로 등으로 실제 심각한 경우는 많이 생기지 않는 것으로 보고되고 있다(그림 42-5).

#### (4) 관상동맥우회술의 최신 경향

1990년대 중반부터 관상동맥우회술 분야에서는 작은 절개부위를 통하여 체외순환을 사용하지 않고 우회술을 시행하는 최소침습성 관상동맥우회술(Minimally Invasive Direct Coronary Artery Bypass; MIDCAB)이 많은 관심의 대상이 되어 왔다. 하지만 경피적 경혈관 관상동맥확장술 및 스텐트 삽입술 등의 내과적 중재술의 발달에 따라 최소침습성 관상동맥우회술의 주 적응증이 되는 단일 혈관질환은 관상동맥우회술의 대상이 되는 환자들 중에서 일부분에 불과하며, 따라서 다중 혈관질환을 갖는 대부분의 경우들에서는 최소침습성 관상동맥우회술의 적응이 되지 못하고 있다. 하지만 최소침습성 관상동맥우회술의 발전은 체외순환 및 심정지액의 사용이 보편화되었던 전통적인 관상동맥우회술에서 체외순환이나 심정지액을 사용하지 않고 시행하는 관상동맥우회술(Off-Pump Coronary Artery Bypass; OPCAB)로의 발전을 도모하게 되었다. 체외순환이나 심정지액의 사용 없이 시행하는 관상동맥우회술은 체외순환 중에 일어나는 염증성 반응이나 심정지에 의하여 불가피하게 초래되는 심근허혈 등의 문제점들을 극복할 수 있다는 장점 때문에 점차 그 적용범위가 넓어지고 있다.

### 2) 관상동맥 내막절제술 (coronary endarterectomy)

#### (1) 적응증

원위부 관상동맥에 심한 미만성 동맥경화증이 있으면서 우회술에는 부적합하고 혈관 재생술(revascularization)이 필요한 경우에 관상동맥내막절제술의 적응이 된다. 특히 우측 우세성 (right dominance) 상태에서 우측 관상동맥이 완전히 폐쇄되었을 때 가장 흔한 수술적응이 된다. 하지만 내막 절제술은 수술 후 개방성이 낮고 따라서 수술 위험도가 높으므로 좌측 관상동맥의 경우에는 가능한 한 내막 절제술을 시행하지 않는다.

#### (2) 수술방법

관상동맥의 비후된 죽종성 플라크(artheromatous plaque)를 절제해 주는 것이다(그림 42-6). 체외순환 하에서 해당 관상동맥을 절개하고 단단한 죽종성 플라크와 바로 위의 얇은 중막 사이를 박리해 나간다. 먼저 원위부의 플라크를 제거한

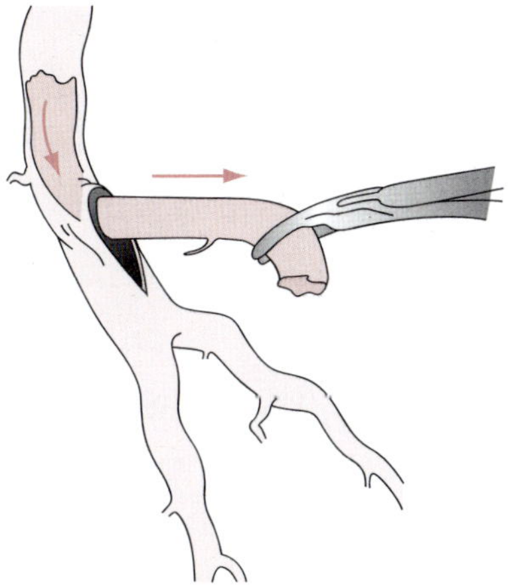

그림 42-6. 관상동맥 내막절제술의 모식도. 비후된 죽종성 플라크를 제거하고 있다.

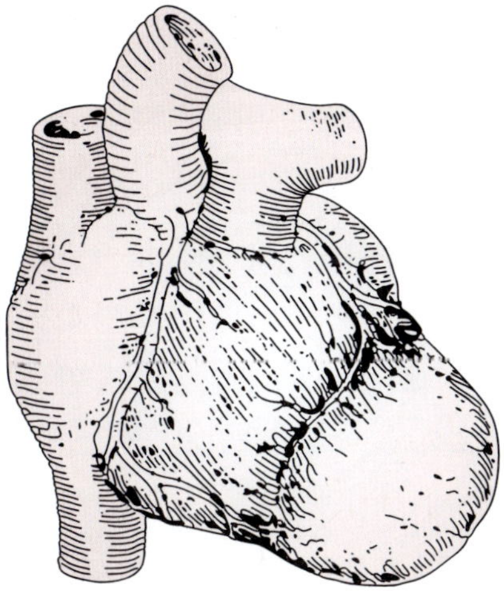

그림 42-7. 경색 후 좌심실류의 전형적인 모습.

다음 근위부의 플라크를 제거해준다.

## IV. 관상동맥 질환 합병증의 수술적 치료

### 1. 좌심실류

#### 1) 정 의

경색후 좌심실류(左心室瘤; left ventricular aneurysm)란 심근경색증의 합병증으로 좌심실의 일부가 동맥류성 확장을 일으키는 상태를 말한다(그림 42-7).

#### 2) 병리해부 소견

(1) 좌심실류는 거의 대부분 전층 경색증(transmural infarction) 후 발생한다. 보고에 따라 전층 경색증 환자들 중 약 10~30%에서 발생하는데, 최근 심근경색증을 보다 적절히 치료함으로서 그 빈도가 줄고 있다.

(2) 주로(약 85%) 심첨부 근처 즉 전-측방에 위치한다. 측방이나 또는 횡격막과 인접하여 생기는 후방(또는 하방)의 좌심실류는 많지 않다. 좌심실류는 외견상 근육조직이 거의 없는 섬유성 반흔(fibrous scar)으로 나타나는데 주위와 경계가 잘 되어 있다. 내면은 육주 형성(trabeculation)이 없어지면서 대신 매끈한 섬유성 조직으로 대체된다. 전체적으로는 얇고 바깥쪽으로 팽창된 상태를 만든다. 병변 부위는 심실 수축기에 무운동성(akinetic) 또는 이상운동성(dyskinetic)을 보이게 된다.

(3) 환자의 약 반 이상에서 내면에 벽재 혈전(mural thrombus)이 부착되어 있는 것을 볼 수 있다. 벽재 혈전은 석회화가 될 수도 있다. 좌심실류의 외면은 보통 바로 위의 심막과 심한 유착을 일으키는데 이 또한 석회화를 일으킬 수 있다.

**(4) 진성 좌심실류와 가성 좌심실류**

① 진성(true) 좌심실류

심근경색증이 생긴 좌심실 벽이 반흔을 만들고 얇아지면서 늘어나 생기는 것이다. 따라서 좌심실과 좌심실류 사이의 입구는 넓게 형성된다.

② 가성(false) 좌심실류

심근경색증 후 심장파열로 인해 생기는 것이다. 심장파열이 일어나면 보통은 바로 사망하지만 심막(pericardium)이 심외막(epicardium)에 심하게 유착이 되어있는 경우에는, 유출된 혈액이 국소적으로 체류되어 좌심실과 교통하는 단순한 혈심낭(hemopericardium)을 만들 수가 있다. 이렇게 심낭막 및 유착조직으로 벽이 형성된 좌심실류를 가성 좌심실류라고 부른다. 가성 좌심실류에서는 좌심실과 좌심실류 사이의 입구가 좁다. 가성 좌심실류는 파열의 위험성이 크기 때문에 그 자체로 수술절제의 적응이 된다. 심첨부 즉 전측방에서 생기는 좌심실류가 거의 모두 진성인데 비해, 하방에서 생기는 좌심실류는 약 반이 가성 좌심실류이다.

### 3) 병태생리

#### (1) 좌심실 기능저하와 심부전증

좌심실류가 생기면 좌심실의 수축기 및 확장기 운동장애로 심박출량이 감소하게 된다. 또 라플라스법칙(Laplace's law)에 의해 심실 확장과 함께 심실벽의 긴장도(wall tension)를 증가시켜 심실 확장을 더욱 조장하게 된다.

#### (2) 벽재 혈전증(mural thrombus)과 색전증 (systemic emboli)

좌심실류가 생기면 부드러운 심내막 표면이 손상되어 거친 표면으로 변하면서 혈전 형성을 조장하고, 또한 좌심실류로 인한 좌심실의 형태 변화는 혈류의 국소적 정체를 일으키는 요인이 될 수 있다. 따라서 이러한 두 가지 요인에 의해 좌심실류 환자의 약 반에서 벽재 혈전증이 생기게 된다.

#### (3) 심실성 부정맥 (ventricular tachyarrhythmias)

좌심실류의 반흔 조직과 그 주위의 정상 심근 사이의 경계부위는 섬유성 조직과 정상 심근이 혼합된 상태이다. 이러한 병변은 정상적인 전기생리학적 전도로에 변화를 일으켜 회귀성 심실성 빈맥(reentrant ventricular tachycardia)의 기질로 작용함으로서 때때로 심각한 심실성 빈맥을 일으킬 수 있다.

### 4) 임상양상 및 진단소견

#### (1) 정 상

중등도 크기 이하의 좌심실류에서는 뚜렷한 증상이 없는 경우가 종종 있다. 이때 협심증이 나타날 수 있는데 주로 다른 부위의 관상동맥 협착성 병변으로 생긴다. 큰 좌심실류에서는 심부전증이 가장 흔한 증상이다. 좌심실류 환자의 15~30%에서는 심실성 빈맥과 연관된 증상이 나타날 수 있다.

#### (2) 이학적 소견

심첨부의 수축기 트라스트(systolic thrust)가 넓게 촉진되고, 심첨 박동 이외에 또 다른 박동이 존재한다(double impulse). 청진상 분마음(gallop rhythm)이 흔히 들린다. 승모판막 폐쇄부전이 동반되지 않는 한 심잡음은 없다.

#### (3) 흉부 X-선 사진 및 형광투시 검사

좌심실류가 아주 크고 측면으로 촬영될 경우 심장 외부로 볼록한 음영으로 보일 수도 있다.

#### (4) 심전도

지속적인 ST 분절 상승과 T파 변화를 볼 수 있다.

(5) **심장초음파 검사**

비관혈적으로 심실의 형태나 벽재 혈전증의 존재 등을 파악할 수 있다. 심실의 기능도 어느 정도 알 수 있다.

(6) **전산화 단층촬영 및 자기공명 영상검사**

좌심실류의 해부학적 형태를 파악하는데 도움을 줄 수 있다.

(7) **좌심실 조영술**

좌심실류의 형태 및 기능학적 분석에 가장 민감하고 정확한 분석법으로 현재 보편적으로 사용되고 있다. 좌심실 조영술을 시행할 때에 관상동맥 조영술도 반드시 시행하여야 한다.

### 5) 자연경과

한 보고에 의하면 무운동성 좌심실을 가진 환자들이 수술을 받지 않았을 때의 5년 생존율은 69%, 이상운동성 좌심실을 가진 환자들이 수술을 받지 않았을 때의 5년 생존율은 54%이었다. 또 좌심실 기능 부전까지 동반되면 5년 생존율은 36% 로 감소하였다.

### 6) 외과적 치료법

(1) **수술 적응증**

① 심부전증이나 협심증 등의 증상이 있는 환자

② 혈전 색전증이 생긴 환자

③ 심실성 빈맥이 있는 환자

• 심실파열의 위험성 : 급성 심근경색증으로 사망하는 환자의 약 10%에서 심장파열이 일어나지만, 진성 좌심실류  환자에서 나중에 심장파열이 생기는 경우는 거의 없다. 따라서 심장파열의 위험성은 좌심실류에 있어 수술 적응증이 되지 않는다.

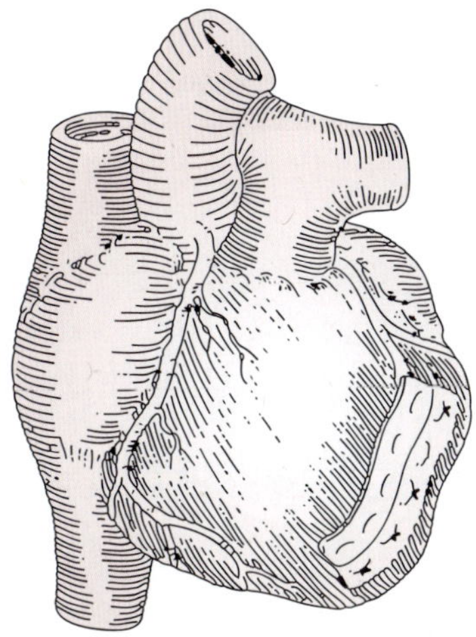

그림 42-8. 좌심실류의 절개수술 후 모습.

(2) **수술방법**

① 정중 흉골절개술 하에서 체외순환을 실시하고 심실류 절제술(ventricular aneurysmectomy)을 시행한다. 먼저 좌심실류를 절개 한 뒤 만일 벽재 혈전이 있으면 이를 철저히 제거해준다. 좌심실류를 절제한 후에는 이를 직접 봉합하기 보다는 펠트 조각(felt-strip) 등의 조직보강편을 이용하여 봉합해 주는 것이 좋다(그림 42-8). 만일 관상동맥우회술이 필요하면 좌심실류 절제와 함께 시행한다.

② **심실재건술(ventricular reconstruction)**

좌심실류 절제 후 전술한 방법대로 선상(linear pattern)으로 봉합해주면 좌심실의 형태와 기능에 심각한 장애를 초래할 수 있다는 이론 아래, 좌심실류 절제 후 패취(patch)를 이용하여 심실 재건술을 시행하기도 한다.

#### (3) 수술성적

좌심실류 환자에서 절제수술 후의 결과는 절제 후 남게 되는 심근의 기능 정도에 좌우된다.

## 2. 경색후 심실중격결손

### 1) 정의

경색후 심실중격 결손(梗塞後 心室中隔 缺損; postinfarction VSD)이란 심근경색증의 드문 합병증으로 심실중격에 결손이 생기는 상태를 말한다. 심근경색 후 1~2%에서 발생하며, 최근 심근경색증을 보다 적절히 치료함으로서 그 빈도가 줄고 있다.

### 2) 병리해부 소견

경색 후 심실중격 결손은 급성 심근경색증 후 2~4일째 사이에 가장 많이 생기고, 일반적으로 좌전하행 관상동맥의 완전폐쇄와 잘 동반된다. 심실중격 결손이 가장 잘 생기는 장소는 전방 심첨부 쪽의 심실중격(anteroapical septum)으로, 주로 전방 심근경색증(anterior myocardial infarction)과 연관되어 생긴다. 다발성으로 생길 수도 있다.

### 3) 임상양상 및 진단소견

#### (1) 증상 및 이학적 소견

심근경색증이 생긴지 보통 1~2주 이내에 갑자기 거친 수축기성 심잡음이 좌측 흉골연에서 들리면서 어느 정도의 혈역학적 불안정이 동반되는 소견을 보인다. 이러한 소견은 심근경색증 후 유두근의 파열로 생기는 승모판막 폐쇄부전에서도 보일 수 있기 때문에 이런 소견이 관찰되면 즉시 초음파검사를 시행하여 감별진단을 하여야 한다.

#### (2) 흉부 X-선 사진

폐동맥 혈류의 증가와 폐정맥 고혈압 소견이 나타난다.

#### (3) 심전도

심실중격결손의 원인이 된 심근경색증에 따른 이상소견을 보인다. 그 외 특이적인 소견은 없다.

#### (4) 심장초음파 검사

비관혈적으로 진단이 가능하다.

#### (5) 심도자검사 및 심혈관조영술

보통 환자의 침상에서 스완-간쯔 카테타로 우심 도자검사(right heart catheterization)를 시행하여 심실중격결손을 확진하는 것이 가능하다. 환자 상태가 허락한다면 좌심 도자검사(left heart catheterization)나 심실조영술 등의 검사로 관상동맥의 병변과 심실중격결손의 위치를 확인하는 것이 좋다.

### 4) 자연경과

경색 후 심실중격결손이 생긴 직후에 사망률이 가장 높고 그 후 점차 사망률이 감소하는 양상을 보인다. 환자의 75% 정도만이 발병 후 24시간 이상 생존하고, 50%가 1주, 30% 미만에서 2주, 그리고 10~20% 정도 만이 4주 이상 생존한다.

### 5) 외과적 치료법

#### (1) 수술 적응증

심근경색증 후의 합병증으로 생긴 심실중격결손은 항상 큰 좌-우 단락(left-to-right shunt)을 형성하기 때문에 그 존재 자체로 수술 적응증이 된다.

(2) **수술시기**

환자의 혈역학적 상태가 좋을 때는 심실중격결손의 가장자리가 단단해지도록 2~3주 이상 기다렸다가 수술하여 안전하고 확실하게 패취로 심실중격결손을 봉합해 주는 것이 좋다. 그러나 불행히도 이런 경우는 드물고 대부분 환자에서 심인성 쇽, 폐정맥 고혈압, 부종, 신장 장애 등의 혈역학적 이상을 보이기 때문에 신속한 수술교정을 해주지 않으면 대개 사망에 이르게 된다.

(3) **수술방법**

정중 흉골절개술과 체외순환 하에 좌심실 절개술로 심실중격결손에 접근한다. 결손의 봉합은 반드시 대크론 등의 패취를 사용하여 심실 중격결손 주위의 경색부위를 포함할 정도로 크게 봉합해준다.

#### 6) 경피적 폐쇄법(percutaneous closure)

최근 수술위험도가 큰 환자에서 경피적으로 카테터를 삽입하여 단락을 막아주는 방법이 일부에서 소개되고 있다.

## 3. 심근경색 후 좌심실 자유벽 파열

#### 1) 빈도

부검을 토대로 한 보고에 따르면 경색후 심실중격결손 보다 10배 이상 흔하며, 급성심근경색 환자의 11%에서 발생한다고 하였다.

#### 2) 병리해부 소견

임상-병리적 양상에 따라서 급성(acute), 아급성(subacute), 만성(chronic) 심실 자유벽 파열로 구분할 수 있다.

(1) **급성 파열**

다량의 출혈이 심낭 내로 생기면서 갑작스런 흉통, 심인성쇽에 이어 수분 내에 사망하게 된다.

(2) **아급성 파열**

다소 작은 파열이 생겼다가, 심낭의 유착이나 혈전으로 인하여 일시적으로 막히는 경우이며,

심장압전(cardiac tamponade)의 증상과 징후를 보이다가 심인성 쇽 상태가 된다. 진단이 내려지면 즉시 응급수술을 하여야 한다.

(3) **만성 파열**

심막이 심외막에 심하게 유착이 되어있는 경우에 심장파열이 일어나면 유출된 혈액이 국소적으로 체류되어 좌심실과 교통하는 단순한 혈심낭(hemopericardium)을 만들어서 심낭막 및 유착조직으로 벽이 형성된 가성 좌심실류를 형성하는 경우이며, 울혈성 심부전증을 초래한다. 가성 좌심실류는 파열의 위험성이 크기 때문에 그 자체로 수술절제의 적응이 된다.

## 4. 허혈성 승모판막 폐쇄부전

#### 1) 정 의

허혈성 승모판막 폐쇄부전(虛血性 僧帽瓣膜閉鎖不全 ; ischemic mitral insufficiency)이란 허혈성 심장질환의 합병증으로 승모판막 폐쇄부전이 생긴 상태를 말한다. 단순히 승모판막 폐쇄부전이 허혈성 심장질환과 동반된 경우와는 구별하여야 한다.

### 2) 병리해부 소견

#### (1) 급성 승모판막 폐쇄부전

① 유두근 파열(ruptured papillary muscle)

심근경색증의 합병증으로 생기는 급성 승모판막 폐쇄부전의 약 반이 유두근의 파열로 인해 생기는 것으로 추정하고 있다. 승모판막의 두 개의 유두근 중 약 3/4의 환자에서 후내측 유두근(posteromedial papillary muscle)이 파열되고 나머지 1/4의 환자에서는 전외측 유두근이 파열된다. 따라서 심근경색증으로 생기는 급성 승모판막 폐쇄부전은 대부분 하방 좌심실경색증(inferior LV infarction)과 연관되어 생긴다.

② 파열은 없는 유두근 괴사
(papillary muscle necrosis)

심근경색증의 합병증으로 생기는 급성 승모판막 폐쇄부전의 나머지 반에서는 실제적인 유두근 파열은 없이 유두근 괴사로 인한 기능장애가 발생하는 것으로 생각되고 있다.

#### (2) 만성 승모판막 폐쇄부전

허혈성 심장질환과 만성 승모판막 폐쇄부전이 같이 있는 환자의 약 반에서는 승모판막 폐쇄부전이 류마티스성 열이나 점액종성 변성 때문에 오는 것으로 생각되지만, 나머지 반에서는 허혈성 심장질환의 결과로 생기는 것으로 추정하고 있다. 원인으로는 판막륜 확장, 유두근 기능장애, 인근 좌심실 벽의 협동운동불능(asynergy) 등 다양한 요인들이 제기되고 있다.

### 3) 병태생리

급성 심근경색증의 합병증 중에서 심인성 쇽(cardiogenic shock)까지 가는 심한 혈역학적 변화를 초래할 수 있는 기계학적 병변들 중의 하나가 유두근 파열로 생기는 급성 승모판막 폐쇄부전이다. 경색 후 승모판막 폐쇄부전을 일으키는 그 밖의 원인들인 유두근 괴사나 또는 비교적 만성적인 변화를 일으키는 판막륜 확장 등에서는 유두근 파열만큼 급격한 임상양상을 보이지는 않는다.

### 4) 임상양상 및 진단소견

#### (1) 급성 승모판막 폐쇄부전

① 보통 심근경색증이 생긴지 2~7일 후에 전에는 들리지 않던 수축기 심잡음이 나타나면서 급속히 악화되는 심한 심부전증을 보인다. 이때 비슷한 소견을 보일 수 있는 경색 후 심실중격결손과 감별하는 것이 중요하다. 이를 감별하기 위하여 스완-간쯔 카테타를 삽입하여 각 심장 챔버 내의 산소함량(oxygen content)을 측정하여 만일 우심실과 폐동맥에서 산소함량의 현저한 상승이 보이면 심실중격결손이 확진된다. 초음파검사도 큰 도움이 되는데 유두근 파열과 유두근 기능장애를 감별하는데 종종 유용하게 사용된다.

② 환자의 상태가 허락되면 좌심실 조영술과 관상동맥 조영술을 시행하면 보다 완전한 상태 파악을 할 수 있다. 그러나 환자의 상태가 불안정하면 좌심실 조영술은 생략하고 관상동맥 조영술만 시행한다. 검사도중 환자의 상태가 불안정하면 대동맥내 풍선펌프(intraaoctic balloon pump) 등으로 환자상태의 안정을 기할 수 있다.

(2) **만성 승모판막 폐쇄부전**

보통 서서히 진행하는 승모판막 폐쇄부전 소견을 보인다. 전에 없던 승모판막 폐쇄부전의 심잡음이 심근경색증 후에 들리면 허혈성 원인을 추정할 수 있다. 그 외 일반적인 진단기준은 다른 만성 승모판막 폐쇄부전에서와 동일하다.

### 5) 자연경과

(1) **급성 승모판막 폐쇄부전**

외과적으로 치료받지 않는 한 대단히 나쁜 경과를 보인다. 유두근이 완전히 파열된 경우 불과 25%의 환자 만이 24시간 이상 생존할 수 있다. 유두근이 부분적으로 파열된 경우에는 다소 좋은 예후를 보이는데 환자의 70% 이상이 24시간 이상 생존하며, 환자의 약 50%는 1개월 이상 생존해서 만성 승모판막 폐쇄부전의 경과를 취하게 된다.

(2) **만성 승모판막 폐쇄부전**

심한 경우는 비교적 드물다. 그러나 심한 지속적인 만성 승모판막 폐쇄부전이 있는 경우에는 환자의 예후를 악화시킨다.

### 6) 외과적 치료법

(1) **수술 적응증**

급성 승모판막 폐쇄부전에서는 보통 병변이 급격히 악화되기 때문에 진단과 함께 바로 수술을 해주어야 한다. 만성 승모판막 폐쇄부전에서는 환자의 상태와 폐쇄부전의 정도에 따라 신축적인 수술적응이 필요하다.

(2) **수술방법**

체외순환 하에서 판막의 병변 상태에 따라 판막 성형술 또는 인공판막 치환술을 시행한다. 수술결과는 주로 좌심실의 상태에 따라 좌우된다.

## 참고문헌

1. Sundt TM III, Gersh BJ, Smith HC, et al. Ischemic heart disease. In : Cohn LH, Edmunds LH Jr (eds). Cardiac surgery in the adult. 2nd ed. New York : McGraw-Hill Company, 2003; 541-559, 581-625, 639-713.
2. Kouchoukos NT, Blackstone EH, Doty DB, Hanley FL, Karp RB. Ischemic heart disease. In : Kirklin/Barratt-Boyes Cardiac Surgery. 3rd ed. Philadelphia : Churchill Livingstone Company, 2005; 355-479.
3. Ruel M, Selke FW, et al. Surgical treatment of coronary artery disease and its complications. In : Sellke FW, del Nido PJ, Swanson SJ (eds). Sabiston & Spencer Surgery of the Chest. 7th ed. Philadelphia : Elsevier Saunders Company, 2005; 1459-1558.

# 43 부정맥의 중재적 치료법

## Ⅰ. 서맥의 중재적 치료

### 1. 서 론

서맥(徐脈; bradycardia) 이란 정상보다 느린 속도의 심박수를 가리키는 말로 성인에서는 보통 분당 60회 이하의 심박수를 말한다. 서맥 중에는 운동선수에서 흔히 나타나는 운동선수 서맥(athletic bradycardia)과 같이 치료가 필요 없는 경우에서부터 완전 심장블록에서의 서맥처럼 심박조율의 삽입을 필요로 하는 경우까지 다양한 양상이 있다. 이 장에서는 서맥 중에서 심박조율(cardiac pacing)에 의한 중재적 치료(interventional treatment)를 필요로 하는 경우에 대해서만 언급하기로 한다. 현재 사용되고 있는 심박조율기(深博調律機; pacemaker)는 여러 가지 첨단공학 기술이 도입된 데다 그 관리에 있어서도 보다 전문적인 전기생리학 지식을 필요로 하고 있다. 따라서 최근 들어서 심박조율기의 삽입 및 관리는 심장내과 의사 특히 그 중에서도 전기생리학에 전문지식을 가진 전문의에 의해 이루어지고 있는 것이 보편적인 추세이다.

### 2. 심박조율기의 삽입 적응증

심박조율기에는 일시적으로 단기간 시행을 목적으로 하는 경우(temporary cardiac pacing)와 영구적으로 심박조율기를 체내에 삽입하여 심박조율을 하는 경우(permanent cardiac pacing)의 두 가지 경우가 있다. 보통 심박조율을 이야기 할 때는 영구 심박조율기에 의한 방법을 가리킨다.

#### 1) 동기능부전 증후군(sick sinus syndrome)

(1) 동기능부전 증후군으로 인한 서맥 때문에 증상(스토크스-아담스 증후군 ; Stokes-Adams syndrome)이 있으면 영구 심박조율기의 삽입적응이 된다. 스토크스-아담스 증후군이란 심장질환으로 좌심 박출량이 감소하여 뇌허혈을 초래함으로서 현기증, 일시적인 의식상실, 졸도, 경련 등의 증상을 일으키는 상태를 말한다.

(2) 동기능부전 증후군에서 증상을 일으키는 서맥은 동서맥(sinus bradycardia), 접합부서맥(junctional bradycardia), 동정지(sinus arrest), 동결절 출구 블록(sinus node exit block), 동정지 및 동결절 출구 블록의 혼합, 또는 서맥-빈맥 증후군(bradycardiatachycardia syndrome) 등의 다양한 형태로 나타날 수 있다.

### 2) 완전 심장블록(complete heart block)

#### (1) 선천성 완전 심장블록

선천적으로 심방과 방실결절 사이, 또는 방실결절과 히스줄기(His bundle) 사이의 연결이상으로 심장블록이 오는 경우를 말한다.

#### (2) 자연발생적인 완전 심장블록

일부 심장기형, 심근경색증, 심근병증, 대동맥판막이나 승모판막의 석회화 등 여러 가지 병변에서 심장 전도조직의 장애를 초래하여 완전 심장 블록이 생길 수 있다.

#### (3) 외과적으로 유발된 완전 심장블록

심실중격결손 등 심장질환의 수술 후 완전 심장블록이 와서 7~10일 이상 지속된 경우에는 보통 영구 심박조율기의 삽입 대상이 된다.

### 3) 기타의 적응증들

① 모비츠 II형(Mobitz type II)의 제 2도 심장블록
② 증상이 있는 이중섬유속 블록(bifascicular block) 및 삼중섬유속 블록(trifascicular block)
③ 급성 심근경색증 후 이중섬유속 블록 또는 삼중섬유속 블록이 간헐적인 완전 심장블록을 동반하는 경우
④ 경동맥동 실신(carotid sinus syncope)
⑤ 약물치료에 반응하지 않는 반복성 빈맥이, 일시적인 심박조율에는 반응하는 경우
⑥ 약물치료에 반응하지 않는 심부전증이 일시적인 심박조율에는 반응하는 경우

## 3. 심박조율기의 구성

체내 삽입 목적의 이식성 심박조율기(implantable cardiac paecmaker)는 크게 1) 임펄스 발생기(impulse generator) 2) 도선(lead), 3) 전극(electrode)의 3가지 구성 성분으로 되어 있다.

### 1) 임펄스 발생기

임펄스 발생기는 (1) 동력원 즉 전지(battery)와, (2) 심박조율기의 전자공학적 주 기능을 담당하는 혼성 집적회로(hybrid integrated circuit), 그리고 (3) 도선 연결부(lead connector)로 이루어져 있다. 이 구성 성분들은 기밀포장(hermeticseal)으로 완전히 밀폐된 상태에서 금속용기에 내장되게 된다. 금속용기는 최근 주로 티타늄(titanium)을 사용한다.

#### (1) 동력원

현재 사용되고 있는 거의 모든 심박조율기는 동력원으로 리튬을 양극으로 하고 요오드를 음극으로 하는 화학적 전지(lithium-iodine power cell)를 이용하고 있다. 리튬의 수명은 10~12년 정도로 예상된다.

#### (2) 혼성 집적회로

혼성 집적회로란 저항기(resistor), 축전기(capacitor), 반도체(semiconductor) 등을 하나의 실리콘 집적회로(monolithic silicon chip)에 담아 넣어서 전자 기능장치의 크기를 최소화한 것이다.

#### (3) 도선 연결부

임펄스 발생기와 도선을 연결하는 부위이다.

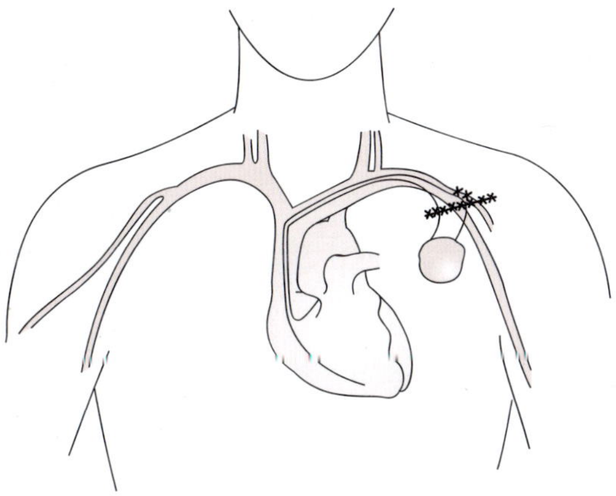

그림 43-1. 심박조율기의 경정맥 삽입법의 한 예. 전극이 쇄골하 정맥(subclavian vein)을 통해 심장 내에 위치하고 있는 것이 보인다.

### 2) 도선-전극계

도선은 임펄스 발생기를 심장에 연결시켜주는 절연선(insulated wire)을 말하고, 전극은 도선의 말단부에서 심근과 접촉하는 금속부위를 말한다. 전극은 절연이 되어있지 않고 전기적으로 활성화 상태에 있다. 전극은 부착부위에 따라 심내막성(endocardial)과 심외막성(epicardial)으로 나누거나 부착 방식에 따라 단극성 전극과 양극성 전극으로 나눈다. 단극성 전극(unipolar electrode)이란 음극만이 심장과 접촉하고 양극은 심장에서 멀리 떨어져 있는 상태를 말한다. 이식성 심박조율기에서는 임펄스 발생기의 금속 케이스가 양극 역할을 한다. 반면 양극성 전극(bipolar electrode)은 심박조율기로부터 두개의 도선이 나와 양극 및 음극의 두 전극이 모두 심장에서 약 1센티 정도의 간격으로 위치하는 것을 말한다.

## 4. 심박조율기의 삽입

영구 심박조율기를 삽입하는 방법에는 1) 경정맥법(transvenous approach)과 2) 경흉부법(transthoracic approach)의 두가지 방법이 있다.

### 1) 경전매법

쇄골하 정맥(subclavian vein), 두부 정맥(頭部靜脈; cephalic vein), 또는 액와정맥(腋窩靜脈; axillary vein) 등을 통해 전극을 심내막에 이식시킨다. 임펄스 발생기는 전흉벽에 공간을 만들어 삽입시킨다. 이 방법은 보다 좋은 만성 역치(chronic threshold)를 얻을 수 있고 도선골절(lead fracture)의 빈도도 낮다는 장점이 있어 많이 사용되고 있다(그림 43-1).

### 2) 경흉부법

심장수술에서와 같이 이미 심장이 노출된 상황에서 심박조율기를 삽입하는 경우나, 소아환자에서 기술적인 어려움으로 경정맥법이 실패한 경우에 주로 적응이 된다. 검상하 절개술(subxiphoid incision), 또는 좌측 개흉술(left thoracotomy) 등을 사용하여 심장에 접근하여 심장외부에 전극을 설치한다(그림 43-2).

## 5. 심박조율의 생리

### 1) 심박조율 방식(pacing modes)

심박조율 방식이란 심박조율기의 임펄스 발생기가 작동하는 방식을 말한다. 현재 사용되는 심박조율기는 다양한 방식으로 심장을 조율하는 것이 가능하기 때문에 이에 대한 구체적인 분류가

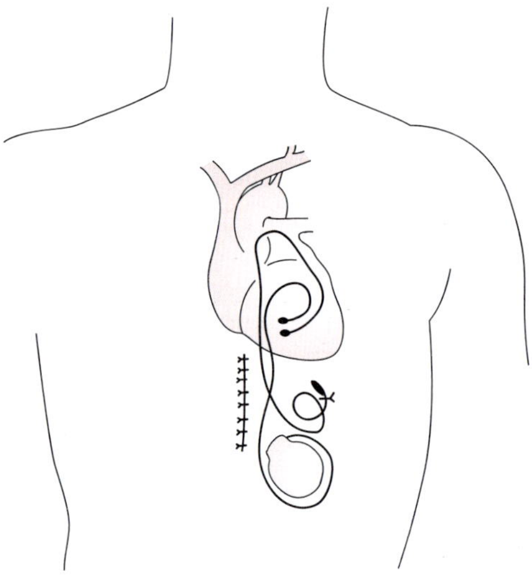

그림 43-2. 심박조율기의 경흉부 삽입법의 한 예. 검상하절개술(subxiphoid incision)을 통해 전극은 심외막심근 전극(epimyocardial lead)의 형태로 삽입된다. 심박종류기 중 임펄스 발생기는 전복벽에 위치한다.

필요한데, 어떤 특정 심박조율기의 조율방식을 정확히 기술하기 위해서는 (1) 심박조율기가 어느 심장 챔버를 조율하는가, (2) 조율에 앞서 어느 심장 챔버의 전기적 활동을 감지하는가, 그리고 (3) 감지된 전기적 활동에 심박조율기가 어떻게 반응하는가를 반드시 알아야 한다.

현재 심박조율기를 묘사하는데 가장 많이 쓰이는 방법은 '심장병 자원에 대한 연합위원회(Intersociety Commission for Heart Disease Resources, ICHD)'에서 제안한 방법으로, 처음에는 앞에서 말한 3가지 기본사항 만을 표현하는 세 자리 부호(three position code)를 사용하였다. 그러다가 심박조율기의 기능이 점점 복잡해지면서 다양한 프로그램 능력과 빈맥 치료의 기능이 추가되자 이를 포함하여 다섯 자리 부호(Five position code)로 확대되어 사용되고 있다. 그러나 아직까지 편의상 여전히 세 자리부호만을 사용하여 심박조율기 양식을 기술하는 것이 보통이다(표 43-1).

### 2) 심박조율 방식의 종류

심박조율 방식은 앞에서 말한 세 자리 부호들의 조합에 의해 다양한 종류가 있을 수 있다.

(표 43-2).

표 43-1. 다섯자리 심박조율기 부호(ICHD)

| | I<br>조율되는<br>심장부위 | II<br>감지되는<br>심장부위 | III<br>감지에 대한<br>반응방법 | IV<br>프로그램성/<br>심박수조절 | V<br>빈맥<br>치료기능 |
|---|---|---|---|---|---|
| 사용되는 문자 | O<br>V<br>A<br>D | O<br>V<br>A<br>D | O<br>T<br>I<br>D | O<br>P<br>M<br>C<br>R | O<br>P<br>S<br>D |

O = None, V = Ventricle, A = Atrium, D = Dual, T = Triggers pacing, I = Inhibits pacing, P(프로그램성) = Simple programmable, M=Multiprogrammable, C = Communicating (telemetry), R = Rate modulation, P(빈맥치료기능) = Pacing(antitachyarrhythmia), S = shock, D= Dual(P+S)

표 43-2. 심박조율 방식

| ICHD 부호 | 방식 |
|---|---|
| **단일챔버 조율형(single-chamber pacing) | |
| VVI | 심실성 요구형(ventricular demand) |
| VOO | 심실성 비동기형 (ventricular synchronous) |
| AAI | 심방성 요구형 (atrial demand) |
| AOO | 심방성 비동기형(atrial asynchronous) |
| **양챔버 조율형(dual-chamber pacing) | |
| DVI | 방실연속성 고정속도형 (AV sequential fixed rate) |
| VDD | 심방성 동기형 (atrial synchronous) |
| DDD | 방실 보편형 (AV universal) |

### (1) VOO 심박조율형

환자의 심실활동과는 아무런 상관없이 심박조율기에 정해진 속도대로 일정하게 심실을 자극하는 양식을 말한다. 따라서 만일 심박조율기의 자극이 환자의 T파에 떨어지면(R on T phenomenon) 심각한 심실성 부정맥이 생길 위험성이 있다. 이런 이유 등으로 근래에 와서는 거의 사용되지 않는다.

### (2) AOO 심박조율형

역시 심실대신 심방을 조율한다는 것 외에는 VOO형과 비슷하다. 임상적으로 거의 사용되지 않는다.

### (3) VVI 심박조율형

① 개 념

심박조율(pacing) 및 심장활동의 감지(sensing) 모두가 심실을 통해 이루어진다. 만일 환자의 심박수가 미리 정해놓은 심박수보다 빠르면 심박조율기의 자극생성이 억제(inhibition)되고, 그 반대로 느릴 때는 심박조율기가 작동하여 미리 정해놓은 속도대로 심박조율을 한다. 다시 말해서 환자의 심박수가 빠를 때는 심박조율기가 쉬고 있다가 심박수가 느려질 때 즉 심박조율기의 도움이 요구될 때에 작동하기 때문에 이런 심박조율형을 심실요구형(ventricular demand)이라고도 부른다.

② 장-단점

심실만을 조율하기 때문에 심실 충만(ventricular filling)에 대한 심방의 기여가 없는 점이 단점이다. 반면 전극설치가 간단하고 임펄스 발생기의 수명이 비교적 길다는 점들이 장점이다.

### (4) AAI 심박조율형

심실 대신 심방이 조율되고 또 감지된다는 점 이외에는 근본적으로 VVI형과 원리가 같다. 심실 충만 시에 심방의 기여를 기대할 수 있는 장점이 있다. 그러나 AAI형의 사용에는 환자의 방실전도계(AV conduction system)는 이상이 없어야 한다는 전제 조건이 필요한데, AAI 형의 사용 적응이 될 수 있는 동기능부전 증후군(sick sinus syndrome)에서도 결국은 방실전도 장애가 동반되는 경우가 많아 실제 AAI 형은 임상적으로 그렇게 널리 사용되지는 않는다.

### (5) VDD 심박조율형

① 개 념

VDD형은 DVI형이나 DDD형에서와 같이 심방 및 심실의 두 전극을 필요로 한다. 또 비교적 정상적인 동결절(sinus node) 기능이 VDD형 사용의 전제 조건이다. VDD형은 심방과 심실의 활동을 둘 다 감지한 뒤, 경우에 따라 다음 전기자극을 억제(inhibition) 또는 유발시키면서(triggering) 궁극적으로는 심실을 조율하는 양식을 말한다. 좀 더 구체적으로 설명하면 일단 심방의 전기적 활동(탈분극)이 감지되면 일정한 PR 간격 후에 심실전극을 통해 심실을 자극한다. 만일 이때 일정한 PR 간격 안에 환자 자신의 심실활동이 감지되면 심실자극은 억제된다. 그리고 만일 심방속도가 아주 느린 경우에는 VVI형처럼 작동하여 심실을 자극하는 것이다.

② 장-단점

VDD형은 장점은 심실 충만이 심방의 기여를 받을 수 있다는 점이다. 그리고 심실수축이 환자 자신의 심방수축 이후에 오기 때문에 DVI형과는 달리 스트레스나 운동에 적절히 반응할 수 있는 장점이 있다. 반면에 심방과 심실 두 개의 전극이 필요하다는 점과 역행성 전도(retrograde conduction)에 의해 회귀성 빈맥(reentry tachycardia)이 생길 위험성이 있다는 점이 단점이다. VDD형 심박조율기는 최근 많이 쓰고 있는 DDD형으로 완전히 대치가 가능한데다 DDD형에 비해 삽입 기술상의 이점도 없기 때문에 점점 사용빈도가 줄어들고 있다.

#### (6) DVI 심박조율형

① 개 념

양 챔버 심박조율 양식(dual-chamber pacing)의 하나다. 심실의 전기적 활동을 감지한 후 만일 심박조율기에 정해 놓은 적정속도보다 빠르면 VVI형과 마찬가지로 심박조율기의 작동이 억제된다. 심박조율기에 정해 놓은 속도보다 환자 심실의 속도가 느린 경우에는 VVI형과 마찬가지로 심박조율기가 작동하기 시작하나, VVI형과는 달리 심실만 조율하는 것이 아니라 심방을 먼저 조율하고 일정한 시간 후에 심실까지 조율한다. 다시 말해서 DVI형은 심실조율만을 하지 않고 일정한 간격을 두고 심방과 심실을 다 조율한다는 것 외에는 근본적으로는 VVI형과 같다.

② 장-단점

동방결절의 기능부전 상태에서도 심실 충만에 심방의 기여를 받을 수 있다는 점이 장점이다. 반면에 심실의 활동만을 감지하기 때문에 느린 심실속도를 감지한 후 심방을 조율하려할 때, 만일 운동이나 감정적 변화로 심방의 자연속도가 심박조율기의 자극속도보다 빠르면 심방수축과 심실확장의 연결이 깨어질 수 있다는 점이 단점이다. 또 심방과 심실의 두 전극이 있어야 한다는 것도 단점이다.

#### (7) DDD 심박조율형

① 개 념

DDD형은 현재 조율양식 중에서 가장 진보된 형태로 만능조율 양식(universal pacing mode)으로도 불린다. 그러나 꼭 모든 환자에서 DDD형이 최선의 심박조율형은 아니다. DDD형과 전술한 VDD형의 근본적인 차이점은 심방의 속도가 아주 느릴 때 VDD형은 단순히 VVI 형처럼 작동하는데 반해 DDD형은 DVI형에서와 같이 심방도 조율하여 방실동기성(AV synchrony)을 유지할 수 있는데 있다. DDD형은 필요에 따라 AAI, VVI, DVI, VOO 등 각종 심박조율 양식으로 프로그램 될 수 있다.

② 장-단점

DDD형의 장점은 어떤 경우에서도 적용될 수

있다는 보편성에 있다. 단점은 다기능으로 인해 전지의 수명이 단축될 수 있고 역시 역행성 전도에 의한 빈맥의 가능성이 있다는 점이다.

#### 3) 프로그램 능력(programmability)

심박조율기를 삽입한 후 필요에 따라 외부에서 프로그램기(programmer)에 의해 심박조율기의 특성을 변화시킬 수 있는 능력을 말한다. 최근에 사용되는 심박조율기는 모두 이런 능력을 갖추고 있다. 복합 프로그램 기능(multiprogrammable)을 가진 심박조율기에서 흔히 사용되는 프로그램 기능은 조율양식(mode), 심박수(rate), 파동 폭(pulse width), 출력(output), 감응도(sensitivity), 불응기(refractory period) 등이다.

#### 4) 생리적 조율방식(phsiologic pacing)

생리적 조율양식이란 정상적인 동박동(sinus rhythm)과 같이 심장을 조율하는 양식을 말하는데, 일반적인 의미에서는 양챔버 조율양식(dual chamber pacing)과 같은 의미로 사용된다. 생리적 조율양식에서는 심실 충만에 대한 심방의 기여를 받을 수 있기 때문에 심실만을 조율하는 양식에 비해 약 5~15%의 심박출량 증가를 기대할 수 있다.

### 6. 심박조율기의 합병증

#### 1) 조기 수술합병증

심박조율기의 삽입에 따라 기흉, 혈관손상, 공기 색전증, 심장 천공, 심장 탐폰 등이 생길 수 있는데 대부분 드물게 발생한다.

#### 2) 창상 합병증

혈종(hematoma), 피부 미란(skin erosion), 감염 등이 생길 수 있다.

#### 3) 만기 합병증

경정맥 삽입경로에 따라 정맥 혈전이 생기기도 하고 폐동맥 혈전색전증도 보고되고 있다. 경미한 삼첨판막 폐쇄부전을 일으킬 수도 있다. 그밖에 임펄스 발생기가 전흉벽의 포켓 내에서 빙빙 돌면서 전극 이탈이나 도선 골절 등을 일으킬 수도 있다(Twiddler's syndrome).

#### 4) 심박조율기 기능부전

(1) 현재 사용되고 있는 심박조율기는 기계공학적으로 대단히 우수하기 때문에 그 자체로는 좀처럼 기능부전이 생기지 않는다. 그러나 드물게 심박조율수가 갑자기 빨라지거나(runaway pacemaker), 불규칙한 조율, 감지실패 등의 문제가 발생할 수 있기 때문에 주의를 기울여야 한다.

(2) 심박조율기 증후군(pacemaker syndrome)

심실성 심박조율기를 삽입한 환자의 일부에서 현기증, 어찔어찔함, 실신, 저혈압 등이 나타나는 상태를 말한다. 이는 심실성 심박조율기에서는 심실 충만시 심방수축의 기여를 얻지 못하기 때문에 심방수축의 기여를 필요로 하는 환자에서 심박출량이 감소하여 생기는 증상으로 해석된다. 이 증상은 양챔버 조율형의 심박조율기(dual-chamber pacemaker)를 사용하면 보통 해결된다.

# II. 빈맥의 중재적 치료

## 1. 서론

### 1) 빈맥의 정의

빈맥(頻脈; tachycardia) 이란 순환계의 대사요구보다 빠른 심박수가 있을 때를 말한다. 빈맥에는 크게 상심실성 빈맥(supraventricular tachycardia)과 심실성 빈맥(ventricular tachycardia)의 두 종류가 있다. 상심실성 빈맥에는 1) 볼프-파킨슨-화이트 증후군, 2) 방실결절 회귀성 빈맥, 3) 자율성(또는 이소성) 심방 빈맥, 4) 심방조동 및 심방세동 등이 있고, 심실성 빈맥에는, 1) 허혈성 심실성 빈맥과, 2) 비허혈성 심실성 빈맥의 두 종류가 있다.

### 2) 빈맥에 대한 중재적 치료법의 경향

약물치료에 잘 반응하지 않는 빈맥을 외과적으로 치료해 보려는 시도는 1970년대와 1980년대에 걸쳐 많은 발전을 하였으나 1990년대에 들어 중재적 심장학(interventional cardiology)의 발달로, 전기생리 검사로 확인된 이상 지역을 수술대신 카테터로 절제하는 술식(catheter ablation)이 보편적으로 사용되게 되었다.

또 심실성 빈맥의 경우에도 체내삽입형 자동제세동기(automatic implantable defibrillator)의 사용으로 인해 빈맥 치료에서 외과적 치료법의 역할은 한정된 범위로 축소되고 있는 실정이다.

## 2. 상(심)실성 빈맥(上(心) 室性 頻脈)

### 1) 볼프-파킨슨-화이트 증후군

#### (1) 정 의

볼프-파킨슨-화이트 증후군(Wolff-ParkinsonWhite syndrome, WPW syndrome)이란 정상적인 심장 전도로 이외에 심방과 심실 사이에 부방실전도로(accessory AV conduction pathway), 즉 켄트속(Kent bundle)이 존재함으로서 생기게 되는 병변으로, 조기흥분 증후군(pre-excitation syndrome) 중의 하나이다. 심전도소견상 (1) 짧은 PR 간격, (2) 델타 파(delta wave), (3) 넓은 QRS 복합체가 나타나는 것이 특징적이다.

#### (2) 병리해부소견

① 켄트속을 심장의 횡단면에서 보면 우측 및 좌측 섬유삼각(fibrous trigone) 사이를 제외하고는 승모판막과 삼첨판막의 판막 주위에서 어느 곳이든 통과할 수가 있다. 이에 따라 볼프-파킨슨-화이트 증후근은 보통 (1)좌측 자유벽 형(left free wall type, WPW type A), (2)우측 자유벽 형(right free wall type, WPW type B), (3)전중격 형(anterior septal type), (4)후중격 형(posterior septal type)의 4가지 형태로 분류될 수 있다(그림 43-3). 이중 좌측 자유벽 형이 가장 흔하고 그 다음은 후중격 형, 우측 자유벽 형, 전중격 형의 순서이다.

② 켄트속은 약 10~20%의 환자에서는 다발성으로 존재한다.

③ 불현 부방실 전도로(concealed accessory AV pathway)

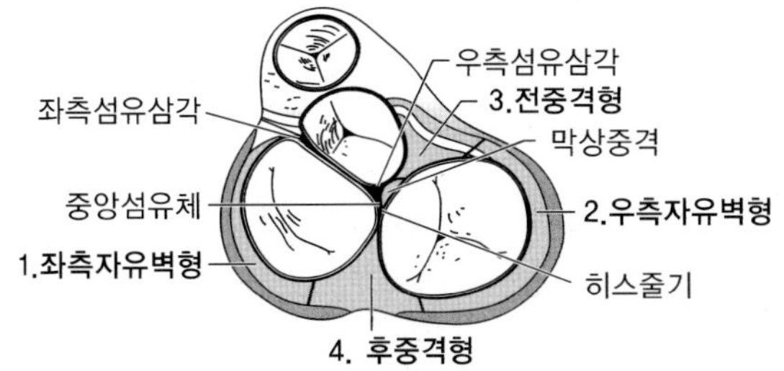


그림 43-3. 볼프-파킨스-화이트 증후군의 병리해부학적 종류. 주위의 심장 골격(cardiac skeleton)과의 관계를 보여 주고 있다(제 17장. 심장의 외과해부학 참조).

일부 환자에서는 부방실 전도로의 자극전도가 앞 방향(antegrade)으로는 일어나지 않고 역 방향(retrograde)으로만 일어나는 경우가 있다. 이때는 심전도에서 부방실 전도로의 존재를 알 수 있는 델타 파가 나타나지 않기 때문에 빈맥이 생기지 않는 한 평소에는 부방실 전도로의 존재를 알수가 없게 되는데, 이를 불현 부방실 전도로라고 부른다.

④ 동반 심장기형

볼프-파킨슨-화이트 증후군 환자의 대부분에서는 정상 심장을 가지고 있다. 그러나 일부 환자에서는 에브스타인 기형, 심방중격결손 등과 동반될 수 있다.

### (3) 병태생리

볼프-파킨슨-화이트 증후군 환자에서는 정상방실 전도로 및 부방실 전도로의 두 개의 방실 전도로가 존재한다. 부방실 전도로에서 전방 전도(antegrade conduction) 만이 일어나는 상태에서는 특징적인 심전도 소견은 보이지만 빈맥은 생기지 않는다. 그러나 만일 어떤 원인(기외수축 등)에 의해서 부방실 전도로의 전방 전도에 차단이 생기게 되면, 정상 전도로에 의해 심실로 내려간 자극이 부방실 전도로를 타고 역 방향으로 심방으로 전달되면서 빈맥이 생기게 된다. 이렇게 생기는 빈맥을 왕복성 빈맥(reciprocating tachycardia), 또는 방실회귀성 빈맥(AV reentry tachycardia)이라고 부른다. 전술한 불현 부방실 전도로에서도 같은 회귀성 기전에 의해 빈맥이 생긴다. 드물게는 부방실전도로에서 전방 전도된 자극이 정상 방실 전도로를 따라 역 방향으로 올라가면서 빈맥이 생기기도 한다.

### (4) 임상양상 및 진단소견

① 심계항진(palpitation)이 주 증상이다. 이때 급성 심부전증이 있을 수도 없을 수도 있다. 환자의 약 반 이상에서는 실신이나 또는 그와 비슷한 병력이 있다.

② 정의에서 기술한 특징적인 심전도 소견을 보인다. 빈맥이 나타나는 경우 약 80%가 방실회귀성(AV reentry)의 발작성 상심실성 빈맥(paroxysmal supraventricular tachycardia)이고, 15%는 심방세동 그리고 나머지 5%는 심방조동을 보인다.

③ 부방실 전도로의 확인은 심도자에 의한 전기생리검사(electrophysiologic study)로 한다.

### (5) 자연경과

① 빈맥이나 동반 심장기형이 없는 경우에는 정상 생존율을 보인다.

② 환자의 약 2%에서 빈맥이 나타난다. 그러나 어떤 보고에서는 70% 까지의 높은 빈도를 보고하기도 한다.

### (6) 중재적 치료법

① 적응증

㉠ 부방실 전도로에 의한 빈맥 증상이 있는 경우

㉡ 빈맥 증상이 없더라도 동반 심기형에 관한 수술이 필요할 때는 수술 후 빈맥이나 심방세동의 발현 가능성 때문에 치료를 해준다. 수술 전에 카테터 절제술을 시행해주거나, 때로는 심장수술 시 동시에 수술해 주기도 한다.

② 치료방법

㉠ 카테터 절제술(catheter ablation)

심도자실에서 전기생리검사를 시행하여 부방실 전도로의 위치를 확인한 뒤 카테터를 이용하여 절제해 준다.

㉡ 수술법

카테타 절제술을 이용할 수 없는 경우에는 수술을 시행할 수도 있다. 수술방법에는 심내막 접근법(endocardial approach)과 심외막 접근법(epicardial approach)의 두 가지가 있다. 심내막 접근법을 사용할 때는 체외순환 하에 시행한다.

## 2) 방실결절 회귀성 빈맥

### (1) 정 의

두 개의 방실결절 전도로(AV node conduction pathway)가 존재할 때, 즉 전기자극이 정상적으로 빨리 전달되는 빠른 경로(fast pathway)와 느리게 전달되는 느린 경로(slow pathway)의 두 경로가 존재하므로 이들 두 경로를 통해 회귀성 빈맥(reentry tachycardia)이 생기게 되는 경우이다.

### (2) 임상양상

정상적인 심전도 소견을 보이던 환자에서 갑자기 상삼실성 빈맥이 생기는 것이 특징으로, 발작성 상심실성 빈맥의 가장 흔한 원인이다. 볼프-파킨슨-화이트 증후군의 불현 부방실 전도로에 의한 방실회귀성 빈맥(AV reentry tachycardia)과 함께 발작성 상심실성 빈맥의 대부분 원인을 차지한다.

### (3) 중재적 치료법

① 카테터 절제술로 두 전도경로 중의 하나(보통 느린 경로)를 절제하여 회귀회로(reentry circuit)를 없애준다.

② 체외순환 하에 우심방을 연 뒤 냉동절제술(cryoablation)을 시행할 수도 있다.

## 3) 이소성 심방 빈맥 (ectopic atrial tachycardia)

### (1) 정 의

우심방 또는 좌심방에서 동결절(sinus node) 이외의 이소성 자극 병소가 자율적으로 생겨 심장을 자극하여 생기는 빈맥을 말한다. 자율성 심방빈맥(automatic atrial tachycardia)이라고도 한다.

### (2) 치 료

전기생리검사로 위치가 확인되면 카테터 절제술로 치료를 할 수 있다. 그러나 대부분의 이소성 심방빈맥, 특히 우심방에서 기인하는 경우에는 다발성 병소를 가지고 있기 때문에 약물치료가 최선인 경우가 많다.

## 4) 심방세동 및 심방조동

심방세동은 심방 내에 다발성으로 존재하는 거

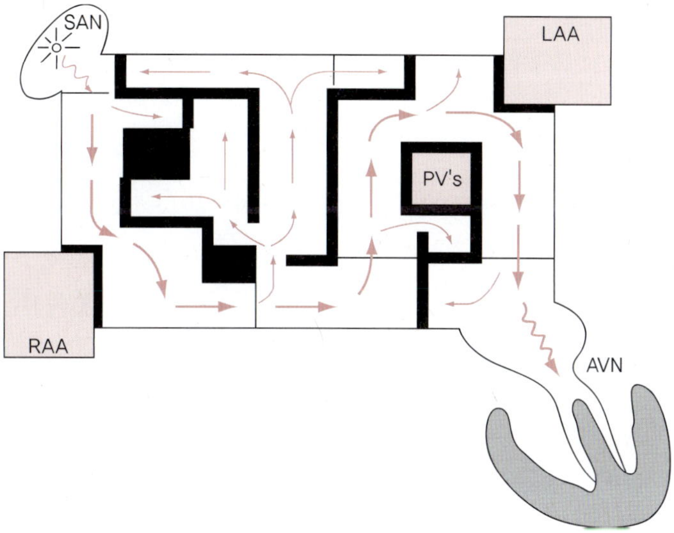


그림 43-4. 메이즈 술식의 모식도

대 회귀성 회로(multiple macroreentrant circuits)가 그 발생 기전으로 알려져 있으며, 심방조동은 단일한 거대 회귀성 회로(single macroreentrant circuit)가 원인으로 알려져 있다. 이러한 심방세동이나 심방조동이 있는 환자에서 방실결절(AV node)의 전도가 항진되면 대단히 빠른 심실성 빈맥이 생길 수 있으며 불규칙한 심박동을 초래하여 불쾌감을 유발하고, 심방 수축력이 소실되어 심박출량을 감소시키며, 혈전을 형성하여 이에 따른 합병증으로 혈전색전증을 초래하는 등 심각한 합병증을 일으킬 수 있다.

불규칙한 심박동을 규칙적으로 만들기 위하여, ① 다발성으로 존재하는 거대 회귀성 회로가 대부분 좌심방에 존재하므로 이를 차단하기 위한 좌심방 분리 술식(left atrial isolation), ② 방실 결절부를 카테터로 절제해주고 이때 생기는 완전 심장블록은 영구 심박조율기를 삽입하여 해결해 주는 방법, ③ 동결절에서 시작된 동율동 만이 방실결절로 전달되도록 좌심방과 우심방을 분리 절개하여 전기 전도로부터 차단시키는 코리도(corridor)수술법 등이 1980년대 중반부터 시술되었다. 그러나 세 가지 방법 모두 좌심방 수축력의 회복은 이루지 못하여 수술 후 혈전색전증이 생길 가능성을 낮추지 못하였다. 반면 1987년 미국의 콕스(Cox)에 의하여 개발된 메이즈(maze) 수술법은 좌심방과 우심방에 미로와 같은 절개를 하고 재봉합함으로써, 동결절에서 시작된 동율동만이 방실결절로 전달되고 심방 내에 존재할 가능성이 있는 어떤 다발성 거대 회귀성 회로도 미로와 같은 절개에 의하여 지속적인 활성화가 이루어지지 못하도록 차단되면서도 전체 심방의 전기적 활성화가 이루어지도록 고안되었다. 복잡한 수술 술식에 따른 합병증을 최소화 하기 위한 수술 술식의 개량을 거치면서 메이즈 술식은 심방세동 및 심방조동에 대한 가장 효과적인 수술방법으로 자리 잡았다(그림 43-4).

## 3. 심실성 빈맥(心室性 頻脈)

### 1) 허혈성 심실성 빈맥

#### (1) 정의

허혈성 심장질환(ischemic heart disease) 환자에서 생기는 심실성 빈맥을 말한다. 심실성 빈맥의 원인 중에서는 가장 흔하다.

#### (2) 병리해부 소견

허혈성 심실성 빈맥은 심근경색증이 생긴 환자, 특히 좌심실류(left ventricular aneurysm)가 발생한 환자에서 잘 생길 수 있다. 반면 심근경색증이 발병되지 않은 허혈성 심장질환 환자에서는 드물게 발생한다.

#### (3) 병태생리

심근경색증이 발생하면 정상 심근과 비정상 심근이 균일하지 않게 서로 밀착되는 상태가 만들어져 부정맥이 발생하기 좋은 해부학적 바탕을 만들어준다. 대부분의 허혈성 심실성 빈맥은 이런 해부학적 기질(anatomic substrate)에서 생기는 회귀성 빈맥이지만 일부에서는 자율성으로 생기기도 한다.

#### (4) 임상증상 및 진단소견

① 급사, 심계항진, 실신 등의 다양한 증상이 나타날 수 있다.

② 진 단

허혈성 심장질환 환자에서 중증의 심실성 빈맥이나 심실세동의 병력이 있는 경우, 또는 전기생리검사에서 지속성 심실성 빈맥이 유발되는 경우에는 진단이 된다.

#### (5) 중재적 치료법

① 치료방법

허혈성 심실성 빈맥은 약물치료에 반응하지 않는 경우가 많아 오래 전부터 중재적 치료법의 대상이 되어왔다. 그러나 아직 가장 좋은 치료법에 관해서는 이론들이 있기 때문에 각 환자들의 특성이나 임상양상을 고려하여 결정하는 것이 좋다.

㉠ 직접 수술법

보통 관상동맥우회술 및 심실류 절제술과 동시에 시행한다. 여기에는 두 가지 수술방법이 주로 사용되는데 첫 번째는 국소심내막 절제술(local endocardial resection procedures)로, 전기생리검사로 심실성 빈맥의 유발 유소를 찾아낸 다음, 병소 부위 심내막의 섬유화된 조직을 절제해 줌으로서 심실성 빈맥을 일으키는 회귀회로를 없애주는 수술법이다. 심내막하 절제술(subendocardial resection)이라고도 부른다. 두 번째는 광범위 심내막 절제술(extended endocardial resection procedure)로 국소 심내막 절제술을 변형한 방법이다. 즉 부정맥 유발병소에 관계없이 모든 심내막 섬유성조직을 절제하는 술식이다.

㉡ 냉동절제술(cryoablation)

부정맥 병소가 대동맥판막륜 및 승모판막륜 또는 유두근의 기저부에서와 같이 직접 수술법을 시행하기 불가능한 위치에 있을 때는 냉동절제술을 시행하기도 한다.

㉢ 카테터 절제술

심실성 빈맥의 형태가 하나인 단형성(monomorphic) 심실성 빈맥에서는 카테터 절제술을 시행할 수도 있다. 그러나 이런 경우는 소수에 지나지 않는다.

㉣ 체내삽입형 자동 제세동기(automatic implantable defibrillator)

최근 허혈성 심실성 빈맥 환자의 대부분에서 수술치료의 대체 수단으로 사용되고 있다. 보통 흉근 하부(subpectoral position)에 삽입하는데, 전극 중 하나는 흉곽 내에 위치시킨다.

② 적응증

㉠ 허혈성 심장질환 환자에서 중증의 심실성 빈맥이 있거나 급사의 위험을 경험한 경우에는 체내삽입형 자동 제세동기의 삽입적응이 된다.

㉡ 좌심실류와 관상동맥질환이 있으면서 다른 부분의 국소적 심실기능은 좋은 환자에서는 좌심실류 절제, 관상동맥우회술과 함께 냉동절제술을 시행하여 치료하는 것이 좋다.

## 2) 비허혈성 심실성 빈맥

병리소견 및 임상양상에 따라 다음과 같은 5가지 형태로 나누어 볼수 있다.

### (1) 특발성 심실성 빈맥 (idiopathic ventricular tachycardia)

다른 심장질환 없이 심실성 빈맥만 존재하는 경우를 말한다. 대부분 칼슘차단제 등의 약물치료로 치료한다. 여러 가지 외과적 치료법의 결과는 만족스럽지 못하다.

### (2) 비허혈성 심근병증 (nonischemic cardiomyopathy)

비정상적인 심근수축이 심실성 빈맥과 연관되는 경우다. 전기생리검사로 부정맥 병소가 확인되면 외과적 격리술(surgical isolation)이나 냉동절제술을 시행해 볼 수 있다.

### (3) 부정맥 유발성 우심실 형성장애 (arrhythmogenic right ventricular hypoplasia)

선천성 심근병증의 일종으로, 우심실 일부에서 심근조직이 지방조직으로 대체되면서 약화된 조직이 동맥류처럼 두드러져 나오는 드문 병변이다. 임상적으로 약물치료에 잘 듣지 않는 심실성 빈맥이 생길 수 있다. 전기생리검사를 시행하여 단형성인 경우에는 카테터 절제술을 실시한다. 그러나 대부분 다형성(polymorphic)으로 이때는 보통 부정맥 유발 병소를 다른 심근 조직과 격리시키는 우심실 격리술(RV isolation)을 시행한다.

### (4) 울증후군(Uhl's syndrome)

우심실 심내막과 심외막 사이에 약간의 심근섬유 이외에는 심근이 형성되지 못하여 마치 양피지(parchment) 같이 붙어있는 특징적인 형태를 보인다. 부정맥 유발성 우심실 형성장애의 심한 형태로 볼 수 있는데 매우 드문 질환이다. 출생 후 수 개월에서 수 년 내에 심한 심부전증이 생기나 성인형에서는 심실성 빈맥이 주 증상이다.

### (5) 긴 Q-T 증후군(long Q-T syndrome)

선천성 난청, 감정적 또는 육체적 스트레스 후의 심실세동 때문에 생기는 실신, 그리고 심전도상 긴 Q-T 간격이 연관되는 증후군을 말한다. 이 증후군과 연관된 심실성 빈맥은 종종 토르사드 데 포인트(torsades de pointes)의 한 형태로 생각된다. 토르사르 데 포인트는 QRS 복합체의 진폭이 주기적으로 변화하는 비전형적 심실성 빈맥의 발작을 말한다. 긴 Q-T 증후군과 연관된 반복성 심실빈맥은 심근의 신경지배를 조절하여 치료할 목적으로 외과적으로 좌측 성상 신경절 절제술(stellate ganglion resection)을 시행하기도 하나 장기 성적은 만족스럽지 못하다.

## 참고문헌

1. Spotnitz HM. Pacemakers and automatic defibrillators. In : Cohn LH, Edmunds LH Jr (eds). Cardiac surgery in the adult. 2nd ed. New York : McGraw-Hill Company, 2003; 1293-326.
2. Kouchoukos NT, Blackstone EH, Doty DB, Hanley FL, Karp RB. Cardiac rhythm disturbance. In : Kirklin/Barratt-Boyes Cardiac Surgery. 3rd ed. Philadelphia : Churchill Livingstone Company, 2005; 1629-69.
3. Joventino LP, Zimetbaum PJ, et al. Management of cardiac arrhythmias. In : Sellke FW, del Nido PJ, Swanson SJ (eds). Sabiston & Spencer Surgery of the Chest. 7th ed. Philadelphia : Elsevier Saunders Company, 2005; 1397-457.

# 44 심장종양

## Ⅰ. 일차성 심장종양

### 1. 전체 발생빈도

일차성(원발성) 심장종양은 드문 병변이다. 일차성 심장종양의 약 70~75%는 양성종양이고 나머지 25~30%가 악성종양이다.

### 2. 양성종양

#### 1) 점액종(粘液腫 ; myxoma)

**(1) 발생빈도**

일차성 심장 양성종양 중 가장 흔해서 약 반을 차지한다. 전 연령층에서 발생할 수 있지만 특히 20~50대에 빈발한다. 여자에서 발생빈도가 높다.

**(2) 병리해부 소견**

① 형 태

점액종은 심내막에서 발생하는 연한 젤라틴 같은 폴립모양의 종양이다. 일반적으로 짧은 술기에 의해(pedunculated) 심내막에 부착되지만 넓은 부착부위를 가지기도 한다. 심방에서 가장 흔히 생기는데 이때는 심방중격의 난원와(fossa ovalis)에 주로 부착된다. 드물게 발생하는 심실 점액종은 우심실벽이나 심실중격 등에 부착된다. 점액종은 심장 내에 생기고 떨어져나가기 쉽기 때문에 색전증을 잘 일으킬 수 있다.

② 발생장소

전체 점액종의 약 75%가 좌심방에서 생긴다. 그 외 우심방에서 10~20%, 그 나머지는 심실에서 생긴다. 심실에서는 좌심실 보다 우심실에서 많이 생긴다. 점액종은 때로는 양측 심방에서 다발성으로 발생할 수도 있다.

③ 악성 성향

점액종은 양성 종양이다. 그러나 점액종 수술 후 일부 소수 환자들에서 악성 성향으로 인한 재발이 보고되었으므로, 수술 후에 일정 간격으로 초음파검사를 통해 추적 관찰할 것이 추천되고 있다.

**(3) 병태생리**

점액종은 다음과 같은 3가지 주요 양상으로 나타날 수 있다.

⑴ 폐쇄증상(obstructive manifestation)

가장 흔한 증상이다. 종양이 승모판막이나 삼첨판막을 막아 판막 협착증 같은 증상을 나타낸다. 좌심방 점액종에서는 이로 인해 호흡곤란과 좌심 부전증이 흔히 생긴다.

② 색전 증상(embolic manifestation)

환자의 약 1/3에서 생기는데, 뇌동맥, 하지동맥 등의 순으로 발생한다.

③ 전신증상(constituional manifestation)

발열, 빈혈, 체중감소, 적혈구 침전속도(ESR)의 증가 등 전신증상이 생길 수 있다.

#### (4) 임상양상 및 진단소견

① 증 상

앞서 말한 병태생리 상의 3가지 양상이 한가지 또는 복합되어 나타날 수 있다.

② 이학적 소견

좌심방 점액종에서는 류마티스성 승모판막질환과 유사한 청진소견이 들릴 수 있다. 제 1심음은 강화되고, 제 2심음은 낮은 강도를 지니면서 정상적으로 분열된다. 판개방음(opening snap) 또는 심실 분마음(ventricular gallop)으로 기술되는 제3심음이 존재한다. 우심방 점액종의 경우 승모판막 질환의 소견 없이 우심부전 및 삼첨판막 잡음이 존재함으로서 진단의 단서가 된다.

③ 심전도

다양한 비특이적인 소견을 보인다. 좌심방 점액종의 경우 좌심방 확대 및 우심실 비대의 소견을 보일 수 있다.

④ 흉부 X-선 사진

비특이적인 소견을 보인다. 큰 좌심방 점액종에서는 폐정맥 고혈압 및 중등도의 좌심방 확대가 나타날 수 있다.

⑤ 심장초음파 검사

2D 심장초음파 검사로 정확한 진단을 내릴 수 있다. 가장 유용한 검사방법으로 보편적으로 사용되고 있다.

⑥ 전산화 단층촬영 및 자기공명 영상검사

심장초음파 검사로 진단이 명확하지 않은 경우에 시행하여 진단에 도움을 받을 수 있다.

⑦ 심도자법 및 심혈관 조영술

관상동맥질환 등 다른 중요 심장질환과 동반되지 않는 한 심장 점액종 만의 진단목적으로는 시행할 필요가 없다.

#### (5) 치 료

① 수술 적응증

심장점액종이 진단되면 그 자체가 수술적응이 된다.

② 수술방법

체외순환 하에서 종양이 있는 심장 챔버를 열고 종양을 절제한다. 절제시 재발을 막기 위해 종양 부착부위 근처의 심방중격이나 심방벽의 일부를 같이 절제해 주어야 한다. 적절한 수술절제로 완치를 기대할 수 있다.

### 2) 유두상 섬유탄성종(乳頭狀 纖維彈性腫 ; papillary fibroelastoma)

#### (1) 발생빈도

전체 일차성 심장종양의 약 7%를 차지한다.

#### (2) 병리해부 소견

양성 종양으로 보통 크기가 작다. 주로 심장판막에서 발생하는데 대동맥판막과 승모판막에서 가장 많이 발생한다.

#### (3) 임상양상 및 진단소견

① 드물게 뇌동맥, 관상동맥 등 색전증을 일으

킬 수 있다. 그러나 크기가 작기 때문에 발생장소에서 증상을 일으키는 경우는 드물다.

② 심장초음파 검사로 확진할 수 있다.

**(4) 치 료**

① 수술 적응증

색전증의 원인이 될 때는 뚜렷한 수술적응이 된다. 그러나 색전증 없이 우연히 발견된 경우에는 수술시행 여부에 다소간 이론이 있다.

② 수술방법

체외순환 하에서 시행한다. 판막에서 발생한 경우에도 보통 크기가 작기 때문에 판막을 보존한 상태에서 종양의 절제가 가능하다.

### 3) 횡문근종(橫紋筋腫 ; rhabdomyoma)

**(1) 발생빈도**

소아에서 가장 흔한 심장종양이다.

**(2) 병리해부 소견**

심실에서 발생하는데 대부분 다발성이다. 주로 심근 내에 깊이 위치한다. 주위 심근조직과는 구별이 잘 되지만 피낭(encapsulation)은 되어 있지 않다.

**(3) 임상양상 및 진단소견**

① 대개 생후 수일 또는 수주 내에 혈류 폐쇄 증상을 일으키거나 중증의 심실성 빈맥을 보인다.

② 결절성 경화증(tuberous sclerosis)과 30~50%에서 연관된다.

③ 진단은 종종 심장초음파 검사로도 충분하나 혈류의 폐쇄 여부를 정확히 파악하기 위하여 심도자 검사를 시행하기도 한다.

**(4) 치 료**

① 주로 다발성인데다 심근 내에 깊이 위치하고 있고 피낭이 되어있지 않아 수술절제가 어려울 때가 많다. 특히 결절성 경화증과 연관되어 심한 정신박약과 경련이 있는 환자에서는 수술이 금기가 될 수 있다.

② 단발성의 종양에서 혈류의 폐쇄 증상이 있으면 수술의 적응이 된다.

③ 수술방법

체외순환 하에서 개심술을 통해 종양을 절제한다.

### 4) 섬유종(纖維腫; fibroma)

**(1) 발생빈도**

소아의 일차성 심장종양 중 두 번째로 많다.

**(2) 병리해부 소견**

단발성으로 생기며 피낭이 되어있지 않다. 심실중격이나 심실의 심근조직 내에서 발생한다.

**(3) 임상양상 및 진단소견**

① 심부전증, 심잡음, 부정맥 등이 주된 소견이다. 종종 부정맥으로 인한 급사를 하기도 한다.

② 심장초음파 검사로 진단이 가능하다. 심실내강으로의 침범 정도나 혈류 폐쇄 여부를 정확히 파악하기 위해서는 심도자 검사를 시행하기도 한다.

**(4) 치 료**

① 수술 적응증

증상이 있는 경우에는 수술적응이 된다.

② 수술방법

㉠ 체외순환 하에서 종양 절제를 시행한다.

㉡ 수술절제가 어려운 경우에는 심장이식 수술로 치료한 증례가 보고 되기도 한다.

#### 5) 기타의 양성종양

지방종, 기형종, 크롬친화 세포종(pheochromocytoma) 등이 발생할 수 있다.

### 3. 악성종양

#### 1) 발생빈도

40대 이상의 연령에 빈발하고 남녀 간의 발생비는 비슷하다.

#### 2) 병리해부 소견

(1) 거의 대부분 육종(sarcoma)이다. 혈관 육종(angiosarcoma)이 가장 흔하고 횡문근 육종(rhabdomyosacoma)이 두 번째이며, 그밖에 섬유육종(fibrosarcoma), 악성 섬유성 조직구종(malignant fibrous histiocytoma) 등이 발생한다.

(2) 우심방에서 가장 흔히 발생한다.

#### 3) 임상양상 및 진단소견

환자는 보통 심부전증, 부정맥, 심근허혈, 또는 혈심낭 등의 임상증상을 보인다. 임상경과가 아주 나빠 대부분의 환자가 진단 후 1년 내에 사망한다.

#### 4) 치 료

진단 당시 진행이 많이 되어있는 경우가 보통이어서 수술절제에는 한계가 있다.

## II. 이차성 악성종양

### 1. 발생빈도

이차성 악성종양이란 신체 다른 부위의 악성 종양으로부터 심장으로 전파된 전이성 악성종양(metastatic cancer)을 말한다. 일차성 심장종양보다 훨씬 많아 보고에 따라서는 일차성 심장 종양보다 20~40배 이상의 발생빈도까지 발표되고 있다.

### 2. 병리해부 소견

#### 1) 침범장소

심외막, 심근, 심내막의 순으로 침범된다. 심장 챔버별로는 심방보다 심실에서 발생빈도가 높다.

#### 2) 원발성 악성종양의 종류

심장의 이차성 악성종양은 거의 모든 장기의 원발성 악성종양에서 유래될 수 있으나 백혈병, 흑색종, 폐암, 유방암 등에서 흔히 온다.

#### 3) 전이 경로

림프 전이(폐암, 유방암), 혈행성 전이(육종, 백혈병, 흑색종), 그리고 직접 전파(식도암, 폐암, 유방암, 림프종) 등의 각종 형태로 올 수 있다.

### 3. 임상양상 및 진단소견

대부분 원발성 악성종양의 증상에 가려 심장전이 증상이 주 관심이 되는 경우는 드물다. 그러나 심낭삼출액(pericardial effusion)과 이로 인한 심장 탐폰이 발생하면 일차적인 문제가 될 수 있다.

## 4. 치 료

단발성 병변으로 심실폐쇄 증상이 있을 때 증상완화 목적으로 드물게 수술하는 경우를 제외하고는, 대부분 악성 심낭 삼출액에 대한 치료가 주종을 이룬다. 악성 심낭 삼출액의 치료는 외과적으로 심낭루 조성술(pericardiostomy)을 시행하거나, 방사선 치료를 시행하기도 한다.

## 참고문헌

1. Reardon MJ, Smythe WR. Cardiac neoplasms. In : Cohn LH, Edmunds LH Jr (eds). Cardiac surgery in the adult. 2nd ed. New York: McGraw-Hill Company, 2003; 1373-400.
2. Kouchoukos NT, Blackstone EH, Doty DB, Hanley FL, Karp RB. Cardiac tumor. In : Kirklin/Barratt-Boyes Cardiac Surgery. 3rd ed. Philadelphia : Churchill Livingstone Company, 2005; 1679-99.
3. Liddicoat J, Fillinov AM. Tumors of the heart. In : Sellke FW, del Nido PJ, Swanson SJ (eds). Sabiston & Spencer Surgery of the Chest. 7th ed. Philadelphia : Elsevier Saunders Company, 2005; 1741-8.

# 45 심막의 질환

## Ⅰ. 정상 해부학 및 생리학

### 1. 해부학

심장을 둘러싸고 있는 심(낭)막(pericardium)은 벽측 심막(parietal pericardium)과 장측 심막(visceral pericardium)으로 나뉘어진다. 벽측 심막은 약 1mm 두께의 섬유성 막으로서 한 겹의 중피세포(mersothelial cell) 즉 장액성 심막(serous pericardium)으로 내부가 덮혀 있다. 이에 반해 장측 심막 즉 심외막(epicardium)은 심장의 표면을 이루는 층으로, 역시 중피세포로 덮혀 있는 매우 얇은 섬유성 조직으로 되어있다(그림 45-1). 일반적으로 심막이라 부를 때는 벽측 심막을 일컫는다.

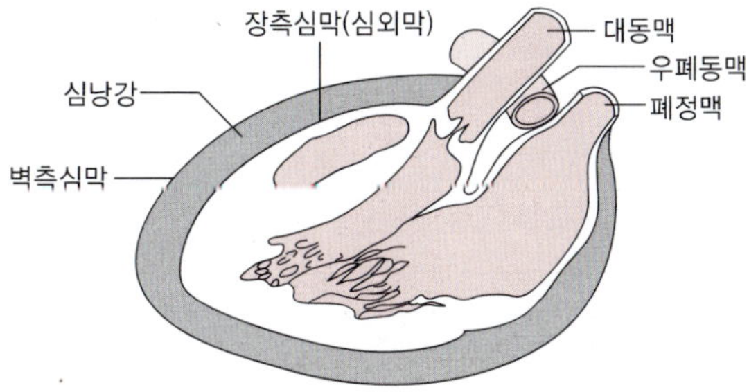

그림 45-1. 심막의 해부학적 구조.

### 2. 생리학

#### 1) 심막의 기능

심막은 정상적으로 종격동 내에서 심장을 제자리에 안정되게 위치하게 해주고, 박동하는 심장으로부터 주위 폐의 손상을 방지하는 기능을 한다. 또 심막은 병적 상태에서 급성 심장확장을 방지해주고, 주위 조직의 염증이 심장으로 전파되는 것을 방지하는 역할도 한다.

#### 2) 심막액(pericardial fluid)

정상적으로 벽측 심막과 장측 심막 사이의 심낭강(pericardial cavity)에는 20 mL가량의 혈장(plasma)의 초여과액 성분으로 이루어진 수액이 존재한다. 이 심막액은 심장박동 시 심막 사이의 마찰을 줄여주는 윤활유 역할을 한다.

#### 3) 심막의 임상용도

심막은 획득하기 쉬운데다 상당히 강인한 막이어서, 특히 심방중격 결손의 폐쇄나 우심실유출로 확장술 등의 심혈관 수술에서 널리 이용되기도 한다.

## II. 선천성 심막질환

### 1. 선천성 심막결손 (congenital pericardial defect)

#### 1) 발생 빈도

드문 병변으로 남자에서 많이 생긴다.

#### 2) 병리해부 소견

심막 전체가 없을 때도 있지만, 부분적인 결손만 있는 경우가 더 흔하다. 부분결손이 있는 경우 좌측에서 잘 생긴다.

#### 3) 임상양상 및 진단소견

**(1) 부분결손**

대부분 특별한 증상이 없고, 드물게 흉통, 호흡곤란 등이 나타날 수 있다. 진단은 보통 흉부전산화단층 촬영술로 확인된다.

**(2) 전체결손**

좌심실 비대의 이학적 소견, 심기저부의 수축기 구출성 잡음, 우측 편위의 심전도, 그리고 흉부 X-선 사진상 심장의 좌측 전위 등의 소견이 나타난다.

#### 4) 치료

증상이 없을 때는 치료가 필요 없다. 증상이 있는 경우에는 고텍스 패취(Goretex patch) 등의 인조 패취를 사용하여 결손을 없애 준다.

### 2. 심낭낭(心囊囊 ; pericardial cyst)

#### 1) 발생빈도

환자의 반 이상이 주로 20~30대에서 발견된다. 소아에서는 매우 드물다.

#### 2) 병리해부 소견

(1) 맑은 황색의 수액을 함유하고 있다. 심막의 어느 부위에서도 생길 수 있지만 주로 우측 늑골횡격막 각(costophrenic angle)에서 생긴다.

**(2) 심막게실(diverticulum)**

심막의 약한 부위에서 심막의 일부가 튀어나온 상태를 말한다. 심낭낭과 구별이 어려울 때가 많다. 병변의 정의상 심낭낭은 심낭강(pericardial cavity)과 교통이 없는데 비해 심막게실은 심낭강과 연결이 된다.

#### 3) 임상양상과 진단소견

(1) 대개 증상 없이 흉부 X-선 사진에서 우연히 발견된다. 증상이 있을 때는 흉통으로 가장 많이 나타난다.

(2) 대부분 흉부 전산화단층 촬영술로 명확히 진단된다.

#### 4) 치 료

증상이 없을 때는 치료가 필요 없다. 증상이 있거나 진단이 확실치 않은 경우에는 수술절제의 대상이 된다.

## Ⅲ. 후천성 심막질환

### 1. 급성 심막염

급성 심막염(急性心膜炎; acute pericarditis) 이란 심막에 생긴 급성 염증을 말하는데, 여러 가지 원인에 의해 생길 수 있고 그에 따른 임상양상도 다양하다. 급성 심막염은 심막의 질환 중 가장 흔한 병변이다.

#### 1) 원인질환

급성 심막염의 원인질환은 다양하여 감염, 결핵, 외상, 종양, 점액부종(myxedema), 요독증(uremia), 류마티스성, 방사성, 약물 유발, 심근경색증후 증후군(postmyocardial infarction syndrome), 심막절개술후 증후군(postpericardiotomy syndrome), 그리고 비특이성 심막염(nonspecific pericarditis) 등이 있다. 비특이성 심막염은 특발성 심막염(idiopathic pericarditis) 이라고도 불린다.

#### 2) 임상양상 및 진단소견

**(1) 증상 및 이학적 소견**

발열, 흉통, 심막 마찰음(pericardial friction rub), 심낭 삼출액 또는 심장 탐폰 등의 소견이 나타난다.

**(2) 심전도**

ST 분절의 상승이 나타날 수 있다.

**(3) 흉부 X-선 사진**

심낭 삼출액의 축적으로 심장음영의 확장이 보일 수 있다.

**(4) 심장초음파 검사**

심낭 삼출액이 있는 환자에서 원인질환의 규명을 위하여 시행한다.

**(5) 심막천자(Pericardiocentesis)**

원인질환의 정확한 규명을 위하여 심낭 삼출액이 있는 환자에서 시행할 수 있다.

#### 3) 치 료

급성 심막염으로 진단된 환자에서는 빈번한 관찰을 통해 심낭 삼출액의 발현 여부에 주의를 기울여야 한다. 만일 이미 심낭 삼출액이 있는 환자에서는 심장 탐폰의 발생 가능성에 주의 하여야 한다.

**(1) 내과치료**

해당 원인에 따라 항생제 등 내과치료를 시행한다.

**(2) 심막천자**

진단을 위한 심낭 삼출액의 천자 시 가능한 최대양을 제거해준다. 만일 심장 탐폰이 발생한 경우에는 즉각적인 심막천자를 시행해 주어야 한다. 심낭 삼출액이 반복되는 경우에는 심막천자 시에 작은 카테타를 거치시켜 지속적인 배액을 시켜준다.

#### 4) 심장 탐폰

심장압전(心腸壓塡; cardiac tamponade) 또는 심장 탐폰은 심낭강에 많은 양의 삼출액이 축적되었을 때, 또는 많은 양이 아니더라도 급속히 축적될 때 발생한다. 심낭 삼출액의 축적이 만성적인 경우에는 심막이 함께 확장되어 많은 양의 심낭 삼출액이 심한 혈역학적 문제없이 축적될 수도 있다.

#### (1) 원 인

앞서 말한 심막염의 원인들 이외에도 악성, 심장외상, 심장수술, 상행대동맥 박리(ascending aortic dissection) 등이 원인이 된다.

#### (2) 병태생리

심장 탐폰이 생기면 과도한 심낭 삼출액이 확장기 심실충만(diastolic filling)을 방해함으로써 체정맥과 폐정맥의 압력증가를 초래한다. 그리고 일회 박출량(stroke volume)이 감소하고 이를 보완하기 위한 심박수의 증가가 나타난다. 그러나 마지막에는 이러한 보상 기전의 한계로 환자는 사망하게 된다.

#### (3) 임상양상 및 진단소견

① 중심정맥압의 상승, 혈압의 하강, 기이맥(奇異脈 ; paradoxical pulse) 등의 소견이 나타난다. 기이맥은 심장 탐폰에서 나타나는 가장 중요한 생리적, 임상적 소견중의 하나로 흡기시의 정상적인 혈압강하가 비정상적으로 크게 강하되는 현상을 말한다.

② 흉부 X-선 사진상 종격동 음영의 확장이 나타날 수 있다.

③ 심장초음파 검사로 심낭 삼출액의 확진이 가능하다.

#### (4) 치 료

심장 탐폰 치료의 기본은 심낭강의 배액(pericardial drainage)이다.

① 심막천자(pericardiocentesis)

일시적인 방법으로 심장초음파 검사 하에 시행하는 것이 안전하다. 그러나 심낭 삼출액이 반복되어 심장 탐폰이 생기면 외과적 배액법을 시행해 주어야 한다.

② 외과적 배액법(surgical drainage methods)

㉠ 검상하 심막창(subxiphoid pericardial window)

국소 또는 전신마취 하에서 시행한다. 검상돌기(xiphoid process) 하에서 횡격막을 박리하고 심막에 접근한다. 가능한 한 크게 심막을 절제하여 심막창을 만든 뒤 흉관(chest tube)를 거치시킨다. 흉관은 경과에 따라 수일 후에 제거해준다. (제 3장. 흉부절개술 참조).

㉡ 좌측 전측방 개흉술(anterolateral thoracotomy)을 통한 심막창

심막창을 통해 심막강과 좌측 흉막강 사이를 교통시킨 다음, 좌측 흉막강에 흉관(chest tube)을 삽입하여 배액해 준다.

㉢ 부분 또는 완전 심막절개술(pericardiectomy)

좌측 전측방 개흉술 또는 정중흉골 절개술을 통해 시행한다.

## 2. 만성 심낭 삼출액 (chronic pericardial effusion)

급성 심막염의 병력이 없는 환자들에서도 만성 심낭 삼출액이 나타날 수 있다. 이때는 대개 심낭 삼출액 자체에 의한 증상은 별로 없는 것이 보통이다. 그러나 유의한 증상이 있으면서 7~10일간

의 내과치료에도 반응하지 않는 경우나 심장 탐폰이 생긴 경우에서는 외과적 배액법의 적응이 된다. 외과적 배액 방법은 앞서 말한 심장 탐폰에서의 외과적 배액법과 동일하다.

### 1) 결핵성 심막염(tuberculous pericarditis)

#### (1) 임상양상 및 진단소견

① 만성 심낭 삼출액의 흔한 원인이다.
② 기침, 흉막통, 심막 마찰음 등의 소견들이 나타난다.
③ 심낭 삼출액은 서서히 축적되어 보통 많은 양이 심장 탐폰을 일으키지 않고 축적된다.
④ 확진은 심막천자(pericardiocentesis)로 결핵균의 존재를 증명하거나 외과적 심막 생검(pericardial biopsy)을 시행한다.

#### (2) 치 료

결핵성 심막염이 진행하여 섬유성 반흔(fibrous scarring)이 생기게 되면 약제의 침투가 어려워지기 때문에 항결핵 약제의 조기투여가 중요하다. 보통 결핵성 심막염이 시작된 후 4개월 이상 치료가 늦어지면 섬유성 반흔으로 심막수축(pericardial contracture)이 일어날 가능성이 큰 것으로 생각되고 있다.

① 내과적 치료법

항결핵 약제를 투여한다. 치료시작 후 2~3주에 보통 증상의 호전이 있고 2개월 정도면 심낭 삼출액의 감소, 심장 크기의 감소, 정맥압의 감소 등의 소견이 뚜렷해진다.

② 외과적 치료법

결핵성 심막염의 진행과정 중에서 외과적 배액법이 필요한 경우, 그 시기에 관해서는 논란이 많다. 필요한 경우에는 통상 적어도 10일 이상 항결핵 약제를 사용한 상태에서 시행한다.

### 2) 기타의 원인들

만성 심낭 삼출액을 야기시키는 그 밖의 원인들로는 점액 부종, 콜레스테롤 심막염, 악성종양, 신상 실환, 부석(dialysis) 등이 있다.

## 3. 만성 교착성 심낭염

### 1) 정 의

만성 교착성 심낭염(慢性 絞窄性 心囊炎; chronic constrictive pericarditis)이란 심막이 만성적인 염증으로 비후성 반흔조직(scar)을 형성하고 이로 인해 심막강의 소실이나 석회화를 동반하면서 심장을 만성적으로 압박하는 상태를 말한다.

### 2) 원 인

(1) 류마티스 열을 제외하고 전술한 급성 심막염을 일으킬 수 있는 모든 병변이 교착성 심막염의 원인이 될 수 있다.

(2) 우리나라에서는 여전히 결핵이 가장 큰 원인이고, 구미 국가들에서는 결핵보다 특발성(idiopathic)을 주 원인으로 보고 있다.

### 3) 병태생리

(1) 심실 확장기 충만(ventricular diatolic filling)의 장애가 주 소견이다. 즉 우심실과 좌심실의 확장기압이 증가하고 이에 따라 평균 심방압이 증가한다.

(2) 병변이 심근으로 종종 전파되어 심근의 수축력을 감소시키기도 한다.

### 4) 임상양상 및 진단소견

#### (1) 증 상

피로감, 운동시 호흡곤란 등의 증상이 나타난다.

#### (2) 이학적 소견

① 경정맥 확장, 간비대, 복수가 관찰된다.

② 청진소견

큰 제3심음(pericardial knock)이 들린다. 심잡음은 보통 없다.

#### (3) 심전도

① 대개 비특이적인 ST분절과 T파의 변화가 나타난다.

② 낮은 QRS 파와 심방세동의 소견이 보일 수 있다.

#### (4) 흉부 X-선 사진

다른 현저한 소견은 없으나 약 40%의 환자에서 심막의 석회화(calcification)가 보일 수 있다.

#### (5) 영상 검사법

① 2D 심장초음파 검사

심낭 삼출액에서의 큰 역할에 비해 교착성 심낭염에서는 큰 진단적 유용성이 없다.

② 전산화단층 촬영

비후된 심막을 증명하여 진단을 도울 수 있다.

③ 자기공명 영상

역시 심막의 비후를 증명할 수 있다.

#### (6) 심도자법(그림 45-2)

① 평균 우심방압, 폐쐐기압(pulmonary wedge pressure), 그리고 좌-우심실의 확장기말압이 모두 같아진다. 이 소견은 만성 교착성 심낭염에서 가장 특징적인 소견이다.

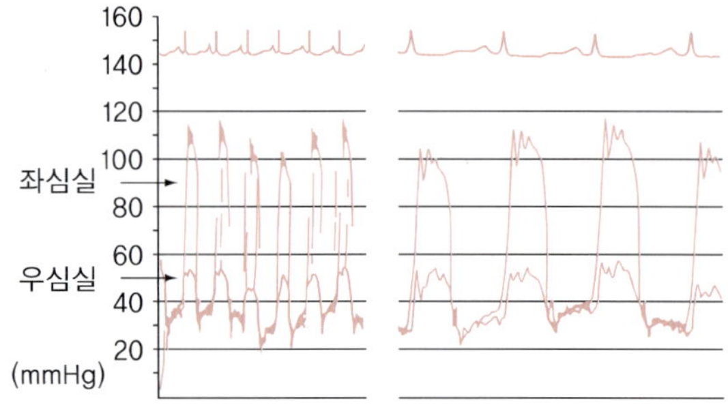


그림 45-2. 만성 교착성 심낭염의 전형적인 심도자 소견의 한 예. 양심실의 확장기말 압력이 같고, 우심실 내압이 특징적인 제곱근 양상을 보이고 있다.

② 제곱근양상(square root pattern)

우심실내압의 맥파(pulse wave)는 특징적으로 확장기압에서 조기에 빨리 하강한 뒤 이어서 빠른 상승과 함께 확장기 고평부(diastolic plateau)를 이루어 마치 제곱근 부호와 같은 모양을 보인다.

### 5) 치 료

#### (1) 수술 적응증

만성 교착성 심낭염의 진단 자체가 수술 적응증이 된다.

#### (2) 수술방법

심막 절제술(pericardiectomy)을 시행한다(그림 45-3).

① 정중 흉골 절개술

절개가 비교적 용이하고 우심실에 심한 석회화가 있을 때도 좋은 수술시야를 확보할 수 있는 장점이 있다. 체외순환을 병행하여 보다 좋은 시야

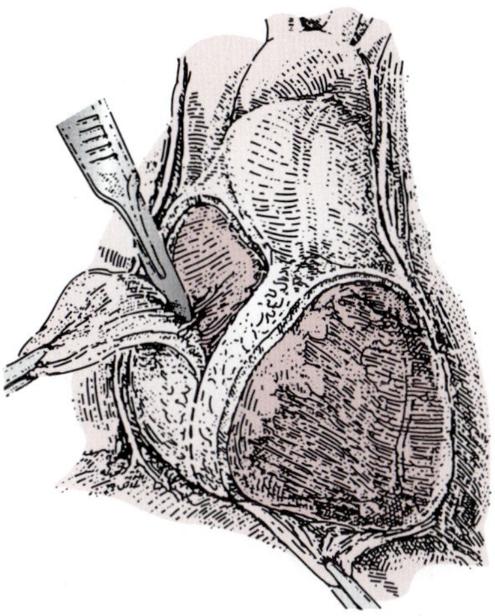

그림 45-3. 만성 교착성 심낭염에서 심막절제술의 모식도.

에서 수술을 진행하기도 한다.

② 좌측 전측방 개흉술

심막절제술에 가장 중요한 부분인 좌측심실의 노출이 완전하다는 장점이 있다.

## 4. 심막종양

### 1) 일차성(원발성) 종양

여러 가지 종양들이 생길 수 있으나 전체적인 발생빈도는 드물다. 양성 종양 중에서는 지방종(lipoma)이 가장 흔하고 악성 종양은 육종(sarcoma)이 주종을 이룬다. 악성 종양의 대부분에서 발견시 이미 종양이 지나치게 커져 있거나 또는 주위로의 전이 때문에 외과적 치료의 대상이 되지 않는 경우가 보통이다.

### 2) 이차성(전이성) 종양

심막종양의 대부분은 전이성 악성 종양이다. 유방암과 폐암이 흔히 심막에 전이되고 림프종과 백혈병도 심막을 침범한다. 치료는 증상에 따른 대증요법 정도이다.

## 참고문헌

1. Mangi AA, Torchiana DF. Pericardial disease. In : Cohn LH, Edmunds LH Jr (eds). Cardiac surgery in the adult. 2nd ed. New York : McGraw-Hill Company, 2003; 1359-71.
2. Kouchoukos NT, Blackstone EH, Doty DB, Hanley FL, Karp RB. Pericardial disease. In : Kirklin/Barratt-Boyes Cardiac Surgery. 3rd ed. Philadelphia : Churchill Livingstone Company, 2005; 1779-95.
3. Glower DD. Pericardium and constrictive pericarditis. In : Sellke FW, del Nido PJ, Swanson SJ (eds). Sabiston & Spencer Surgery of the Chest. 7th ed. Philadelphia : Elsevier Saunders Company, 2005; 1587-602.

# 46 폐동맥 색전증

## 1. 정 의

폐(동맥) 색전증 (肺(動脈) 塞栓症; pulmonary embolism)이란 폐동맥 또는 그 분지가 색전에 의해 폐쇄되는 상태를 말한다.

## 2. 발생빈도

미국의 통계에 의하면 일년에 약 63만명 정도의 급성 폐동맥 색전증 환자가 발생하고, 부검통계에 의하면 약 23만명이 급성 폐동맥 색전증과 관련하여 사망하는 것으로 보고되고 있다. 급성 폐동맥 색전증은 미국에서는 급성 심근경색증의 약 절반의 빈도에서 발생하고 뇌졸중의 3배 빈도로 발생하며, 심장질환과 암에 의한 사망에 이어 세 번째 빈도의 사망원인을 차지하고 있다. 국내에서는 정확한 통계가 나와 있지 않아 객관적인 자료를 제시하기는 어렵지만 미국에 비해서는 그 발생빈도가 낮을 것이라는 것이 일반적인 추론이다. 그러나 이런 추론은 아직까지 사망원인에 관한 정확한 진단이 부족한 때문이지 실세 폐동맥 색전증의 발생률은 생각보다 상당히 높을 것이라는 견해도 있다.

## 3. 병태생리

1) 폐동맥 색전증의 가장 큰 원인은 심부정맥 혈전증(deep-vein thrombosis)이다. 심부정맥 혈전증은 다음과 같은 세 가지 요인들에 의해 유발된다(Virchow's triad).

① 혈류의 정체(stasis of blood flow)

② 응고성 항진(hypercoagulability)

③ 정맥벽 손상(vein wall injury)

2) 일단 폐동맥 색전증이 생긴 후의 환자상태는 폐동맥 폐쇄의 정도와 환자의 예비 심폐기능에 따라 좌우된다. 폐동맥 색전증은 폐동맥의 기계적 폐쇄 이외에도 색전에 의해 생기는 반사작용 및 호르몬 작용으로 폐혈관 저항을 더 증가시키게 된다.

## 4. 병리해부 소견

1) 폐동맥 색전증은 체정맥 중 특히 장골정맥(iliac vein)과 대퇴정맥(femoral vein)에서 가장 낞이 기시한다. 반면 송아리의 작은 정맥들에서 생긴 혈전증은 거의 폐동맥 색전증의 원인이 되지 못한다.

2) 폐동맥 색전증은 일반적으로 좌측보다 우측

폐동맥에서 잘 생기고, 폐엽 중에서는 하엽에서 호발한다.

3) 폐동맥 색전은 보통 자연 용해된다.

## 5. 폐동맥 색전증의 유발요인

### 1) 연 령

40세 이상의 연령에서 주로 발생한다.

### 2) 운동부족

침상에서 가만히 누워있는 경우에 발생빈도가 높다.

### 3) 심장질환

울혈성 심부전증과 심방세동이 있는 경우에 특히 발생빈도가 높다. 그 밖에 심근경색증과 뇌졸중에서도 발생빈도가 높다.

### 4) 악성종양

췌장암, 전립선암, 암종증(carcinomatosis)에서 특히 발생 빈도가 높다.

### 5) 수 술

고관절부 골절 수술, 전립선 제거술 등의 수술 환자에서 발생빈도가 높다.

### 6) 기 타

임신 및 경구 피임제의 사용도 유발요인이 된다.

## 6. 임상양상 및 진단소견

### 1) 증 상

폐동맥 색전증의 임상증상은 경미한 폐쇄에 의해 증상이 거의 없는 경우에서부터 급사에 이르기 까지 다양한 양상을 보인다. 가장 흔한 증상은 호흡곤란과 흉통이다.

### 2) 이학적 소견

급속호흡(tachypnea), 호흡곤란(dyspnea), 흉통 등이 가장 흔한 소견이다. 빈맥도 나타난다.

### 3) 동맥혈 가스분석 (arterial blood gas analysis)

주로 저산소 혈증과 함께 급속호흡 때문에 저탄산증(hypocapnia)을 보인다.

### 4) 혈청효소 측정

LDH, GOT, GPT 등의 변화는 일관된 소견을 보이지 않기 때문에 큰 의미가 없다.

### 5) 심전도

비특이적인 ST와 T파의 변화가 가장 흔한 소견이다. 심전도검사의 가장 큰 가치는 심근경색증과의 감별에 있다.

### 6) 흉부 X-선 사진

지역적인 혈량감소(oligemia) 또는 선상 무기폐(linear atelectasis)를 보일 수도 있으나 역시 비특이적인 소견이다.

### 7) 경흉부 또는 경식도 심초음파검사 (transthoracic or transesophageal echocardiography)

폐동맥의 색전증, 우심실의 압력과부하 등을

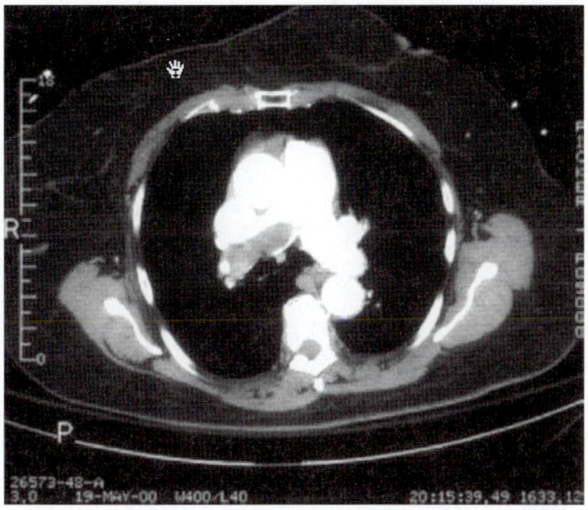

그림 46-1. 폐동맥내 색전증의 흉부 전산화 단층촬영 소견. 좌폐동맥 내에 혈전이 뚜렷하게 보이고 있다.

진단한다.

#### 8) 환기-관류 폐스캔 (ventilation perfusion lung scan)

상태가 안정된 환자에서 선별 검사법(screen test)으로 유용한 검사법이다.

#### 9) 전산화 단층촬영(그림 46-1) 및 자기공명 영상검사

전산화 단층촬영으로 폐동맥의 색전을 진단하고, 자기공명 영상검사를 통하여 폐동맥의 색전과 우심실 벽운동의 이상을 진단할 수 있다.

#### 10) 폐동맥 조영술(pulmonary arteriogram)

폐동맥 색전증을 확진할 수 있다.

## 7. 치 료

#### 1) 항응고제(anticoagulants)

**(1) 헤파린(heparin)**

심부정맥 혈전증과 폐동맥 색전증 치료에서 가장 중요한 역할을 한다. 헤파린 치료의 목적은 심부정맥과 폐동맥에서 더 이상의 혈전형성을 방지하는 것이다. 헤파린을 투여한지 2~3일 후에는 경구용 항응고제로의 전환을 위해 쿠마딘을 투여하고 쿠마딘의 치료 효과가 나타날 때까지는 적어도 4~5일 동안 같이 사용한다.

**(2) 쿠마딘(coumadin; warfarin sodium)**

정확한 투여 기간에 관해서는 6주 이상에서 6개월까지 또는 심지어 그 이상의 기간에 이르기까지 이론이 많다. 최근 경구로 약 4개월 간 투여하는 방법이 많이 추천되고 있다.

#### 2) 혈전 용해제(thrombolytic agents)

플라즈미노겐 활성물질(plaminogen activator)인 스트렙토키나제나 유로키나제, 또는 재조합형 조직 플라즈미노겐 활성물질(recombinant tissue plasminogen activator, r-TPA) 등으로 혈전을 용해시키는 방법으로 심부정맥 혈전이나 폐동맥 색전증의 치료에 사용된다. 대규모 혈전 색전증을 보다 궁극적으로 용해시킬 수 있다는 이론상의 장점이 있지만 출혈 합병증의 가능성이 큰 단점도 있다.

#### 3) 외과적 치료법

**(1) 하대정맥 단속(斷續; IVC interruption)**

① 대부분의 색전증은 하대정맥 이하에서 기인한다. 따라서 일부 폐동맥 색전증 환자에서 더 이상의 색전증을 예방하기 위해서는 하대정맥 색전의 상향 이동을 막아주어야 한다. 이런 목적으로 여러 가지 방법들이 사용되어 왔으나 최근에는

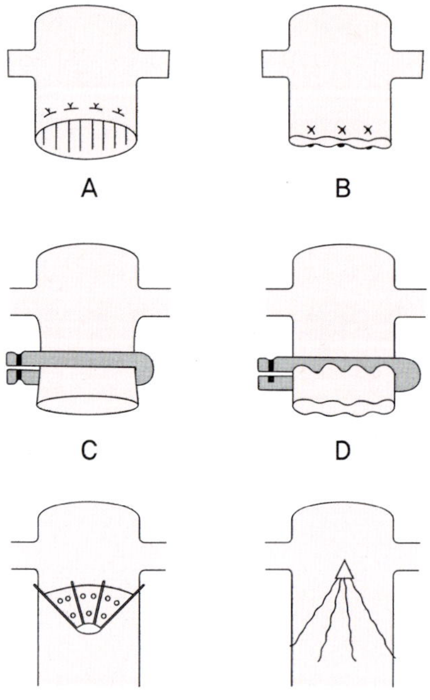


그림 46-2. 정맥내 여과장치를 이용한 부분 하대정맥 단속법의 예들. A. Deweese 필터, B. Spencer 주름형 성술, C. Moretz 클립, D. Miles 클립, E. Mobin-Uddin umberlla, F. Greenfield 필터

정맥내 여과장치(filter) 들이 많이 사용되고 있다(그림 46-2). 이 장치들은 국소마취 하에서 대퇴정맥 또는 경정맥을 통하여 삽입할 수 있다.

② 적응증

㉠ 항응고제를 사용할 수 없는 환자

㉡ 적절한 항응고제 치료에도 불구하고 폐동맥 색전증이 반복되는 환자

㉢ 만성 재발성 색전증으로 폐동맥 고혈압과 폐성심(cor pulmonale)이 생긴 환자

㉣ 항생제 및 항응고제 치료에 반응하지 않는 패혈성 색전증(septic embolism) 환자

㉤ 하지정맥에 색전이 남아있고 폐동맥 색전제거술의 적응증이 되는 환자

### (2) 폐동맥 색전 제거술 (pulmonary embolectomy)

① 적응증

급성 폐동맥 색전증; 대규모 폐동맥 색전증(massive pulmonary embolism) 때문에 최대한의 치료 노력에도 불구하고 저혈압이 지속되고 혈역학적 기능부전증에 빠지는 환자에서 적응이 된다.

만성 폐동맥 색전증; 폐동맥 고혈압증 때문에 우심실 기능 부전이 초래되거나, 다량의 폐동맥 색전증에 의한 환기-관류 부조화로 호흡기능의 저하가 초래되는 환자에서 적응이 된다. 또 점차적으로 우심실 기능부전이 진행하거나 색전증이 폐동맥 근위부로 진행하는 것을 미리 예방하기 위하여 수술을 시행할 수 있다.

② 수술방법

체외순환 하에서 폐동맥을 절개하고 색전을 제거해준다.

③ 카테터 색전제거술(catheter embolectomy)

일부에서는 국소마취 하에 경피적으로 카테터를 색전이 있는 폐동맥으로 삽입하여 색전을 흡인해내는 술식이 보고되기도 한다.

## 8. 예 방

폐동맥 색전증이 관리에서 가장 중요한 것은 예방이다. 특히 수술 후 환자에서는 폐동맥 색전증의 위험성이 높기 때문에 예방법의 중요성이 더욱 강조되고 있다. 그러나 불행히도 현재 존재하는 어떤 방법들로도 폐동맥 색전증을 완전히 예방할 수는 없다.

### 1) 경구용 항응고제

부분적으로는 예방효과가 증명된 보고가 나오고 있지만 출혈 위험성 등으로 폐동맥 색전증 발생의 예방목적으로는 거의 사용되지 않는다.

### 2) 헤파린

수술 전 및 수술 후 12시간마다 저용량의 헤파린을 피하로 투여하는 요법(low-dose therapy)은 광범위하게 사용되고 있는 폐동맥 색전증의 예방법이다. 그러나 현재 이 방법이 과연 수술 후 폐동맥 색전증의 빈도를 유의하게 감소시키느냐에는 확실한 답이 주어지지 않고 있다.

### 3) 항 혈류정체 예방법 (anti-stasis prophylaxis)

하지의 정맥 혈류를 개선시켜 혈류 정체를 막음으로써 심부정맥 혈전의 형성을 예방하자는 방법이다. 하지 거상, 물리요법, 탄성 스타킹, 단계적 압력 스타킹, 종아리 근육 전기자극, 간헐적 종아리 압박 등 여러 가지 방법들이 제안되고 있다. 이중에서 단계적 압력 스타킹(graduated pressure stocking)은 어느 정도 효과가 입증되고 있으며 간헐적인 종아리 압박법도 실용성이 있다.

### 4) 덱스트란(dextran)

항혈전 제제로서 덱스트란에 대한 연구가 진행되어 다양한 결과가 보고되고 있다. 덱스트란의 단점으로는 비싸고 정맥주사를 하여야 하며 심부전증과 알러지 반응을 일으킬 수 있다는 점 등이다.

### 5) 항혈소판 제제

아스피린 등의 항혈소판 제제의 예방효과에 관한 연구가 광범위하게 진행되고 있으나 아직 절대적인 사용적응에 대한 정확한 결론에는 이르지 못하고 있다.

### 참고문헌

1. Madani MM, Jamieson SW. Pulmonary thromboendarterectomy. In : Cohn LH, Edmunds LH Jr (eds). Cardiac surgery in the adult. 2nd ed. New York : McGraw-Hill Company, 2003; 1205-28.
2. Kouchoukos NT, Blackstone EH, Doty DB, Hanley FL, Karp RB. Disease of the pulmonary arteries. In : Kirklin/Barratt-Boyes Cardiac Surgery. 3rd ed. Philadelphia : Churchill Livingstone Company, 2005; 1901-18.
3. Thistlethwaite PA, Jamieson SW. Surgery for pulmonary embolism. In : Sellke FW, del Nido PJ, Swanson SJ (eds). Sabiston & Spencer Surgery of the Chest. 7th ed. Philadelphia: Elsevier Saunders Company, 2005; 1723-39.

# 47 흉부 대동맥류 및 급성 대동맥박리

## Ⅰ. 흉부 대동맥류

### 1. 정 의

흉부 대동맥류(胸部 大動脈瘤 ; thoracic aortic aneurysm)란 흉부 대동맥에서 생긴 대동맥의 국소적인 확장을 말한다. 대동맥류에는 정상 대동맥 벽의 모든 층을 포함하는 진성 대동맥류(true aortic aneurysm)와, 대동맥 외막(adventitia)과 대동맥주위 섬유조직(periaortic fibous tissue) 만으로 구성된 가성 대동맥류(false aortic aneurysm)가 있다. 후자는 외상 후에 발생할 수 있는데, 이에 관해서는 흉부 외상에서 따로 다루기로 한다. 흉부 대동맥류는 발생 장소에 따라 상행 대동맥류, 대동맥궁의 대동맥류, 하행 대동맥류로 나눈다. 일부에서 동맥류가 복부 대동맥까지 연장될 때는 이를 흉복부 대동맥류(thoracoabdominal aortic aneurysm)라고 부른다(그림 47-1).

### 2. 발생빈도

대부분 남자에서 발생하며 고혈압의 병력이 있는 경우가 많다.

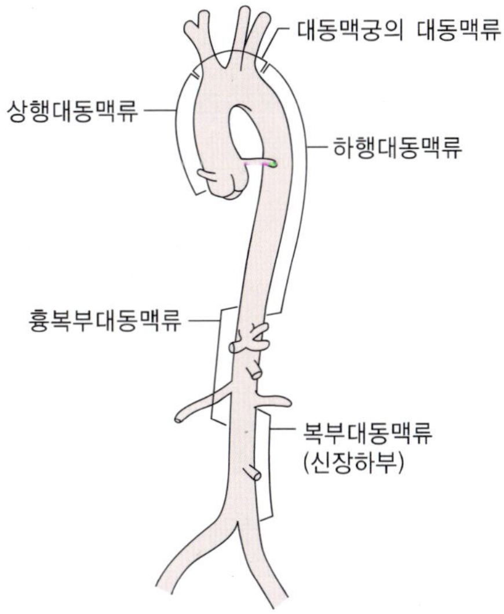


그림 47-1. 흉부 대동맥류의 발생 장소. 흉부 대동맥 중에서는 상행 대동맥에서 동맥류가 가장 흔히 발생한다.

### 3. 병리해부소견

#### 1) 발생장소별 빈도

흉부 대동맥류의 정확한 해부학적 발생장소의 분포는 알기 어렵다. 한 보고에 의하면 상행 대동맥에서 약 45%, 대동맥궁에서 약 10%, 하행 대동맥에서 약 35%, 흉복부 대동맥에서 약 10%가 발생한다고 한다.

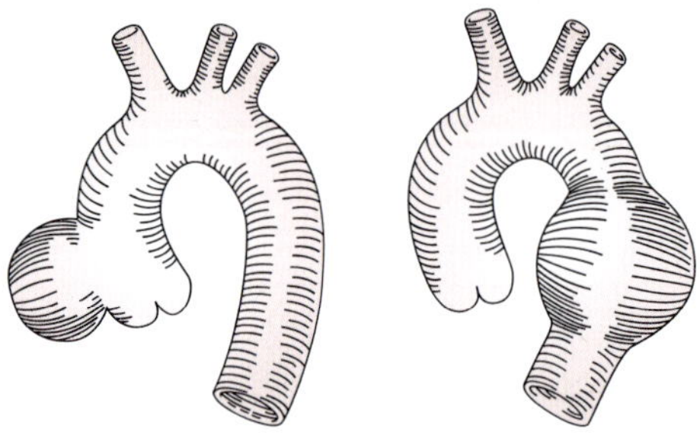

그림 47-2. 대동맥류의 모양. A. 상행 대동맥에서 발생한 주머니 모양 대동맥류. B. 하행 대동맥에서 발생한 방추상 대동맥류.

### 2) 원인별 병리해부 소견

**(1) 동맥경화성 동맥류(arteriosclerotic aneurysm)**

① 흉부 대동맥류의 가장 흔한 원인이다. 하행 흉부대동맥에서 가장 빈발하고 그 다음이 상행 흉부대동맥이며 대동맥궁에서는 가장 적게 생긴다.

② 대동맥류의 모양은 보통 방추상(fusiform)이나 주머니 모양(saccular)일 때도 있다(그림 47-2).

**(2) 대동맥박리(aortic dissection)**

① 대동맥류의 두 번째 많은 원인이다.

② 급성 대동맥박리가 생긴지 14일 이상 경과한 상태를 만성 대동맥박리라고 부른다. 이때 중막(media)의 바깥층과 외막(adventitia)으로 이루어진 가성 내강(false lumen)의 얇은 외벽이 점차 확장되면서 대동맥류를 형성하게 된다.

**(3) 낭성 중층 퇴행성 병변**
**(cystic medial degeneration)**

① 상행 대동맥류의 대부분의 원인으로 병리학적으로 낭성 중층 괴사(cystic medial necrosis)와 흔히 연관된다. 대동맥류의 모양은 방추상으로 종종 발살바동과 대동맥륜의 심한 확장을 동반한다. 따라서 대동맥판들이 제대로 접합되지 못함으로서 대부분의 경우 대동맥판막 폐쇄부전이 동반되게 된다.

② 마르팡증후군(Marfan's syndrome), Ehlers-Danlos 증후군, 가족성 동맥류(Familial aneurysm) 환자와 잘 연관된다

**(4) 외상성 동맥류**

① 대부분 교통사고시 급속한 감속손상(deceleration injury)에 의해 온다.

② 동맥인대(ligamentum arteriosum) 부근의 하행 대동맥에서 가장 잘 생기고 그 다음이 상행 대동맥, 대동맥궁의 순서이다. 상행 대동맥의 경우 외과치료에 이르기까지 생존하는 경우가 드물다. 따라서 하행대동맥의 외상성 동맥류가 외과치료의 가장 흔한 대상이 된다.

**(5) 감 염**

① 세균감염에 의해 대동맥벽의 국소적인 확장이 나타날 수 있다.

② 매독이나 결핵 등의 육아종성 동맥염(granulomatous aortitis)에 의해 대동맥류가 생길 수 있는데 이때는 대부분 상행 대동맥에서 생긴다.

**(6) 선천성 병변**

① 가장 흔한 병변은 대동맥 축착증(coarctation)이다. 원위부 대동맥궁이나 흉부 대동

맥의 근위부에서 흔하다.

② 큰 Kommerell's diverticulum 이나 Takayasu's arteritis, neurofibromatosis 등과 연관되기도 한다.

③ 선천성 이엽성 대동맥 판막(bicuspid aortic valve) 를 가진 환자에서는 상행대동맥의 벽이 약해 쉽게 확장되어 대동맥류로 진행하는 경우가 흔하다.

## 4. 임상양상 및 진단소견

### 1) 증 상

#### (1) 크기가 작은 경우

대부분 뚜렷한 증상 없이 흉부 X-선 사진에서 우연히 발견된다.

#### (2) 크기가 큰 경우

인접한 흉부 장기에 대한 압박 또는 폐쇄증상이 생길 수 있다. 이러한 증상이 발생하면 빠른 시일 내에 수술적 치료가 요구된다.

① 상행 대동맥류

㉠ 상대정맥의 압박에 의한 상대정맥 증후군(SVC syndrome), 또는 흉골 뒤쪽을 압박하여 흉골이나 주위 늑골의 압박성 괴사(compression necrosis)를 일으킬 수 있다.

㉡ 대동맥륜 확장에 의한 대동맥판막 폐쇄부전이 있는 경우에는 맥압이 넓어지고 대동맥 확장기 잡음이 들린다.

② 대동맥궁의 대동맥류

기관의 압박을 일으키거나 또는 경동맥에 대한 압박으로 뇌허혈을 일으킬 수도 있다.

③ 하행 대동맥류

좌측 미주신경(vagus nerve) 및 후두회귀 신경(recurrent laryngeal nerve)의 손상으로 목이 쉰 소리(hoarsenss)를 일으킬 수 있다. 또 횡격막 신경(phrenic nerve)의 마비로 횡격막 상승을 초래하기도 한다. 그 밖에 식도나 기관지들의 압박 증상을 일으킬 수도 있고, 심한 경우 폐를 침범하여 객혈 증상을 보일 수도 있다. 만일 대동맥류가 뒤쪽으로 척추나 늑골을 침범하는 경우에는 심한 통증을 일으킨다.

### 2) 이학적 소견

흉부 대동맥류 자체에 의한 직접적인 이학적 소견은 드물다.

### 3) 흉부 X-선 사진

대부분의 흉부 대동맥류는 일차적으로 흉부 X-선 사진에서 관찰될 수 있다. 상행 대동맥류는 심장음영의 우측에서 볼록한 음영으로 나타나고, 대동맥궁 동맥류는 좌측 앞쪽의 볼록한 음영으로, 그리고 하행 대동맥류는 좌측 뒤쪽의 볼록한 음영으로 나타난다.

### 4) 대동맥 조영술(aortography)

대동맥류의 확진을 위하여 대표적으로 사용되었던 검사법이지만 최근에는 비침습적인 진단법의 발달에 따라 그 의존도가 많이 적어졌다. 대동맥판막 폐쇄부전의 여부와 함께 대동맥류의 정확한 해부학적 상태를 파악할 수 있다. 그러나 큰 대동맥류에서도 동맥류 내의 혈전의 존재 때문에 조영제로 나타나는 내강의 직경은 정상에 가깝게 나타나는 경우도 많다.

### 5) 흉부 전산화 단층촬영

하행 대동맥류나 흉복부 대동맥류에서 특히 유용한 검사법이며 대동맥류 진단의 선별 검사법(screening test)으로 대표적인 진단법이다. 상행 대동맥류에서도 초음파 검사를 함께 시행할 경우, 동맥류의 크기와 위치, 동반된 대동맥판막 폐쇄부전증의 정도까지 진담함으로써 비침습적인 진단법만으로 확진을 내릴 수 있다. 3차원 입체 영상을 얻어 수술 방법을 결정하는 데 중요한 역할을 하며, 특히 수술 절제의 대상이 되지 않는 작은 대동맥류의 추적 검사에도 유용하게 사용될 수 있다.

### 6) 초음파 검사

비침습적인 방법으로 대동맥판막 폐쇄부전의 정도를 아는데 도움이 된다.

### 7) 자기공명영상법

비교적 최근에 소개된 방법으로 조영제의 사용 없이 대동맥의 상태를 파악할 수 있는 이점이 있다. 하지만 검사료가 비싸고 환자 상태가 급격하게 나빠지는 경우에는 검사 시간이 길어서 시행하기 어려운 단점이 있다.

## 5. 자연경과

1) 대동맥류는 발생위치가 어디이든 시간 경과에 따라 점차 커지면서 결국은 파열을 일으킨다. 대동맥류의 파열은 흉부 대동맥류의 가장 흔한 사망원인이다. 한 보고에 따르면 환자의 약 74%에서 파열이 생기고 그 중 94%가 사망한다고 한다. 흉부 대동맥류는 보통 복부 대동맥류보다 나쁜 자연경과를 보인다.

2) 대동맥류가 크면 파열의 위험성도 큰데 일반적으로 6 cm 이상의 흉부 대동맥류에서 그 위험성이 큰 것으로 알려져 있다. 6 cm 이상의 대동맥류는 4 cm의 대동맥류에 비해 파열의 위험이 4.3배 높다고 보고되고 있다. 대동맥류의 연평균 성장 크기는 약 0.42 cm 이고 크기가 클 수록 더 빨리 커진다. 동맥류의 파열 전에는 보통 대동맥류의 확장으로 인한 증상들이 나타나 수술 시기 결정에 중요한 기준이 된다.

## 6. 외과적 치료법

### 1) 수술 적응증

#### (1) 상행 대동맥류

① 대동맥류 확장이나 대동맥판막 폐쇄부전에 의한 증상이 있는 경우에는 수술적응이 된다.

② 증상이 없는 경우에도 대동맥류의 가장 넓은 내경이 6 cm 이상인 경우에는 수술 적응이 된다.

#### (2) 대동맥궁의 대동맥류

① 증상이 있는 경우에는 다른 부위의 대동맥류에 비해 특히 자연경과가 나쁘기 때문에 신속히 수술해 주어야 한다.

② 증상이 없는 경우에는 다른 부위에 비해 수술의 위험도가 높기 때문에 다소간 신중한 판단이 요구된다. 일반적으로는 6 cm 이상의 내경을 가진 경우나 최근에 진행성 확장을 보이는 경우에는 수술을 고려한다.

(3) **하행 대동맥류 및 흉복부 대동맥류**

① 증상이 있는 경우에는 신속히 수술을 한다.

② 증상이 없는 경우에는 이 부위의 수술시 합병증으로 생길 수 있는 하지 마비(paraplegia)의 위험 가능성 때문에 수술의 판단에 어려움이 있다. 일반적으로는 역시 6 cm 이상의 내경을 가진 경우나 최근에 진행성 확장을 보이는 경우에는 수술의 대상이 된다.

(4) **추적검사**

증상이 없는 흉부 대동맥류 환자에서 수술이 연기된 경우에는 흉부 전산화 단층 촬영을 이용하여 6개월마다 규칙적으로 추적검사를 시행하여야 한다. 만일 대동맥류의 크기가 증가하는 것으로 판단되면 강력한 수술 적응증이 된다.

### 2) 수술방법

모든 흉부 대동맥류에서의 수술원칙은 대동맥류를 절제하고 인조혈관으로 대체시켜 주는 것이다.

(1) **상행 대동맥류**

정중 흉골절제술 후 동맥관류를 위해서는 대퇴동맥 캐뉼라를, 그리고 정맥 환류를 위해서는 우심방 캐뉼라를 삽입하고 체외순환을 시행한다. 구체적인 수술방법은 상황에 따라 차이가 있는데 크게 다음과 같은 세 가지 방법이 있다.

① 단순 이식편(simple tube graft)

상행 대동맥류만 있고 대동맥판막 및 대동맥근 부위가 정상인 경우에 상행대동맥만 치환하는 방법이다.

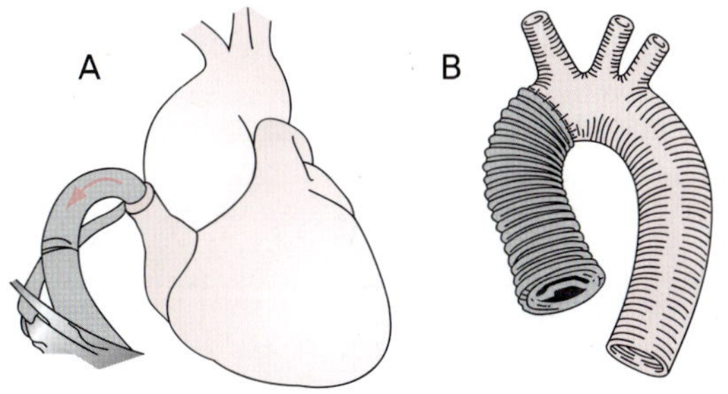


그림 47-3. 복합 이식편을 사용한 상행 대동맥류 수술. A. 상행 대동맥류의 전형적인 모습. 우심방에 정맥 환류를 위해 삽입된 캐뉼라가 보인다. 동맥관류는 보통 대퇴동맥 캐뉼라를 통해 시행한다. B. 기계판막(Bjork-Shiley 판막)을 포함한 복합 이식편으로 상행 대동맥류를 치환한 모식도.

② 복합 이식편(composite graft)으로 상행대동맥과 대동맥판막을 동시에 치환하는 방법

㉠ 대동맥륜 확장으로 대동맥판막 폐쇄부전이 동반된 상행대동맥류의 경우에는 인조혈관 내에 심장판막을 포함하고 있는 복합이식편을 사용하여 상행 대동맥을 치환시켜준다(그림 47-3). 마르팡 증후군 환자에서 특히 절대적인 적응이 된다.

㉡ 복합 이식편의 치환 후 관상동맥의 연결방법에 따라, 관상동맥의 입구를 직접 복합이식편에 연결하는 술식(Bentall operation)과 중간에 작은 인조혈관을 사용하여 관상동맥 입구와 복합 이식편 사이를 연결시키는 술식(modified Bentall operation, Cabrol method)의 두 가지 술식이 있다.

③ 상행 대동맥의 인조혈관 치환과 대동맥판막 치환수술을 따로 하는 방법

㉠ 대동맥륜 확장을 동반하지 않는 상행 대동맥류의 수술에 유용하다.

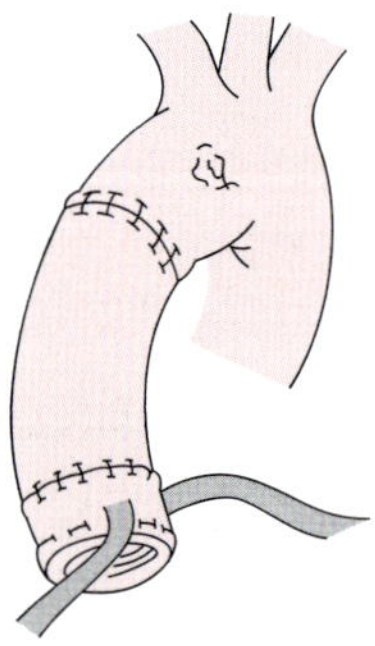

그림 47-4. 상행 대동맥의 인조혈관 치환과 대동맥판막 치환수술을 따로 하는 술식의 모식도(본문참조).

ⓛ 관상동맥 상방에서부터 무명동맥 기시부 직전까지의 상행 대동맥을 인조혈관으로 대체시켜 준다. 대동맥판막 폐쇄부전이 동반된 경우에는 먼저 판막치환 수술을 해준다(그림 47-4).

ⓒ 상행대동맥의 인조혈관 치환 술식에는 대동맥류를 완전히 절제한 뒤 인조혈관을 간치시키는 술식(interposition method)과, 동맥류의 앞쪽 벽을 열고 대동맥류 내에 인조혈관을 삽입하는 술식(inclusion method)의 두 가지가 있다(그림 47-5).

**(2) 대동맥궁의 대동맥류**

① 이 부위의 수술은 수술시 뇌혈류의 차단에 따르는 뇌의 보호문제 때문에 어려운 점이 있다. 대동맥류의 형태에 따라 다양한 수술방법들이 소개되고 있는데, 최근 초저체온법(deep hypothermia)의 이용과 뇌혈관 단추(cerebrovascular button) 수술법, 전향적 혹은 후향적 뇌관류법의 사용 등으로 수술성적이 향상되고 있다.

② 기본적인 술식은 다음과 같다(그림 47-6).

ⓖ 체외순환 하에 환자의 체온을 섭씨 15~20도 정도로 낮춘 뒤, 완전 순환정지(circulatory arrest)를 시킨다. 이 체온에

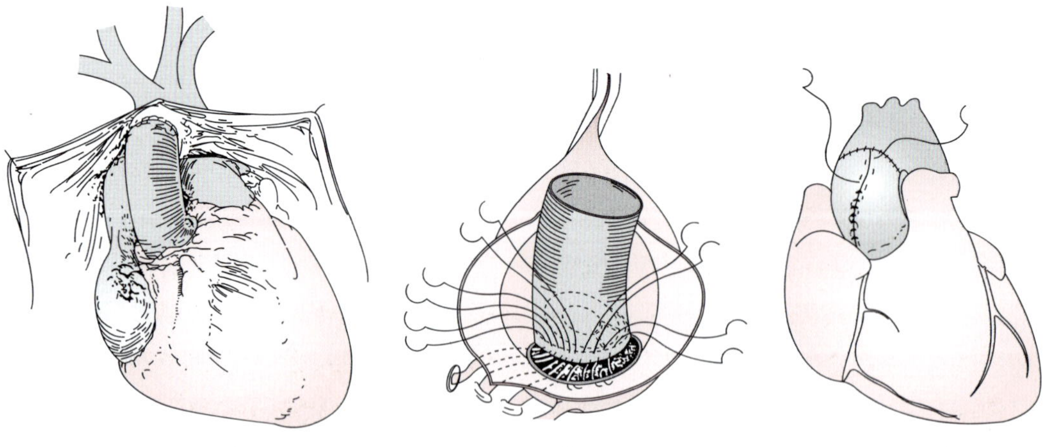


그림 47-5. 인조혈관 치환 술식 중 간치술(interposition method)과 내포술(inclusion method)의 모식도. A, 간치술은 대동맥류를 완전히 절제한 뒤 인조혈관을 치환시키는 술식이고, B. 내포술은 먼저 대동맥류를 앞에서 절개한 뒤 인조혈관을 삽입하고(B-1), 그런 뒤에 인조혈관 위를 대동맥류의 껍질로 감싸주어 보강시켜 주는 술식이다(B-2).

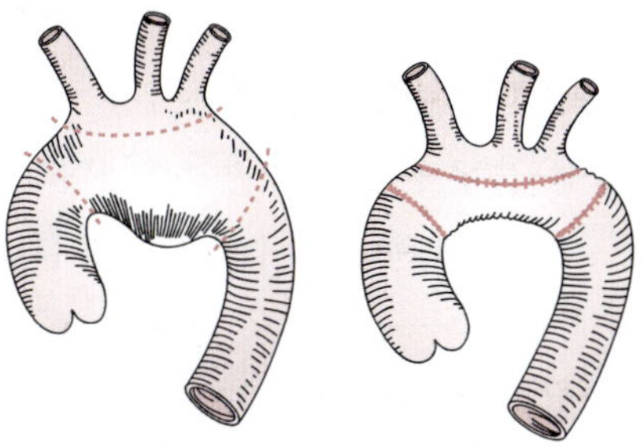


그림 47-6. 대동맥궁의 동맥류 수술의 한 모식도. A. 대동맥류를 절제한 후, B. 인조혈관으로 치환시켜준다.

서는 통상 60분 정도의 순환 정지가 가능하다.

ⓛ 대동맥류를 절제하고 완두동맥(brachiocephalic vessels) 들은 단추형태의 묶음으로 남긴다. 단추형태의 묶음으로 남긴 대동맥 궁의 뇌혈관들을 문합하는 동안 전향적 혹은 후향적 뇌관류법을 사용하여 뇌를 보호한다. 전향적 방법은 술식이 비교적 까다롭고 뇌혈관벽이 약할 경우 혈관손상의 위험이 있지만, 보다 바람직한 생리학적 뇌대사를 유지할 수 있고 수술시간을 90분까지 연장해도 뇌합병증이 적다. 후향적 방법은 술식이 간단하고 안전하며 뇌에 포함된 혈전등의 찌꺼기를 제거할 수 있고 수술시간을 60분정도까지 연장할 수 있다는 것이 장점이지만 뇌합병증이 보다 빈번하다는 보고가 있다. 최근에는 두 방법을 병행하는 센터가 많다.

ⓛ 인조혈관으로 치환한 나음, 치환된 인조혈관에 완두동맥 묶음을 연결시킨다. 인조혈관의 치환에는 앞서 말한 간치법(interposition method) 이나 내포법(inclusion method) 중 하나를 사용할 수 있다.

### (3) 하행 대동맥류

① 좌측 개흉술을 통해 시행한다. 대동맥류 전-후의 하행 흉부 대동맥을 차단한 후 대동맥류를 절제하고 인조혈관을 간직시키거나, 또는 대동맥류를 절개하고 인조혈관을 내포시키는 방법을 사용한다.

② 척수 보호법

하행 대동맥류의 수술에서 가장 중요한 것은 하행 흉부대동맥의 차단(clamping) 시 척수(spinal cord)를 보호해주는 것이다. 일반적으로 정상 상태의 사람에서 30분 이상 하행 흉부대동맥을 차단하면 척수 혈류의 장애로 하지마비(paraplegia)가 초래되는 것으로 보고되고 있다. 수술 중 척수 보호방법으로는 전신 또는 국소 저체온법, 스테로이드 등 약제의 투여, 늑간 및 요부동맥(intercostal and Iumbar arteries)의 재문합 등의 방법들이 제안되었다. 최근에는 다음과 같은 방법들이 사용되고 있다.

㉠ 우회술(bypass)

인공심폐기를 사용하여 대퇴동맥-대퇴정맥 사이에서 혈류를 우회시켜 주거나(femoro-femoral bypass), 또는 원심성 펌프(centrifugal pump)를 사용하여 좌심방-대퇴동맥 사이를 우회시켜주는 방법(left atrial-femoral bypass) 등이 있나(그림 47-7).

ⓛ 단락술(shunt)

헤파린이 내면에 부착된 튜브(Gott

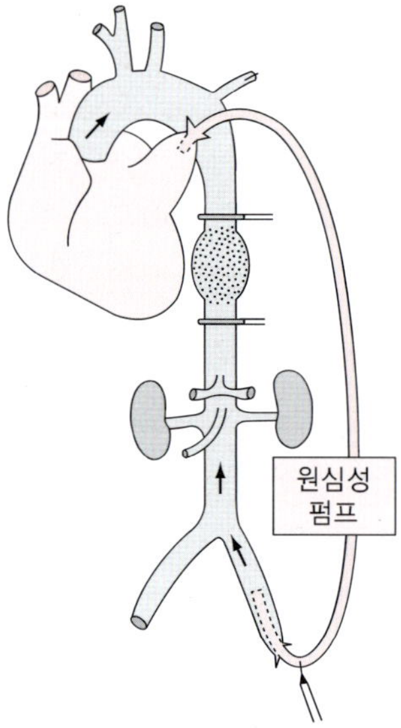


그림 47-7. 원심성 펌프를 사용하여 좌심방-대퇴동맥간을 우회시켜주는 방법의 모식도.

shunt)로 대동맥차단 전-후의 대동맥(aorto-aortic) 사이나 또는 대동맥-대퇴동맥(aoro-femoral) 사이를 연결시켜 줌으로써 수술 중 대동맥차단 부위 이하의 혈류를 유지시켜주는 방법이다. 단락술이나 좌심방-대퇴동맥 사이의 우회술은 전신적으로 헤파린을 투여할 필요가 없다는 장점이 있어 수술 부위의 지혈에 도움이 될 수 있다.

㉢ 뇌 척수 감압(CSF drainage)
뇌척수액을 빼내어 척수강 내와 동맥압의 차이를 크게 하여 관류를 늘여주는 방법이다. 현재 가장 효과가 있다고 알려져 있다.

㉣ Somotosensory evoked potential(SSEP) 혹은 Motor evoked potential(MEP) 측정
수술시 직접 신경을 자극하여 척수 손상을 확인하며 수술하는 방법이다. 중요한 늑간동맥(arteria redicularis magna, ARM: Artery of Adamkiewicz) 의 혈류가 없어지면 신경을 자극해도 근육 혹은 감각 반응이 없어진다는 원리를 이용한 방법이다. 이 경우 늑간동맥을 반드시 대동맥 혈관 이식편으로 문합하여 주어야 한다.

㉤ 수술 전 자기 공명 영상이나 컴퓨터 단층 촬영, 혈관 조영술으로 ARM을 확인하는 방법
수술 전 미리 확인하고 수술당시 문합을 하는 방법이다. 수술 전에 확인할 수 있는 경우가 65% 정도밖에 되지 않아서 잘 사용되고 있지는 않다

#### (4) 흉복부 대동맥류

흉복부 대동맥류의 수술은 술식 자체도 광범위한데다, 인조혈관의 치환 후 복부 장기들을 공급하는 대동맥 분지들을 다시 인조혈관에 이식해주어야 하며 이 과정에서 장기 손상 특히 신장의 손상 등을 동반할 수 있어 주의를 요한다.

수술은 흉복부 절개술을 통하여 시행한다.

### 3) 수술상의 특별사항

#### (1) 무봉합 내강내 인조혈관 (sutureless intraluminal graft)

인조혈관의 양쪽 끝에 결찰용 링을 부착시킨 제품이다. 수술시 인조혈관과 대동맥간에 문합(anastomosis)을 할 필요 없이 단순히 외부에서 링을 묶어주는 방법으로, 문합에 따른 수술시간을 현저히 줄일 수 있다는 장점이 있다. 그러나 아직 이 방법의 정확한 장기성적에 관해서는 규명되지

않고 있다.

#### (2) 인조혈관의 선택

흉부 대동맥류의 수술에 사용되는 인조혈관은 흉부 대동맥의 높은 혈압을 간주할 때 인조혈관의 재질을 통한 출혈이 최대한 방지될 수 있는 것이어야 한다. 일반적으로 유공성(porosity)이 적은 woven Dacron graft를 사용하거나, 특히 헤파린을 사용하는 경우에 출혈을 최소화시킬 목적으로 다음과 같은 방법들이 이용된다.

① 전응고(preclotting)

혈액이나 알부민 등을 사용하여 기존의 대크론 인조혈관의 표면을 응고 시켜 삽입 직후 인조혈관을 통한 과도한 출혈을 방지하는 방법이다.

② 생체 분해성 물질의 코팅

인조혈관에 생체 분해성 물질을 코팅하여 인조혈관의 섬유사이의 구멍들을 막아줌으로서 삽입 직후 출혈을 최소화시켜주는 제품들이 있다. 생체 분해성 물질로는 콜라젠(상품명 : Hemashield), 젤라틴(상품명; Gelseal) 등이 대표적으로 널리 사용되고 있다. 코팅물질로 사용된 콜라젠이나 젤라틴 등은 인체삽입 후 일정기간이 지나면 흡수됨으로써 인조혈관의 유공성을 유지시켜주기 때문에 궁극적인 인조혈관의 조직치유 과정에는 장애를 주지 않는다.

## II. 급성 대동맥박리

### 1. 정 의

급성 대동맥박리(急性 大動脈剝離; acute aortic dissection)란 국소적인 대동맥 내막 열상(intimal tear)을 통해 혈액이 대동맥의 진성 내강(true lumen)에서 탈출하여, 대동맥 중막(media)을 내층과 외층으로 분리시킴으로써 가성 내장(false lumen)을 만드는 급성질환을 말한다. 대동맥박리는 박리가 시작된 지 14일 이내의 상태를 급성 대동맥박리라고 부르고, 14일 이상 경과한 상태를 만성 대동맥박리 또는 박리성 대동맥류(dissecting aortic aneurysm)라고 부른다.

### 2. 발생빈도

남자에서 잘 생기고 50~60대에서 빈발한다.

### 3. 유발요인

#### (1) 고혈압

대동맥박리에서 가장 공통적인 유발요인으로 생각된다. 전체 환자의 약 70~90%에서 발견되며, 상행 대동맥에서보다 하행 대동맥박리에서 더 잘 연관된다.

#### (2) 낭성 종층 괴사(cystic medial necrosis)

대동맥 중막에서 변성 변화가 일어나는 상태로 마르팡 증후군과 흔히 연관된다.

#### (3) 마르팡 증후군(Marfan's syndrome)

낭성 중층 괴사가 동반되지 않은 경우에도 마르팡 증후군 자체로 유발요인이 될 수 있다.

#### (4) 대동맥륜 확장(annuloaortic ectasia)

마르팡 증후군 없이 존재하는 경우에도 상행

대동맥박리의 유발요인이 될 수 있다.

(5) **이첨 대동맥판막**(bicuspid aortic valve)

이첨판막의 경우 정상적인 판막에 비해 대동맥박리의 발생률이 9배 높은 것으로 보고되고 있다.

(6) **대동맥 축착**(aortic coarctation)

대동맥 축착에 이차적으로 발생하는 고혈압이나 또는 대동맥 축착에 종종 동반되는 이첨대동맥판막 때문일 것으로 추정되고 있다.

(7) **임 신**

정확한 연관 기전은 확실하지 않지만 임신기간 중 발생하는 고혈압 때문이 원인이라고 추정되고 있다.

(8) **의인성**(iatrogenic)

심장수술이 보편화되면서 이와 연관된 대동맥박리가 종종 보고되고 있다. 체외순환을 위한 대동맥삽관(aortic cannulation), 대퇴동맥 삽관, 대동맥-대복재정맥 우회수술, 대동맥판막 치환수술 등에서 합병증으로 발생할 수 있다.

(9) **흉부둔상**(blunt chest trauma)

대단히 드물지만 특히 하행 대동맥의 박리를 일으킬 수 있다.

## 4. 병리해부소견

### 1) 내막파열(intimal tear)

내막파열이 대동맥박리를 일으키는 시작점인가에 대해서는 약간의 논란이 있지만 대체적으로는 이를 인정하고 있다. 내막파열은 보통 횡으로 생기는데, 대부분 다음과 같은 두 장소 즉 (1) 대동맥판막에서 수 cm 이내의 상행대동맥, (2) 좌측 쇄골하동맥 직하방의 하행 흉부대동맥 등에서 발생한다.

### 2) 박 리(dissection)

대동맥의 박리는 내막 파열로부터 하방으로 진행하는 것이 보통이나 상방으로 진행할 수도 있다. 박리과정이 대동맥 분지들을 침범할 때는 통상 작은 동맥들보다는 무명동맥, 경동맥, 쇄골하동맥, 신동맥 등 큰 동맥들에서 흔히 생긴다. 대동맥 분지에서 갈라지는 장골동맥(iliac artery)의 경우에는 우측보다 좌측 장골동맥이 더 흔히 침범된다. 일부 환자에서는 박리 말단부에서 가성내강에서 다시 진성내강으로 들어가는 재진입 내막열상(reentry intimal tear)이 존재한다.

### 3) 가성 내강, 가강(false lumen)

가강은 보통 대동맥 전체보다는 1/2 내지 2/3 정도의 둘레에서 형성된다. 가강의 외벽은 얇은 중막의 바깥층과 외막으로 이루어져 있기 때문에 파열이 되기 쉽다. 파열은 심막강과 좌측 흉막강 쪽으로 잘 생기고 드물게 복부 쪽에서 생길 수 있다. 초기에 파열되지 않은 가강은 시간경과에 따라 약해진 외벽을 따라 동맥류를 형성하게 된다. 이때 간혹 가강 내에 혈전이 자연적으로 형성되면서 가강의 폐색을 일으킬 수 있는데, 이런 경우에는 비교적 좋은 자연경과를 기대할 수 있다.

### 4) 혈관벽내 혈종 (Intramural hematoma, IMH)

혈관 중막에 혈류를 공급하고 있는 혈관내 혈관 (vasa vasorum)이 파열되어 발생하는 것으로 알려져 있다. 고령이거나 고혈압 환자에서 자연적으로 발생하는 경우가 많고 대부분 즉각적인 수술적 치료가 필요하지 않은 경우가 많다. 흉통을 동반하면서 상행대동맥을 침범하거나 심낭 삼출이 동반된 경우 등은 자연경과가 좋지 않으므로 수술하는 것이 추천되고 있다.

### 5) 분 류

#### (1) DeBakey 분류법

대동맥박리의 해부학적 위치와 범위를 기준으로 나눈 분류법으로 가장 보편적으로 사용되는 분류법이다(그림 47-8).

① 제 I형 (type I)

상행대동맥 뿐만 아니라 대동맥궁과 하행대동맥도 침범되는 경우를 말한다.

② 제 II형 (type II)

무명동맥 직전의 상행대동맥만 침범된 경우를 말한다.

③ 제 III 형 (type III)

㉠ 제 IIIa형

하행 흉부대동맥만 침범되는 경우를 말한다.

㉡ 제 IIIb형

하행 흉부대동맥 뿐만 아니라 복부대동맥(때로는 장골동맥까지)도 침범되는 경우를 말한다.

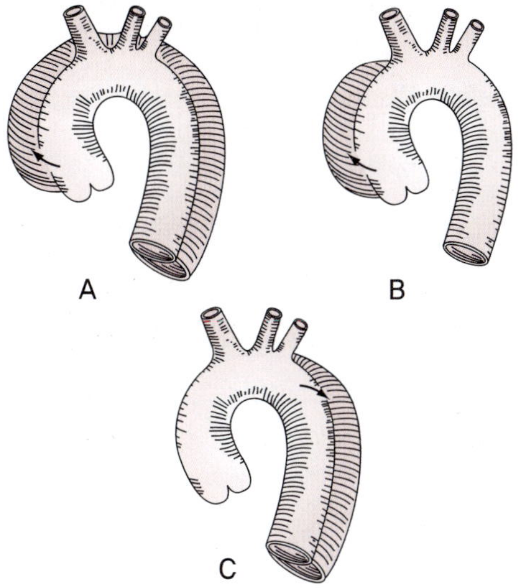


그림 47-8. 대동맥박리의 DeBakey 분류법. A. 제 I 형, B. 제 II형, C. III형. 각각의 형에서 안쪽의 진성 내강과 바깥쪽의 가성 내강, 그리고 내막 열상 부위(화살표)가 잘 나타나고 있다.

#### (2) Stanford 분류법

상행대동맥의 박리가 있으면 하행 흉부대동맥의 박리 여부에 관계없이 임상경과 및 치료 방침이 같다는 점에서 제안된 분류법이다. 임상적으로는 보다 유용하게 사용될 수 있다.

① A형 (type A)

원위부의 침범 여부와 관계없이 상행대동맥에 대동맥박리가 있는 경우를 말한다.

DeBakey 분류법의 제 I 형과 제II형이 여기에 해당된다.

② B형 (type B)

하행 흉부대동맥 이하만 침범된 경우를 말한다. DeBakey 분류법의 제 III 형이 여기에 해당된다.

## 5. 임상양상 및 진단소견

### 1) 증상 및 이학적 소견

#### (1) 심한 흉통

가장 흔한 증상으로 대동맥박리가 시작되어 가성내강을 형성하는 시점에서 생긴다. 보통 찢어지는 듯한 격심한 통증으로 나타나는데, 상행 대동맥박리의 경우에는 가슴 앞쪽에서 그리고 하행 흉부 대동맥박리의 경우에는 등쪽 견갑골 사이에서 생긴다.

#### (2) 저혈량성 쇽

심한 흉통과 함께 여러 정도의 저혈량성 쇽이 나타날 수 있다. 쇽은 혈액이 가성내강으로부터 대동맥 주위조직으로 상당량 유출되거나, 또는 상행 대동맥박리의 합병증으로 생기는 급성 대동맥판막 폐쇄부전, 그리고 심막강으로의 파열로 인한 심장 탐폰 등의 원인들로 오게 된다.

#### (3) 급 사

급성 대동맥박리의 파열이나 또는 관상동맥의 박리로 인해 일어날 수 있다.

#### (4) 대동맥분지의 침범증상

① 드물지만 좌측 경동맥이나 무명동맥을 침범하는 경우에는 뇌졸중 증상이, 그리고 늑간동맥이 침범되는 경우에는 하지마비 등이 생길 수 있다.

② 하지동맥의 폐색으로 하지의 허혈을 초래할 수 있다.

③ 신동맥의 침범으로 급성 고혈압이나 신부전증을 초래할 수도 있다.

### 2) 심전도

동반된 고혈압에 의한 좌심실 비대와 좌심실 부하(strain)가 가장 흔한 소견이다. 그러나 심전도검사의 가장 큰 의의는 대동맥박리의 진단보다는 유사한 흉통을 일으킬 수 있는 심근경색증을 감별하는데 있다.

### 3) 흉부 X-선 사진

종격동 확장(mediastinal widening)이 보통 관찰되는 소견이다. 특히 제 I 형과 제 II형에서 종격동의 상부와 좌측 흉곽으로의 확장이 관찰된다. 그밖에 심낭 삼출액에 의해 심비대 소견을 보이거나, 좌측 흉강에서 흉수의 소견을 보이기도 한다.

### 4) 심장 초음파검사

경식도법(transesophageal)에 의한 2D 심장 초음파검사, 도플러 심장 초음파검사로 내막 플랩(intimal flap)을 확인함으로써 보통의 대동맥류와 대동맥박리를 감별할 수 있다. 또 대동맥판막 폐쇄부전의 여부와 좌심실의 수축기 기능을 파악할 수도 있다.

### 5) 전선화 단층촬영 및 자기공명 영상

#### (1) 전산화 단층촬영

대동맥박리의 범위, 가성 내강 및 진성 내강의 상태, 내막 플랩 등을 정확하게 파악할 수 있다. 과거에는 대동맥 조영술(aortography)이 표준 검사법으로 사용되었으나, 급성 대동맥박리는 진단에서 수술에 이르는 시간을 짧게 하는 것이 수술에 따른 합병증이나 사망률을 줄이는데 중요하다는 임상 경험이 쌓이면서, 최근에는 심장 초음파 검사와 전산화 단층촬영만으로 진단하고 수술하는 것이 응급 상황에서의 진단법으로 추천되고 있다.

#### (2) 자기공명 영상법

비교적 최근에 소개된 방법으로 조영제의 사용 없이 대동맥의 상태를 파악할 수 있는 이점이 있다. 하지만 검사료가 비싸고 환자 상태가 급격하게 나빠지는 경우에는 검사 시간이 길어서 시행하기 어려운 단점이 있다.

### 6) 대동맥 조영술(aortography)

대동맥 조영술 상에서 대동맥박리의 가장 특징적인 소견은 대동맥내 두개의 통로(channel) 즉 진성 내강과 가상 내강의 존재이다. 만일 가성 내강이 혈전으로 막혀있는 경우에는 가성 내강이 보이지 않는다.

## 6. 자연경과

급성 대동맥박리 환자들의 전체적인 생존율은 정확히 파악하기 어렵다. 이는 많은 환자들 특히 상행 대동맥박리가 있는 환자들에서는 심막강으로의 파열이나 관상동맥의 침범으로 조기에 사망하기 때문이다. 한 조사에 의하면 치료받지 않는 대동맥박리 환자에서의 1개월 생존율은 상행 대동맥을 침범한 경우(type A)에는 약 8%, 그리고 하행 대동맥만 침범한 경우(type B) 에는 75% 이상으로, 두 유형 사이에 현격한 차이를 보이는 것으로 보고되고 있다.

## 7. 치 료

### 1) 치료의 원칙

급성 대동맥박리의 치료에서는 내과치료와 외과치료간의 선택이 중요하다. 한 조사에 따르면 하행 대동맥만 침범한 경우(type B)에는 내과치료와 외과치료간의 결과에 유의한 차이가 없지만 (각각 33%의 사망률), 상행대동맥을 침범한 경우 (type A)에는 내과치료로는 90%의 사망률을 보이는 반면 외과치료로는 25%의 사망률을 보이는 현격한 차이를 나타낸다.

이러한 차이에 따라 다음과 같은 치료원칙이 수립될 수 있다.

#### (1) 내과적 치료의 적응증

① 하행 대동맥만 침범된 대동맥박리(type B)
② 상행 대동맥을 침범한 대동맥박리(type A) 중 다른 중한 질환이 동반되어 수술이 어려운 경우
③ 대동맥궁을 침범한 경우에는 다소 이론이 있지만 수술의 위험도 등을 감안하여 적어도 초기에는 내과치료를 하는 경향이 있다.

#### (2) 외과적 치료의 적응증

① 상행 대동맥을 침범한 대동맥박리(type A)
② 하행 대동맥만 침범한 경우에서도 파열이 되거나 혈흉 또는 심낭삼출액 등 파열의 임박이 의심될 때, 중요 기관이나 하지의 혈류 장애가 초래될 때, 계속되는 흉통, 내과적 치료에도 불구하고 박리가 진행될 때 등에는 수술을 시행한다.

### 2) 내과적 치료법

#### (1) 치료목표

혈압을 조절하고 박리의 진행을 방지하며 통상 4~6시간 내에 통증을 해소시켜주는 것을 목표로 한다.

#### (2) 치료방법

① 뇌, 심장, 신장 등 중요 장기들의 기능장애를 일으키지 않는 범위에서 최대한 혈압을 낮추어 주어야 한다. 니트로프루시드(nitroprusside)가 이 목적으로 가장 많이 사용된다. 만일 니트로프루시드 사용상의 금기가 있을 때에는 트리메탄판(trimethaphan)을 사용한다.

② 동맥압의 상승속도(dp/dt) 즉 대동맥 혈류의 박동성(pulsatility)을 감소시키기 위해서는 베타차단제를 정주하여야 한다. 프로프라놀롤(propranolol)이 주 치료제이고, 에스모롤(esmolol)을 급성대동맥박리의 초기 치료에 사용하기도 한다.

### 3) 외과적 치료법

#### (1) 치료목표

박리과정이 하방 또는 상방으로 진행하는 것을 방지하고 내막 열상 부위를 절제해주며, 파열의 가능성이 가장 큰 대동맥 부위를 인조혈관으로 대체시켜 주는 것이다. 따라서 대부분의 경우 내막 열상을 포함하고 있는 부위, 즉 A형에서는 상행 대동맥을 그리고 B형에서는 하행 대동맥의 시작 부위를 인조혈관으로 대체시켜주면 된다. 내막 열상이 대동맥궁에 위치한 경우에는 수술의 위험도 등으로 수술 대신 내과적 치료를 선택하기도 하며 일부에서는 적극적인 수술을 권장하기도 한다.

#### (2) 수술방법

① 상행 대동맥을 침범한 경우의 수술

㉠ 체외순환을 위해 동맥 관류는 대퇴동맥으로, 정맥 환류는 우심방을 통해 시행한다.

㉡ 대동맥판막 폐쇄부전이 있는 경우에는 판막교련부를 다시 제 위치로 고정(resuspension)하여 판막엽의 기능을 복원시키든지 아니면 판막치환술을 시행한다. 대동맥류 확장이나 마르팡 증후군이 있는 환자에서는 판막치환술이 선호되는데 이때는 판막을 포함하는 복합이식편(composite graft)을 사용한다.

② 대동맥궁의 박리

만일 대동맥궁의 수술이 필요한 경우에는 초저체온법에 의한 순환정지 상태에서 수술을 해준다.

③ 하행 대동맥 만을 침범한 경우의 수술

좌측 개흉술을 통해 시행한다. 근위부 및 원위부의 대동맥차단 후 인조혈관 또는 무봉합 내강내 인조혈관으로 치환수술을 시행한다. 역시 대동맥차단시 척추의 보호를 시행하여야 하는데, 보통 대퇴동맥-대퇴정맥 우회술, 좌심실-대퇴동맥 우회술, 좌심방-대퇴동맥 우회술 등을 사용한다.

## 참고문헌

1. Green GR, Kron IL, et al. Disease of the great vessels. In : Cohn LH, Edmunds LH Jr (eds). Cardiac surgery in the adult. 2nd ed. New

York : McGraw-Hill Company, 2003; 1093-204.

2. Kouchoukos NT, Blackstone EH, Doty DB, Hanley FL, Karp RB. Diseases of the thoracic arteries and veins. In : Kirklin/Barratt-Boyes Cardiac Surgery. 3rd ed. Philadelphia : Churchill Livingstone Company, 2005; 1797-900.
3. David TE, et al. Surgical management of aortic disease. In : Sellke FW, del Nido PJ, Swanson SJ (eds). Sabiston & Spencer Surgery of the Chest. 7th ed. Philadelphia : Elsevier Saunders Company, 2005; 1115-246.

# 48 심장이식 수술

## 1. 서 론

심장이식 수술(cardiac transplantaion)이란 다른 방법으로는 치료가 불가능한 말기 심장질환 환자의 병든 심장을 제거한 뒤 건강한 공여자의 심장으로 완전히 치환시켜주는 수술을 말한다. 심장이식 수술은 1967년 남아공화국의 버나드(Christiaan Barnard)에 의해 처음 사람에서 성공적으로 시행되었다. 그 후 1970년대의 일시적인 침체기를 거치면서도 일부 학자들의 꾸준한 연구 덕분에 1980년대부터는 획기적인 발전을 거듭하게 되었다. 특히 1970년대 말 사이클로스포린의 개발은 심장이식 수술의 생존율을 높이는데 큰 기여를 하였다. 현재 심장이식 수술 후의 생존율은 보고마다 다소간의 차이는 있으나, 1990년에 여러 병원을 대상으로 한 대단위 결과 분석에 의하면 수술 후 1개월, 1년, 2년 생존율이 각각 93%, 84%, 83%를 기록하고 있는 것으로 보고되고 있다.

국내에서는 심장이식 수술의 전제조건이 되는 뇌사(brain death)의 입법화가 되지 않은 상태에서 1992년 11월 서울중앙병원에서 심장이식 수술이 처음으로 시행된 이래 1994년에는 서울대학교 병원에서 원거리에서 공여심장을 이송하여 시행한 심장이식 수술이 처음 성공적으로 이루어졌다. 이후 2000년 2월 9일 장기이식에 관한 입법이 이루어지면서, 보다 체계화된 심장이식 수술이 이루어지고 있다.

## 2. 심장이식 수술 환자 및 심장 공여자의 관리

### 1) 심장이식 수술 환자(수용자 ; recipient)의 관리

#### (1) 심장이식 수술의 대상 질환

① 심근병증(cardiomyopathy)

어떠한 치료에도 반응하지 않는 말기의 심근병증은 관상동맥 질환과 함께 심장이식 수술의 가장 흔한 대상 질환이다. 일반적으로 생존 가능성이 1년 미만의 예상수명일 때 수술적응으로 간주하고 있다.

② 관상동맥 질환

말기의 상태로 어떠한 치료에도 반응하지 않는 좌심실 부전이 있는 경우에 주로 대상이 된다.

③ 심장판막 질환

어떤 치료에도 반응하지 않는 좌심실 부전이 있는 상태에서, 심장이식 수술이 가능할 정도의 폐혈관 저항을 가진 경우에 해당된다.

④ 선천성 심장질환

좌심실 형성부전증(hypoplastic left heart syndrome)과 같은 복잡한 심장기형에서 적응이 되는 경우 드물게 시행할 수 있다.

⑤ 심장이식 수술 후 조직 거부반응이 일어난 경우

만성 조직 거부반응으로 공여심장에서 심한 동맥경화증(allograft arteriosclerosis)이 생긴 경우 심장이식 재수술의 대상이 된다. 이는 심장이식 재수술의 가장 흔한 원인이다.

**(2) 심장이식 수술 환자의 선택 기준**

① 내과 및 외과적 방법으로 치료가 불가능한 말기의 심한 진행성 심장질환 환자(심장이식수술의 대상질환 참조)

② 55세 이하의 환자 (환자의 상태에 따라 55세부터 65세사이의 환자도 고려의 대상이 될 수 있다)

③ 폐혈관 저항이 높지 않은(4 Wood unit 이하) 환자

④ 심장병과 연관된 다른 장기의 비가역적인 병변(간 질환, 신장 질환 등)이 없는 환자

⑤ 심장병과 관계없는 다른 치명적인 병변이 없는 환자(암, 활동성 전신감염, 말초장기의 기능부전을 동반한 당뇨병 환자 등)

⑥ 강한 정신적 지지 및 가정의 보호를 받을 수 있는 환자

⑦ 알콜이나 기타 약물중독 상태에 있지 않은 환자

⑧ 복잡한 치료과정에 적응할 수 있는 환자

**(3) 면역학적 검사**

심장이식 수술의 성공적인 시행에 있어 수용자와 공여자 사이의 조직 적합성(tissue compatibility)은 중요한 요인을 차지한다. 조직적 합성 검사로는 먼저 수용자와 공여자 사이의 ABO 혈액형이 적합해야 하는 것이 필수적이다. 그 외에 면역학적 적합성을 분석하기 위해서는 일반적으로 다음과 같은 3가지 방법이 사용되고 있다.

① HLA 형별 검사 및 교차적합 시험 (HLA typing and cross-matching)

심장이식 수술 환자 및 심장 공여자의 말초혈액으로부터 림프구(lymphocyte)를 추출하여 임의의 HLA-A, B, C, DR 항혈청(antisera)들과 반응시켜 항체-항원 반응의 유무를 보는 방법이다. 그러나, 실제 환자와 심장 공여자 사이의 선택기준에 사용하는 경우는 드물다(뇌사판정이 내려진 이후 공여심장의 허혈성 손상을 피하여 심장이식을 하기 위해서는 대체로 6시간 이내의 시간적 여유밖에 없기 때문이다). 다만 일부 병원에서는 만성 조직거부 반응이 일어날 가능성이 높을 수 있다는 이유로 환자와 심장 공여자 사이에 HLA-A2 나 A3 의 부적합이 있는 경우에는 수술을 피하고 있다.

② 백혈구항체 선별 검사법 (WBC antibody screen)

림프구 세포독성 선별 검사법(lymphocyte cytotoxicity screen)이라고도 부른다. 심장이식 수술 환자의 혈청을 다양한 임의의 HLA 항원들과 반응시켜 혈청 내에 이미 형성되어 있는 항체의 존재를 파악한다. 검사 결과는 전체 항체 중에서 반응항체의 백분율로 표시한다. 통상 10% 이상의 반응 항체가 있으면 환자는 이미 감작(sensitization)되어 있는 것으로 판단하고 교차시험을

진행한다.

③ 림프구 교차 적합검사 (lymphocyte cross-match)

전술한 선별 검사법에서 양성반응이 나오면 환자의 혈청과 예상 심장 공여자의 림프구 사이에 직접적인 교차 적합검사를 시행한다. 일부 연구에 의하면 이 검사는 양성반응이 나올 가능성이 낮기 때문에 꼭 실시할 필요가 없다는 견해도 있다. 만일 양성반응이 나오는 경우에는 초급성 거부반응(hyperacute rejection)이 생길 가능성이 높은 것으로 알려져 있다. 따라서 이 검사로 양성반응이 나타난 경우에는 해당 환자와 심장공여자 사이의 수술을 금하거나, 또는 심장공여자가 부족한 실정을 감안하여 수술은 하되 수술 후 초급성 거부반응의 가능성에 초점을 둔 면역억제 요법을 시행하기도 한다.

### 2) 심장 공여자(donor)의 관리

#### (1) 심장 공여자의 대상환자

심장 공여자는 사고나 뇌 질환으로 뇌사상태에 있는 젊은 환자가 대상이 된다.

#### (2) 심장 공여자의 선택기준

① 합당한 판정기준에 의해 뇌사 상태에 있는 환자라야 한다.

② 가장 가까운 친권자로부터의 동의가 있어야 한다.

③ 심장이식 수술 수혜자와 ABO 혈액형이 맞아야 한다.

④ 수용자와 체격이 비슷해야 한다. 일반적으로 수용자의 체중에서 20% 전후의 체중을 가진 공여자를 선택한다.

⑤ 심장병의 병력이 없어야 한다.

⑥ 정상 심전도소견을 보여야 한다.

⑦ 45세 이하의 환자를 일차 선택대상으로 한다. 그러나 정상적인 관상동맥 조영술 소견을 보이는 경우 심장 공여자의 부족을 고려하여 수용자의 나이에 따라 45세 이상이라도 공여자의 대상으로 할 수 있다. 일반적으로 45세 이상의 심장 공여자는 수술 후 공여심장에서 관상동맥 경화증이 발생할 확률이 높기 때문에 좋은 공여자가 되지 못한다.

⑧ 심장제거 시에 육안적으로 심장이 정상 상태여야 하며 혈압유지를 위하여 다량의 강심제를 투여하고 있지 않아야 한다.

• 간염 항원이나 AIDS 바이러스 검사상 양성이면 심장공여의 금기이다. 그러나 항생제로 치료되는 전신 감염은 금기가 되지 않는다.

## 3. 수 술

### 1) 공여 심장의 획득

#### (1) 허혈시간(ischemic time)

① 허혈시간이란 공여심장을 획득(procurement)하기 위해 공여심장의 대동맥을 겸자로 차단(aortic cross-clamping)한 다음, 그 심장을 수용자의 몸에 연결하여 차단겸자를 풀 때까지의 시간을 말한다.

② 허혈시간은 심근에 혈류가 없는 기간이기 때문에, 비가역적인 심근손상을 방지하기 위해 가능한 한 단축되는 것이 좋다. 만일 환자와 심장 공여자가 같은 병원에 존재하

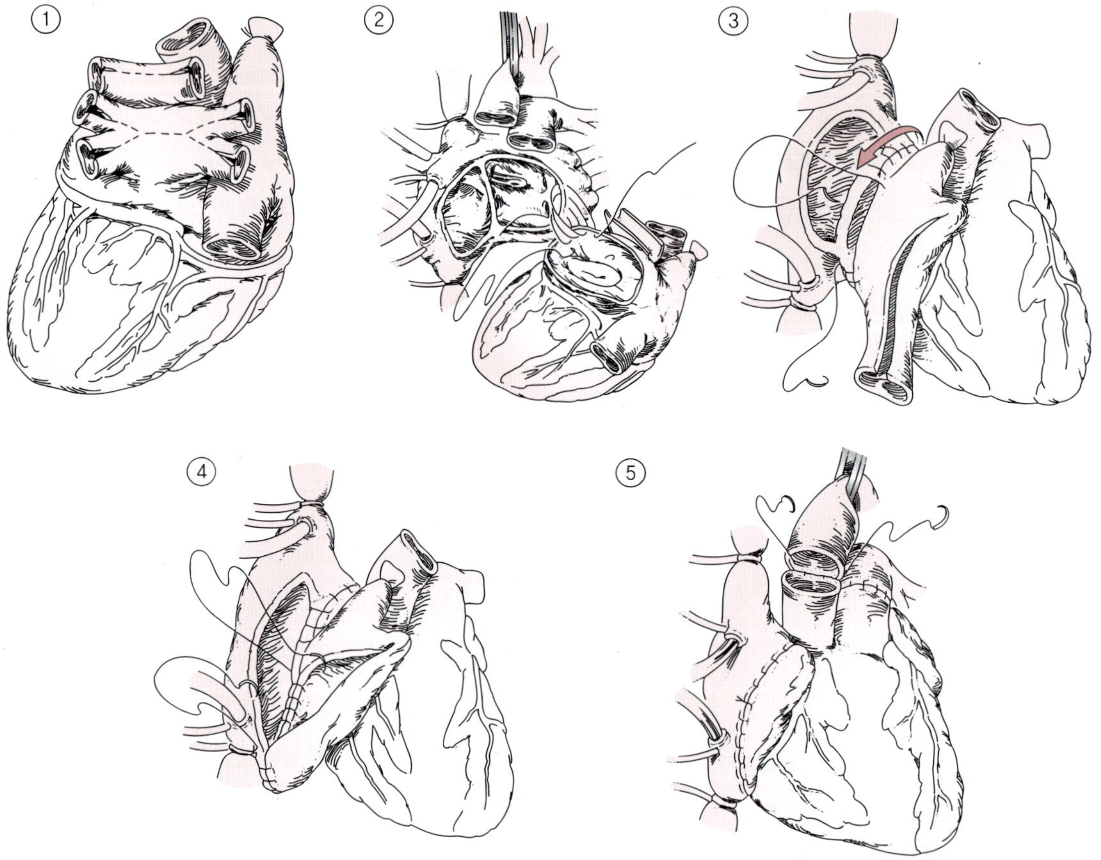


그림 48-1. 동소 심장이식 수술의 한 모식도. 이식된 심장의 문합(anastomosis) 수술과정을 순서대로 보여주고 있다.

는 경우에는 허혈시간을 줄이기 위해 동시에 수술을 시작하는 것이 원칙이다. 그러나 공여심장의 부족으로 먼 거리에 떨어져 있는 공여심장을 이용할 수밖에 없는 경우(distant procurement)가 종종 생긴다. 이런 경우 공여심장을 제거한 즉시 4℃ 냉장 상태로 보관하여야 한다. 이때 심장 허혈시간의 허용시간은 통상 4시간 이내로 잡는다.

#### (2) 다발 장기 획득 (multiple organ procurement)

뇌사상태의 환자에서의 장기획득은 심장뿐만 아니라 필요에 따라 간, 췌장, 신장, 각막 등 여러 장기를 대상으로 하는 경우가 많다. 이런 경우 심장을 효율적으로 획득하기 위해서는 다른 장기 획득 팀과 유기적인 연관을 맺으면서 시행하여야 한다.

### 2) 심장이식 수술

#### (1) 동소 심장이식 수술 (orthotopic cardiac translantation)

가장 보편적인 심장이식 수술법이다. 체외순환

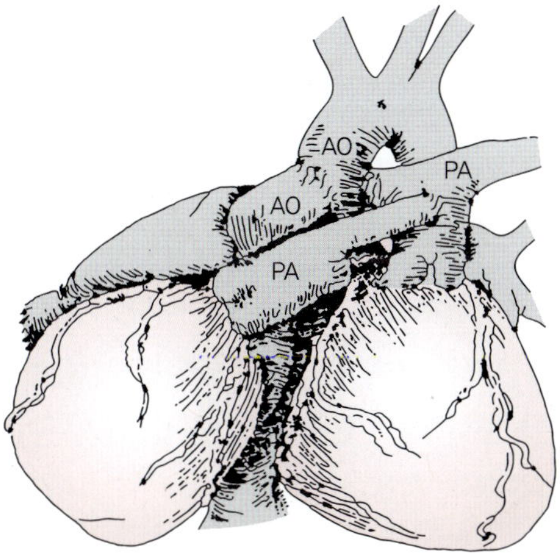


그림 48-2. 이소 심장이식 수술의 모식도(AO : 대동맥, PA : 폐동맥).

하에서 수용자의 심장을 제거한 뒤 공여자의 심장을 이식시켜준다(그림 48-1).

(2) **이소 심장이식 수술**
**(heterotopic cardiac transplantation)**

수용자의 원래 심장을 그냥 둔 상태에서 공여자의 심장을 그 옆에 이식시켜 주는 방법이다. 폐혈관 저항의 심한 상승을 보이는 환자에서 적용이 될 수 있으나 많이 사용되지는 않고 있다(그림 48-2).

## 4. 수술 후 관리

### 1) 일반적 관리

일반적인 체외순환 후의 심장수술 환자관리가 작용된다.

### 2) 면역억제치료 (immunosuppressive therapy)

면역억제 치료는 성공적인 심장이식 수술의 가장 중요한 요인 중의 하나이다. 현재 세계적으로 사이클로스포린을 중심으로 한 면역억제 요법이 기본으로 채택되고 있다. 그러나 면역억제치료의 구체적인 방법은 각 병원마다 다르고 동일한 병원에서도 상황에 따라 변화를 거듭하고 있기 때문에 한 가지 공통적으로 고정된 방법은 아직 없다. 현재 가장 많이 사용되고 있는 면역억제 요법은 사이클로스포린과 스테로이드, 그리고 아자티오프린을 병합하는 삼중요법(triple therapy)이다.

(1) **사이클로스포린(cyclosporine)**

① 면역억제제 중 가장 중요한 약제이다. 최근 각종 이식수술의 성적향상은 이 약제의 도입으로 인한 거부반응의 감소와 직결되고 있다.
② 약제의 작용 기전은 주로 interleukin 2의 생산을 억제하여 cytotoxic T lymphocyte의 형성을 방지함으로써 이루어진다.
③ 사이클로스포린은 일반적으로 경구로 복용되며 이식수술 환자의 여생 동안 계속 복용하여야 한다.
④ 신장의 독성(renal toxicity)이 주된 합병증이다.

(2) **스테로이드**

① 스테로이드의 사용기간과 용량은 병원마다 차이가 있다. 일부에서는 스테로이드의 부작용을 고려하여 일정기간 사용 후 중단하기도 하나 아직까지 대부분의 병원에서는 유지용량으로 평생 복용을 선호하고 있다.
② 수술 중이나 수술 직후에는 methylpredinisolne을 정주로 투여하고 24시간 후부터는

prednisone 경구복용을 시작하여 양을 유지 용량까지 줄여나간다.

(3) **아자티오프린**(azathioprine ; Imuran)

경구로 복용되며 사용 도중 백혈구의 수가 감소하면 양을 줄이거나 심할 때는 중단하기도 한다. 일반적으로 평생 복용을 원칙으로 한다.

(4) **세포융해요법**(cytolytic therapy)

① 수술 후 첫 1~2주 사이에 단기간 세포융해제를 사용하여 T-cell 면역억제를 신속히 유발시키면, 거부반응의 예방효과로 이식장기의 생존율을 향상시킬 수 있다는 연구가 많이 나오고 있다. 약간의 이론은 있지만 앞서 말한 삼중요법 약제들과 병행하여 사용되기도 한다.

② 이 목적으로 사용되고 있는 약제들로는 항흉선세포 글로불린(antithymocyte globulin)과 항림프모구 글로불린(antilymphoblast globulin), 그리고 OKT3 등이 있다. 특히 OKT3를 사용한 경우 스테로이드를 중단한 면역억제 요법이 가능하다는 보고가 나오고 있다.

## 5. 수술 합병증

### 1) 급성 거부반응(acute rejection)

(1) **진 단**

① 수술 후 4~6개월 이내에 거부반응이 생길 확률이 가장 높다. 이 기간이 지나면 비교적 면역내성 상태에 접어들기 때문에, 면역억제제의 사용을 줄여 감염에 의한 위험성을 감소시킬 수 있다.

② 심내막 심근 생검(endomycardial biopsy) 거부반응의 진단에는 여러 가지 비관혈적 진단법의 가능성이 최근 소개 되고 있으나 아직까지 가장 중요하고 정확한 진단방법은 카테터 삽입에 의한 심내막 심근 생검으로 조직검사를 하는 것이다. 일반적으로 수술 후 첫 6~8주 안에 매주 심내막 심근 생검을 시행하고 이후 점차 간격을 늘려 6개월에 한번씩 시행한다.

(2) **치 료**

① 일단 거부반응의 조직학적 진단이 내려지면 조직학적 손상의 정도와 혈역학적 불안정의 정도에 따라 면역억제제의 강화 정도를 결정한다.

② 대부분의 거부반응은 스테로이드의 용량을 올리거나 또는 단기간 많은 양의 스테로이드를 정주하는 방법(pulse therapy)을 사용한다.

③ 보다 심한 거부반응의 경우에는 세포융해제(cytolytic drug)들을 사용하기도 한다.

### 2) 감염의 예방

심장이식 수술 후의 감염은 면역억제 치료의 사용에 따른 불가피한 문제점으로, 거부반응과 더불어 이식수술 후의 양대 합병증을 이룬다. 감염을 예방하기 위해서는 수술 후 광범위 항생제의 사용과 함께 특히 수술 직후 환자를 주위의 감염 제공 원인으로부터 차단하는 것이 중요하다. 환자는 수술 후 입원기간 중 격리된 방을 나설 때는 반드시 마스크를 착용하여야 한다. 환자의 방에 들어가는 의료진도 매번 손을 세척하고 마스크

착용을 준수해야 한다.

### 3) 관상동맥 경화증

#### (1) 발생빈도

이식된 심장에서 생기는 관상동맥 질환은 감염과 거부반응에 이어 심장이식 수술 후 환자가 사망하는 세 번째 흔한 원인으로, 특히 심장이식 수술 환자의 장기성적을 크게 좌우하는 요인이다. 대부분의 환자에서는 심장이식 수술 후 3년 내에 정도의 차이는 있지만 어느 정도의 관상동맥 병변이 나타나는 것으로 보고되고 있다.

#### (2) 발생기전

아직 정확한 발생기전은 규명되지 않았지만 동맥경화가 생길 수 있는 환경(고혈압, 고콜레스테롤증)에서 발생하는 만성 조직거부 반응현상으로 생각하고 있다.

#### (3) 임상양상

이식된 심장은 신경지배가 없는 상태이기 때문에 임상적으로 흉통은 나타나지 않고 좌심실 기능부전이나 부정맥 등의 양상으로 나타난다.

#### (4) 병리해부학적 특징 및 치료

이식심장에서 생기는 관상동맥 질환은 일반관상동맥 질환과는 달리 원위부의 혈관에서 시작하여 근위부로 진행되는 특정이 있고 주관상 동맥들이 갈라지는 지점에서는 거의 생기지 않는다. 따라서 관상동맥우회술(CABG)이나 경피적 관상동맥중재술(PCI)로 치료가 되지 않는다. 관상동맥 질환이 심하게 진행하는 경우에는 결국 심장이식 재수술을 시행할 수밖에 없다. 이식심장의 관상동맥 질환은 이식수술 후 6개월이 지난 환자에서의 심장이식 재수술의 주된 원인이 된다.

## 6. 심-폐 이식 수술

### 1) 서 론

일부 환자에서는 심장뿐만 아니라 폐까지 동시에 이식해야만 되는 경우가 있다. 심-폐 이식수술(heart and lung transplantation)은 1981년 미국 스탠포드대학에서 처음 성공적으로 시행되었다.

### 2) 심-폐 이식 수술의 적응환자

#### (1) 대상질환

① 일차성 폐동맥 고혈압
(primary pulmonary hypertension)

일차성 폐동맥 고혈압으로 심한 우심 부전증이 동반된 환자가 대상이 된다. 심-폐 이식 수술의 가장 흔한 원인이다.

② 선천성 심장질환

두 번째 흔한 원인이다. 폐동맥판막 폐쇄(pulmonary atresia)를 동반한 단심실(single ventricle) 환자에서와 같이 심장과 폐의 복잡한 기형을 동반하는 경우나, 아이젠멘거 증후군에서와 같이 폐혈관에 비가역성 병변이 와있는 경우에 수술의 대상이 될 수 있다.

③ 기타의 원인

낭성섬유증(cystic fibrosis) 등의 각종 일차성 폐질환, 폐활관 질환을 초래하는 심한 심근병증, 그리고 이식수술 후 합병증으로 폐쇄성 세기관지염이 발생하여 재이식 수술이 필요한 경우 등이 해당된다.

#### (2) 선택기준

대체적으로 심장이식 수술환자의 선택기준과 유사하다. 폐를 동시에 이식하기 때문에 폐혈관 저항의 정도는 문제가 되지 않는다.

### 3) 심-폐 공여자의 선택기준

#### (1) 심-폐 공여의 특기사항

심장이식 수술에 비해 심-폐 이식 수술에 적합한 공여심장과 폐를 얻기는 상대적으로 더욱 어렵다. 그 이유는 뇌사상태의 환자에서는 신경성 폐부종(neurogenic pulmonary edema)이 잘 올 뿐 아니라 폐렴이 있을 가능성도 높기 때문이다. 또 때로는 흉부 외상으로 인한 직접적인 폐좌상(lung contusion)이 있을 수도 있다. 일반적으로 뇌사상태의 대상 공여자 중에서 약 20% 미만에서 적합한 상태의 폐를 제공할 수 있는 것으로 보고되고 있다.

#### (2) 심-폐 공여자의 선택기준

① 심장 공여자의 선택기준을 충족시켜야 한다(심장이식수술 참조).

② 흉부 X-선상 이상소견이 없어야 한다.

③ 100% 산소 흡입시 동맥산소 분압이 300 mmHg 이상 이어야 하고, 40% 산소 흡입시 동맥산소 분압은 140 mmHg 이상 이어야 한다.

④ 농성객담(purulent sputum)이 배출되지 않아야 한다.

⑤ 공여자의 폐가 환자의 폐보다 지나치게 커서는 안된다.

### 4) 심-폐 이식 수술

체외순환 하에서 심장과 폐를 동시에 이식시켜 준다.

### 5) 수술 후 관리의 특기사항

#### (1) 거부반응

① 심-폐 이식 수술 후의 거부반응은 심장이식수술이 단독으로 시행된 경우보다 덜 발생한다.

② 심-폐 이식 수술 후의 거부반응은 심장과 폐에서 동시에 나타날 수 있지만 대부분 폐증상으로 시작된다. 수술 2개월 후부터는 심장에 대한 거부반응은 거의 대부분 일어나지 않기 때문에 심-폐 이식수술 환자의 경우 거부반응에 대한 추적검사는 주로 임상증상, 흉부 사진, 폐기능, 기관지경 등으로 분석한다.

### 2) 폐쇄성 세기관지염 (bronchiolitis obliterans)

심-폐 이식수술 환자의 장기 합병증 중 가장 중요한 병변으로, 현재 심-폐 이식수술의 장기성적에 가장 큰 장애가 되고 있는 합병증이다. 만성 조직거부 반응과 연관된 것으로 추정하고 있는데, 6개월 이상 생존한 심-폐 이식수술 환자의 약 1/3에서 발생한다. 기침과 진행성의 호흡곤란이 주증상이다. 기관지경을 통한 조직검사상 폐쇄성 세기관지염이 생긴 것으로 확진되면 강한 면역억제요법을 시행한다. 그러나 종종 치료에도 불구하고 계속 병변이 진행되어 재이식 수술을 요하는 상태까지 간다.

## 참고문헌

1. Bethea BT, Yuh DD, Conte JV, Baumgartner WA. Heart transplantation. In : Cohn LH, Edmunds LH Jr (eds). Cardiac surgery in the adult. 2nd ed. New York : McGraw-Hill Company, 2003; 1427-59.
2. Kouchoukos NT, Blackstone EH, Doty DB, Hanley FL, Karp RB. Heart failure. In : Kirklin/Barratt-Boyes Cardiac Surgery. 3rd ed. Philadelphia : Churchill Livingstone Company, 2005; 1732-62.
3. Balsam LB, Robbins RC. Heart transplantation. In : Sellke FW, del Nido PJ, Swanson SJ (eds). Sabiston & Spencer Surgery of the Chest. 7th ed. Philadelphia: Elsevier Saunders Company, 2005; 1641-60.
4. Kouretas PC, Reitz BA. Heart-lung transplantation. In : Sellke FW, del Nido PJ, Swanson SJ (eds). Sabiston & Spencer Surgery of the Chest. 7th ed. Philadelphia : Elsevier Saunders Company, 2005; 1661-83.

# 49 기계 순환 보조장치 및 인공심장

## Ⅰ. 대동맥내 풍선펌프

### 1. 정 의

대동맥내 풍선펌프(intraaotic baloon pump, IABP)는 대위박동(代位搏動; countrerpulsation)의 원리를 이용하여 좌심실의 기능을 일시적으로 보조해 주는 장치를 말한다. 여기서 대위박동이란 대동맥의 확장기 압력을 증가시키는 동시에 좌심실의 수축기 압력을 감소시킬 수 있는 기전을 가리키는 말로, 대동맥내에 위치한 풍선이 좌심실이 이완할 때는 팽창(inflation)하고 수축할 때는 허탈(deflation)을 일으키는 방식으로 반대로 박동한다(그림 49-1). 결국 대동맥내 풍선펌프는 혈액을 직접 우회(bypass) 시키는 작용을 하지 않으면서도 심장의 기능을 개선시키는 역할을 한다. 이때 심장은 일정 정도 이상의 박출량을 낼 수 있을 정도의 기능은 유지하고 있어야 하며 대동맥판막은 폐쇄부전이 없어야 한다. 대동맥판막 폐쇄부전증 환자에서는 심실확장기 팽창된 풍선이 대동맥판막을 통한 역류를 더욱 조장하여 오히려 심근기능에 더욱 장애를 일으키게 된다.

### 2. 작용기전 및 장치

#### 1) 작동기전

대동맥 내에 삽입된 풍선이 심장의 확장기 초기에 빠른 속도로 팽창함으로써, 대동맥 확장기압

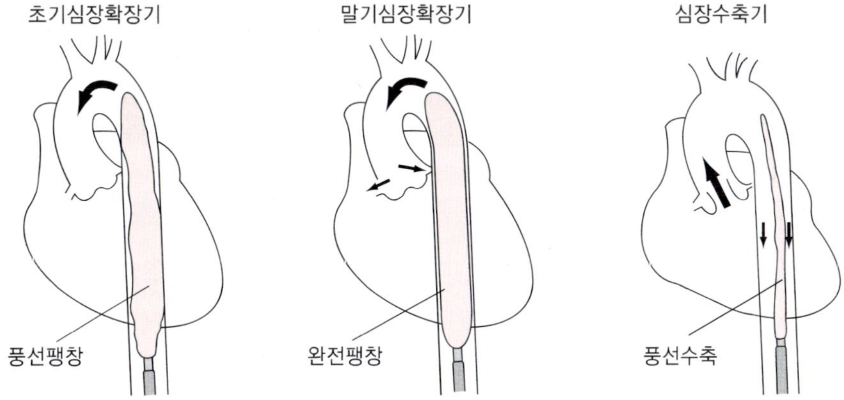


그림 49-1. 대동맥내 풍선펌프의 작동기전(본문 참조).

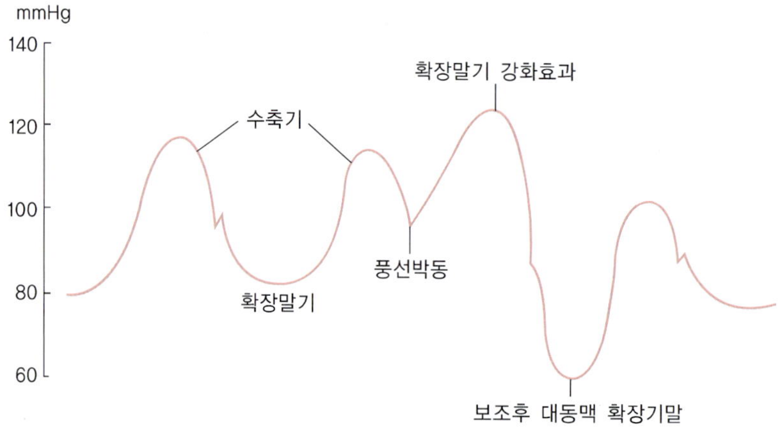


그림 49-2. 대동맥내 풍선펌프 적용시의 동맥압 파형.

이 증가하고(diastolic augmentation) 이로 인해 관상동맥의 혈류 및 산소공급이 증가하게 된다. 그런 뒤에 풍선은 심장의 수축기 직전에 신속히 허탈되면서 일종의 진공 효과로 대동맥내 압력을 감소시키고, 이에 따라 좌심실에 대한 후부하를 감소(afterload reduction) 시킴으로서 심근의 산소소모량을 줄이는 효과를 나타내게 된다. 이러한 작동 기전은 대동맥내 풍선펌프를 적용하였을 때의 동맥압 파형 변화에서도 잘 나타난다(그림 49-2). 결국 대동맥내 풍선펌프는 대동맥 확장기압 증가에 의한 관상동맥 혈류 증가와 후부하 감소에 의한 좌심실 부담감소로 심근의 산소공급량과 요구량 사이의 균형을 유지해주는 역할을 하게 되는 것이다.

### 2) 작동장치

대동맥내 풍선은 보통 대퇴동맥을 통하여 흉부대동맥에 위치시키는데, 풍선의 팽창 및 허탈은 펌프콘솔에서 환자의 심전도를 감지하여 이와 동기성(synchronization)으로 작동시킨다. 대동맥내 풍선은 보통 폴리우레탄으로 만들어지며 크기는 30~60 mL의 여러 가지 종류가 있다. 풍선의 팽창과 허탈은 헬륨(helium) 또는 이산화탄소와 같은 압축공기에 비해 밀도가 작은 가스들에 의해 작동된다. 즉 가스흐름에 대한 저항이 작기 때문에 풍선의 팽창과 허탈을 위해 가스가 신속히 이동할 수 있는 장점이 있다.

## 3. 적응증

### 1) 수술 후의 심장기능 보조

가장 보편적으로 사용되는 용도로 심장수술 후 약물치료에도 불구하고 적절한 혈액학적 기능을 유지할 수 없을 때 대동맥내 풍선펌프 시행 대상이 된다. 수술 후에 순조롭게 심폐바이패스 이탈(weaning)이 되지 않는 환자의 절반 이상에서 성공적인 심기능 보조가 가능하다.

### 2) 수술 전 예방적 심장기능 보조

주로 좌측 주관상동맥협착증 환자나 심한 좌심실부전이 있는 환자들에서 수술 전 예방적으로 대동맥내 풍선펌프를 삽입하면 도움이 된다는 보고도 있다.

### 3) 불안정형 협심증(unstable angina)

내과적 치료에 반응하지 않는 경우에 관상동맥 우회술이나 경피적 관상동맥중재술 등의 재관류를 위한 치료 전에 적용하여 환자의 증상을 경감시키고 혈역학적 상태를 안정화시킬 수 있다.

### 4) 심장성 쇽(cardiogenic shock)

급성 심근경색증 후에 심장성 쇽이 생기면서 내과적 치료에 반응하지 않을 때 적응이 된다.

### 5) 급성 심근경색증의 합병증

급성 심근경색증의 합병증으로 심실중격결손(VSD), 승모판막폐쇄부전(mitral regurgitation), 심실성부정맥(ventricular tachyarrhythmia) 등이 발생할 수 있다. 대동맥내 풍선펌프는 이런 합병증들이 내과적 치료에 반응하지 않을 때 적용하여 혈역학적 상태를 개선시키고 치료에 도움을 줄 수 있다.

### 6) 기 타

그밖에 급성 좌심실부전증(left ventricular failure)을 일으키는 여러 상황에서 사용될 수 있다.

## 4. 금기증(contraindications)

1) 대동맥판막 폐쇄부전증; 심실확장기 팽창된 풍선이 대동맥판막을 통한 역류를 더욱 조장하여 오히려 심근기능에 너욱 상애를 일으키세 된다.

2) 그밖에 중증의 말초혈관질환이 있거나, 복부 대동맥류, 또는 중증의 동맥경화증이 있는 경우 등도 대동맥내 풍선펌프 삽입의 금기가 된다.

## 5. 삽입 및 제거

### 1) 삽입장소

#### (1) 공통 대퇴동맥(common femoral artery)

가장 보편적으로 이용되는 장소이다.

#### (2) 기타의 장소

① 심장수술환자에서 어떤 이유에서든 대퇴동맥을 통한 카테터 통과가 불가능할 때는 심장을 노출시킨 상태에서 상행대동맥이나 대동맥궁을 통해 삽입하기도 한다.

② 그 밖에 드문 경우에 장골동맥(iliac artery)이나 액와동맥(axillary artery) 또는 복부대동맥을 통해 삽입하기도 하나, 이런 장소들은 삽입이 어렵고 합병증도 많아 거의 사용되지 않는다.

### 2) 삽입경로

#### (1) 경피적 경로(percutaneous route)

대퇴동맥을 수술적으로 직접 노출시키지 않고 경피적으로 카테터를 삽입하는 방법이 일반적으로 많이 사용되고 있다.

#### (2) 외과적 방법 (surgical method)

경피적 경로가 여의치 않을 때는 외과적으로 직접 대퇴동맥을 노출시켜 삽입한다. 이때는 통상 대퇴동맥에 직경 8 mm 또는 10 mm의 인조혈관을 연결시킨 뒤 이를 통해 카테터를 삽입하는 방법을 이용한다.

### 3) 삽입길이

대동맥내 풍선의 이상적인 위치는 풍선의 끝이

좌측 쇄골하동맥(left subclavial artery) 기시부의 직하부에 위치하는 것이다. 따라서 보통은 삽입 전에 풍선의 끝을 제 2 늑간에 맞춘 상태에서 카테터에 표시를 한 뒤 삽입한다.

#### 4) 삽입 후 제거방법

경피적 경로를 사용한 경우에는 풍선의 가스를 빼낸 다음 카테터를 제거하고 약 30분 이상 압박지혈을 해준다. 외과적으로 인조혈관을 통해 삽입한 경우에는 카테터를 제거한 다음 인조혈관을 결찰해 준다.

### 6. 합병증

#### 1) 하지허혈(limb ischemia)

가장 흔한 합병증으로 동맥내 큰 카테터의 존재로 인해, 삽입 장소 아래쪽에서 혈액순환의 장애 때문에 발생할 수 있다.

#### 2) 기타 합병증

혈관손상, 급성 대동맥박리, 그리고 대단히 드물지만 카테터의 골절이나 작동가스의 누출 등이 생길 수 있다.

## II. 심실보조 장치

### 1. 정 의

심실보조장치(ventricular assist device)란 글자 그대로 심실을 직접적으로 보조해주는 기계적 장치를 말한다. 앞서 말한 대동맥내 풍선펌프는 효과적인 작동을 위해서 환자의 좌심실 기능이 어느 정도 유지되어 있어야 한다. 그러나 환자의 좌심실 기능이 너무 저하되어 보다 적극적인 방법으로 좌심실의 부담을 감소시키면서 심근의 산소소비를 최대한 줄여주지 않으면 안될 때가 있다. 심실보조장치는 이런 목적으로 사용되는 장치로서, 심방에서 심실로 들어가는 혈류를 심방 또는 심실에서 우회시켜 바로 대동맥 또는 폐동맥으로 들어가게 함으로써 심실의 부담을 덜어주고 그 동안 심실 기능을 회복시켜 주는 장치를 말한다. 다시 말하면 대동맥내 풍선펌프가 기존의 혈액순환을 증강시키는 역할을 한다면 심실보조장치는 원래 심장의 활동과 관계없이 혈액순환을 우회순환시킴으로써 심장의 회복을 도와주는 역할을 하는 것이다. 임상에서 사용되는 심실보조장치는 일반적으로 삽입후 심실이 회복될 때까지 일정기간 사용을 목적으로 사용되는 일시적인 용도의 것이지만, 관련 연구의 발달과 함께 장기간 사용될 수 있는 심실보조장치들이 현재 소개되고 있다.

### 2. 심실보조 형태

심실보조장치가 좌심실을 보조할 목적으로 사용될 때는 좌심실 보조장치(left ventricular assist device, LVAD)라 부르고 우심실을 보조할 때는 우심실보조장치(right ventricular assist device, RVAD)라 부른다. 그리고 양심실을 동시에 보조할 목적으로 사용될 때는 양심실보조장치(biventricular assist device)라 부른다. 좌심실보조장치로 사용될 때는 좌심방 또는 좌심실에서 대동맥으로 우회순환을 시켜주며, 우심실보조 장치로 사용될 때는 우심방에서 폐동맥으로 우회순환을 시켜주는 것이 보편적이다. 양심실보조는 이들 두 경로를 병합하여 사용하면 된다.

## 3. 적응증 및 금기

### 1) 적응증

현재 다음과 같은 두 가지가 주된 적응증이 된다.

(1) 심장수술 후에 생긴 심장성 쇽(postcardiotomy cardiogenic shock)으로 심실기능이 회복될 것으로 기대될 경우

(2) 심실회복은 기대되지 않으나 공여심장(donor heart)이 확보되어 심장이식 수술이 가능할 때까지 순환보조가 필요한 경우(bridge to cardiac transplantation)

### 2) 금 기

(1) 수술 자체의 문제로 인한 잔존결손(residual defect), 인공판막주위 누출, 또는 불완전한 관상동맥수술 등의 문제들이 있을 때는 심실보조장치 적용보다는 재수술을 하여 이들을 교정해 주는 것이 필요하다.

(2) 수술전 신부전 등 중요 장기의 기능부전이 있거나 세균성 심내막염 등이 있을 때는 심실보조장치 적용으로 성공적인 결과를 얻기 어렵다.

(3) 그 외 장시간의 체외순환이나 80세 이상의 고령환자 등은 심실보조장치 적용의 상대적인 금기사항이 된다.

## 4. 심실보조장치 펌프의 종류

### 1) 지속성 혈류 펌프, 비박동성 펌프 (continuous flow pump, non-pulsatile pump)

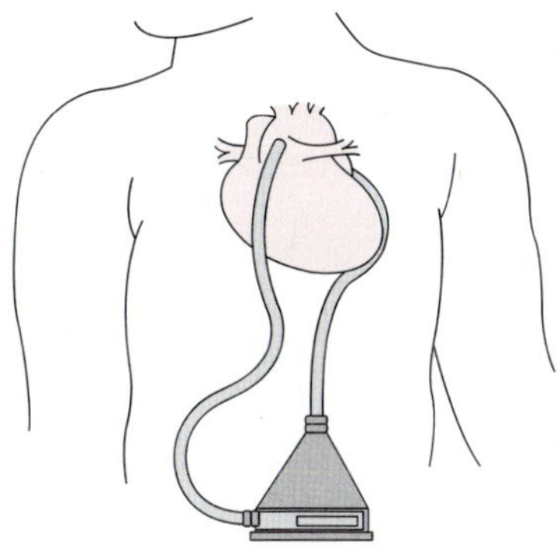

그림 49-3. 원심성 펌프를 이용한 좌심실 보조.

#### (1) 롤러펌프(roller pump)

쉽게 이용할 수 있고 경제적인 장점이 있다. 반면 헤파린을 사용해야 하고 비박동성이며 지속적인 감시를 해야 하는 단점이 있다. 또 4~5시간 이상 장기간 사용시 혈액손상의 위험성이 커지는 점과 튜브파쇄(spallation)의 위험성도 단점이다.

#### (2) 원심성 펌프(centrifugal pump)

소용돌이처럼 혈액을 회전시켜 형성되는 압력 즉 원심력을 이용하는 비박동성 혈류펌프이다. 역시 경제적이고 손쉽게 이용할 수 있는 장점이 있다. 운용상의 여러 가지 장점 때문에 비록 심실보조장치 용으로는 정식 공인이 나지 않은 상태임에도 불구하고 현재 세계적으로 가장 많이 이용되고 있는 심실보조장치로 자리잡고 있다(그림 49-3).

#### (3) 축류펌프(axial pump)

카테타 끝에 장착된 축류 펌프에 의해 작동되는 심실보조장치로 Hemopump가 여기에 해당된다. 카테타는 대퇴동맥을 통해 삽관되는데 좌심실내에 위치시킨다. 심실보조는 카테타에 장착된

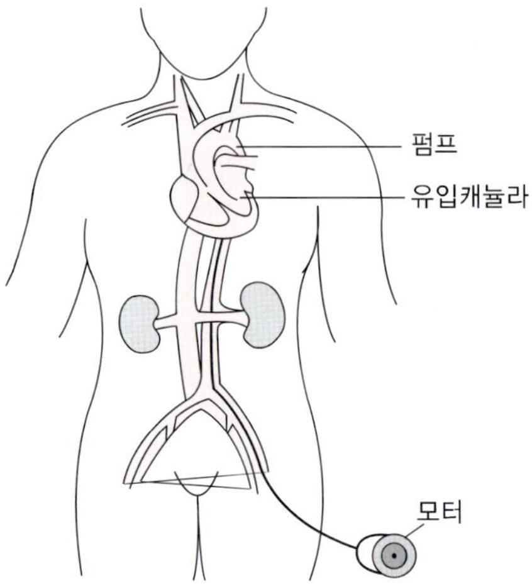


그림 49-4. 헤모펌프를 이용한 좌심실 보조.

펌프가 돌면서 좌심실내의 혈액을 하행대동맥으로 보내는 기전으로 이루어진다(그림 49-4). 개흉술 없이 삽입이 가능하고 비교적 비관혈적이라는 장점이 있으나 여러 가지 문제점으로 임상 사용에는 성공하지 못하였다. 최근에는 Jarvik 2000 좌심실보조장치, Debakey 좌심실보조장치 같은 완전 체내삽입형 축류펌프가 초소형 펌프라는 장점 때문에 큰 관심을 끌면서 사용되고 있다.

#### (4) 체외막산소화 장치, 체외생명 보조장치 (extracorporeal membrane oxygenation, extracorporeal life support)

롤러펌프를 이용한 심폐바이패스(cardiopulmonary bypass)는 심장 수술하는 수시간 동안 사용되는데 비하여 체외막산소화 장치는 원심성 펌프에 막성산화기, 열교환기 등이 부착되어 있어서 헤파린을 적게 사용하면서 장시간 동안 심폐기능을 보조할 수 있다(III. 체외막산소화 장치 참조).

### 2) 박동성 펌프(pulasatile pump)

공기압축 장치를 이용하여 박동을 만들어서, 이식된 혈액펌프를 체외에서 체내로 연결된 도관을 통하여 짜주도록 고안되어 있는 공기박동성 펌프(pneumatic pulasatile pump)와 펌프헤드 및 기본 구동장치가 전부 체내에 삽입 될 수 있는 이점이 있어서 보다 장기적인 사용을 목표로 개발된 전기박동성 펌프(electrical pulsatile pump)의 두가지가 있다.

#### (1) 특 징

박동성 혈류(pulsatile flow)를 유지할 수 있고 혈액손상이 적다는 장점 등으로 특히 장기적인 사용에 이점이 크다. 그러나 판막을 사용해야 하는 등의 제품 특성상 가격이 비싸고 비교적 복잡한 장치여서 쉽게 사용하기 힘든 단점이 있다.

#### (2) 종 류

① Thoratec 심실보조장치

공기박동성 펌프 중 대표적인 제품으로 미국 펜실베니아 주립대학에서 개발되고 Thoratec회사에서 상품화되었다. 몸 안에 삽관된 캐뉼라와 연결되는 펌프 헤드가 몸 바깥에 위치하고 있는 체외형(paracorporeal type) 심실보조 장치이다(그림 49-5). 혈액주머니(blood sac)는 폴리우레탄으로 만들어졌고 이산화탄소 가스로 움직이는 횡격막 구조에 의해 수축-이완을 반복하면서 혈액을 우회시킨다. 판막은 경사형 기계판막을 사용하고 심실의 일회 박출량은 65 mL 정도이다.

② Abiomed BVS 5000

정맥환류가 중력에 의해 이루어지는 방식을 택

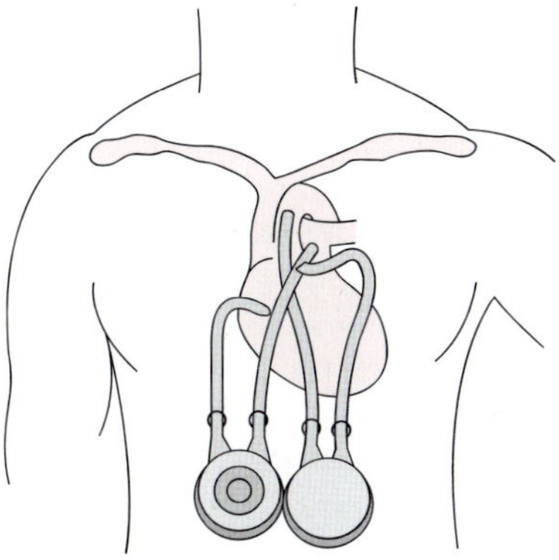

그림 49-5. Thoratec 펌프를 이용한 양심실 보조.

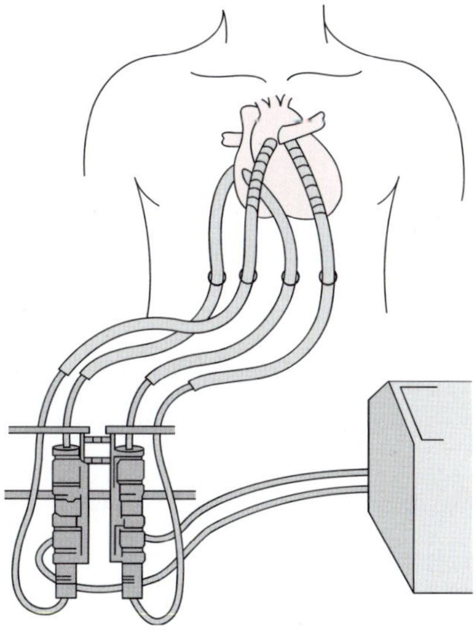

그림 49-6. Abiomed 펌프를 이용한 양심실 보조.

하고 있는 체외형 심실보조장치로 특히 단기간 보조를 위한 양심실 보조장치로서는 가장 많이 사용되고 있는 박동성 펌프이다. 혈액펌프가 심방(충진)챔버와 심실(펌핑)챔버의 이중챔버로 되어있고 판막은 폴리우레탄(Angioflex)으로 만들어진 제품을 사용한다(그림 49-6). On-off 난추반으로 기본적인 모든 작동이 가능하다는 장점이 있다. 그리고 박동성 펌프 중에서는 가격이 상대적으로 싼 것도 큰 이점이다.

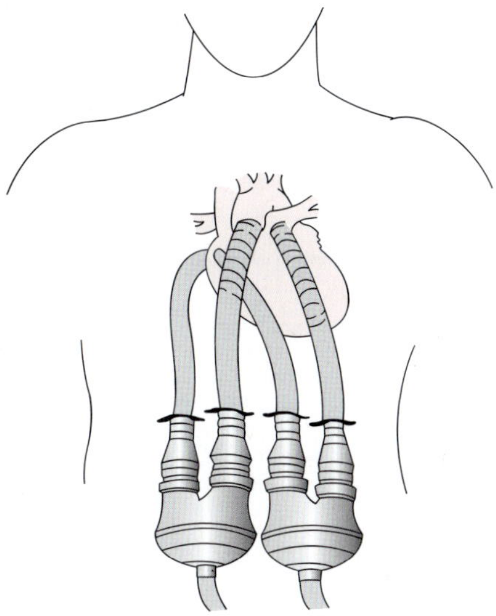

그림 49-7. Cardiowest 펌프를 이용한 양심실 보조.

③ Cardiowest

공기구동형 박동성 펌프로 역시 체외형이다. 과거 쟈빅(Jarvik) 인공심장의 기술과 운영권을 그대로 넘겨 받았기 때문에 형태나 내부 구조가 쟈빅 인공심장과 유사하다(그림 48-7). 판막은 기계판막을 사용한다.

④ Thoratec Heartmate

체내 삽입형 박동성 펌프로서 좌상부 복강에 위치시킨다. 공기박동형과 전기박동형 두가지 모두 개발되어 있으며, 밀판(pusher plate) 기전으로 혈액주머니를 작동시킨다. 기계 판막을 사용하며 좌심실에서 직접 짧은 거리로 혈액을 유입시키기 때문에 혈역학적 성상이 좋은 장점이 있다. 또 특수한 혈액 접촉표면 처리로(textured surface) 혈전형성을 최소화한 것으로 알려져 있다. 주로 심장이식 수술로의 가교용(bridge to transplantation)이나 장기 심실보조용으로 사용된다(그림 49-8). 심장이식 수술로의 가교용으로는 처음으로 미국 FDA 공인을 받은 순환보조장치이다.

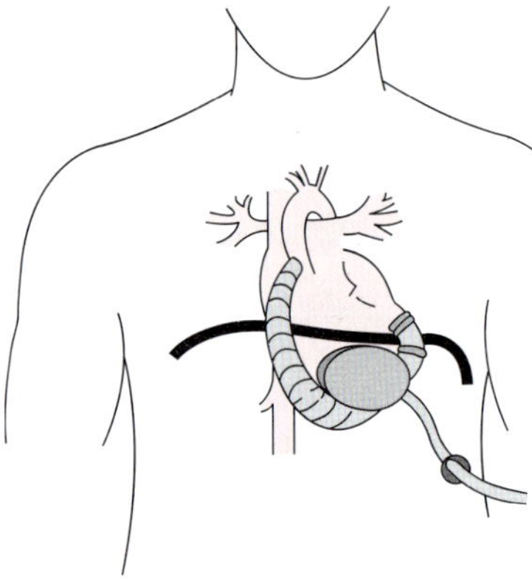

그림 49-8. TCI 펌프를 이용한 좌심실 보조.

⑤ Novacor

Thoratec HeartMate 와 같은 체내삽입형 박동성 펌프로 성능이나 임상적응에서 TCI 펌프와 유사한 기능을 보인다.

## III. 체외막산소화 장치

### 1. 정 의

#### 1) 용어상의 정의

체외막산소화(extracorporeal membrane oxygenation) 장치란 말기 심부전 또는 호흡부전 환자들을 대상으로 심폐기능을 보조할 목적으로 심폐바이패스 기법을 사용하는 것을 말한다.

#### 2) 일반 심폐바이패스와의 차이점

체외막산소화 장치가 수술장에서 사용되는 일반적인 심폐바이패스와 다른 점은 다음과 같다.

① 체외막산소화 장치는 흉곽 내의 삽관(cannulation)을 요구하는 일반 심폐바이패스와는 달리 보통은 경부 또는 대퇴부의 혈관을 통하여 삽관을 한다. 따라서 일반적으로 중환자실에서 국소마취 하에 시행하는 경우가 보통이다. 그러나 심장수술과 연관해서는 수술 중에 사용한 흉곽 내 캐뉼라들을 그대로 이용하는 경우가 많다.

② 주로 1시간에서 3~4시간 내에 시행되는 일반 심폐바이패스와는 달리 3~14일 정도 장기간 사용되는 경우가 보통이다.

③ 사용 목적상 일반 심폐바이패스가 심장수술을 진행하는 동안 심폐 역할을 하는 것이 목적이라면, 체외막산소화 장치는 말기 심폐 부전환자들이 자체 치유과정을 거칠 수 있도록 심폐기능을 보조를 해주는데 그 목적이 있다.

④ 우경동맥 및 우경정맥에 삽관을 하는 경우에는 이들 혈관들의 결찰(ligation)을 흔히 동반하고 장기간 헤파린 사용을 필요로 한다는 점 등에서 일반 심폐바이패스와는 다른 문제점들을 제공한다. 따라서 환자에서 체외막산소화 장치를 사용할 지의 여부는 신중히 결정되어져야 한다.

### 2. 장 치

체외막산소화 장치는 기본적으로 혈액펌프, 막형 산화기, 혈액가온을 위한 열교환기, 그리고 혈액 드레인 및 공급 속도를 조절하기 위한 조절모듈(control module)로 구성되어 있다(그림 49-9).

#### 1) 혈액펌프

체외막산소화 장치용 혈액펌프로는 원심성 펌프를 사용한다.

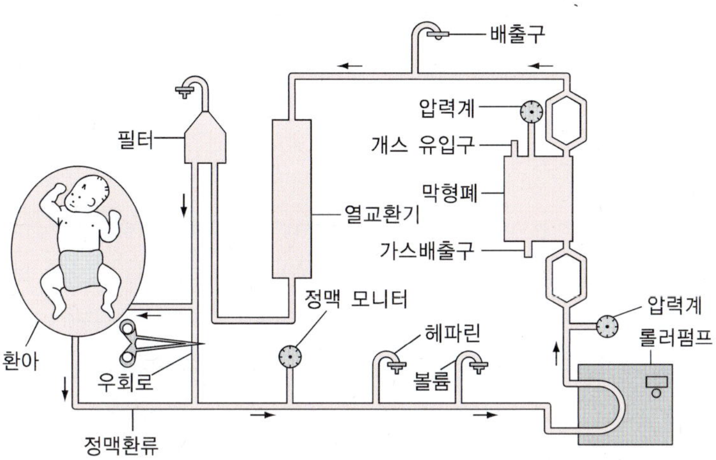


그림 49-9. 체외막산소화장치(ECMO)의 모식도.

#### 2) 산화기

막형 산화기를 사용한다. 기포형 산화기는 장기간 사용 시 혈액손상과 공기색전증의 발생 위험성이 높기 때문에 사용하지 않는다.

#### 3) 열교환기

금속관을 흐르는 따뜻한 물에 혈액을 접촉시킴으로서 혈액을 가온시켜 준다. 물은 혈액과 반대방향으로 흐르게 한다. 열교환기는 산화기와 일체형이 대부분이다.

#### 4) 조절모듈

펌프속도를 자동 조절하여 환자로부터 드레인되는 혈액의 양과 환자에게 재관류되는 혈액의 양이 일치되게 한다. 즉 일반 심장수술용 심폐바이패스 시스템이 개방식 저혈조(open reservoir)를 사용하는 것이 보통인데 비해, 체외막산 소화장치는 폐쇄식(closed system)이라고 볼 수 있다.

### 3. 적응증

주로 신생아에서의 심한 호흡부전을 치료하는 데에 효과가 크며, 소아나 성인에서도 적용 사례가 증가하고 있다.

#### 1) 일반적인 적응증

대표적인 적응 병변으로 태변흡인증후군(meconium aspiration syndrome), 호흡부전증후군(respiratory distress syndrome), 선천성 횡격막탈장, 폐렴·패혈증(pneumonia/sepsis) 등이 있다.

#### 2) 심장수술 관련 적응증

체외막산소화 장치를 심장수술 전 심폐보조목적으로 사용하는 것에 관해서는 아직 이론이 많다. 그러나 심장수술 직후 수술교정에 이상이 없는 상태에서 최대한의 약물치료로도 심폐바이패스에서 이탈되지 않는 경우에 적응이 될 수 있다. 일반적인 심실보조장치에 비해 체산소화(systemic oxygenation) 상태를 개선시켜 줄 수 있는 이점이 있다. 수술 후에 점진적으로 저심박출증(low output syndrome)이 오는 경우에도 사용 적응이 될 수 있다.

## 4. 삽관 방법

### 1) 정맥동맥(venoarterial) 삽관법

가장 보편적으로 사용되는 방법이다.

#### (1) 경동정맥 삽관법 (carotid-jugular cannulation)

정맥동맥 삽관법 중에서도 가장 많이 사용되는 경로다. 정중흉골절개 부위로부터 멀리 떨어진 절개창을 이용하여 우심방을 효과적으로 드레인 할 수 있는 장점이 있다. 그러나 이 경로는 경정맥에 중심정맥선(CVP line)이 이미 존재하고 있거나 또는 대정맥-폐동맥 폰탄수술(cavopulmonary Fontan procedure) 후에는 사용하지 못한다.

#### (2) 경흉곽 삽관법(transthoracic cannulation)

개심술시의 캐뉼라를 그대로 이용할 수 있는 장점이 있다. 그러나 종격동 출혈 및 감염의 빈도가 높은 것이 단점이다. 환자 이동시 캐뉼라가 빠질 수 있는 위험성도 있다.

#### (3) 대퇴동정맥 삽관법 (femoral venoarterial cannulation)

정중흉골 절개 부위로부터 멀리 떨어져 있고 비교적 삽관이 안전하여 캐뉼라가 빠지는 경우가 거의 없는 장점이 있다. 단점으로는 위치상 감염 가능성이 높고 최대 혈류를 얻기 어려운 점이 있다.

### 2) 정맥-정맥(venovenous) 삽관법

심근의 기능장애가 부적절한 산소화(oxygenation)에 의해 온 경우나 폐혈관 저항의 상승 때문에 온 경우에 좋은 효과를 볼 수 있다. 또 심장기능이 나쁘지 않을 때 폐기능 부전치료에 도움을 줄 수 있다. 삽관 경로로는 경정맥-대퇴정맥, 양쪽 대퇴정맥 등이 이용될 수 있고 경정맥을 통하여 이중관 카테타(double lumen catheter)를 우심방에 위치시켜 운용할 수도 있다.

## 5. 합병증

출혈이 가장 흔한 합병증이다. 일반적으로 3일 이상 체외막 산소화장치를 적용한 환자군에서 출혈 위험성이 높아지기 시작한다. 출혈 합병증의 예방을 위해 활성화응고시간(ACT)을 150~200초 사이에서 비교적 낮게 유지하고 혈소판치를 10만개 이상 유지해주는 등의 주의가 필요하다. 그 외 신부전증, 감염 등의 합병증들이 발생할 수 있다.

# Ⅳ. 인공심장

## 1. 정 의

일반적으로 말하는 인공심장(artificial heart)이란 비가역적으로 손상된 환자의 심장을 해부학적 및 생리학적으로 완전히 대체시켜주는 기계적 펌프장치인 전치환 인공심장(total artificial heart; TAH)을 말한다. 인공심장에는 펌프구동원리에 따라 크게 공기구동형 인공심장(pneumatically po-

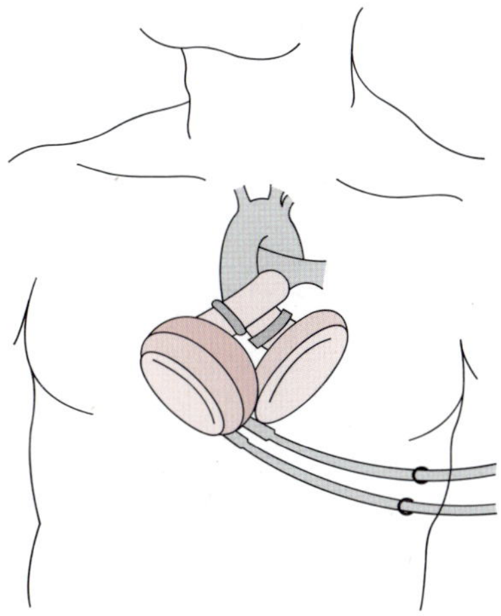

그림 49-10. 공기구동형 인공심장의 모식도. 체내에 삽입된 인공심장과 공기구동 동력원 사이를 연결하는 경피카테터(percutaneous catheter)가 보인다.

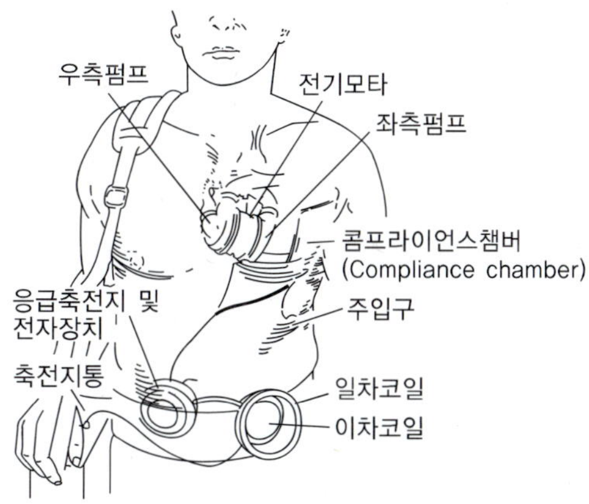


그림 49-11. 전기구동형 인공심장을 환자에게 적용한 모식도(본문 참조).

wered TAH)과 전기구동형 인공심장(electrically powered TAH)의 두 종류가 있다.

## 2. 공기구동형 인공심장

공기구동형 인공심장이란 자연심장을 인공심장으로 수술 대체시킨 후 압축공기에 의한 펌프작용으로 혈액을 순환시키는 방법을 말한다. 1982년 미국 유타대학병원에서 세계 최초로 시행된 인공심장 이식수술에 사용된 Jarvik-7 인공 심장도 이 공기구동형이다. 그러나 공기구동형 인공심장은 체내의 인공심장과 체외의 공기구동 동력원 사이에 굵고 긴 카테터로 연결되어야만 하는 큰 단점이 있다(그림 49-10). 이로 인해 수술 후 환자가 큰 구동장치에 매어 있게 되어 활동성에 큰 제약을 받는 결과를 낳게 되며 카테터의 삽관 경로에 따른 감염의 위험성도 상존하게 된다. 공기구동형 인공심장은 혈전색전증 발생 등의 문제점으로 현재 영구적 치환의 목적으로는 사용이 중단 중인 상태이다.

## 3. 전기구동형 인공심장

전기구동형 인공심장이란 공기구동형 인공심장의 결정적인 단점 중의 하나인 경피적 카테타(percutaneous catheter)의 존재를 제거할 목적으로 개발된, 전기적 힘에 의해 구동되는 인공심장을 말한다. 전기구동형 인공심장의 작동을 위해서는 통상의 인공 심박조율기(pacemaker)의 약 백만배에 해당하는 전기가 필요하기 때문에 현재의 전기공학상 완전한 체내삽입용으로 이런 축전지(battery)를 만드는 것은 불가능하다. 따라서 이를 해결하기 위하여 그림에서와 같이 피부 바깥쪽에 위치한 일차 코일에 일반 전기나 이동형 축전지로부터 전기를 공급하면 이 전기가 바로 피부 안쪽에 위치한 이차 코일에 전기를 공급해주고 이 전기에 의해 작은 전기모타가 작동하면서 인공심장을 박동시키는 방법을 이용하고 있다(그림 49-11). 현재 미국의 AbioMed 회사가 개발한

AbioCor 인공심장이 2006년 처음으로 FDA에 의해 "완전체내삽입형 인공심장(totally implantable artificial heart)"으로 인정되어 제한된 범위에서 임상적용 중이다.

## 4. 적응증

현재 다음과 같은 가능한 적응증이 있다.

### 1) 일시적 삽입

세계적으로 심장이식 수술의 대상환자는 많은데 비해 심장공여자는 부족한 실정이다. 따라서 심장이식 수술을 기다리다가 사망하게 되는 환자들을 대상으로 공여심장이 확보될 때까지 인공심장을 삽입하여 환자의 상태를 유지시켜주는 용도로 인공심장을 이용할 수 있다. 일명 가교적인 사용법(bridge use)이라고도 부른다.

### 2) 영구적 삽입

말기 심장병 환자로서 심장이식 수술의 적응이 되지 않는 환자들이 대상이 될 수 있다. 예를 들면 인슐린 의존성 당뇨병 환자나 폐혈관저항이 올라가 있는 환자 또는 고령으로 심장이식수술 대상에서 제외된 환자들이 가능한 적응증이다.

## 참고문헌

1. Moazami N, McCarthy PM. Temporary circulatory support. In : Cohn LH, Edmunds LH Jr (eds). Cardiac surgery in the adult. 2nd ed. New York : McGraw-Hill Company, 2003; 495-520.
2. Kukuy EL, Oz MC, Naka Y. Long-term mechanical circulatory support. In : Cohn LH, Edmunds LH Jr (eds). Cardiac surgery in the adult. 2nd ed. New York : McGraw-Hill Company, 2003; 1491-505.
3. Frazier OH, Shah NA, Myers TJ. Total artificial heart. In : Cohn LH, Edmunds LH Jr (eds). Cardiac surgery in the adult. 2nd ed. New York: McGraw-Hill Company, 2003; 1507-14.
4. Kouchoukos NT, Blackstone EH, Doty DB, Hanley FL, Karp RB. Postoperative care. In : Kirklin/Barratt-Boyes Cardiac Surgery. 3rd ed. Philadelphia : Churchill Livingstone Company, 2005; 209-12.
5. Kouchoukos NT, Blackstone EH, Doty DB, Hanley FL, Karp RB. Heart failure. In : Kirklin/Barratt-Boyes Cardiac Surgery. 3rd ed. Philadelphia : Churchill Livingstone Company, 2005; 1765-77.
6. DiGiorgi PL, Kukuy EL, Naka Y, Oz MC. Left ventricular assist devices. In : Sellke FW, del Nido PJ, Swanson SJ (eds). Sabiston & Spencer Surgery of the Chest. 7th ed. Philadelphia: Elsevier Saunders Company, 2005; 1613-29.
7. Dowling RD. Total artificial heart. In : Sellke FW, del Nido PJ, Swanson SJ (eds). Sabiston & Spencer Surgery of the Chest. 7th ed. Philadelphia : Elsevier Saunders Company, 2005; 1631-9.

# 한글 찾아보기

## ㄱ

ㄴ



ㄷ

## ㅅ

## ㅇ

## ㅋ



## ㅌ



## ㅍ

# 영문 찾아보기

## A



## B

## C

## D



## E



## F



## G



## H

## I



## K



## L



## M

## N



## O



## P

## R

## S



## T

U



V



W



X



Z

의대생을 위한
**흉부외과학**

1994년 3월 20일 제1판 발 행
2000년 10월 25일 제2판 발 행
2007년 3월 15일 제3판 발 행
2014년 2월 25일 제3판 2쇄 발 행

저 자 : 김원곤 · 기기봉 · 이정렬
박승일 · 강창현

정가 40,000원

발 행 자 : 최병진

발 행 처 : 도서출판 **고 려 의 학**
(02880) 서울시 성북구 성북로9길 1 보문빌딩 3층
Tel. 765-0333, 0337
Fax. 743-2288

ISBN 978-89-7043-528-2
등록번호 : 제 1-519호 1978. 6. 29.